U0231826

临床实践中的精神医学访谈

（第三版）

〔美〕罗杰·A. 麦金农（Roger A. MacKinnon, M. D.）

〔美〕罗伯特·米歇尔斯（Robert Michels, M. D.）　　　著

〔美〕彼得·J. 巴克利（Peter J. Buckley, M. D.）

赵媛媛　〔美〕张道龙　译

北京大学出版社 PEKING UNIVERSITY PRESS　北京大学医学出版社

著作权合同登记号　图字：01-2016-5726

图书在版编目（CIP）数据

临床实践中的精神医学访谈：第三版/（美）罗杰·A.麦金农（Roger A. MacKinnon），（美）罗伯特·米歇尔斯（Robert Michels），（美）彼得·J.巴克利（Peter J. Buckley）著；赵媛媛，（美）张道龙译. —北京：北京大学出版社，2020.4

ISBN 978-7-301-31042-7

Ⅰ.①临…　Ⅱ.①罗…②罗…③彼…④赵…⑤张…　Ⅲ.①精神病学—研究　Ⅳ.①R749

中国版本图书馆 CIP 数据核字（2019）第 291250 号

书　　　名	临床实践中的精神医学访谈（第三版）
	LINCHUANG SHIJIAN ZHONG DE JINGSHEN YIXUE FANGTAN（DI-SAN BAN）
著作责任者	〔美〕罗杰·A.麦金农（Roger A. MacKinnon, M. D.）
	〔美〕罗伯特·米歇尔斯（Robert Michels, M. D.）　著
	〔美〕彼得·J.巴克利（Peter J. Buckley, M. D.）
	赵媛媛　〔美〕张道龙　译
策 划 编 辑	姚成龙
责 任 编 辑	颜克俭
标 准 书 号	ISBN 978-7-301-31042-7
出 版 发 行	北京大学出版社
地　　　址	北京市海淀区成府路 205 号　100871
网　　　址	http://www.pup.cn　新浪微博：@北京大学出版社
电 子 信 箱	zyjy@pup.cn
电　　　话	邮购部 010-62752015　发行部 010-62750672　编辑部 010-62704142
印 刷 者	涿州市星河印刷有限公司
经 销 者	新华书店
	787 毫米×1092 毫米　16 开本　33 印张　705 千字
	2020 年 4 月第 1 版　2020 年 7 月第 2 次印刷
定　　　价	139.00 元（精装）

原版书作者团队

〔美〕罗杰·A.麦金农（Roger A. MacKinnon，M. D.），哥伦比亚大学内科医生和外科医生学院临床精神医学终身教授。哥伦比亚大学精神分析培训和研究中心培训和督导分析师。纽约,纽约州。

〔美〕罗伯特·米歇尔斯（Robert Michels，M. D.），康奈尔大学威尔医学院内科学和精神医学教授,沃尔什·麦克德莫特大学教授。哥伦比亚大学精神分析培训和研究中心培训和督导分析师。纽约,纽约州。

〔美〕彼得·J.巴克利（Peter J. Buckley，M. D.），叶史瓦大学阿尔伯特·爱因斯坦医学院精神医学和行为科学教授。布朗克斯,纽约州。哥伦比亚大学精神分析培训和研究中心培训和督导分析师。纽约,纽约州。

参与者：

〔美〕John W. Barnhill，M. D.，康奈尔大学威尔医学院精神医学系身心医学副系主任,德威特·华莱士高级学者,临床精神医学教授。纽约长老会医院/威尔康奈尔医学中心医院,特种外科,联络精神医学主任。纽约,纽约州。

〔美〕Brad Foote，M. D.，阿尔伯特·爱因斯坦医学院临床精神医学和行为科学副教授/蒙蒂菲奥里医学中心。布朗克斯,纽约州。

〔美〕Alessandra Scalmati，M. D.，Ph. D.，阿尔伯特·爱因斯坦医学院临床精神医学和行为科学副教授/蒙蒂菲奥里医学中心。布朗克斯,纽约州。

译者简介

赵媛媛：河北医科大学第一医院精神卫生中心副主任医师。医学硕士，美国伊利诺伊大学芝加哥校区 MBA。

〔美〕张道龙（Daolong Zhang, M. D.）：美国芝加哥退伍军人医学中心（Jesse Brown VA Medical Center）精神医学系行为健康部主诊医师；伊利诺伊大学芝加哥分校（The University of Illinois at Chicago）精神医学系临床助理教授，河北医科大学、齐齐哈尔医学院和哈尔滨医科大学大庆校区精神卫生学院客座教授。

前　言

本书的第三版是以 2006 年出版的第二版为基础编写的。与第一版之后 35 年才出版的第二版不同,在第二版和第三版之间的 9 年里,精神医学的改变没有第一版那么巨大,也没有第一版那么具有革命性。在 2006 年《美国精神医学杂志》的一篇文章中,我们描述并批判了第一版和第二版在出版期间于精神病学领域出现的激进的发展。这些包括:在 DSM-Ⅲ 及后续修订版中现象学精神医学诊断的细化,逐渐增加的精神疾病的躯体起源的生物学知识和有效的药物治疗,从超越了自我心理学的精神动力学思想的扩张到整合不同的理论取向,以及临床工作者和患者关系的社会文化态度的巨大变化。最后提到的发展仍然是特别相关的,继续影响着精神医学访谈。患者与临床工作者之间的社会关系不再是不对称的。现在,患者能够更好地知情,正确地相信他们的躯体和思想都属于他们,并希望参与治疗决策。医患之间的治疗同盟变成了所有医学治疗努力的基础。患者内在权利的信念起源于 20 世纪 60 年代开始的文化变革。民权运动、女权运动和同性恋解放运动都为质疑权威主义和家长式教条以及强调个人身份的主张提供了催化剂。在过去的 9 年里,我们注意到这一进步的发展已经扩展到跨性别的患者中。

我们现在知道,"不同"的主观体验是普遍的,而精神医学通过认识和探索这种体验,合理化它的存在和普遍性,并试图理解它如何影响患者的生活,从而丰富了这种体验。这种民主早在半个多世纪前就已被预料到,当安娜·弗洛伊德评价精神分析时写道:

> 但是——对我来说,这似乎很重要——只要患者的人格中有健康的部分,他与精神分析师的真实关系就永远不会被完全淹没。在尊重必要的最严格的处理和诠释移情的前提下,我仍然认为,我们应该认识到精神分析师和患者是两个真实的人,在真实的人际关系中,他们有着平等的成人地位。

我们坚信,这一信条适用于精神医学访谈,以及患者与临床工作者的所有表现和变化之间的互动。

在过去的 9 年中,精神医学领域的变化是渐进的。我们已经将本书的新版本与 2013 年出版的 DSM-5 保持了一致,尽管我们保留了先前版本中对 DSM 分类系统的一些批判。我们注意到,在本书第二版中,DSM 及其后续的版本强调对精神病理的描述性的现象学方法,不幸的是,DSM 继续鼓励精神医学访谈过于聚焦于描述症状、建立诊断,而不是了解患者以及他的问题、他的疾病、他的生活。例如,尽管生物精神医学的进步已经明确地证实了精神分裂症是一种"脑疾病"和神经发育障碍,但不幸的是,对精神病性患者个体的主观体验的关注却持续下降。由于精神病性症状只能通过患者个体的人格来表达,因此患者的个人史和人格结构决定了精神病性"体验"的许多方面,在临床实践中应该予以认识和应对。

DSM-5 通过提供非常必要的、没有改变的 DSM-Ⅳ-TR 正文的第二部分的诊断标准以及第三部分中强调人格功能损害和病理人格特质的替代模型,承认了在人格障碍概念化方面的争议。人格障碍是本书主要临床综合征的核心部分,我们发现,第二部分中的原始模型更符合我们的临床方法。因此,我们在目前的正文中保留了这些定义。我们基本上同意 2010 年《美国精神医学杂志》上发表的一篇文章,它认为诊断的基本单位应该是人格综合征,包括认知、情感、人际功能、行为、应对技能和防御,而基于特质的系统在临床实践中用处较小。[①]

生物精神医学方面的进展——遗传学、认知神经科学、精神药理学、脑影像学和一般的神经科学——继续快速地影响精神医学的文化,并为精神疾病的起源提供日益增加的洞察力。我们继续同意格伦·加巴德(Glen Gabbard)阐明的观点:"几乎所有的主要精神障碍都是遗传素质和环境影响的复杂的综合体。基因和环境在塑造人类行为方面是密不可分的。"

精神医学访谈是临床工作者与患者的对话。在这个意义上,它是关于"声音"和它的互动——即演唱家与听众的反应和诠释。我们希望在目前的版本中,保留对涉及复杂音乐的读者的欣赏。

罗杰·A. 麦金农(Roger A. MacKinnon, M. D.)

罗伯特·米歇尔斯(Robert Michels, M. D.)

彼得·J. 巴克利(Peter J. Buckley, M. D.)

2016 年 1 月

[①] 本书的框架结构大致按照 DSM-5 精神障碍的分类顺序。由于还需要顾及精神动力学的成因问题,两本书的排序并不完全相同。例如,本书将"强迫症"和"强迫型人格障碍"放在同一章(第三章)中讨论,而在 DSM-5 中它们属于不同的谱系,被编排在不同的章节中。——译者注

目　　录

第一篇　一般性原则

第一章　访谈的一般性原则

这是一本关于为了理解和治疗那些有情绪问题或精神疾病的个体而进行精神医学访谈的著作。它不考虑那些用于研究、司法程序或适合就业评估的原则和技术，这些方面经常涉及第三方或非治疗性的动机。上述访谈与我们在这里描述的访谈几乎没有相似性，除了它们都是由精神健康专业工作者来进行以外。

我们相信，从初学者到成为有经验的临床工作者（interviewer）需要花费许多年的时间。然而，时间本身并不能造就一位有经验的精神医学临床工作者。精神动力学（psychodynamics）和精神病理学（psychopathology）的基础科学训练是必需的，还要加上有技能的临床督导亲自在学生们面前访谈患者，以及观察学生们做访谈并与他们进行讨论。

弗洛伊德（Freud）提供了目前的精神动力学知识的基础，其他人则扩展和延伸了他的概念。这些包括来自自我心理学、客体关系理论、行为心理学、自体心理学、关系心理学和主体间心理学方面的内容，尽管并不总是这样界定的。系统性地整合这些理论的尝试已经超出了本书的范围。这些内容以及对行为的生物学影响，将在第二章"精神动力学的一般性原则"中被简要地讨论。我们倾向于整合式或多元的理论取向。

在两个介绍性章节之后，下一部分将讨论主要的临床综合征和人格类型。这些综合征和人格类型是展开后续访谈和困扰治疗的主要决定性因素。这些临床章节中的每一章都始于讨论精神病理学、临床发现和精神动力学的概念化。然后，讨论特征性的访谈行为，以及对不同类型患者的访谈管理提供建议。本书中的临床案例大部分来自我们的临床实践或教学经验。

这并不意味着这些是"正确的"技术，或读者可以通过熟记它们来学会访谈。我们的访谈风格对于所有读者来说，可能既不是最有吸引力的，也不会普遍地适合所有人。然而，有一些学生，他们很少有机会观察有经验的临床工作者的访谈或他们自己被观察。尽管本书不能替代优质的临床教学，但它能够提供一些有经验的临床工作者如何进行访谈的有用的例子。

提供特定的临床治疗反应的第二个原因，源于对抽象的访谈原则的常见误解。例如，一位访谈的督导建议学生"向患者诠释他的阻抗"，后来发现这个缺乏经验的临床工作者告诉患者"你是有阻抗的"。只有当患者产生了负性的反应，学生与督导分享后，才能意识到自己的错误。在督导指出患者对批评敏感以及需要一些策略之后，这位住院医生重新向患者解释说："你似乎感觉这对精神科医生来说不是问题。"或"我的一些问题看起来不相关吗？"

第三部分是关于一些特殊困扰的访谈情境。这些可能包括患有任何综合征或疾病的患者。这里强调的重点，从特定类型的精神病理转换成在决定访谈之前就已经发生的临床场所中的各种因素。例如，那些综合医院的病房中的会诊或有不同背景的患者。

最后一部分是那些影响精神医学访谈的特定的技术问题，例如，记笔记和电子邮件、电话的作用，包括患者的手机或传呼机，以及那些与数字媒体有关的问题。

一、临床访谈

专业访谈不同于其他类型的访谈，是指一个个体向另一个被定义为专家（expert）的个体寻求咨询。"专业人士（professional）"被期待提供一些形式的帮助，无论他是律师、会计师、建筑设计师、心理学家、社工还是临床工作者。在医学访谈中，通常一个个体是患有疾病且需要帮助的，另一个个体则被期待提供这种帮助：患者希望获得帮助来缓解他们的痛苦，专业人士激励着患者暴露自己并"说出全部信息"。医患关系的保密原则促进了这个过程。只要患者认为他们的临床工作者（clinician）是个潜在的、有帮助的资源，他们就能或多或少地、自由地提供他们认为与其困扰相关的任何信息。因此，经常可能仅仅通过倾听就能获得关于患者及其病情的相当多的信息。

（一）精神医学访谈

精神医学访谈在许多方面不同于一般性的医学访谈。像沙利文（Sullivan）指出的那样，精神科医生（psychiatrist）被认为是人际关系领域的专家，因此患者期待他们不仅仅是有同情心的倾听者。任何寻求心理帮助的个体都希望由专家来进行访谈。临床工作者通过询问和不询问问题，以及一些在后续章节中阐述的其他活动来证明他们的专长。通常的临床访谈都是自愿进行的，一般假设患者是合作的。尽管如此，在许多精神医学访谈中也有这样的案例，一些患者并非在自愿的情况下接受精神健康专业工作者（mental health specialist）的访谈。这些访谈将在本书的后续部分分别讨论（参见第十四章"精神病性患者"；第十五章"身心疾病患者"；第十八章"住院患者"）。

非精神医学分支的医学访谈通常强调病史的采集，其目的是获得那些能够促进建立正确的诊断和开始恰当的治疗的事实。这类访谈通常围绕着现病史、既往史、家族史和系统性回顾来组织。关于患者个人生活的资料，如果对现病史有影响则被认为是重要的。例如，如果患者有过不安全的性生活，临床工作者将询问患者是否曾患过性病或 HIV 检测呈阳性。然而，如果患者担心病历的隐私性，那么这样的信息可以不做记录。精神科医生也会对患者的症状、开始的日期以及与患者的生活相关的重要因素感兴趣。然而，精神科医生的诊断和治疗基于患者的整个生活史和现病史。这些包括患者的生活方式、自我评估、传统的应对模式以及与他人的关系。

躯体疾病患者相信他的症状能够帮助临床工作者理解他的疾病并提供有效的治疗。他通常愿意告诉临床工作者自己认为与其疾病相关的任何信息。另一方面，许多精神疾病的症状涉及自我的防御功能，并且代表了无意识的心理冲突（参见第二章"精神动力学的一般性原则")。在一定程度上,患者会防范自己觉察到这些冲突,也会对临床工作者隐瞒这些冲突。因此,尽管为了缓解痛苦,精神疾病患者有暴露自己的动机,但他们也有隐藏自己内在感受和心理困扰的基础原因的动机。

患者害怕寻找防御机制背后的因素,这并不是他们在访谈中隐瞒的唯一原因。每一个个体都担心自己留给他人的印象。临床工作者作为权威角色,经常象征性地代表着患者的父母,因此他们的反应对患者而言非常重要。大多数情况下,患者希望获得临床工作者的关爱或尊敬,但也可能出现其他的模式。如果患者怀疑自己人格中一些不良的方面可能涉及自己的疾病,直到他确认暴露自己后不会失去临床工作者的尊重,他才可能暴露这些信息。

(二)诊断性和治疗性访谈

在诊断性访谈和治疗性访谈之间,经常要做出人为的区分。仅仅为了建立诊断而做的访谈,让患者感到他是一个被检查的病理标本,因此会抑制患者暴露自己的一些问题。如果存在着一个成功访谈的标志,则是患者与临床工作者发展出一定程度的相互理解。初学者经常误以为这个主张是要提供一种确认或认同的建议。例如,以"不要担心"或"那是非常正常的"开始的陈述是确认而非理解。诸如"我能理解你关于……的感觉有多么糟糕",这样的陈述或那些能够准确地指出使患者感到"沮丧"的情境才是理解。聚焦于理解患者的访谈比那些仅仅寻求精神病理的访谈,能够提供更有价值的诊断信息。即使临床工作者只与患者进行一次访谈,真正的治疗性互动也是可能实现的。

(三)初始和后续访谈

乍看起来,初始访谈在逻辑上可能应该被定义为患者与专业工作者(professional)的第一次访谈,但从另一个角度来看,这样的定义并不准确。每一个成人先前都与临床工作者有过接触,在这种场所中有过特征性的互动。与精神健康专业工作者的第一次接触,只是与健康工作者(health professional)一系列访谈中最近的一次。情况可能变得更加复杂,如果患者先前接受过心理治疗或学习过心理学,那么,在初始的精神医学访谈之前,他已经有了一些自己的理解,这往往是另一位患者经过数月的治疗后才能达到的境界。还有一个关于时间的问题:初始访谈应该进行多长时间?1 个小时?2 个小时?还是 5 个小时?当然,有许多因素可以区分初始访谈和后续访谈,然而,这些问题经常会持续超过一次的访谈。那些与某一位患者在第一次或第二次访谈中讨论的话题,可能在另一位患者治疗的第二年才会讨论。关于哪些问题应该在前几次访谈中讨论,哪些问题最好在后续访谈中讨论,我们会不时提供一些建议。更准确的信息需要与特定的患者在特定的访谈中讨论。在本书中,我们会提供来自我们自己的咨询案例。

　　本书讨论了咨询和治疗的初始阶段,它可能持续数小时、数月或更长时间。临床工作者在前几次的访谈和更长期的治疗中要使用相同的基本原则。

(四) 访谈的信息

1. 内容和过程

　　访谈的内容是指患者提供的事实信息,以及临床工作者特定的干预。大部分内容可以通过语言来传递,尽管双方也可以通过非语言的行为来沟通。语言的内容经常与访谈真正的信息不相关。一些常见的例子是,患者把一张纸撕成小碎片,或者以一种僵硬的姿势坐在那里,攥紧拳头,或是一位诱惑性的女性露出她的大腿引出临床工作者内疚的非语言的窥视。内容可能涉及超出患者语言的字面上的含义。如还涉及他的语言风格——他使用主动的或被动的动词形式、专业术语、方言或常用的介词。

　　访谈的过程是指在临床工作者和患者之间发展出的关系。它与沟通中的内在含义特别相关。患者对访谈过程有不同程度的觉知,主要体现在对临床工作者的幻想、信心和信任方面。一些患者会分析临床工作者,猜测他为什么在特定的时间说特定的事情。临床工作者要努力持续地觉察访谈的过程。他应该问自己一些能够阐明这个过程的问题,例如:“为什么我用这些词来构建我的话?”或“为什么患者在这个时候打断我?”

　　过程包括患者与临床工作者的互动方式。他是孤立的、诱惑的、迷人的、有魅力的、傲慢的还是逃避的? 他的互动方式可能是固定的,也可能在访谈中经常改变。临床工作者要学会觉察他自己对患者的情绪反应。如果他能够根据患者刚说的或刚做的事情来检查这些反应,他就可能扩展其对互动的理解。例如,一开始,他可能很难聚焦于一位强迫型患者的问题,因此,他意识到患者使用这些词是为了避免接触而不是为了沟通。在另一种情境中,临床工作者自己的情绪反应可能帮助他识别患者的基础抑郁或者患者的自恋型或边缘型人格特质。

2. 内在的和外在的信息

　　精神医学访谈中的信息包括内在的和外在的。内在的信息包括患者所报告的他的感受和体验。这些信息通常通过语言来表达。外在的信息包括患者和临床工作者的非语言行为。患者在很大程度上没有觉察到非语言沟通和时间点相对于语言内容方面的重要性。常见的非语言沟通包括患者的情绪反应,如哭、笑、脸红和焦躁不安。非常重要的方式是,患者通过他的声音的物理特性来沟通感受。为了推理出那些没有被语言表达出来的特定的思想过程,临床工作者也要观察患者的运动行为。例如,患者把玩他的婚戒或看他的手表,可能表达了比广泛性焦虑更多的信息。

3. 情感和思想

　　患者决定咨询一位精神健康专业工作者,通常是体验到一种矛盾的心理,即使该患者先前有过处理这种情况的经验。向陌生人敞开心扉是一件令人恐惧的事情。如果陌生人不能做些什么使患者感到放松,或者患者放松后他自己却感到不舒服,那么这种情况尤其如此,患者会感到窘迫或自己不够成熟或被临床工作者挑剔。缺乏经验的临床工作者第一次访谈患者时更容易感到焦虑。患者则会对他的疾病和精神医学治疗的实际问题感到焦虑。许多人发现咨询精神健康专业工作者的想法特别让人感到沮丧,它使情况变得更为复杂。临床工作者的焦虑通常聚焦于新患者对他的反应以及他能够为患者提供帮助的能力。如果临床工作者也是一个学生,那么他的督导的意见则非常重要。

患者可能表达出其他的情感,如悲伤、愤怒、内疚、害羞、骄傲或快乐。临床工作者需要询问患者的感受以及他认为是什么引发了这种感受。如果这些情绪很明显,临床工作者就不需要询问患者现在的感受,而应该询问是什么导致了现在的情绪。如果患者否认临床工作者指出的情绪,但使用了一个同义词,那么临床工作者应该接受纠正并与患者讨论是什么刺激了这种感受,而不是与患者争论。一些患者对于他们的情绪反应非常开放,而另一些患者则试图隐藏他们的情绪。尽管患者的思想是重要的,但他的情绪反应是理解访谈的关键。例如,一位患者在描述她目前的生活情境,提到她的婆婆时,她努力忍住了眼泪。临床工作者可以询问:"这看起来是一个令人沮丧的话题吗?"或"你在努力忍住眼泪吗?"

患者的思想过程可以通过其产生的数量、速度、内容和组织形式来观察。他的思想是受限的吗? 如果是的话,那么什么样的话题会限制他? 他的思想是有组织的,表达是有逻辑的吗? 思想的关联性、产生的速度以及整体质量方面的显著紊乱,是很容易被识别的。

4. 患者

(1) **精神病理学**　精神病理学是指情感障碍的现象学。它包括神经或精神症状以及行为或人格的紊乱。后一类别是指患者在爱、性、工作、娱乐、社交、家庭生活或生理调节方面的能力存在缺陷。精神病理学也涉及防御机制及其之间的关系,以及它们整合进人格的有效性。

(2) **精神动力学**　精神动力学是一门试图解释患者整个精神发育的科学。它不仅能够解释他的症状和人格病理,还能解释他的优势和人格方面的资源。在患者整个生命过程中,他对内在和外在刺激源的反应为精神动力学的解释提供了信息。这些主题将在第二章和第二篇各个临床章节的特定应用部分中进行详细讨论。近年来,神经科学的研究对大脑功能的研究提供了有用的理解。例如,在创伤后应激障碍的案例中,脑影像学技术能够确认那些作为严重精神压力结果的受损的大脑区域。但这并不能减轻患者体验的心理意义。在与敌人的战斗中,整个连队几乎全部牺牲,其中唯一的幸存者的痛苦比目睹朋友或伙伴死亡更严重。他会彷徨为什么他被剩下来,当时他是否能够做一些不同的事情来帮助战友。内疚是人类精神结构中的一个必要部分,患者通常会找到有意识或无意识的理由来责备自己。

(3) **人格优势**　患者来做咨询经常期待临床工作者只考虑他的症状和人格缺陷。当临床工作者表达出对其资源、天赋和人格优势方面的认同时,患者会感到备受鼓舞。一些患者会自愿提供这些信息,而对其他一些患者来说,临床工作者必须询问:"你能告诉我,你最喜欢自己的哪些方面吗?"或"你最为自己感到骄傲的是什么吗?"患者最重要的资源通常可以通过他在访谈中的反应来发现。临床工作者可以帮助患者展现他更健康的资源。当与一个陌生人谈论他的缺点时,感到紧张、焦虑、窘迫或内疚是正常的。患者哭诉自己的痛苦之后被询问:"你做什么会感到有趣?"此时,他几乎不可能展现出快乐和骄傲的能力。有必要温和地引导患者离开那些令人沮丧的话题,允许他有一段过渡的时间,然后再探讨更愉快的方面。

在这一方面比其他任何方面都更加明显,非反应型临床工作者将会失去重要的信息。例如,当患者问:"你想看看我孩子的照片吗?"如果临床工作者看起来很中性,患者会感受到冷漠。如果临床工作者看了照片,然后还给患者时没有任何评论,那么患者也几乎不可能展现出他的热情。通常,照片提供了一些做出恰当点评的线索,它可以是反应式的,能够帮助患者感到舒服。临床工作者可以评价家庭成员的相似性或照片中明显能够观察到的感受,表明他在真诚地对待患者;也可以让患者介绍照片中的人物。

(4) **移情**　移情是指患者无意识地将那些来自于儿童期重要人物的行为或情绪反应的模式置换到现实生活中的个体身上的过程。临床工作者的相对匿名性和父母替代者的角色促进了这种置换的发生。这些移情的主题整合了患者对访谈现实的、恰当的反应,并且共同形成了总体的关系。

许多精神分析师相信,人类关系中的所有反应都是基于移情。其他人则在移情和治疗关系之间做了区分,后者是临床工作者的职业角色和患者健康的观察力敏锐、合理的部分之间真正的关系。现实中合作性的治疗关系起源于婴儿期,它是基于儿童与母亲之间真正的信任的纽带。正性移情经常是指患者对临床工作者的所有正性情绪反应,但严格来说,该术语应该仅限于真正的移情反应——即被来自于儿童期的关系置换的且在治疗场所不切实际的态度或感觉。例如,临床工作者通常被认为是全能的。良好的治疗关系是治疗所需要的,这样患者会对临床工作者表现出信任和信心——这个过程被错误地认为是"维持正性移情"。初学者可能认为这种建议意味着,应该鼓励患者去爱临床工作者或者只表达正性的感受。这有时会导致临床工作者"讨好"患者。某些患者,例如偏执型患者,如果他们在多疑中维持中等程度的负性移情,则会在治疗早期感到舒适。对于其他患者,例如许多有身心疾病或抑郁障碍的个体,负性移情必须被识别或尽快被解决,否则患者就可能逃避治疗。

移情性神经症是指在密集的心理治疗时产生的新的动态症候群。临床工作者变成了来自于患者儿童期情绪冲突的戏剧化的中心角色。虽然移情涉及了患者过去态度的碎片化重现,但移情性神经症却是患者生活中持续而广泛的主题。患者的幻想和梦想都聚焦于临床工作者。

关于临床工作者的这些现实因素是初始移情的出发点。年龄、性别、个人风格、社会和民族背景都影响患者反应的速度和方向。女性临床工作者很可能在女性患者身上引发竞争性反应,在男性患者身上引发色情反应。如果临床工作者的年轻和外貌表明他是一个受训者或学生,这些因素也可能影响初始的移情。男性临床工作者能够引发相反的反应,这一点也是真实存在的。移情不是简单的正性或负性,而是患者情绪发展过程中不同阶段的再创造,或是对他生活中重要方面的关键人物的复杂态度的反思。从临床症状学的角度来看,一些常见的移情模式是能够被识别的。

对喜欢、尊敬和依赖需求的欲望,是最常见的移情形式。患者寻找一些临床工作者能够、确实或将会喜欢他的证据。需要特定的时间或经济方面的考虑,从候诊室借阅杂志或索要一杯水,都可能是移情愿望的象征性表达的常见例子。缺乏经验的临床工作者总是试图区分"合理的"现实的要求与"不合理的"移情的要求,对前者做出反应,对后者感到挫折并加以诠释。其结果是,在管理这样的行为时会产生许多错误。如果假设包括无意识的移情在内的所有要求都是有意义的,那么这个问题就可以变得简单。然后,这个问题则会变成要恰当地混合满足和诠释。这个决定是基于要求的时间、内容、患者的类型,治疗的性质和情境的现实性。在治疗关系被牢固地建立之前,聪明的做法是不要对大部分移情做出诠释。

例如,第一次见面时,一位新的患者可能问临床工作者:"你有面巾纸吗?"患者通过提出一个需求来开始他的关系。临床工作者可以简单地回应这个要求,因为拒绝或诠释可能是不成熟的,会导致快速与患者疏远。然而,当初始关系被建立后,患者可能索要一包面巾纸并补充说:"我觉得我自己有,但不得不去找一下。"如果临床工作者选择去探索这个行为,他只需要简单地扬起眉毛并等待。通常,患者会边找他自己的面巾纸边说:"你可能认为这件事情有其他什么意义吧!"临床工作者可以回答:"例如?"这提供了一个进一步探索患者动机的机会。

数次提供面巾纸的临床工作者可以这样评论:"我注意到你经常向我要面巾纸。"这个讨论将进一步探索是否这个要求反映了一种普遍的行为,或是只出现在临床工作者的诊室里。无论是哪一种情况,上述对话都可以进展到患者的自力更生和依赖他人的态度上。

偶尔,早期移情的感受可能以问题的形式出现,例如:"你怎么能够忍受一整天都听别人的抱怨?"患者试图把他自己与他人格障碍中不合作和担心不能被临床工作者接受的部分相分离。临床工作者可以这样回应:"也许你在担心我对你的反应?"或"除了抱怨,患者还会做其他的事情。"由此开始讨论如何利用治疗时间的话题。

无所不能的移情感受可以被这样的言语来表达,例如:"我知道你能帮助我。"或"你一定知道答案。"或"我的梦意味着什么呢?"好莱坞已经用尽了这种标准的开场白:"你是怎么想的呢?"取而代之的是,临床工作者可以这样回应:"你感觉我知道答案?"或"你认为我知而不言?"这个问题更困难的表达方式可以在年轻的患者中被观察到,他们总是以讨好的方式使用"女士"或"专家"来称呼临床工作者。如果临床工作者试图不成熟地诠释这个行为,特别是如果患者成长在一个拥有文明传统的环境中,他就会遇到很大的阻抗。

关于临床工作者个人生活的问题,可能涉及几种不同类型的移情。然而,患者经常担心的是临床工作者的经验和理解他们的能力。这样的问题包括:"你结婚了吗?""你有孩子吗?""你多大年龄?""你是犹太人吗?""你在城里住吗?"有经验的临床工作者通过先前的经验和对患者的了解，经常能够知道这些问题的含义，并且在愿意回答问题时凭直觉重新组织答案。在大多数情况下，初学者最好询问："你是怎么想的？"或"什么导致了你的这些问题？"患者的回答可能显示出移情的感受。此时，临床工作者可以诠释患者问题的含义："也许你问我的年龄，是因为你不确定我是否有足够的经验来帮助你？"或者"你所问的关于我是否有孩子的问题，听起来好像意味着，我是否有能力理解作为父母是怎样的？"在其他情况下，这些问题可能表明患者愿意成为社交性的朋友而不是患者，因为他不喜欢患者的不平等的角色，相信平等的朋友关系才是他所渴求的关系。此时，临床工作者可以探讨关于患者的朋友的主题，询问他是否试图与朋友讨论问题，他们是否有所帮助。假如患者得到了充分的帮助，那么他就不会出现在临床工作者的诊室里了。

在访谈的后期，临床工作者经常变成患者理想的自我。这种类型的正性移情经常不需要诠释。患者可能模仿临床工作者的风格、言语或着装，这通常是无意识的。一些患者公开表示喜欢临床工作者的着装、家具或照片。例如这样的问题："你在哪里买的那把椅子？"临床工作者可以回答："什么导致了你的这个问题？"患者通常回答说他喜欢那个物品，想为自己买一个。如果临床工作者希望加强这种移情，那么他可以提供相关信息，如果他想诠释它，则会探索患者模仿他的欲望。随着经验的增长，临床工作者会更自如地偶尔回答这样的问题，首先是因为他作为临床工作者更加游刃有余，其次是因为在积累了额外的类似信息之后，他更可能发现一个在访谈的后期或后续的治疗中诠释这个行为的机会。

这种源自早期与父母或兄弟姐妹关系的竞争性感受可以在移情中表达。例如，一位年轻男性早晨就诊时，总是比临床工作者到得更早。有一天，与平时不同，他晚到了几分钟并说："今天你赢了。"他将所有的事情都体验为竞争性的。临床工作者回答："我没有意识到我们在比赛。"由此提醒患者注意他对这一事件的描述并与过去他们讨论的主题联系起来。

其他常见的竞争性移情的表达包括：贬低临床工作者的诊室、风格和着装；武断的、挑战性的言语；或试图评价临床工作者的记忆、词汇量或知识面。轻视的态度也可能表现为其他形式，例如称呼临床工作者为"临床工作者"或频繁地打断他。其他例子包括未经同意使用临床工作者的名字或贬低临床工作者。临床工作者可以直接通过询问来探索这种潜在的感受："你能感觉到这样和我说话有一些贬低的意味吗？"一般来说，在初始访谈中最好忽略竞争性行为，因为患者很容易体验到被批评。

男性患者会对男性临床工作者的权力、地位或经济方面的成功感兴趣，而对于女性临床工作者，他们更关心她的母性和诱惑力以及她怎样拥有了职业和家庭。女性患者关心的是，男性临床工作者对女性角色的态度，他能否被诱惑，他是怎样的父亲以及他的妻子是怎样的。女性患者会对女性临床工作者的职业以及她作为女性和母亲角色的成功感兴趣。她可能会询问："你是如何处理这一切的？"或"你是怎样做出这些困难的选择的？"

竞争性主题可能反映出手足之争和恋母情结的冲突。当患者对临床工作者的其他患者做出反应时,他的竞争性感觉可能表现出来,就好像他们是兄弟姐妹一样。自发的贬低的语言:"你怎么能这样对待他人?"或"我不喜欢廉价的香水味。"这些是常见的例子。在初始访谈时,最好不要做出回应。

年长的患者可能像对待儿童一样对待年轻的临床工作者。充满母性的女性患者可能给临床工作者带来食物,或提醒他注意身体、工作不要过于辛苦等。充满父性的男性患者可能提供投资、保险、汽车等方面的建议。早期关注这些讨好或批评的意见,对于建立关系具有破坏性。这些移情的态度也可能出现在年轻的患者中。这些建议在意识水平的层面上是善意的,表示正性的意识。因此,通常不需要诠释,特别是在前几次访谈中。年长的临床工作者和年轻的患者经常引起父母般的移情。如果患者与其父母拥有正性的关系,他就会发展出早期的正性移情,在特定情况下,他会寻求临床工作者的智慧、经验或建议。年长的患者通常喜欢年长的临床工作者,地位较高的患者通常寻找地位较高的专业人士。年长的重要的男性患者特别喜欢在早期就称呼男性临床工作者的名字,有时会说:"我希望你不介意我叫你约翰!"这种情况可以这样回答:"你喜欢叫什么都可以。"这不太可能发生在女性患者身上,除非临床工作者也是女性。

一些临床工作者跟患者使用他们自己的名字而不是姓。这没有必然的好或坏,但它总是意味着一些事情,应该理解其中的含义。在关系中使用的称呼应该反映出彼此的尊重和恰当的社交规范。一般来说,临床工作者称呼儿童或青少年的名字,就像其他成人一样。那些期待临床工作者在治疗场所以外称呼他们名字的患者,他们也愿意在治疗环境中使用名字,并且没有不这样做的理由。然而,这应该是平等的。那些要求被叫名字但称呼临床工作者为"××医生"的患者,表达了希望获得不平等关系的意愿,有着非常重要的移情含义,这应该被探索但不应该由临床工作者来启动。这通常表明患者愿意顺从临床工作者,并且服从权威的、社会的、种族的、代际的、性的或其他权力。接受这种安排的临床工作者不仅辜负了患者,也失去了重要的治疗机会。相反,在没有得到同意的情况下,临床工作者称呼成人患者名字,则应该探索重要的反移情的冲动。这最常见于那些被认为社会地位较低的患者——因为社会的、经济的、病理的原因或年龄较大。理解这种诱惑能够帮助患者,但付诸行动则是破坏性的。

一般来说,不要在治疗的早期阶段讨论移情,除非是在有阻抗的情况下。这并不意味着只能讨论负性移情;正性移情也可能变成强力的阻抗。例如,如果患者只讨论对临床工作者的好感,临床工作者可以说:"你花了太多时间来讨论你对我的感受,而不是讨论你自己或你的困扰。"其他患者可能避免提及与临床工作者相关的任何事情。在这种情况下,可以等到患者看起来抑制或有意识地回避了一些想法时再询问:"你看起来好像犹豫了片刻。你在回避一些想法吗?"当患者从自由地说话突然变得沉默时,通常是出现了关于临床工作者的一些想法或感受。患者可能说:"我要说的事情都说完了。"如果沉默持续的话,临床工作者可以说:"也许有一些你不便讨论的事情。"

(5) **阻抗**　阻抗是指关于患者的反对治疗目标的任何态度。内省力取向的心理治疗需要探索症状和行为模式,这会导致焦虑。因此,患者有抵抗治疗的动机,以便维持抑制、阻挡洞察力和避免焦虑。阻抗的概念是精神动力心理治疗的基石之一。

阻抗可以来自于先前描述的任何的移情态度。每一种主要类型的移情都可以作为阻抗。患者试图找出被临床工作者喜爱的证据,或期待通过其无所不能的力量获得奇迹般的治愈。患者可能仅仅试图认同临床工作者而不是解决其基本冲突,或采取与临床工作者竞争的态度而不是与其合作。这个过程也可能以隐晦的形式出现——例如,患者可能报告一些他认为临床工作者会特别感兴趣的信息,仅仅是为了取悦他。就像移情可以被用作阻抗一样,移情也可以作为患者与临床工作者合作的动机因素。

例如,一位住院患者到我们这里来做分析。不久,这位患者就告知他的临床工作者(在治疗项目中承担重要管理角色的人)其他住院患者的不良行为。试图探索这个告密行为的含义,是有帮助的,但这个行为继续存在。最后,在探索了分析师通过私人的信息获得满足的明显的幻想之后,临床工作者建议这位患者省略其他住院患者的名字。患者愤怒地回应:"我不是应该告诉你我想到的任何事情吗?"临床工作者回答:"你可以继续讨论这些事情以及它们对你的含义,但是我不需要知道名字。"从那一刻起,患者不再告密他的同伴。

另一个阻抗的例子是,患者不愿意放弃那些伴随其疾病的继发性获益。因此,一位有背痛转换症状的患者,只要患病就可以合理地不做那些她不想做的家务,同时还可以得到关注和同情。

患者无意识地需要被惩罚,也可以表现为一种不同形式的阻抗,即患者的症状令其感到痛苦但他不愿意去除。当治疗那些抑郁的患者或那些对亲人有苛责的情感而感到强烈内疚的患者时,这种情况尤其明显。

有效的临床观察发现,尽管有洞察力且不再有抑制,但患者仍然维持固定的不良行为模式。神经科学家用已经建立的神经环路模式的持续性来解释这个现象。这意味着临床工作者和患者必须学会接受那些尽管多次重复但仍不能改变的替代模式。①

阻抗的临床示例:阻抗的临床示例是由多种因素决定的,代表了几种不同机制的混合。人们应根据它们在访谈中的表现而不是根据假设的基础精神动力学来分类。

在治疗中,阻抗首先表现为沟通模式。最容易被识别,也是令许多临床工作者感到最不舒服的阻抗,是沉默。患者可能解释说:"我没有任何想法。"或"我没有任何事情需要讨论。"治疗的初始阶段之后,临床工作者可以安静地坐着,等待患者的反应。这样的方法在前几次访谈中很少有帮助。

临床工作者可以表明他对患者的沉默感兴趣。他可以说:"你保持沉默,这意味着什么呢?"如果没有成功的话,可以说:"谈谈你的沉默吧。"基于沉默的情绪基

---

① 桑德尔·雷达(Sandor Rado)领先于他的时代数十年,他相信阻抗改变的神经生物学基础,患者在对原有情境发展出新的反应之前,必须主动改变其行为。

调,就像在非语言的沟通中表现出来的那样,临床工作者可以决定它暂时的含义并根据情况来询问。例如,他可以说:"害羞使人想要隐藏自己。"或"也许你有些事情难以跟我讨论。"如果患者看起来很无助,需要指导,临床工作者可以诠释为:"你看起来好像有点迷惑。"患者可能回答:"你能问我一些问题吗?"临床工作者的目标是教会患者如何参与,而不能让患者感到他目前的表现不足。一个可能的回应是:"当你发现大脑一片空白之前,你在想什么,这经常是有帮助的。我们讨论的最后一件事情是关于你的孩子。那时你在想什么?"

如果沉默是患者反抗或顽固的表现,那么恰当的询问应该是:"你可能讨厌向我暴露你的问题。"或"你看起来好像故意想隐藏。"

初学者经常承担着不成比例的促进访谈进行的责任,从而不知不觉地引发了沉默。询问那些患者可以用"是"或"不是"来回答的问题,或询问患者多选题式的问题,可能降低患者对访谈的责任感。这样的问题限制了患者的自发性和思想的流动性。当临床工作者努力去寻找那些能"打开话匣子"的正确问题时,患者可能变得被动。

讲话啰嗦的患者可能使用一些词语,将其作为一种避免与临床工作者交流并封闭自己情感的方法。如果临床工作者插不上话,他可以打断患者并说:"我发现如果不打断你的话,我很难说任何话。"缺乏想象力的患者可能回答:"噢,你要说什么吗?"恰当的回答是:"我很好奇,是什么使我们的谈话变得如此困难?"

审查或编辑想法是普遍性的。这些线索包括流畅的言语突然中断,或话题、面部表情和其他运动行为的突然改变。这些通常不能被直接诠释,但临床工作者有时可以说:"你看起来不能自由地表达想起来的事情。""是什么突然打断了你的想法?"或"看起来你在筛选你的想法。"这些评论强调了编辑的过程而不是内容。当患者带着一个事先准备好的议程来就诊时,另一种形式的编辑就会出现,因此可以确保将访谈中的那些自发行为控制在最低水平上。这样的阻抗不能在前几次访谈中诠释,因为患者直到后期才能接受自己的阻抗。关于这个问题将在第二章进行进一步讨论。

患者带着笔记来访谈,可能使用它作为控制访谈或避免与临床工作者互动的一种方法。然而,带着笔记来访谈并不总是阻抗的表现。例如,一位思维紊乱的患者可能使用笔记来帮助他组织自己,或老年患者可能使用它来弥补记忆的不足。

智力化是一种形式的阻抗,它阐述了一个事实,即心理治疗是利用智力结构进行的"谈话"治疗。初学者特别难以识别患者智力的防御性使用,除非是出现在强迫或精神分裂症的患者中,情感缺乏是他们非常明显的线索。然而,在表演型的案例中,患者以栩栩如生的方式说话,经常比临床工作者更加"情绪化",但这个过程可能没有被观察到。如果患者对他的行为有一些洞察力,他就会询问临床工作者:"这是正确的吗?"那么无论存在多少情感,这个阻抗都可以存在。尽管洞察力可能是有效的,但是这样的询问显示,患者在意临床工作者是否认可或赞同。如果使用智力化来赢得临床工作者情感上的支持,则表明了患者的阻抗。患者试图与临床工作者合作,并且为了赢得临床工作者的赞同而学习临床工作者的"语言"和概念,同时讨论与治疗有关的问题。临床工作者可以在支持治疗关系的同时处理移情性阻抗。他可以对患者说："发现那些对你来说有意义的答案，不仅能够帮助你理解你自己，还有助于你建立自信。"患者可能不接受这个答案，回应说："但是我需要你告诉我，我是否正确。"这是心理治疗中最常见的问题之一，在不同的背景下，它将被反复地分析。临床工作者通过识别和接受患者对于确认和指导的需求，提供一些情感上的支持，而不是将患者当作幼儿来对待。

　　临床工作者可以用几种方式来降低智力化水平。首先，他可以避免使用"为什么"来询问患者问题。患者通常并不知道为什么他此时会以这种特别的方式患病，甚至不知道为什么会有现在这样的感觉。临床工作者需要知道为什么，但是为了这样做，他必须发现一种方式来鼓励患者更多地暴露自己。当临床工作者想知道"为什么"时，他可以更多地询问患者或提供更多的细节。他可以询问："到底发生了什么呢？"或"这是怎么发生的？"这比询问"为什么"这样的问题更可能得到答案。"为什么"这个问题倾向于使患者处在一种防御的位置上。

　　任何表明"正确"答案的问题都将引起智力化。而且，它会使患者想到，临床工作者对他真实的感受并不感兴趣，而只是试图使他符合教科书的类别。专业名词或术语的使用，如"俄狄浦斯情结""阻抗"或"受虐"也会触发关于智力化的讨论。

　　患者对临床工作者使用反问句也会引起智力化。例如，一位患者问："你为什么会认为每当简（Jane）讨论钱的话题时，我会变得愤怒？"任何试图处理这个问题的尝试都会导致智力化。如果临床工作者保持沉默，患者通常会继续讲话。有经验的临床工作者可能将它视为一个发现细节的机会并询问："你能告诉我一个最近的例子吗？"模式的含义通常隐藏在特定事件的细节中。另一方面，当临床工作者希望刺激患者的好奇心或促进患者思考时，他可以偶尔策略性地利用这些反问的问题。例如："我很好奇，你的焦虑发作是否有任何模式？"

　　阅读有关心理治疗或精神动力学的信息，有时被用作智力化的阻抗或试图取悦临床工作者。它也可能是竞争性的表达或依赖性的移情。患者可能试图保持比临床工作者"高明一些"或可能寻求"额外的帮助"。一些临床工作者通常禁止患者阅读。这通常能够避免此类问题。大众文学作品对患者来说充斥着信息，就像在互联网上那样，或整整一代人都被训练去检索信息。如果患者发现它是有帮助的，那就顺其自然；如果它在很大程度上产生了移情的信息，那就让它出现。

　　普遍化也是一种阻抗，患者使用普通的术语来描述他自己的生活和反应，但是避免谈及每一种情境的具体细节。当这种情况出现时，临床工作者可以要求患者提供额外的细节或更具体一些。偶尔，需要让患者使用"是"或"不是"来回答特定的问题。尽管反复被要求更具体一些，患者却继续给予普遍化的回答，临床工作者可以诠释患者的行为有阻抗的成分。这并不意味着要告诉患者，"这是阻抗"或"你有阻抗"。这样的评论经常会被体验为批评，是没有帮助的。临床工作者可以换个方式说："刚才讨论你丈夫的时候，你的回答听起来很泛化。也许你难以告诉我关于你们关系的一些细节。"因为这样的评论很具体，阐明了一个应对普遍化的最重要的原则。临床工作者有时可以做出模糊的诠释，例如"也许你泛泛而谈是为了回避令人懊恼的细节",这会使那些想要去除的阻抗变得更加强烈。

患者有关于他生活中某方面的先占观念,如症状、目前的事件或过去史,这也是一种常见的阻抗。聚焦于症状,在那些患有身心疾病和惊恐发作的患者中特别常见。临床工作者可以诠释说:"你看起来难以讨论你的症状以外的事情。"或"对你来说,很容易讨论你的症状而不是你生活中的其他方面。"临床工作者必须找到一种方法来向患者证明,持续讨论症状是没有帮助的,不能导致他所寻求的解脱。同样的原则也适用于其他先占观念。

聚焦于无关紧要的细节却回避重要的话题,是强迫型患者常见的阻抗。如果临床工作者评价这种行为,患者就会坚持认为信息是相关的,必须包含这些信息作为"背景"。例如,一位患者报告:"我昨晚做了一个梦,但是我必须先告诉你一些背景。"于是患者在讲述他的梦之前,用掉了这次访谈的大部分时间。如果临床工作者回应"先告诉我你的梦",可以让患者觉察到这一阻抗。在精神分析中,患者可能被允许自己去发现,他从来没有给予临床工作者足够的时间去探索他的梦。

情感的表达可能是一种有意义的沟通的阻抗。过度情绪化在表演型患者中是常见的;乏味的情感更可能出现在强迫型患者中。表演型患者使用某种情绪来避免更深层的痛苦的情感,例如,持续的愤怒可能用来防御受损的自豪感。频繁的"快乐治疗"可能表明一种阻抗,患者在访谈中获得了充分的情绪上的满足以掩饰抑郁或焦虑。这可以通过与患者探索这个过程并且不再提供这种满足来应对。

除了那些涉及沟通模式的阻抗以外,还有第二种主要的阻抗,叫作付诸行动。这包括一些对临床工作者和治疗过程有意义的行为。它并不一定出现在访谈期间,但是临床工作者直接参与了这个现象,尽管他可能没有觉察到它的意义。有时患者是通过"演戏"来表现他的移情幻想而不是通过语言,甚至患者自己都没有意识到。例如,患者在访谈中接听他的手机,强调与临床工作者相比他自己的重要性,或一位女性患者让她的秘书来确定下一次就诊的时间,她自己太忙以至于没有时间写她的预约簿。

付诸行动是一种形式的阻抗,它是那些与治疗或临床工作者有关的感觉或驱动力,会被无意识地置换给治疗之外的人或情境。患者的行为通常是自我一致的,它涉及了情绪的付诸行动而不是被体验为治疗过程的一部分。从遗传角度来说,这些感觉涉及了儿童期经历的再现,它在当前的移情关系中被重新创造,然后被置换到外部世界。两个常见的例子涉及那些与临床工作者以外的人讨论他们的问题的患者,以及那些将负性移情的感觉置换到其他权威人物身上并对他们而不是对临床工作者产生愤怒的患者。这种阻抗通常在前几个小时的治疗中并不明显,但是,当机会恰当时,临床工作者可以探索患者该行为的动机。在大多数的案例中,患者会发生改变,但有时临床工作者不得不指出,尽管患者意识到该行为是不合理的但并没有放弃它。

要求改变就诊的时间,可能也是一种阻抗。患者可能沟通他无意识的优先顺序说:"我们能改变周四的就诊时间吗?我太太那天不能去学校接孩子。"仅仅将其诠释为阻抗,可能失去一个机会去帮助患者认识到,实际上他害怕的是他太太而不是临床工作者。一位患者可能寻找不来就诊的理由，另一位患者可能与临床工作者争夺权力，实际上是说："只有在我方便的时候，我们才能会面。"第三位患者可能认为临床工作者是否愿意改变时间，证明了他是否真的要见这位患者，因此他将成为一个有爱心的、纵容的父母。在诠释这些要求之前，临床工作者需要理解较深层次的动机。临床工作者可以表明他不愿意接受这样的要求。他不能同意他们的要求但经常担心会令患者不悦。对于一些患者来说，也存在特殊的问题，他的工作突然发生改变以至于临时通知不能前来就诊。维持一个人的工作比取悦临床工作者更重要。临床工作者对这种情况最好的反应是共情。

使用非常轻微的躯体症状作为不来访谈的借口，是一种在自恋、恐怖、表演和躯体症状障碍患者中常见的阻抗。患者经常在访谈前打电话给临床工作者报告一个轻微的疾病并询问他是否应该来就诊。该行为将在第十五章"身心疾病患者"中讨论。当患者再次来访时，临床工作者在诠释这个阻抗之前，可以探索患者对于错过就诊的感受。

迟到和忘记就诊是明显的阻抗的表现。过早的诠释可能遇到这样的回应："我很抱歉错过了就诊，但是这与你无关。""我做什么事情都迟到，但这与我对治疗的感受无关。""我总是忘记就诊时间。"或"你怎么能期待我准时呢？准时性是我的问题之一。"如果临床工作者并不延长就诊的时间，那么迟到将变成患者必须面对的一个真正的问题。情况经常变得很清楚，那些迟到的患者期待他到达后立刻就能与临床工作者会面。临床工作者报复患者是不恰当的，但是也不能坐在那里无所事事地等待患者到来。如果临床工作者从事一些活动，当患者迟到时，不得不等待几分钟，那么关于迟到的意义的更多信息就会出现。一般来说，迟到的动机涉及恐惧或愤怒。

拒付或忘记支付临床工作者的费用，是另一种阻抗和移情的反应。这个主题将在本章后续部分详细讨论（参见"费用"）。

事后猜测或比临床工作者"高明一些"是一种竞争性的移情和阻抗。患者洋洋得意地宣布："我打赌我能猜到你下面要说什么。"或"你上周说了同样的事情。"临床工作者可以简单地保持沉默或者说："我要说什么？"如果患者已经表达了他的理论，临床工作者可以评论："为什么我应该那样想呢？"一般来说，告诉患者他对临床工作者的事后猜测是否正确并不是一个好主意，但就像每件事情一样，总有例外。

"诱惑性行为"是为了取悦或令临床工作者满意，由此能够赢得他的喜爱或奇迹般的保护，或让他放下戒备并控制他。以下问题是进一步的示范："你愿意听我说一个梦吗？"或"你对我性生活方面的问题感兴趣吗？"临床工作者可以回答："我对你想到的任何问题都感兴趣。"如果这些问题不断地出现，他可以补充说："你看起来很关心我想听什么。"给临床工作者不同的"贿赂"，例如，礼物或建议是诱惑性阻抗的常见表现。

初学者经常被明显的和不明显的性方面的建议弄得非常焦虑。最常见的这类建议涉及男性临床工作者和女性患者。临床工作者知道接受这样的邀请会破坏界限,并且他能够认识到这是一个移情性的阻抗,而且经常会感到不舒服。经常因为喜欢这种邀请而感到内疚,他害怕这种感觉可能阻碍他恰当地治疗该患者。可能经常做出这样的声明:"这在医患关系中是不恰当的。"或对他的督导说:"我不想因为拒绝患者而伤害她的感情。"临床工作者必须探索他自己的想法,他是否不经意地诱导了患者这样的行为;是否经常是这种情况。如果他没有引发邀请,那么他可以询问患者:"为什么那样做会帮助你呢?"如果患者表示她需要被爱和安慰,临床工作者可以回应:"但是我们两个人都知道,接受你这样的建议意味着适得其反。我的工作是帮助你解决你的问题,但你的计划会使它变得不可能。"当临床工作者拥有充足的职业自信时,假设他作为男性或女性已经有了充足的自信,那么他将不再对明显的诱惑表现出受宠若惊和焦虑。

请临床工作者帮忙,例如,借少量的钱,或询问他的律师、牙医、会计师或保险经纪人的名字,也是一种形式的阻抗。它试图将治疗从帮助患者有效地应对,变成依赖临床工作者的应对技能。双方经常涉及错误的假设,临床工作者比患者更知道如何在外部世界中生活得更好。有时也有例外的情况,被治疗的患者在这些方面存在缺陷,如青少年、抑郁的、认知损害的、精神病性患者(参见相应的章节)。

其他的患者付诸行动的例子(经常错误地被叫作"行动内化")包括在访谈中的一些行为,它们受无意识的驱动,为了阻挡被威胁的感觉,同时允许释放一些紧张。常见的例子包括离开访谈去喝一杯水或去洗手间,或在办公室里走来走去。例如,患者在回忆悲伤的经历几乎流泪时,患者会打断临床工作者要一杯水。在这个过程中,他获得了对情绪的控制,可以继续讲述这个故事,但是不再有相同的情感。临床工作者可以评论:"喝一杯水能帮助你控制你的感受。"患者经常将这样的诠释体验为批评或被当作儿童一样对待。在访谈中,僵硬的姿势和其他仪式化的行为,经常也表明存在阻抗。例如,一位患者在每次访谈结束时总是说:"谢谢你。"另一位患者在每次就诊前都去洗手间。当被问到这些"常规行为"时,她表示她不希望在访谈中体验到躯体的任何感觉。

另一种很明显的阻抗是患者不愿意参加治疗,但并不是主要涉及移情。例如,许多反社会型患者或被外部压力强迫进入治疗的患者,或那些有其他治疗动机如回避一些责任的患者,并不会发展出通常的移情。对于某些临床工作者和患者的组合而言,临床工作者真正的人格和背景与患者差异太大或太过相似,在这种情况下,临床工作者应该做出一些改变。

一些患者并不会因为对他们的行为有洞察力而改变。这通常在某些人格障碍中比较常见,需要与那些心理上迟钝的和不能接受洞察力的患者相鉴别。这个阻抗与弗洛伊德定义的"重复性冲动"的临床现象相关。神经科学家认为这个现象是由于行为的生物学因素所致,或由基因决定的,或与早期固定的神经环路模式相关。

在抑郁型患者中,常见的阻抗是患者只能接受那些为了更进一步惩罚自己的洞察力和诠释。然后他说:"这有什么用呢?"或"我是没有希望的,我从来没有做对任何事情。"这种行为"负性的治疗反应"将在"受虐型患者"和第七章"抑郁型患者"中进一步讨论。

尽管这些概念是复杂的,但理解精神动力学的这些问题是重要的,因为它们在讨论临床工作者和患者的关系中是有用的。

5. 临床工作者

(1) 缺乏经验的临床工作者　无论对患者还是临床工作者来说,心理治疗都是非常强烈的心理体验。每一位临床工作者都会给访谈带来不同的个人和职业背景。他的人格结构、价值观和对他人感受的敏感性影响了他对另一个人的态度——对患者和非患者都一样。自我的治疗性使用是一个复杂的概念,它在每一位临床工作者中随着被训练的年数和早期的实践而演进。通常,对于个体来说,需要经过10年的训练才能在治疗的角色中达到成熟。没有两个受训者是以相同的速度进展,有多少个受训者就有多少个不同的临床工作者。临床工作者的生活经验——过去的、现在的和未来的——都影响他个人的工作。犯错是学习曲线的一部分,如果初学者过于恐惧犯错,那他肯定会永远保持在初学者的状态。

在初学者中,其督导的理论取向会影响到他治疗患者的方法。然而,随着初学者变得更有经验,上述因素就会逐渐变成其背景的一部分,他自己的人格将会产生更大的影响。

每个人都可以变成有技能的临床工作者,但这不能通过阅读治疗原则来实现,有一些常见于初学者的共同的特定问题。初学者比有经验的同事更加焦虑。那些他用来控制焦虑的防御机制会降低他对患者情绪反应的轻微波动的敏感性。因为初学者通常在训练机构内,他的主要焦虑是担心犯错并失去督导的认可,也可能有来自不能赢得督导表扬的怨恨。他害怕自己能力不足并置换到那些他所想象的觉查到他"学生"身份的患者身上,失去作为一个有能力的临床工作者的信心。最好以公开和直接的方式来应对患者对于这些事情的评价,因为当患者来到教学机构时,他们通常知道情况。年轻的临床工作者平静地接受患者担心他没有经验的事实,将增进患者的信任和信心。

初学者通常有在督导眼中比同伴表现得更好的欲望。并不是所有的竞争性感觉都与其同学之间的竞争有关;他也希望比他的督导表现得更有技能。对权威人士的叛逆态度是另一种竞争性的表现,它会阻止初学者放松地应对患者。

在任何专业中,缺乏经验的临床工作者都会对在患者身上"练习"感到内疚。那些第一次做静脉穿刺失败三四次而知道某些实习临床工作者可能第一次尝试就会成功的医学生会感到特别的内疚。在每一个医学分支,当他意识到其他人可能提供更好的服务时,年轻的临床工作者总是有意识或无意识地感到内疚。在许多医学专业中,接受督导的住院医生能够提供与资深临床工作者质量大致相同的治疗。然而,精神医学访谈不能以同样的方式进行督导,它需要数年才能获得访谈的技能。尽管他的督导可能反复告诉他,他夸大了这个因素的重要性,初学者仍然继续想象,如果患者被督导治疗能康复得多快。年轻的临床工作者将相同的重要性投射到他的督导身上,就像患者投射到临床工作者身上一样。

初学者对于诊断的态度已经被讨论过。他可能有诊断的先占观念,经常在每一个案例中排除器质性因素,因为在传统的医学角色中他可能更有经验和感觉更舒适。他反复查看精神医学检查的大纲,强迫性地全部完成,以避免遗漏一些重要的信息。

在其他情况下,临床工作者对精神动力学变得非常感兴趣,以至于他忽略了寻找更充分的精神病理学的描述。一位住院医生花很长时间来询问患者的拔毛症。他询问她在日常生活中的起源、加重因素、她对此事的感觉,当她做这件事情时她在什么地方等。他没能注意到她戴着假发,当患者后来告诉督导她是一个秃子时,他感到非常惊讶。因为患者看起来相当"正常",住院医生先前没有遇到过这样的综合征,他没有想到询问督导所问的下一个问题:"你是否曾经把头发放进你的嘴里?"患者回答说她这样做过,并且报告说她总是幻想她的头发根是虱子,所以她强迫自己吃掉它。拥有精神病理学和精神动力学的综合知识能够促进探索患者的症状。

在某些方面,缺乏经验的临床工作者与组织学专业的学生相似,第一次看显微镜时,只能看到各种漂亮的颜色。随着经验的增长,他变得能够觉察到先前没有注意到的那些结构和关系,并且能够识别越来越多的细节。

初学者有一种为了询问所有的问题而打断患者的倾向。随着经验的增长,他学习到是否患者已经完成了他对一个问题的回答,或是仅仅需要一点鼓励就可以继续他的故事。随着初学者能力的增长,他可能听懂患者所说的内容,同时考虑他是如何感受的,以及通过推理或遗漏的内容告诉了自己哪些事情。例如,如果患者自发地报告他过去被其他医疗工作者错误对待的几段经历,临床工作者可以说:"怪不得你跟临床工作者相处时这么紧张。"

围绕患者提供的线索而不是围绕精神医学检查的大纲来组织的访谈最为有效。如果能够遵循一个正式的指南,初学者往往感到更舒适,但这使访谈更急促、不连贯,导致难以建立治疗关系。

初学者可能说话太多而没有倾听,也可能倾向于被动。他在职业方面的不安全感使他难以知道什么时候提供确认、建议、解释或诠释。由于担心说错话,临床工作者经常发现更容易忽略一些需要主动干预的情况。

职业的自我形象通过督导的认同而获得。年轻的临床工作者经常模仿他所崇拜的督导的手势、举止和音调。这些认同是多方面的,直到数年后临床工作者将这些整合进他自己的风格中才能改变。然后,他才能放松地以自己的方式工作。与此同时,他也经常使用一些套路,有时是以刻板的方式进行——例如,经常重复患者最后的词或句子,或过度使用陈词滥调,例如:"我不理解。""你在想什么呢?""嗯。"或"然后发生什么了?"随着临床工作者变得更放松,他将很自然地运用令他感到舒适的各种不同的回应。

(2) **反移情** 临床工作者对他们的患者有两种类型的情绪反应。第一类对患者的反应是他实际的反应。临床工作者可能喜欢患者,对他感到同情,或被他惹恼,这些是患者能够在大多数人中引起的反应。第二类是反移情的反应,它对各个临床工作者来说可能是特定的。它们在临床工作者对患者做出反应时才出现,就好像他是临床工作者过去生活中的重要人物。临床工作者的神经质模式越强烈，患者就越像这样的人物，就更可能出现反移情。换言之，临床工作者过去与她的姐姐存在非常激烈的竞争关系，与其他临床工作者相比，她更可能对那些与她自己年龄相仿的女性患者出现不理性的反应。如果她以这种方式回应所有的患者，不管他们的年龄、性别或人格类型如何，那么问题会更加严重。反移情的反应也可以是理解患者的无意识的有用的工具（参见第九章"边缘型患者"）。这些反移情的反应与临床工作者心理的相关性较小，更多的是患者的精神动力学上的表现。

反移情的反应可以像在移情的讨论中那样，被分为相同的类别。临床工作者可能变得依赖于患者的喜爱和表扬，将其作为他的自尊的来源；相反，当患者是敌对的或挑剔的时，他可能会感到挫折和愤怒。任何临床工作者都可能偶尔以这种方式利用患者。临床工作者可能无意识地寻求患者的喜爱，只有当患者回应时，他才能意识到他在这样做。男性初学者可能发现女性患者给他写情书、情诗或提议结婚。一位受训者评论他先前的男女关系模式是恋爱关系。还存在一些更轻微的这些问题的表现，例如，给患者提供过度的确认，帮助患者获得住房或工作等，但这些帮助并不是必需的，它们相当于为了赢得患者的喜爱而不是恰当的治疗干预的一种贿赂。做出许多努力来重新安排时间或费用，提供额外的时间，过度关心，可能都是想要赢得患者赞赏的方式。不允许患者愤怒是同一个问题的另一面。另一方面，临床工作者也是人，其中一些人比另一些人更热情或更友好或更有帮助。与人为善并不是错误。

临床工作者可以利用自我炫耀作为一种获得患者喜爱或崇拜的方式。展现一个人的知识或社会及职业地位到了不恰当的程度就是一个例子，它通常来自于临床工作者希望自己是无所不能的，以代偿一些深层次的无能感。

有经验的临床工作者指出，只有一个案例来做长程治疗是非常困难的，因为患者对他们来说变得太重要。其他的因素可能引起临床工作者体验到特定的患者有特殊的重要性。"VIP"给临床工作者制造了很多麻烦，因此我们将在后续的段落中专门讨论这类患者（参见"特殊患者"）。

所有从事治疗艺术的人都是通过奇迹般的力量来帮助患者。临床工作者-患者关系的本质激活了临床工作者全知和全能的欲望。与之对应的是，患者有希望被一个无所不能和无所不知的临床工作者通过奇迹般的力量治愈的愿望。如果临床工作者承担了这样一个角色，那么患者将无法克服他自己的无助感和自卑感。而且，希望自己无所不能是一个普遍的现象，经常在临床工作者的行为中被识别出来。例如，临床工作者可能无法看出某些诠释的不一致性或不准确性，或者他可能拒绝审视自己的观点。他坚持自己的一贯正确性可能导致他暗示先前的临床工作者没有恰当地治疗或没有准确地理解患者。

类似的机制可以通过临床工作者告诉他的配偶一个临床案例来表明，显示了他是多么友好和善解人意，他的患者发现他是大家想要的和有吸引力的人，或讲述他智慧的诠释。尽管心理治疗的缓慢进展令人泄气，但他可能轻微地夸大和扭曲访谈中的信息以使他的同事印象深刻。他可能给患者施压使其改善，目的是提高他的地位和声誉。偶尔，他可能试图让他的同事对他的患者的财富、才华或重要性印象深刻。

当临床工作者不能识别或拒绝承认自己的态度和行为的真正的重要性时，就会出现反移情。这种承认可以这样来表达："是的，我上次是先入为主了。"或"我的话听起来确实像贬低。"临床工作者经常担心患者可能试图反过来进一步分析他。在这种情况下，临床工作者可以回应："发现为什么我那样说是重要的，但这其实是我的问题。用它来增加我们治疗的负担是不公平的，但在一定程度上，它是相关的，我会与你分享。取而代之的是，让我们尽量理解你对我的反应。"患者担心临床工作者是否有双重标准，只分析患者的行为而不是他自己的行为。偶尔，患者可能会利用临床工作者对于某个错误的开放程度。那些允许患者以虐待的方式对待他的临床工作者也有反移情的问题。当患者有来自于治疗情境之外的关于临床工作者的信息时，类似的问题也可能出现。常见的例子是，患者与临床工作者居住在同一个社区，患者的孩子与临床工作者的孩子就读于同一所学校，或与临床工作者在同一个机构工作。在精神科住院医生的生活中，最常见的例子是，住院患者从其他患者、工作人员、公告板或他自己的直接观察中获得了临床工作者的信息。

在试图维持职业角色方面，临床工作者防御性地倾向于隐藏在分析性的陈词滥调的背后，例如："你对那件事情有什么感受？"或"那件事情对你来说有什么含义？"当临床工作者的措辞或他的语气、声调更能显示出他言语的含义时，则是更含蓄的例子。例如，"你认为我与病房的护士调情使你感到懊恼"，暗示调情只存在于患者的想法中。然而，如果临床工作者说："我与病房的护士调情的形象使你感到懊恼。"那么患者的感受并没有受到挑战，临床工作者可以继续探讨这种体验对患者的影响。

常见的反移情表现是过度认同患者。在这种情况下，临床工作者试图使患者以他自己的形象出现。也许临床工作者的普遍缺陷是纵容他们的皮格马利翁（Pygmalion）幻想。难以注意和记住患者的话，可能是临床工作者反移情的第一个线索。过度认同患者的临床工作者可能难以识别或理解他自己的类似问题，或者他可能立即理解了问题却无法处理它。例如，一位有时间方面的先占观念的强迫型临床工作者，每过一个小时都说："我明天下午3点半再见你。"他不太可能帮助他的患者克服类似的困难。

初学者可能在患者的性或攻击行为中体验到间接的快感。他可能隐晦地鼓励患者以他自己喜欢的方式对抗他的父母。他可能迎合患者依赖的需求，因为他自己也喜欢被以相同的方式对待。那些自己在做精神分析治疗的临床工作者发现，他们的患者经常也有相同的问题。

权力斗争、竞争、与患者争论或纠缠不休，经常是反移情的常见例子。临床工作者的任务是理解患者如何看待世界，以及帮助患者更好地理解他自己。强迫型患者接受临床工作者的概念通常是没有用的。这个问题更隐晦的表现包括：使用那些超过患者接受能力的词语或概念，从而证明临床工作者"更高明"的地位。其他的例子包括,当患者发现临床工作者是正确的,或取笑患者的困扰时,倾向于这样说:"我告诉过你是这样的。"

临床工作者希望是患者的孩子或弟弟、妹妹,这种反移情的反应最常出现在患者比临床工作者年长时。再强调一次,患者实际上越像临床工作者的父母或兄弟姐妹,就越可能出现这样的反应。临床工作者可能从女性患者那里接受食物或衣服等礼物,从男性患者那里接受商业建议或其他这样的帮助。在这方面,那些违背职业伦理的行为有着明确的界线。

反移情有不同的非特定的表现。有时,临床工作者可能经历焦虑、兴奋或抑郁,无论是与某些患者在一起时,还是患者离开办公室以后。他的反应可能涉及反移情的问题,或只是反映了他与患者相处方式方面的焦虑或神经质式的胜利。

感到无聊或无法聚焦于倾听患者说话,经常反映了临床工作者无意识的愤怒或焦虑。如果临床工作者经常迟到或忘记了治疗,这种行为通常表明他想回避对患者的敌意或性的感觉。

另一个常见的反移情问题来自于临床工作者没能理解,非常明显的"患者的自我"与对梦的含义的强烈好奇,早期记忆的恢复,以及对无意识精神动力的洞察力,它实际上是一种移情表现。结果是明显的相对缺乏情绪的智力化治疗。

在移情中,情感的直接表达经常为反移情的表现提供机会。例如,一位临床工作者告诉他的患者:"你爱(或恨)的并不真的是我,而是你的父亲。"移情并不意味着患者对临床工作者的感觉不真实。告诉患者他的感觉是一种置换,这是不尊敬的和贬低的。类似地,初学者有时会对患者愤怒的表现做出回应,例如说:"你能对我发火,这真是一个进步的标志。"这种类型的评论是对患者感受的蔑视。尽管移情性的神经质涉及过去态度的重复,这种情绪反应是真实的;事实上,因为防御减少,它经常比原始的情境更加强烈。临床工作者对患者强烈的情绪反应的不适感可能导致轻度的防御。例如,临床工作者问:"你对你姐姐的感受也是同样的吗?"或者说:"我们知道你在过去曾有过类似的感觉。"这些评论分散了对移情的讨论,而不是鼓励去探索它。如果临床工作者询问:"我怎么是狗娘养的呢?"或"你爱我什么呢?"以这种方式严肃地对待患者的感受,那么临床工作者和患者都将更好地理解患者的感受。当患者详细阐述他的感受时,他通常能发现他的反应的移情部分。当他完全地描绘他的反应的细节时,他经常自愿地说:"当我有这种感受的时候,你并没有像我父亲那样做出反应。"或"这使我想起多年前与我姐姐发生的事情。"然后,临床工作者可以证明患者感受的移情部分。

在追求患者情绪反应的细节方面,临床工作者扭曲的感知经常出现。例如,当描述为什么她觉得她爱她的临床工作者时,患者说:"因为一些奇怪的原因,我想象你应该是有胡子的。"探索这样的线索能够确认来自患者过去的移情感受的原始对象。

反移情的讨论通常使初学者感到这个反应是不良的,必须去除。更准确地说,临床工作者要努力去缩小那些干扰治疗的神经质反应的范围。那些能够觉察到他的反移情的临床工作者可以将它用作有关患者信息的另一种来源。在与边缘型患者的访谈中,双方都意识到临床工作者的反移情可能对治疗过程特别有用(参见第九章"边缘型患者")。

(3) 特殊患者　此处要讨论特殊患者,因为访谈的主要特征聚焦于临床工作者对他的患者的地位的反应。这个问题会出现在临床工作者的整个职业生涯中,尽管定义"特殊"患者的标准可能会变化。在临床工作者受训的早期阶段,患者可能是医学生、住院医生、工作人员的亲属或有声望的督导认识的患者。

随着临床工作者经验和地位的增长,他的特殊患者的地位也随之增长。无论临床工作者多么有经验或自信,总是存在着令临床工作者感到紧张的著名患者。对于特殊患者地位的态度多种多样,就像在其他任何群体中一样。其特殊地位是基于对临床工作者个人的重要性的患者,通常期待像其他任何患者一样被对待。

一些患者期待和需要特殊的考虑。临床工作者可能不确定哪里是现实的结束和神经质期待的开始。这种窘境的解决涉及考虑到普通患者的权利。特殊患者的地位可能剥夺了他的基本权利。临床工作者不寻常的安排,事实上,像对待其他患者一样对待这位患者不太可能损害治疗。例如,考虑到一位全国著名的政治人物,如果公众发现他咨询了精神卫生专业工作者,可能会影响他的地位。临床工作者通过在患者家中做咨询,提供了像另一位在办公室咨询的患者一样的隐私性。在这一案例中,原则的应用是明确的,但在其他情况下,临床工作者必须决定接受患者生活中的实际情况或坚持原则,即临床工作者不能过度满足神经质的要求。如果后果非常严重,则应该倾向于冒着犯错的风险来满足患者的神经质。

治疗这个患者出现的问题不仅仅因为他的情况是特殊的,还因为他对临床工作者来说是特殊的。他的治疗的成功有迫切的重要性,临床工作者过度担心与患者及其亲属和助理维持良好关系的愿望。对患者和临床工作者双方的保护是,在筛选临床工作者方面做出特殊的安排。一位由于重性抑郁障碍住院的资深临床工作者或一位重要人物的有精神病性症状的儿子,应该分配给那些不易被患者的地位吓倒的临床工作者。通过选择一位不太可能不自信的临床工作者可以减少许多问题。

自身是临床工作者的患者会呈现出一些特殊的问题。主诊临床工作者有时会提供非常详细的解释,但有时假设患者已经拥有充足的知识,因此不做解释。有时,自身是临床工作者的患者期待像同事一样被对待,对自己的案例进行"医学"讨论。患者可能担心询问问题会使他显得无知或害怕。患者可能感到他不应该抱怨、表达愤怒或占用临床工作者过多的时间。年轻的临床工作者倾向于使用医学术语或给予自身是临床工作者的患者智力化的概念化。一位自身是临床工作者的患者描述了一段可怕的经历,一位泌尿科临床工作者在使用膀胱镜时自言自语地描述了在膀胱方面的临床发现,而患者并没有这方面的知识,而这几乎没有病理意义。泌尿科临床工作者显然认为这个额外的信息能够使这位自身是临床工作者的患者感到更加欣慰。

(4) 临床工作者的角色　临床工作者最重要的功能是倾听和理解患者以便提供帮

助。偶尔地点头或"嗯"就足以让患者知道临床工作者是关注他的。此外，恰当时一个同情的评论有助于建立治疗关系。临床工作者可以使用评论，例如"当然了""我理解"或"自然地"让患者感受到支持的态度。当患者的感觉非常清楚时，临床工作者可以用这样的陈述来表明他的理解："你一定感觉特别孤独。"或"那一定非常令人懊恼。"一般来说，临床工作者应该是不加主观判断的、感兴趣的、关心的和友好的。

临床工作者经常会询问问题，这可以帮助获得信息，或澄清他自己的或患者的理解。问题也可以是一个隐晦形式的建议，或根据询问的语调同意患者做一些事情。例如，临床工作者可以问："你曾经告诉过你的老板，你觉得你应该被加薪吗？"无论答案如何，临床工作者已经表明这种做法是可能的、被允许的，甚至是被期待的。

临床工作者经常含蓄地或明确地给予患者建议。推荐特定形式的治疗表明，临床工作者认为这是有帮助的建议。临床工作者经常询问的问题让患者感到，他期待讨论某些话题，例如梦或性。在心理治疗中，临床工作者会建议患者在付诸行动之前讨论任何重要的决定，他也可能建议患者应该或不应该与其生活中的重要人物讨论某些感觉。

临床工作者可以在具体的问题上帮助患者。例如，一对年轻的夫妻寻求心理咨询，因为他们难以和睦相处。在咨询结束时，他们询问是否生一个孩子会有所帮助。一位善意的神职人员建议，一个孩子会使他们的关系变得更紧密。临床工作者则建议此时一个孩子可能是额外的压力源，他提议应该等到他们的关系改善之后再生孩子。

临床工作者在治疗的过程中能够为患者提供某些满足感和挫折感。他以自己的兴趣、理解、鼓励和支持来帮助患者。他是患者的盟友，从这个角度来帮助他体验紧密感。当患者变得不太自信时，他可以用这样的评论来给予安慰："继续，你做得很好。"一般性的安慰，例如"别担心，没问题"，对于大多数患者而言价值非常有限。这是因为临床工作者并不知道患者担心的事情能否解决。因此，由于提供了虚假的承诺，他对自己和患者都将失去信用。所提供的支持最好基于一种形式上对患者问题的特定概念化的理解。同时，临床工作者应该寻求减轻患者的症状并提供无意识的满足感。他使患者觉察到冲突——这种觉察可能是痛苦的和有挫折感的，除非他能够为患者的冲突提供可能的解决方案。当冲突被彻底地探索之后，患者经常能够想出新的解决方案。

精神分析取向的心理治疗中最重要的活动是诠释。诠释的目标是去除抑制的过程，允许无意识的想法和感受变得有意识，因此使患者能够发展出新的应对冲突的方法而不形成症状（参见第二章中关于症状形成的讨论）。诠释的初始步骤是对质，然后指出患者回避的事情以及澄清、概念化一些需要探索的领域。

"完全的"诠释在患者目前的现实生活中描绘出一种行为模式，表现为无意识的愿望、恐惧、所涉及的防御以及任何作为结果的症状形成之间的基本冲突。这种模式的起源可以追溯到患者早期的生活，它在移情中的表达可以被指出并且概念化出其继发性获益。永远不可能同时涵盖所有的这些方面。类似的使用客体关系模式的诠释，它较少地强调无意识的愿望和防御内容。取而代之的是，临床工作者可以追踪患者有意识的和无意识的父母一方或双方的内化，接受或防御性地排斥那个父母。这个概念化反复出现以至于临床工作者可以评论："看起来好像在你的脑子里，你的母亲仍然在告诉你应该做什么，你无法放弃那种愤怒的依恋。"

一位男性患者报告，当他的妻子未经他的同意扔掉了他的一双旧鞋时，他非常愤怒。他表示不能完全理解他自己的反应，因为那双鞋不再合脚，他已经计划扔掉它了。相关的家族史包括他描述他对他母亲感到愤怒，因为她反复侵犯他的空间、隐私和所有物。临床工作者已经发现了这些信息，对患者说："你最恐怖的噩梦变成了现实，你的妻子变成了你的母亲。""对，就是这样"，患者回答说，"她让我觉得我仍然是一个小男孩。这可能跟我有一定的关系"。患者补充说："可能我让她感到对于在曼哈顿的我这种年龄的男人来说，我的打扮是不恰当的。"患者陷入了沉默并反思他自己的评论。临床工作者说："所以，你付出了一生的努力来使你的母亲变成你所希望的样子。"可以看出，患者被感动了并说："我必须克服这一点，否则我会毁了我的婚姻。"

诠释可以指向阻抗、防御或内容。一般来说，诠释是针对那些最接近意识的信息，意味着防御要比那些帮助抵抗无意识的冲动更早地被诠释。在实践中，任何单一的诠释都涉及阻抗和内容，通常能够被多次重复，尽管强调的重点不同；临床工作者对于正在处理的问题可以来回转变。最早的诠释是针对那些有意识的焦虑最重的方面，它通常是患者主诉的症状、他的阻抗或他的移情。无意识的信息要等到它成为前意识再加以诠释。为了说明这些问题，可以参考下述有惊恐发作的年轻患者的例子：

临床工作者首先针对患者的阻抗进行对质，说："你花了很多我们的时间谈论你的症状。"患者回答说："那你希望我谈什么呢？"临床工作者表示他更想知道，在最后一次发作之前发生了什么。患者的回答导致了临床工作者的澄清："这是本周第三次，你对妻子生气之后发作。"患者接受这个评论，但直到后续的访谈时，他才补充说，每当他觉得他妻子与她的母亲的关系比与他的关系更好时，就会感到愤怒。后来才知道，患者与他的姐姐竞争激烈，他总是害怕他们的母亲更喜欢她。此时，可能的诠释是，患者的愿望是攻击他的姐姐，但是他担心作为惩罚，被他的母亲排斥。同样的感觉，在他目前与妻子的关系中被重现。临床工作者诠释，患者不仅嫉妒他妻子对她母亲的关注，也嫉妒他的岳母对其女儿的爱。在其他时间，患者症状的继发性获益被诠释为，他的惊恐发作能够获得来自他妻子的同情。整个过程在移情中重复，患者迁怒于临床工作者没有表明对他的症状的更多同情，然后他描述了一个梦，他是临床工作者喜欢的患者。

当诠释更特定时，它们会更有效。在这个案例中，特定的诠释是："当你感到你的妻子更关心她的母亲而不是你时，你会变得愤怒。"一般的评论可以是："你的愤怒看起来是针对女性的。"最初的诠释当然是不完整的。像在这个例子中表明的那样，需要许多步骤才能形成一个完整的诠释。当临床工作者不太肯定时，诠释最好作为一种让患者考虑的可能性而不是武断的结论。可以这样介绍诠释："也许"或"在我看来"。

时间点是诠释非常重要的方面。过早的诠释是可怕的，它增加了患者的焦虑并强化了他的阻抗。过晚的诠释会延迟治疗，导致临床工作者对患者的帮助较小。诠释的最佳时间点是，当患者还没有觉察到这些信息但能够识别和接受它的时候——换言之，患者并没有觉得它可怕。

无论何时，移情中都存在着强烈的阻抗，临床工作者必须针对这方面首先进行诠释。一位患者每次访谈的开始都会讨论她最近的恋爱。她感觉她的临床工作者像她的父亲一样关心她的性活动。更明显的例子是，患者只希望讨论她对临床工作者的色情的兴趣。临床工作者可以评论："看起来你对我的感觉比你的症状更困扰你。"

诠释对患者的影响表现为三个主要的方面：第一，诠释的内容对患者的冲突和防御的重要性；第二，诠释对移情关系的影响；第三，诠释对治疗同盟的影响，这是临床工作者与患者的自我中健康的能够观察到的部分之间的关系。每一个诠释都同时在这三个方面起作用，尽管有时在某一方面比在另一方面的作用更大。

患者的反应的临床表现有很大的差异。患者可能表现出情绪反应，例如，笑、哭、脸红或愤怒，这表明诠释是有效的。新的信息可能出现，例如，额外的既往史或梦境。患者有时报告，他在外部世界的行为已经改变。他可能知道也可能没有觉察到这些信息的确定的含义。事实上，患者可能非常强烈地否认这些诠释是正确的，只是后来改变了主意，或者他可能立即同意但仅仅是作为一种取悦临床工作者的态度。如果患者否认或排斥诠释，临床工作者不应该继续纠缠。辩论是无效的，治疗的影响与患者意识层面的接受度并没有必然的关系。

当诠释是针对移除患者的防御或阻断象征性的意义或作为禁欲获得满足感的替代途径时，它们就有去除的功能。某些患者能够对抗诠释的这一部分功能，通过接受它作为另一种形式的满足，也就是临床工作者与他们交谈，想要帮助他们，因此将使用他无所不能的力量来治愈他们。这很容易被识别，当临床工作者做出诠释，患者这样回应时："你这么聪明，你真的理解了我的问题。"在正确地诠释之后，治疗同盟的质量方面就可能出现改变，因为增加了对临床工作者的信任。作为移情诠释的结果，患者很少再有关于临床工作者的幻想的先占观念。

任何时候，当患者看起来不能控制自己或做出不恰当的判断时，临床工作者被期待在办公室里对患者的行为建立边界。例如，一位愤怒的患者离开他的椅子，威胁地走向临床工作者，这就不是做出诠释的时候："你看起来很愤怒。"取而代之的是，临床工作者应该说："坐下。"或"如果你威胁我，我就不能帮助你，所以你为什么不坐下来？"类似地，在访谈结束时拒绝离开，使用临床工作者的卫生间里的淋浴，阅读临床工作者的邮件，或在办公室门口偷听，对于这样的患者，在临床工作者试图分析其含义之前，应该告知他们这样的行为是不被允许的。

二、精神疾病检查①

组织访谈资料的提纲被称为精神疾病检查。它在许多精神医学教科书中都被强调，因此，此处主要讨论它对访谈的影响。它通常分为病史（或既往史）和精神状态。尽管这样的结构是以病史和躯体检查为模板，但它实际上更具主观性。病史包括主观发现，例如，疼痛、呼吸急促或消化问题；躯体检查局限于客观发现，例如，心音、反射、皮肤脱色等。许多与精神状态有关的发现是主观的表现，临床工作者可能无法直接观察它们。例如，幻觉、恐怖、强迫、人格解体的感受，先前的妄想和情感状态。而且，对患者的一般性描述，在技术上是精神状态检查的一部分。然而，如果将它放在病历的开始会更有用。

(一) 精神病史

1. 目的

详细的病史是每一位患者接受诊断和治疗的基础。每一个医学分支都有自己收集和组织患者的疾病及其对生活影响的精确的、综合的病史的方法。在一般的医学实践中，通常的技术是确保用患者自己的话来描述目前主诉的起始、病程和严重程度，回顾他过去的病史；以及询问患者的器官和解剖系统目前的功能。这些焦点是非常必要的设计，用来调查组织和器官系统的功能，因为它们维持了躯体的内在运作，并且强调这些功能异常如何影响患者的躯体状况或社交模式。在精神医学中，病史必须传递患者个体人格特质的更复杂的方面，包括他的优点和缺点。精神病史包括患者人际关系的性质，以及在他过去和现在的生活中重要人物的信息。获得患者生活的完整故事是不可能的，因为这可能需要一生的时间来讲述。然而，从患者早年生活到现在的有用的描述，通常可以被发展出来。

像其他专业人士一样，初学者必须经历某些阶段才能掌握其专业。无论是滑冰者的学校训练、钢琴家的指法练习，还是未来成为临床工作者的医学生受训第三年撰写病史的训练，这些技术都是被时间证明的掌握专业的必要步骤。三年级的医学生需要 3 个小时收集的相关病史资料，住院医生通常只要 1 个小时，而教授只需要 20 分钟。类似地，初学者能够像资深临床工作者那样根据患者提供的初始线索知道如何以及在哪里做出快速和直接的反应，是需要时间和经验的。

2. 技术

获得精神病史最重要的技术是允许患者用他自己的语言和他自己选择的顺序来讲述他的故事。（患者所陈述的内容和表达的顺序都显示了有价值的信息。）当患者讲述他的故事时，有经验的临床工作者能够识别出，何时他可以询问那些精神

---

① 这一部分（"精神疾病检查"）改编自 MacKinnon R A，Yudofsky S C：精神疾病评估的原则。马里兰州，巴尔的摩，Lippincott Williams & Wilkins，1986，pp. 40—57。版权所有 1986，Lippincott Williams & Wilkins。授权使用。

病史提纲中不同方面的相关问题,以及进行精神状态检查。

　　尽管临床工作者的问题或评论是相关的,但对患者来说,也经常会变得混沌或感到困惑。当患者皱眉或者说"我不理解为什么你需要知道那些事情"时,临床工作者能够觉察到这些。如果临床工作者能花一些时间来解释他是怎么想的,并告诉患者他的问题的相关性,那么访谈就能更顺利地进行下去。偶尔,因为没有经验或判断中出现错误,临床工作者事实上可能问了不相关的问题。在这种情况下,可以说:"我只是想到问这个问题,但也许你是对的,这并不重要。"假设不相关的问题并不是过度出现,患者可以接受这样的情况,不会失去对临床工作者的信心。每一位临床工作者偶尔都会问一个问题来获得那些患者先前已经提供的信息。通常,临床工作者会继续访谈,希望患者没有注意到或并不介意。但是,更好的做法是说:"哦,是的,我之前问过你。"或"哦,是的,你已经告诉过我。"然后重复患者说过的话。成功的临床工作者经常制作一个关于患者的人口学信息、个人习惯以及如果有的话,配偶和孩子的姓名和年龄的汇总表。对于那些不是规律性就诊的患者,在与患者访谈之前要回顾这些信息。这样做,他们不但能够跟踪患者的临床状况,还能避免反复询问相同的问题,例如:"你的孩子是男孩还是女孩?"或"谁是苏珊?"尽管这个建议看似简单明了,但是许多有经验的和有能力的临床工作者可能总是忽视遵循它。

　　一些临床工作者在第一次访谈之前,通过提供给患者一个问卷来获得病史。尽管这样的技术节省了时间,在临床或其他职业资源严重匮乏的地方也可能是有用的,但这个效率的获得需要付出显著的代价:它剥夺了临床工作者和患者在回答问题的过程中探索感受的机会。问卷也可能给访谈带来人为的色彩。当患者最后见到临床工作者时,他可能认为临床工作者是一个官僚的角色,更感兴趣问卷而不是患者。优秀的临床工作者可以克服这种不理想的心理状态,但它是虚假的高效率的产物。

　　精神病史在描述和诊断主要的神经症(neurotic)或精神病性疾病(psychotic illness)中是非常重要的。然而,在人格障碍的诊断方面,许多精神病史的价值较小。当他们局限于患者填写的病史问卷之类的肤浅的报告时,尤为如此。

　　在精神病史中,另一个常见的缺陷是,仅仅根据事件和事实发生的时间顺序来收集信息,而较少关注这些经历对患者的影响或患者在这些事件中所起的作用。病史经常显示,患者就读过某所学校,从事过某些工作,在多大年龄结婚以及生了几个孩子。通常,这些信息不能提供帮助区分患者与拥有相似的统计学信息的另一个体的特定特征。

　　在大多数的训练项目中,在涉及获得病史资料的技术方面,正式的精神医学训练相对较少,多是给予初学者一个提纲,期待他学会获得所需要的信息。每一份书面病历都被督导纠正是不常见的,更不常见的是,要求重新书写报告并加入一些建议的修正。在拥有督导的心理治疗训练的过程中,受训者通常根据书面记录的组织顺序来报告病史,而不是患者讲述的顺序。督导经常并不知道受训者获得这些病史信息过程中的技能。督导通常对早期移情和阻抗的表现更感兴趣,而不是教授获得流畅病史的技术。因此,督导自身训练方面的缺陷被无意识地传递给了下一代年轻的临床工作者。

关于精神病性患者:当访谈一个紊乱的患者时,需要在技术方面做出重大改进。在有精神病性或严重人格障碍的患者的案例中,精神科医生应该提供更多的结构,来获得一个有逻辑的、按照时间顺序的、有组织的现病史。患者缺乏有组织的自我,需要临床工作者来提供这方面的支持。其目的不仅仅是使临床工作者能够构建一个更有逻辑的病史;这项技术也有治疗的价值:患者能够使用临床工作者的自我来代偿自己的缺陷,并从可怕的混沌状态中体验到一些缓解。这种方式能够在获得病史资料的同时形成治疗同盟。

当患者提供线索时,这个忠告不应该被诠释为建议临床工作者忽视或在精神病性患者提供线索时变得不敏感。当临床工作者不理解患者自愿提供的一些事情的含义时,他应该暂时放下他自己的想法以建立与患者更好的的关系。

3. 资料的组织

本章中使用的组织仅仅是为了书面记录的目的。如前所述,它不是用来作为访谈的大纲。

4. 基本身份信息

临床工作者在书写病史时首先应该说明患者的姓名、年龄、婚姻状况、性别、职业、语言(如果不是英文)、种族、国籍、宗教以及关于患者的居住地和生活环境的简短描述。"患者独自生活在一个有家具的房子里"或"患者及其丈夫以及三个孩子生活在一个三居室的公寓里",这样的评论提供了这一部分足够的细节。如果患者住院了,描述应该包括由于类似状况导致的先前住院次数。

尽管对于患者的仔细描述会出现在精神状态记录的开始部分,但一个简短的对患者的外貌和行为的非技术性的描述,就像小说家所写的那样,是非常有帮助的。不能刻板地、医学式地描述为"发育良好、营养状态良好的白人男性",而应该在读者看来,个体是鲜活的。以下描述就是一个很好的例子:

A 先生是一个身高 5 英尺 5 英寸(1 英尺=30.48 厘米,1 英寸=2.54 厘米,译者注)、强壮的、体格魁伟的、皮肤黝黑的男性,看起来不是十分友好。他的短的、卷曲的、深棕色的头发是偏分的,人们能很快觉察到他的目光跟随着临床工作者的一举一动。当他非常紧张地在地板上走来走去并反复看他的手表时,他表现出很有威胁性的样子。他主动说:"医生,我现在不得不离开这里。医生,他们要来抓我!"他那被汗水浸透的 T 恤衫是脏的,塞进了他染着油漆的、褪色的牛仔裤里。他比他所说的 30 岁的年龄显得年轻,显然好几天没有刮胡子了。

这些信息聚焦于读者的注意力,就像一系列同心圆的最中心,每一步都在扩展这个故事的同时保持焦点。

5. 主诉

主诉是指患者寻求(或被转介)专业帮助所陈述的困扰。主诉应该尽可能用患者自己的语言来表述。某些患者,特别是那些有精神病性症状或有某些特征性障碍的患者,很难阐述其主诉。在这种情况下,临床工作者可以与患者一起合作,来帮助他发现或阐述他寻求治疗的原因以及理解其他的问题:"为什么是现在?"如果患者不能提供主诉,病历应该包括对提供主诉的人及其与患者的关系的描述。在精神病史的各个部分中,这一部分乍看起来是最短、最简单的部分,然而,实际上它通常是最复杂的部分之一。

在许多案例中,患者以一个模糊的主诉来开始他的故事。临床工作者可能需要通过一次或多次访谈来理解什么是患者最困扰的,或者他为什么在这个特定的时间来寻求治疗。在其他情况下,主诉是由其他人而不是由患者提供的。例如,一个急性混沌、失定向的患者可能由其他人带来关于患者混沌的主诉。偶尔,患者长期有多种症状,很难准确解释为什么他在这个特定的时间寻求治疗。理想的情况是主诉应该提供为什么患者现在寻求帮助的解释。这个概念不能与那些导致患者的防御系统在特定时间崩溃的促发性压力(通常本质上是无意识的)相混淆。促发性压力可能难以确定。通常,主诉的难易程度直接与决定促发性压力的难易程度相关。有时,临床工作者会在寻求促发性压力或者在会诊中考虑患者无意识地希望完成什么的过程中发现主诉。下述例子表明了确定患者对会诊的期待的作用:

一位女性的丈夫告诉她,事实上,在过去十年里他们之间的关系并不令人满意,之后,她来到临床工作者的诊室,感到心烦意乱。她由于丈夫要求分居而感到抑郁和懊恼,并确信她的丈夫正在经历中年危机。她确定他并不知道他自己"真实的"感受,事实上,他们婚后的那些年里一直是快乐的。尽管她自发地咨询了她的临床工作者,但是,她不相信自己有任何情绪上的冲突。她相信,她与丈夫的对质的反应是正常的。她让临床工作者访谈她的丈夫,帮助他确信他正在经历一个需要治疗的阶段,并建议他应该与她在一起。尽管她没有把自己当作患者,但她有一些明显的人格病理,有时是与自我一致的,但这不是她寻求治疗的直接原因。她没有觉察到,她没有能力来严肃地对待自己的行为及其对他人的影响,或者她倾向于将自己的紧张状态投射到她丈夫的身上。这些特质是她神经质特征的核心部分,也是她自己事实上从不接受治疗的原因。

6. 现病史

(1) **起病** 临床工作者必须在初始访谈中提供充足的时间,来探索那些与患者决定此时咨询专业人士最相关的表现症状的细节。缺乏经验的临床工作者,特别是那些对精神动力学感兴趣的临床工作者,经常难以准确地确定何时是疾病的开始。他们经常感到现病史一定始于患者的早期生活,甚至在生命的最初两年就开始了。尽管这些发展的概念在理解患者的精神动力学方面是有用的,但在确定患者目前适应失败的开始方面价值相对较小。这也是评估患者最高功能水平的重要原因,尽管按照正常标准而言并没有达到健康水平。患者最佳的适应水平必须考虑到目前功能丧失的基线,以及不良适应模式何时首次出现。更常见的是,一个相对非结构性的问题引导了现病史的展开,例如:"这是怎么开始的呢?"一个有条理的患者能够按时间顺序罗列出困扰。

(2) **加重因素** 当患者讲述那些导致他寻求帮助的症状和行为改变的发展过程时,临床工作者应该尝试理解患者的这些改变出现时生活中的细节。当被要求直接地描述这些关系时,患者经常无法提供其疾病的开始与出现在他生活中的压力的相关性。一种被称为平行病史的技术对于那些不能接受心理决定因素与心理-生理症状的关系的患者来说,是特别有用的。在获取平行病史的过程中,临床工作者要在访谈之后回到被现病史覆盖的同一段时间。特别要避免那些询问的言语,表明他正在寻找患者现实生活中发生的事件与患者症状的发展之间的关联。在患者没有觉察到的情况下,临床工作者在患者的压力与其障碍之间找到关联(即平行病史)。患者可能注意到一些特定的压力和其症状的出现在时间上的关联,唤起他对自身疾病中情感因素的角色的好奇。但是,关于压力和症状之间的过早的心理诠释,可能会破坏这个过程并增加患者的阻抗。除非患者在对生活事件的情绪反应和他的症状的出现之间做出自发的连接,否则临床工作者应该缓慢地推进。

(3) **患者疾病的影响** 患者精神疾病的症状或行为改变对患者及其家庭会产生影响。患者可能会描述他的症状是如何妨碍他的生活,以及他的家庭是如何适应这些挑战的。这些是该症状的继发性损失。

症状的继发性获益可能被定义为疾病所致的间接利益,例如,得到亲属额外的关注,免除不愉快的责任,或获得额外的依赖性需求的满足,这是不同于那些来自于症状的无意识含义的原发性获益。

患者的疾病影响他的生活和人际关系的方式,决定了患者疾病的继发性损失和继发性获益。在尝试理解继发性获益时,临床工作者必须以同情和共情的方式来探索患者的疾病对他自己和家庭生活的影响。临床工作者必须仔细地与患者沟通,来理解患者疾病的痛苦以及他的症状造成的许多损失。暗示患者可能从他的疾病中无意识地获益,可能迅速破坏临床工作者已经建立的治疗关系。

一位有三个孩子的已婚女性,主诉在没有明显躯体异常的情况下有严重的背痛。在倾听她对疼痛的描述后,临床工作者用同情的声音问:"你是怎么承担家务的呢?"患者回答说:"我丈夫非常体贴,自从我生病后,他都会在下班后来帮助我。"临床工作者没有诠释明显的继发性获益,但是在心里记住了这一线索,她的丈夫可能在她的背痛起病之前并不体贴,这一点可能在晚些时候使用到。在后续的访谈中,在她的抱怨展开后,临床工作者与患者探索了这些方面,促使她觉察到其背痛的继发性获益。

7. 精神疾病的系统性回顾

在临床工作者完成了对患者的现病史的初始调查后,他可以询问患者的一般躯体健康状况并仔细回顾患者的器官系统的功能情况。情绪紊乱经常伴随着躯体症状。系统性回顾是一个传统的医疗步骤,在此过程中,临床工作者要了解患者不主动提供或者不是主诉或现病史的一部分的躯体问题。系统性回顾与内科医生所做的一样,但是从精神科医生的特别的角度来进行。没有关于患者的睡眠模式、体重的控制、食欲、肠道功能和性功能的陈述,就没有完成对精神疾病的评估。如果患者经历了睡眠紊乱,它就应该在这里被陈述,除非它是现病史的一部分。临床工作者应该询问失眠是发生在初期、中期、后期还是组合的。失眠可以是一个极端令人困扰的问题,临床工作者应该仔细地探索那些加重因素,或患者已经尝试的各种不同的解决方案及其效果。其他经常涉及精神疾病主诉的器官系统包括胃肠道系统、心血管系统、呼吸系统、泌尿生殖系统、肌肉骨骼系统和神经系统。

询问患者的睡眠模式时，探寻患者的梦是有道理的。弗洛伊德指出梦是通往无意识的可靠路径。梦提供了对患者无意识的恐惧、渴望和冲突的有价值的洞察力。反复的梦和梦魇是特别有价值的。一些最常见的主题是食物（患者被满足或其他人进食时患者被拒绝）、攻击（患者参与了探险、战斗或追逐，经常是在防御的位置上）、考试（患者感到措手不及，迟到或找不到正确的房间）、无助或无能为力（患者枪击某人但是无效，患者在打斗但他的攻击对对手没有影响，或患者被追逐但无法跑开或哭着求助）以及各种不同的有关性的梦，可能有或没有高潮。临床工作者应该记录患者关于焦虑的残留的感受，以及当患者陈述梦的时候，暴露出它们的关系或感受。

询问患者最近的梦是非常有用的。如果患者不能回忆起来，临床工作者可以说："也许你会从现在到我们下次访谈期间做一个梦。"患者经常在第二次访谈时讲述一个关于他的疾病、临床工作者、治疗或上述三者的无意识的幻想的梦。

幻想或白日梦是另一个有价值的无意识信息的来源。像梦一样，临床工作者可以探索和记录所有表现的细节和患者的感受。

8. 精神疾病既往史

精神疾病的既往史是患者的现病史和个人史之间的过渡部分。先前的情绪或精神紊乱的发作在这一部分里被描述。失能的范围，所接受治疗的类型，医院的名字，每一种疾病的病程以及先前治疗的效果都应该被询问并按照时间顺序被记录。

9. 个人史

除了研究患者的现病史和目前的生活状况以外，临床工作者同样需要全面地理解患者过去的生活以及它与现在的情绪问题的关系。

在通常的病史中，现病史给了临床工作者非常重要的信息，使他能够在"系统性回顾"中聚焦于他的问题。类似地，因为不可能获得一个人生活中的全部历史，临床工作者使用患者的现病史来寻找非常重要的线索，指导他进一步探索患者的个人史。当临床工作者获得了最可能诊断的一般印象后，他就可以将注意力集中在与患者主诉相关的部分上，并且定义患者基础的人格结构。每次访谈都要根据患者基础的人格类型以及与访谈的场所和环境相关的重要情境因素来调整。为了调整访谈的形式，临床工作者必须熟悉心理发展的精神动力学理论，以及每一种状况最重要的阶段和冲突。这样，他才能聚焦于最能解释患者心理发展和症状演化方面的问题。

对于患者的疾病和人格结构的全面的精神动力学解释，需要理解患者对他所处环境的压力的反应，以及认识到患者在选择他目前的情境和环境中所起到的主要作用。通过理解外在的压力和患者倾向于寻找使他感到挫折的情境之间的关系，临床工作者能够概念化患者核心的内在冲突。

个人史也许是典型的精神疾病记录中最有缺陷的部分。关于患者是母乳喂养或人工喂养的描述，接着是不精确的关于患者如厕训练或早期发育标志的描述，例如，坐、走路、说话，其价值都很小。整个部分都可以浓缩成一个描述，例如"发育里程碑正常"。临床工作者可能尝试用理解和利用与儿童发育有关的新的知识来替换这种通常是常规的和没有意义的询问，如在下一部分中所解释的那样。

（1）**产前史**　在产前史部分，临床工作者考虑患者出生的家庭情况，以及患者是否是被计划的和想要的孩子。其母亲的怀孕和分娩是否有任何问题？是否有任何出生缺陷或受损伤的证据？父母对患者性别的反应是什么？患者的名字是如何选择的？

（2）**童年早期**　童年早期是指患者生命的最初三年。在哺乳过程中，母子互动的质量比儿童是母乳喂养还是人工喂养更为重要。尽管难以获得这个体验的精确描述，但是临床工作者应该了解，作为一个婴儿，患者是否经常在哺乳过程中表现出问题、腹绞痛或需要特殊的配方奶。睡眠模式的早期紊乱或需求没有得到满足的体征，例如，撞头或摇晃身体，提供了可能缺乏母爱的线索。此外，非常重要的是获得最初三年的照料者的历史。是否有辅助母亲的人？临床工作者应该发现在童年早期，谁居住在患者的家里，并且试着确定每个人在患者的成长过程中所起到的作用。患者是否表现出陌生人焦虑或分离焦虑的问题？

知道爱他的父母和训练他的父母是否是同一个人，是有帮助的。在一个案例中，儿童从她的祖父母那里收获了她大部分的爱，但从她的保姆那里得到训练和惩戒。在她的成人生活中，她排斥做家务，这与保姆冷漠的惩罚有关，但是，她寻求与音乐相关的职业，因为在儿童期这曾作为与疼爱她的祖父母的连接。她的母亲并没有抚养她并且情感疏远的事实，导致了她在母性认同方面的问题。毫不惊讶的是，患者并没有作为女性的完整感，非常难以整合她的职业与妻子和母亲的角色。

如厕训练是另一个传统的领域，它在初始病史中的价值是有限的。尽管年龄可以被引用，但更重要的关于儿童和父母之间互动的有用和准确的信息通常不被记得。如厕训练是一个父母的意愿和儿童的意愿经常互相对立的方面。儿童体验的如厕训练主要是在权力斗争中被打败，还是增强了自我控制力，这对于人格发展是非常重要的。然而，这些信息通常不能在评估中获得。

患者的兄弟姐妹以及他与他们关系的细节是其他重要的方面，但在精神病史中没有被充分地强调。同样的缺陷也经常表现在精神动力的概念化方面。精神动力通常只是在俄狄浦斯或前俄狄浦斯的冲突方面进行概念化。其他心理因素，例如，兄弟姐妹竞争和正性的兄弟姐妹关系，可能显著影响患者的社会适应能力。在患者出生前或在其发育期，兄弟姐妹的死亡会显著影响患者的发育体验。父母特别是母亲，可能对兄弟姐妹的死亡有抑郁、恐惧或愤怒的反应，这可能导致对其他孩子情感方面的关怀减少。兄弟姐妹可能在彼此情感支持方面起到至关重要的作用，它也可能有机会形成联盟，在患者经历父母的排斥或孤立时提供帮助。

儿童逐渐发展的人格是一个非常重要的话题。儿童是害羞的、焦躁不安的、过度反应的、退缩的、好学的、外向的、胆小的、运动的、友好的、善于冒险的，还是回避风险的？在探索研究儿童人格发育方面，游戏通常是一个有用的领域。故事最早始于婴儿把玩他自己身体某部分的活动，逐渐演变成复杂的运动和青少年的游戏。

病史的这一部分不仅显示了儿童社交关系方面增长的能力,也提供了关于他的自我结构的发育信息。临床工作者应该寻求关于儿童集中注意力、容忍挫折和延迟满足能力的增加,以及当他长大时,与同伴合作、公平性、理解和遵守规则及发展成熟的良知机制方面的信息。在游戏方面,儿童对主动或被动角色的偏好也应该被注意到。随着儿童的成长,智力游戏方面的发展变得重要。他娱乐自己的能力——相对于需要同伴而言,他自己玩耍——显示了他人格发展中非常重要的信息。了解患者喜欢哪个神话和故事,是有用的。儿童期的这些故事包含了所有的冲突、希望和各个发育阶段的恐惧,它们的主题提供了患者在特定年龄最严重的问题方面的线索。

　　临床工作者可能询问患者的最早的记忆和那些在儿童期反复出现的梦或幻想。患者最早期的记忆是有意义的,经常显示了一种情感。那些涉及被抱着、爱、喂养或玩耍的记忆,对患者早年生活的质量来说,是一种正性的注解。另一方面,那些包括遗弃、恐惧、孤独、伤害、批评、惩罚等主题的记忆,则是创伤性童年的负性影响。

(3) 童年中期(3—11 岁)　临床工作者应该了解童年中期的下述重要主题,例如,性别认同、家庭中使用的惩罚,谁提供了训诫,谁影响了早期良知的形成。可以询问早期学校的经历,特别是患者第一次怎样忍受与母亲的分离。关于患者最早期的友谊和同伴关系的信息,是有价值的。临床工作者也可以询问患者朋友的数量和关系,患者是领导者还是追随者的角色,他的社交受欢迎程度,以及他参与团体或帮派的活动。早期的果断、冲动、攻击、被动、焦虑或反社会行为的模式,经常出现在学校关系的背景下。患者学习阅读以及发展其他智力和运动技能的历史是很重要的。多动或学习障碍及其应对方式,以及它们对儿童的影响的历史是特别重要的。梦魇、恐惧、尿床、放火、虐待动物或强迫性手淫的历史,在识别早期的心理紊乱的迹象方面也是很重要的。

(4) 童年晚期(青春前期到青春期)　成人人格的展开和巩固出现在童年晚期,这是一个非常重要的发育阶段。临床工作者应该继续追踪患者社会关系的演变,当它们逐渐变得重要时。在这个时期,通过与同伴的关系和在群体中的活动,个体开始独立于他的父母发展。临床工作者应该尝试定义患者的社会群体的价值,确定患者将谁作为偶像。这些信息提供了有关患者逐渐出现的理想化的自我形象的有用线索。

　　临床工作者应该探索患者的学业史、与老师的关系、他喜欢的科目以及课外兴趣。他应该询问有关爱好和参与的体育运动,以及询问在这一阶段开始出现的情绪或躯体方面的问题。常见的例子包括:低人一等的感觉,体重问题,离家出走,吸烟以及毒品或酒精的使用。有关儿童期疾病、意外或受伤的问题,总是被包括在全面的病史采集中。

① 性心理史　性的历史对于大多数患者来说,是一个私人的和尴尬的方面。如果临床工作者以职业的方式询问,对于患者来说,则更容易回答。聚焦于患者的性历史,提供了一个治疗结构,它对患者是支持性的,能够确保临床工作者不会因为反

移情的结果而无法获得相关的性方面的信息。大部分婴儿期的性历史是不可追忆的,尽管许多患者能够回忆起 3—6 岁的性好奇和性游戏。临床工作者应该询问患者是怎样了解性以及他的父母对他的性发育和性方面的总体态度。临床工作者可以询问患者在儿童期是否曾被性侵犯。这些重要的事件经常有隐藏的冲突,很少被患者主动报告。当这些敏感的问题经过处理,允许患者揭示出一些特别困难的信息时,患者经常会感受到一种解脱,否则临床工作者可能在数月,甚至数年后才能够再次涉及。例如,"你曾经被成人以不恰当的方式触摸过吗?"

没有讨论青春期的开始和患者对这一重要里程碑的感受,就不是一个完整的病史。应该询问女性患者对自己初潮的准备,以及对第二性征的感受。女性第一次戴胸罩的故事经常是愉快的。谁决定这是恰当的时间,谁陪她去了商场,以及是怎样的体验?男性可能讨论刮胡子,对他声音的变化的反应,或他是如何学会手淫以及对第一次射精的反应。

发育过早或过晚的儿童通常感到尴尬,经常采取许多措施来隐藏他们与同龄人的不同。任何普遍原则的例外都值得被理解。青少年手淫的历史,包括性幻想的内容和患者对它们的感受是有意义的。临床工作者应该常规地询问恋爱、爱抚、迷恋、聚会和性游戏。对性的态度也应该仔细了解。患者是害羞的、胆小的,还是侵袭性、大胆的,需要通过性征服给他人留下深刻的印象吗?患者在性情境下感到焦虑吗?滥交吗?参与过同性恋、群体手淫、乱伦、侵袭性的或不正常的性行为吗?

② **宗教、文化和道德背景**　临床工作者应该描述患者父母双方及其本人的宗教和文化背景。亲属对待宗教的态度是严格的还是宽松的?父母在对儿童的宗教教育方面是否有冲突?临床工作者应该追踪患者青春期的宗教实践到现在的信仰和活动的演进。即使患者在没有正式的宗教信仰的环境中成长,但大多数家庭在某种程度上都会认同一种宗教传统。而且,每个家庭都有社会和道德价值观。这些通常涉及对工作、娱乐、社区、国家和父母、儿童、朋友角色的态度,以及对文化的关心和兴趣。

(5) 成人期

① **职业和教育史**　临床工作者应该探索患者上学的经历。他在哪里上学?为什么?有多远?他喜欢的领域是什么?成功的和失败的方面是什么?他的职业选择需要的训练和准备、他的志向和长期的目标,也都是重要的。患者目前从事什么工作?感觉如何?临床工作者也应该询问患者在工作中与权威、同事以及与下属的关系,如果适用的话。他应该描述患者从事过的工作的数量、时间以及更换工作或工作状态的原因。

② **社会关系**　临床工作者应该描述患者的人际关系,强调它们的深度、持续性和质量。他的社会生活和他的友谊的性质如何?他与他的朋友分享什么类型的社会的、知识的和躯体的兴趣?关系的深度是指互相开放和分享一个人内在精神生活的程度,但要以患者文化背景的常模来衡量。关系的质量是指患者能够给予他人的和从他人那里接受的能力。他的人际关系在多大程度上被理想化或被贬低?患者是自恋地利用他人来提高自己的地位和权力感,还是真的关心他人的内在感受?

如果患者只有很少几个或几乎没有朋友，这经常会引起问题。临床工作者要询问患者所维持的极少的关系的本质，即使他们局限于一个或两个家庭成员。其次，要试图理解为什么患者的朋友如此少。因为害怕被拒绝，使他与其他人脱离吗？他被动地等待其他人主动开始友谊吗？他感受到了其他人的不喜欢和排斥的态度吗？他缺乏所需的社交技能来经营友谊吗？他过分地要求亲密关系，从而使潜在的朋友变得疏远吗？常见的人格障碍都表现出一些在这些关键功能方面的紊乱。例如，强迫型人格通常过度控制与他人的友谊，而表演型人格则是引诱和操纵他人。

③ **成人的性**　尽管在病历中，成人的性和婚姻是在不同的类别里，但在临床访谈中，通常更容易一起询问这些信息。婚前性的历史应该包括性的症状，例如，性冷淡、阴道痉挛、阳痿、早泄或延迟射精，以及偏好的性幻想和前戏的模式。婚前和婚后的性经历也应该被描述。当恰当时，对绝经的反应也应该在这里被描述。

④ **婚姻史**　在婚姻史中，临床工作者应该描述每一段婚姻，或患者其他持续的性关系。婚姻的故事应该包括对两人之间的关系和各自扮演的角色的描述。关系的演进，包括一致的和不一致的部分，财务的管理，姻亲的角色，养育孩子的态度以及对配偶的性适应的描述，都应该被记录。最后的描述应该包括通常由谁、以什么样的方式发起性活动，发生性关系的频率，性偏好、变化和技术，以及每一位伴侣满意和不满意的方面。询问双方是否有过婚外关系通常是恰当的，如果有的话，应该了解是在什么样的情况下，配偶是否知情。如果配偶知情，那么应该描述发生了什么。婚外关系的原因，与它对婚姻的后续影响同样重要。当然，这些问题既适用于配偶也适用于患者的行为。在病历中，应该注意不能包括那些如果泄露给保险公司或法庭，可能会对患者造成伤害的信息。

在婚姻以离婚结束的情况下，应该询问导致这个情况的问题。与先前的配偶还有持续的关系吗，细节如何？与后续配偶的关系有类似的问题吗？在患者的关系中，是否保持了专一？他维持三角关系或同时发展多个关系吗？后者意味着没有承诺，而三角关系涉及了背叛、不信任、给予不同的承诺，秘密的关系，或竞争别人的伴侣的情况。

同性婚姻或在生活中与同性保持持续的性关系，在现代文化中，是被接受的和合法的一部分。在这样的案例中，探索与异性婚姻同样的问题是恰当的。

完整的婚姻史应该包括讨论患者的子女或继子女。包括所有孩子的性别和年龄，在世的或去世的；对每一个孩子的简短描述；讨论他们与父母的关系。评估患者做父母角色的功能。患者对于避孕和计划生育的态度也是重要的。

⑤ **目前的社会情况**　临床工作者应该询问患者在哪里居住，包括社区的细节和患者的特定住所，以及房间的数量和类型，居住在同一所房屋中的其他人，居住的安排，以及如何处理隐私的问题。特别要强调家庭成员是否裸体和卫生间的安排。要询问家庭收入、来源以及任何经济困难。如果有外界的帮助，询问其来源和患者对它的感受。如果患者住院了，是否已经做出安排使他不会失去工作或住所？是否会由于疾病或医疗账单而出现经济问题？临床工作者应该询问由谁照顾住所、

孩子、宠物甚至植物，以及谁到医院探视患者和探视的频率。

⑥ **兵役史** 对于那些在军队服过役的患者，它通常是一个重要的经历。临床工作者应该询问患者对于军队生活的总体适应情况，他的军衔，是否经历了战争，以及是否有持续性的损伤。是否曾经接受过精神疾病评估，是否在服役期间受过任何纪律处分，以及转业的性质。

⑦ **家族史** 遗传因素在各种精神障碍中都是重要的。关于家庭成员的任何精神疾病、住院和治疗的描述，特别是患者的父母、兄弟姐妹、孩子或任何其他重要的家庭成员，都应该在这一部分被记录。此外，家族史还应该描述从患者的儿童期至今，居住在患者家中的不同成员的人格。临床工作者也应该描述每个人在患者的成长过程中承担的角色，以及他们与患者目前的关系。如果信息提供者不是患者本人，则应该在病历中注明。关于患者父母的背景和成长史，经常表明他们有一些与其愿望相反的对待患者的行为。最后，临床工作者还应该判断家庭成员对患者疾病的态度和理解。患者感受到他们通常是支持的、冷漠的还是破坏性的？

10. 小结

作为小结，我们要强调以下几点：

● 没有单一的方法能够获得适用于所有患者或所有临床情境的病史。

● 在患者配合治疗计划之前，非常有必要建立治疗关系并获得患者的信任和信心。

● 病史永远不会完整或完全准确。

● 患者的描述，精神病理和发育史应该彼此符合，创造出一个有逻辑的临床印象。

● 临床工作者应该把患者的精神生活与他的症状和行为联系起来。

● 精神动力学和发展心理学能够帮助我们理解过去和现在之间的重要关系。没有以此为基础，精神动力学治疗就只能基于沟通和治疗关系的概念。因此，临床工作者就无法利用重构或精神遗传的方法。

● 这些讨论远比任何实际的临床病史更复杂。没有临床工作者能够对他访谈过的患者在这一章中所列出的每一个问题都做出回应。

（二）精神状态

由于缺少标准化的精神状态评估，逐渐导致人们使用正式的量表来替代评估。由于这些量表是可靠的、有效的、客观的和可量化的，所以对于研究是有价值的。然而，临床工作者需要一个模板来指导他们的临床评估。

精神状态是患者当前心理功能描述的系统组织和评估。通过病史显示一个人的发展概况，因此可以用患者目前行为的描述来补充，包括他的精神生活方面。精神状态在病历中是分开的，这样的分开在访谈中是人为的，这可能会被患者抱怨。有经验的临床工作者能够发展出一种技能，即在收集病史的同时对患者进行精神状态评估。

　　在访谈中的某个时刻,初学者可能会说:"现在我会问你一些可能听起来很愚蠢的问题。"这样的道歉通常出现在临床工作者有意识或无意识地觉察到这些精神状态的问题可能是不恰当的之前。没有任何理由询问患者"愚蠢的问题"。取而代之的是,临床工作者应该追求更详细的讨论,询问那些在患者的日常生活中反映了其精神过程的潜在困难的问题。一位认知受损的女性在访谈中可能被蒸汽管道的噪声所烦扰。她问:"你听见了吗?"临床工作者可以回答:"是的,我听见了。这个噪声打扰你了吗?"她点了点头,临床工作者应该进一步询问:"你有时能听见其他人听不见的声音吗?"通过这种方式,访谈就可以自然地进行。另一位患者似乎不知道她在医院,认为她是在酒店里。在这种情况下,临床工作者询问关于定向力的问题似乎就很恰当。一位老年男性患者显示出记忆困难,临床工作者询问他购物时数零钱是否有问题。患者回答说:"你知道的,大多数人都是诚实的。"此时,询问用 10 美元买了 3 美元的东西后,还剩多少钱,并不显得愚蠢。

　　通常,我们不过多询问一位非精神病性患者是否听见了声音的问题,就像不询问一位看起来明显很舒适的躯体疾病患者是否承受着巨大的疼痛一样。如果询问一位定向力或认知力没有任何损害的患者,连续减 7 的算术或当天日期的问题,那么临床工作者将会抑制治疗关系的发展。然而,我们在患者的病史中的任何讨论都能提供无数次的机会,来评估患者的定向力和简单的认知技能。(参见第十六章"认知损害的患者"中,使用特定的精神状态评估工具。)

　　在这个主题上详细的指导,可以通过访谈的示范和督导来获得。读者可以参考相应的章节,进一步了解特定的例子。

(三) 治疗概念化

　　尽管案例的概念化的技术超出了本书的范围,但是它已经证明,那些仔细概念化地理解患者的临床工作者能够成为更成功的临床工作者。关于患者的临床状况(精神病理)的发现,应该与那些试图解释起作用的心理动力(精神动力)的假设,以及与那些患者如何成为如今的人(精神遗传)相区分。

　　当临床工作者试图做精神动力的概念化时,他很快就会觉察到患者的生活中哪些方面了解得较少。然后,他就可以判断这些忽略是否是由于他缺乏经验或反移情的作用,或是由于患者的防御机制的表现所致。在任何情况下,他都会因为他的努力而得到丰厚的回报。

(四) 实际问题

1. 时间因素

(1) **治疗时长**　精神医学访谈有不同的时长。平均治疗访谈大约为 45—50 分钟。通常,与精神病性或躯体疾病患者的访谈更简短,而急诊室里的访谈可能需要更长的时间。这些会在相应的章节中讨论。

　　新的患者经常会询问治疗的长度。这样的问题通常代表了比简单的好奇心更多的内容,临床工作者应该在回答之后接着询问:"你为什么问这个问题?"例如,患者可能是将现在的临床工作者和先前的临床工作者做比较,或是想知道他的保险能否报销费用。另一种常见的经验是,患者等到访谈接近结束的时候询问:"还剩下多少时间?"当临床工作者询问"你有什么想法"时,患者通常解释说,他有一些事情不希望在最后只有几分钟的情况下讨论。拖延重要的事情直到最后几分钟是有意义的——临床工作者现在或在将来的某个时间可能需要讨论阻抗。他可以建议患者在下一次访谈的开始来讨论这个主题,或者如果有足够的时间,现在就可以开始,然后在下一次访谈中继续。

(2) **患者** 患者的时间管理显示了他人格的一个重要方面。对于他们的访谈来说,大多数患者会提前几分钟到达。非常焦虑的患者可能提前半小时到达。这种行为通常对临床工作者来说没有问题,不会引起注意,除非患者提到它。同样,患者准时到达甚至迟到几分钟,在前几周的治疗中,通常也不会有机会去探索他行为的意义。

患者来得非常晚,通常会带来问题。第一次出现这种情况,临床工作者可以倾听患者的解释,如果他是自愿的,但避免做出评论,例如:"哦,好的""没关系"或"没问题"。取而代之的是,他可能通过这样的言语:"嗯,我们将在剩余的时间里尽量讨论更多的内容",来提醒患者注意这造成的局限性。非常重要的是,需要用愉快的语气来说!偶尔,患者对迟到的解释明显是一个阻抗。例如,他可能解释说:"我完全忘记了这次会面,直到该出发的时间。"在这种情况下,临床工作者可以问:"你是否觉得来这里有些犹豫?"如果答案是"是的",那么临床工作者可以继续探索患者的感觉。如果答案是"不是",那么他应该暂时放下这件事情。非常重要的是,他应该迅速结束访谈,以避免与患者一起试图回避现实的局限性。

更困难的情境是:患者数次访谈都来得相当晚,每一次他都没有觉察到他的行为可能是由于他自己的因素引起的。在第二次或第三次之后,临床工作者可以说:"你关于迟到的解释,强调的都是外部因素。你认为迟到的因素可能与你对来这里会面的感受有关吗?"另一个方法是探索患者对迟到的反应。临床工作者可以询问:"当你意识到你今天会迟到时,你感觉如何?""你迟到这件事情困扰你吗?"或者"你想到过,我对你迟到的反应吗?"这些问题可能发现迟到的意义。重要的是,临床工作者对患者行为的意义感兴趣,而不是批评甚至愤怒。

(3) **临床工作者** 临床工作者的时间管理在访谈中也是一个重要的因素。对于时间的长期不在意,表明了人格方面或反移情的问题,如果仅仅针对某个特定的患者则是特定的问题,或者如果临床工作者对于大多数患者都会经常迟到,则是一个普遍的问题。然而,临床工作者偶尔可能会拖延。如果是第一次访谈,对于临床工作者来说,对患者一直等待表示抱歉是非常恰当的。在前几次访谈后,在临床工作者为迟到道歉之前,则需要考虑其他的因素。对于特定的患者来说,任何来自临床工作者的歉意都会使他们更加懊恼。对于这样的患者,临床工作者可以通过瞥一眼手表来表示注意到了他自己的迟到,然后告知还剩下多少时间。除非患者看起来很懊恼或什么都不说,否则临床工作者可以放下这件事。基于患者的退缩或反应形成的有效性,患者可能表现出一些轻度的激惹,或者说他并不介意等待。临床工作者可以倾听那些表明患者需要被探索的无意识的反应。当临床工作者迟到时,他应该延长访谈的时间来补偿。他应该尊重患者的其他时间安排,例如询问:"今天你能再多留 10 分钟吗?"

(4) **访谈之间的过渡** 在访谈与访谈之间留几分钟时间,对临床工作者来说是一个好主意。这提供了一个"换挡"的机会,来准备重新开始下一个访谈,而不是继续思考刚刚离开的患者。打电话、查邮件或看杂志,能够促进这种过渡。当临床需要时,也可以简短地延长访谈。例如,一位患者在访谈结束时控制不住地哭泣。告诉患者"我们很快就要结束了",使得患者有时间恢复平静。

2. 空间的考量

(1) **隐私** 如果他们感到谈话可能会被他人听到,大多数患者都不会畅所欲言。安静的环境对访谈的干扰较少,临床工作者应该避免被打断。隐私和一定程度的躯体舒适是最低的要求。

(2) **座位的安排** 许多临床工作者都倾向于坐在桌子边访谈,但是,即使这样也最好不要在临床工作者和患者之间放置椅子,目的是在两者之间不要有任何家具。两个椅子的高度应该大致相等,这样的目的是任何一方都不用俯视对方。如果房间里有几把椅子,临床工作者可以表明哪一把是他自己的,然后允许患者选择他感觉最舒适的位置。影响患者选择的主要因素包括:与临床工作者的椅子的距离和位置。那些寻求紧密关系的患者愿意尽可能地靠近临床工作者。而对立性的或竞争性的患者经常坐得很远,甚至坐在临床工作者的正对面。

3. 费用

在我们的文化中,金钱是商品和服务的价值的常见衡量单位,患者支付的费用代表了患者和临床工作者的治疗价值。费用反映了双重利益的关系,支付费用表达了患者求助的欲望,但这并不意味着患者为了从治疗中获益需要陷入经济困难或做出牺牲。

一般的临床工作者在完成他的训练之前,几乎没有机会决定和收取费用。例如,对于受训者来说,很容易对临床收费标准不感兴趣,不幸的结果是,在治疗中这整个话题都会被忽略。

临床工作者经常忽略那些不直接给他们支付费用的患者的财务安排,那些直接付费的患者则不会发生这种情况。临床工作者可能不介意患者支付很少的费用或不支付费用。初学者可能会觉得因为他太缺乏经验,他的服务并不值钱;他是通过患者来学习的,因此他亏欠了患者,甚至,他从机构获得的报酬过低,在这种情况下,他通过允许患者欺骗这个"机构"来进行报复。例如,患者对挂号员隐瞒了自己的财产,只对他的临床工作者坦白,然后临床工作者被动地变成了"从这个机构里偷钱"的同谋。几个月后,他才意识到,在患者的无意识中,他就是"机构"。督导也没有充分关注费用问题,因此,临床工作者失去了探索移情和反移情的宝贵机会。

费用在治疗关系中有不同的含义。患者可能认为费用就是行贿,所以愿意支付比临床工作者正常收取的费用更高的费用。在这个人工流产之前需要做精神评估的时代，一位女性患者说："我希望你能意识到，我愿意支付你要的任何费用。"临床工作者回答说："我愿意做任何恰当的事情来帮助你。我理解你的绝望，但行贿是没有必要的，不会有任何影响。"另一位患者将费用作为控制的手段。他已经了解了临床工作者每次治疗的费用；他乘以访谈的次数，在收到账单之前就给了临床工作者一张支票。临床工作者还没有工作，他就支付了费用，这是一种形式上的控制。

受虐狂或被动型患者可能不会对过高的收费表示抗议。患者可能通过不付费或延迟付费来表达愤怒或对临床工作者的违抗。他可能询问支付现金是否有优惠来暗示临床工作者能够在他的个人所得税上有所隐瞒，以此来测试临床工作者的诚实。这些方面的问题将在第十二章"反社会型患者"中讨论。

对于自费的患者来说，费用的话题通常直到访谈结束才会涉及。临床工作者可以等患者提起这个话题，这可能需要两到三次访谈。如果临床工作者担心他通常的费用对患者来说有困难，他应该在患者讨论他的财务困难时谈到这个话题。如果患者描述了他的财务困难，但是计划继续治疗，临床工作者可以询问："你怎么看待治疗的费用呢？"如果患者没有切实可行的计划，临床工作者可以探索这种行为的含义。

患者偶尔可能在访谈开始时或在电话中询问临床工作者的费用。最简单的反应就是告知治疗的费用，任何进一步的费用都可以在当时讨论。在治疗中，临床工作者可以询问患者是否担心治疗的费用。如果是这样的话，临床工作者可以建议将费用的话题推迟到讨论治疗计划的时候，因为治疗次数和可能的治疗时长等主要因素都必须考虑，这些问题必须等到临床工作者了解患者的问题之后才能讨论。富裕的患者可能永远不会询问费用，但是如果患者应该考虑治疗费用，并且在几次治疗后仍没有询问，临床工作者可以说："我们还没有讨论费用的问题。"通过这种方式，临床工作者可以了解患者对金钱的态度。

4. 访谈之外与患者的见面

临床工作者偶尔可能在治疗室之外偶遇他的新患者，例如在访谈之前或之后、在大厅、在医院的餐厅、在电梯或地铁里。这种情况对于年轻的临床工作者来说可能会不太舒服，他不确定是否应该与患者说话或者说些什么。最简单的步骤是，从患者身上寻找线索。临床工作者没有责任开启短暂的对话，他应该等到自己进入诊室再讨论患者的问题。在大多数情况下，患者在治疗室之外遇到临床工作者的时候也会感到不舒服。如果患者开启短暂的对话，临床工作者可以简短而友好的方式进行回答但不要扩展对话。当患者询问问题，临床工作者认为不应该回答时，可以建议等到他们有更多的时间和更隐私的环境时再讨论。当临床工作者在诊室之外遇到患者，患者变得有侵入性时，临床工作者可以使用简短的对话来控制情境，保持对话的中立性。临床工作者偶尔承认他在治疗室之外遇到患者会不舒服，这对于治疗是有帮助的。

这个话题反映了生活在大城市中，匿名是一个规则而不是例外。然而，精神健康专业工作者生活、工作在不同的场景中，包括大城市或小城镇，他们可能经常在当地的商店、餐馆、体育赛事中或返校日的晚上遇到患者。在这些场所中,患者和临床工作者应该很自然地保护治疗的隐私,以及舒适地建立恰当的社交边界。如果患者在社交场所变得有侵入性,那么临床工作者可以建议这个话题最好留到下一次治疗时讨论。

三、访谈管理

(一)访谈前的考量

1. 患者的期待

患者先前的知识和临床工作者的期待,在移情的发展中起着作用。在临床工作者的早期训练中,这些因素通常并不显著,因为患者并不能自行选择临床工作者。另一方面,"机构移情"也相当重要,临床工作者可以探索患者选择某个门诊的原因。此外,患者自己通常有一个精神健康工作者的形象。如果患者对临床工作者的外貌感到惊讶或者说:"你看起来不像一个精神科医生",那么可能暴露出访谈前的移情。临床工作者可以问:"你期待的精神科医生是什么样呢?"如果患者回答说:"年龄应该更大一些。"临床工作者可以回答:"你更容易跟一位年长的人谈话吗?"患者可能表明他实际上是松了一口气,他想象的精神科医生是一个更可怕的形象。有时,患者走进临床工作者的诊室,开玩笑说:"那些穿着白大褂的人呢?"从而表明他害怕自己被认为是疯子。他认为临床工作者是一个危险的、有权威的人。

在私人诊所,患者通常被转介给特定的临床工作者。临床工作者应该了解在转介时,患者被告知了什么。他是被告知了一个名字还是一串名字?在后一种情况下,他是怎么决定先给谁打电话的,该临床工作者是第一个被联系的吗?有的患者可能表明他是受诊室位置的影响,而有的情况是,临床工作者的名字可能表明了与他相似的背景。

2. 临床工作者的期待

在第一次访谈前,临床工作者通常已有一些患者的信息。这可能是由转介者提供的。关于一些患者的线索,经常由临床工作者在预约访谈的初次电话里获得。

对于想从转介资源那里获取的信息量,有经验的临床工作者通常有个人的偏好。一些临床工作者喜欢信息越多越好;另一些则只需要基本的信息,这样在访谈时能够拥有一个完全开放的心态。任何时候,如果临床工作者在会见新患者时感到惊讶,那么他必须反问自己:他是被转介患者的人误导了吗?或者他的惊讶是由于他自己一些不切实际的期待吗?

(二)初始阶段

1. 会见患者

第一次会见新患者时,临床工作者能够获得很多信息。他可以观察到是谁陪同患者前来(如果有的话),以及当患者等待访谈开始时,他是怎样打发时间的。

　　一些临床工作者喜欢从自我介绍开始,另一些则喜欢先称呼患者的名字然后再介绍自己。后者的方式将表明,临床工作者很期待患者来,大多数患者也喜欢被叫名字。作为一个规则,社交性寒暄如"非常高兴见到你",在专业场所并不被提倡。然而,如果患者非常焦虑,临床工作者可以做一个简短的社交性评论。使用患者的名而不是姓,大多数时候是不恰当的,除非是儿童或青少年。这样熟悉的称呼,会使患者感到自己处在较低的地位上,除非患者也期待使用临床工作者的名字。

　　重要的访谈线索经常在这几分钟的介绍里就能获得。患者的自发性和热情能够在他握手或寒暄的时候就显现出来。那些喜欢被指导的患者,会急于询问坐在哪里以及外套放在哪里。有敌意的、竞争性的患者可能会坐在那个明显是留给临床工作者的椅子上。多疑的患者可能会仔细环顾办公室,寻找关于临床工作者的"线索"。不同患者的特定行为将在第二篇的章节中阐述。

2. 发展治疗关系

　　有经验的临床工作者会在访谈刚开始的几分钟根据患者的需要做出恰当的调整。初学者通常需要一个结构化的方式来开始访谈,但在其训练的后期就会有变化。

　　一个恰当的开始是,请患者坐下然后询问:"什么问题让你今天到这里来?"或者"你能告诉我你的困扰吗?"如果是接受精神动力学治疗的患者,以"我该怎样帮助你呢"开始,将有助于形成治疗关系。一个不那么直接的方式是询问患者:"我们从哪开始呢?"或者"你喜欢从哪开始?"有时,非常焦虑的患者会首先讲话,询问:"我从哪里开始呢?"如之前讨论的那样,初学者最好这样回答:"我们首先从讨论你的问题开始吧。"经过几年的经验积累之后,临床工作者会知道什么时候患者没有得到回答却容易继续,以及什么时候应该回答:"你喜欢从哪开始都可以。"许多临床工作者开始时询问患者的家庭住址、电话号码和邮寄账单的地址,如果它不同于家庭住址的话。一些临床工作者会继续进一步获得其他基本的人口学资料,例如,年龄、职业、婚姻状况、有几个孩子、配偶、子女以及其他家庭成员的姓名和年龄。这些可以在五分钟内完成,在讲述故事之前,为临床工作者提供一些主要的角色。下一步,临床工作者会询问那些导致患者寻求咨询的问题。临床工作者可能选择推迟这些问题,但这些信息早晚是需要的。这也可以在第一个过渡期结束时进行,即当临床工作者结束主诉和现病史的话题,开始了解患者更多的生活细节时。两种系统各有优劣。最重要的因素是,尽可能令患者感到舒适,而临床工作者感到舒适是促进这个过程最重要的因素。

　　沙利文(Sullivan)讨论了小结的价值,关于转介者与患者的沟通或再次申明临床工作者在初始的电话访谈中都了解到了什么。感受到临床工作者已经知道一些关于他的问题,会令那些非自我转介的患者感到舒适。展现出所有的细节可能是有害的,因为它对于患者来说很少是完全准确的,这样就使访谈在患者认为是被误解的情况下进行。因此,一般性的描述是可取的。例如,临床工作者可能会说:

"琼斯(Jones)医生告诉我,你和你的丈夫有一些问题。"或者"我知道你一直抑郁。"大多数患者在这一刻将继续讲述他的故事。患者偶尔可能会问:"他没有告诉你整个故事吗?"临床工作者可以回答:"他讲了一些细节,但我更愿意直接听你讲。"如果患者难以继续,临床工作者可以富有同情心地说:"我知道讨论这些事情很困难。"这会让患者感觉临床工作者理解他,但是取决于他选择怎样解释这句话,他可能将它当作讨论一些不太痛苦的信息的开始。

在患者给临床工作者带来一些资料的情况下,检查患者带来的这些资料,将有助于发展治疗关系。例如,一位被心理学家转介来的患者,带来了给他做的职业能力测评。如果临床工作者拒绝阅读心理学家的报告,患者感觉受到了冒犯。另一位临床工作者则从来没有询问过一位年轻女性带来给他看的艺术品。她再也没有来做第二次访谈。

为了建立治疗关系,临床工作者必须表达出他理解患者的感受。这是通过临床工作者说话的态度和专业度来实现的。他不希望造成他可以读出患者想法的印象,但他确实希望患者觉察到,他已经治疗了有情绪困扰的其他人并且理解他们。这不仅包括神经症性和精神病性症状,还包括生活中的普通问题。例如,如果一位匆忙的家庭主妇表明她有六个不到十岁的孩子,没有人帮助她做家务,临床工作者可能会问:"你是怎么处理的呢?"那些缺乏生活经验和想象力的年轻临床工作者可能会问:"你从来没发现你的孩子是负担吗?"一位成功的临床工作者将通过对许多其他人生活的深刻理解的共情经验,来扩充自己的生活知识面和人文精神。

临床工作者的兴趣会帮助患者讲述更多。然而,临床工作者讲得越多,患者越关注临床工作者想听什么,而不是他们自己在想什么。另一方面,如果临床工作者没有反应,那么患者可能受到抑制而不暴露他的感受。

有些患者不愿意畅所欲言,因为他们担心临床工作者可能背叛他们的信任。患者可能会说:"我希望你不要把这些事情告诉我的妻子。"或者"我希望你不要跟我的内科医生提到我的同性恋问题。"临床工作者可以回答:"你告诉我的一切都是保密的,但你似乎特别担心你告诉我的某些事情。"当这种行为发生在后续的治疗中时,需要探索患者的不信任和对背叛的恐惧。

有时患者可能问:"你是弗洛伊德学派的吗?"通常这意味着"都是由我来讲而没有什么反馈吗?"在任何情况下,患者并不是对临床工作者的理论取向真正感兴趣,需要探索这样的问题对于患者的意义而不是仅仅做出表面的回应。

(三) 中间阶段

在患者现病史的讨论结束之后,有时需要快速过渡。例如,临床工作者可以说:"现在我想更多地了解你作为一个个体的信息。"或"你能讲一讲关于你自己的,而不是那些使你来这里求助的问题吗?"临床工作者从现在开始注意病史,以填充那些尚未讨论的相关信息。从哪里开始,取决于患者哪方面的生活已经被显示出来。大多数患者在显示他们过去的生活之前,会谈论他们现在的生活。如果患者还没有提到他的年龄、婚姻状况、结婚多长时间；配偶、子女以及父母的年龄和姓名；职业史以及目前生活环境的描述等，那么临床工作者可以询问这些细节。最好在描述现病史的时候尽可能多地收集这些信息，而不是根据所使用的病历大纲来提问。如果患者以他们自己的方式提供信息，那么临床工作者则非常容易得出关于这些信息的意义和相互关系的结论。例如，临床工作者可以询问："你的症状是如何干扰你的生活的？"患者可能提供所有与主题有关的上述信息。

第一次访谈结束时还不知道患者的婚姻状况和职业等信息，这样的错误是不允许的。这些基本的人口学信息是患者目前生活的框架，所有其他信息都建立在此基础之上。当这些信息没有自动出现在讨论现病史的过程中时，通常可以通过一两个问题来获得大部分的信息。临床工作者可以问："能谈谈你现在的生活吗？"患者可能会以他认为恰当的方式来诠释这个问题，或者他可能会问："你的意思是，我结婚了吗，我做什么样的工作，类似这样的事情吗？"临床工作者可能仅仅是点头，然后观察患者是否忽略了什么事情，此时，他可以指出，患者没有提到什么。如果给予患者一个话题来讨论，而不是一个可以简要回答的问题清单，那么大多数患者将提供更多有用的信息。在第十四章"精神病性患者"和第十六章"认知损害的患者"中，将讨论特定的例外。

在访谈的中间阶段，可能性是无限的，因此不可能提供关于做出哪种选择的精确指导。例如，患者可能表明她已经结婚了，有三个孩子，她的父亲去世了，她的母亲跟她一起生活。经验、技能和个人风格将影响临床工作者现在会做什么。他可能沉默，允许患者继续，或者他可能询问婚姻、孩子和母亲或父亲的死亡，或者询问患者："你能再多说一些吗？"而不表明特定的选择。患者描述那些情感的语气，是另一个可以聚焦的重要方面。如果她看起来焦虑和有压力，临床工作者可以说："听起来你都忙不过来了。"在这样的案例中，一些临床工作者会喜欢一种方法而不是其他方法。然而，我们认为没有一个正确的答案，我们可能会对不同的患者做出不同的选择，甚至在不同的情况下对同一位患者也会做出不同的选择。

患者提供的大多数线索，应该在他叙述的时候跟进。这能够给予访谈连续性，尽管可能会频繁离题。继续上述最后一个例子，让我们假设患者接着表示，她的母亲只与她的家庭生活了一年。假设她的父亲在那个时期去世，是符合逻辑的，因此，临床工作者可以询问："你父亲是那个时候去世的吗？"如果患者回答："是的"，临床工作者可以假设患者的父母生活在一起，直到那个时候，而不是做出错误的结论，最好询问："你父亲去世以后，你妈妈怎么想起搬来跟你们一起住呢？"患者的回答可能会使临床工作者感到惊讶，说："你看，我妈妈和爸爸十年前离婚了，她搬去和我弟弟的家庭一起生活，但是现在爸爸去世了，我弟弟搬到芝加哥去接管他的生意。妈妈的朋友都在这个地区，她不想搬到芝加哥，所以她就搬来跟我们一起住。"临床工作者可以问："那对你的家庭有什么影响？"或"你的丈夫对这样的安排有什么感觉？"同时，临床工作者注意到患者没有提供任何关于他父亲去世的情况。当患者讲完目前的这些话题，临床工作者可以再重新询问那一部分。

现在，临床工作者有了一些关于患者的现病史和目前生活状况的信息，他可以聚焦于患者是一个什么样的人。这样的问题"你是一个什么样的人"，对于大多数人来说都会感到惊讶，因为他们并不习惯于以这种方式来思考自己。一些患者很容易回应，另一些可能变得不舒服，或是提供一些细节，重新报告他们目前生活状况的一些事实，例如，"嗯，我是一个会计师"，或"我只是一个家庭主妇"。无论如何，这样的回答提供了一些现象学和动力学的信息。第一个回答的是一个强迫型的人，不仅在他的工作中，还在他的人际关系中沉湎于数字和事实。他告诉临床工作者："我首先也永远是一个会计师，事实上，我从来不会不是一个会计师。"第二个回答的，是一个有恐惧症的女性，她在职业生涯上有一个隐秘的野心。她让临床工作者知道，她有一种与普通女性特别是家庭主妇相反的观点。像第一位患者一样，她从来没有忘记自己。

　　患者的自我感受将根据情况而变化。例如，一位商人在他的工作中，是一个强有力的领导者，但是在家里可以是温顺的和被动的，或者一位实验室里的科学家在工作中是积极的和有创造性的，但在社交场所却是害羞的和保守的。一位外遇很多、性感的运动员，在工作中却是投入不足的和低效的。在一次访谈中，临床工作者不需要询问所有关于患者自我感受的信息。然而，更完整的全貌会逐渐显现出来。另一位患者在第三次访谈中透露："有一些困扰我的事情，还没有告诉你。我脾气很差，经常对许多家人发火。"临床工作者可以回应："你能告诉我一些近期的例子的细节吗？"

　　其他关于患者看待自己的问题包括："告诉我你喜欢自己哪些方面？""你认为自己最大的优点是什么？"或"什么事情能给你带来最大的快乐？"临床工作者可以让患者描述在他生活的主要方面，包括家庭、工作、社交场所、性和压力情境下，他自己在他人看来和自己看来分别是怎样的。让患者描述一个典型的一天 24 小时，经常能够显示出很多信息。当反思这些问题的时候，患者的自我觉知甚至会增加。那些直接与现病史和目前的生活状况相关的话题，对患者最有意义。

　　基于可获得的时间，以及是否有超过一次的访谈，临床工作者可以有计划地询问患者的过去。关于过去的哪一个问题是最有意义的，需要基于患者的情况和咨询的性质而变化。

　　在访谈的不同时间，患者可能会对讨论的信息感到不舒服。这不仅是由于他希望被临床工作者接受，更重要的是，由于对自己的问题有部分的洞察力而感到害怕。例如，患者可能停顿一下说："我知道很多人做同样的事情。""这是正常的吗？"或"你认为我是一个坏父亲吗？"某些患者可能需要鼓励，为了能够参与访谈，而另一些可能通过临床工作者询问"你在想些什么"或"你在担心什么"而获益。

　　刺激患者的好奇心是所有访谈中一项最基本的技术，其目标是发掘更深层次的感受。基本上，临床工作者是用自己真诚的好奇心来唤起患者对自己的兴趣。临床工作者何时询问好奇的问题，与本章前面讨论的诠释原则有关。总之，好奇心不能指向压抑最深的或防御最多的问题，而是应该指向患者冲突的最浅层的部分。例如，一位年轻男性描述他在火车站看见一个人晕倒之后，怎样经历了第一次惊恐发作。之后，他又表明他经常在与那些他认为不如他的人的辩论中取胜时，经历惊恐发作。临床工作者不应该对患者想摧毁他的被动的和无助的父亲的无意识的愿望表达出好奇，而应该直接将他的好奇心转向那些对患者来说看起来是例外的情况。因此，他可能问："你提到在某些情况下，赢得辩论并没有困扰你，我很好奇这些情况有什么不同呢？"

临床工作者表达出对患者和他所爱的人隐藏的动机的好奇，在最初的访谈中很少有治疗作用，因为它对患者的防御机制有威胁。例如，临床工作者可能会说："我很好奇，为什么你的丈夫花那么多不必要的时间在他的办公室里？"尽管临床工作者有权利对这种现象产生好奇，但是这样的一个直接的问题会被患者解释为责备或含沙射影。

(四) 结束阶段

初始访谈的结束阶段的时长不同，但通常 10 分钟就足够了。临床工作者说："我们很快就结束了，你还有想问的问题吗？"以此来表明访谈快结束了。如果患者没有问题，临床工作者可以询问："你对我们进一步的讨论有什么建议吗？"通常，患者会问一些与他的疾病和治疗有关的问题。

每一个咨询专家的人，关于他们的情况以及对治疗的建议或其他一些有用的建议，都有权期待且应该得到专家的意见。过去，我们习惯于尽量少地告诉患者他的诊断和治疗计划的合理性。近年来，通过互联网和传统媒体发布的信息以及临床工作者培训的改变，导致公众掌握了更多的信息并且更愿意提出问题。精神医学是这些焦点的对象，许多患者开始询问关于心理治疗、不同的药物治疗、认知行为疗法和精神分析的问题。尽管患者有权利在访谈结束时得到关于这些问题的直接答案，但临床工作者应该假设这些问题也显示出了重要的移情的态度。

尽管人为地区分了诊断性和治疗性访谈，但是临床工作者被期待在访谈结束时，能够给予患者临床概念化以及可获得的治疗或其他计划。这种表达通常出现在第二次或第三次访谈结束时，但在一些案例中，可能需要数周的探索性访谈。初学者往往忽略了这个阶段，使他们感到惊讶的是，一位患者就诊 6 个月后突然问："为什么我还要来呢？"或者说："我不认为我需要再来见你了！"这样的忽视实际上是患者质疑临床工作者的工作、参与治疗概念化以及对选择临床工作者的权力的不尊重。患者有权表明自己的治疗目标。他可能只要求改善症状，这可能是一个良好的判断，对于一些患者基本的人格结构，最好不作处理。例如，一位老年患者已经有了非常成功的生活，但最近出现惊恐发作，他要求使用药物来控制发作，但不希望进行心理治疗。

这一阶段的访谈为临床工作者发现阻抗提供了一个有用的机会，以及据此改变他的治疗计划。尽管临床工作者是专家，他的建议也不能像圣旨一样被传递。随着对患者的不断了解，临床工作者必须改进治疗计划。通过分步骤的方式来阐释治疗计划，临床工作者可以发现患者在哪些方面存在问题、困惑或分歧。如果临床工作者以演讲的内格进行访谈，则这些问题就不会被发现。

如果咨询局限于一次访谈,与那些有第二次或第三次访谈的情况相比,大部分的访谈时间都必须聚焦于这些问题。临床工作者经常试图回避给患者一个正式的诊断标签。对患者来说,这些术语作用较小有时甚至可能有害,因为临床工作者可能不知道这对于患者或他的家属的含义。患者经常在概念化的过程中,为恰当地使用术语提供一些线索。一位患者承认有"心理问题",另一位则说"我意识到有一些情绪上的问题""我知道我还没有完全长大"或"我意识到有这些恐惧对我来说是不正常的"。尽管患者的描述可能是在访谈的早些时候做出的,假如患者真的相信他所说的话,临床工作者可以利用它作为自己概念化的跳板。身心疾病的患者说:"我知道这一切都是在我的脑子里发生的",则不是这种情况。

临床工作者可能以"就像你所说的那样,你有心理问题"开始。他可以指出他考虑的主要症状,以及表明他们都与同一个状况相关。他可能将那些急性症状和慢性症状分开,首先聚焦于急性症状的治疗。让患者难以承受所有病理的综合性治疗,并不是一个好主意,因此概念化应该局限于主要的困扰。例如,在一个年轻人难以与权威人士包括他的父亲相处的案例中,临床工作者说:"看起来你与你的父亲相处确实有问题,它影响了你与权威人士的相处。"

在当今时代,患者经常陷入两难的境地。他可能有保险来支持治疗,但为了获得这样的利益,他必须同意临床工作者与他的保险公司沟通。目前的法律要求医疗专业工作者需要为患者提供一份关于他的隐私权的书面声明。任何临床工作者提供给第三方的信息,无论是口头的还是书面的,都应该在给他人之前与患者讨论。诊断编码和步骤的讨论,读者应该参考 DSM-5。

现在,临床工作者和患者双方都清楚了是什么造成了他的问题,此时可以考虑治疗的问题了。临床工作者可能对他的建议非常自信,但没有做出武断的结论。例如,他可能说:"根据我的经验,最有效的方法是……"或"有各种疗法用于这种情况,但我建议……"这样的反应恰当地尊重了一个事实,不管临床工作者的治疗取向如何,患者应该被告知还有其他治疗方法。患者经常会给患者询问其他治疗方法的有效性的问题。

对于精神分析取向的治疗方法,花费很长的时间讲述关于治疗方法、心理治疗是如何工作的或自由联想,通常都是没有用的。然而,对于想法不是很复杂的患者,确实需要一些准备。这可能涉及了要解释临床工作者对他所有的想法和感受感兴趣,而无论它看起来是否很重要。在患者可以自由联想之前,需要很长时间和大量的信任。一些患者可能问:"我只是讲吗?"或"我需要说出任何想起来的事情吗?"临床工作者可以肯定地回答这些问题。

患者经常询问:"治疗需要多长时间?"或"这不是很严重,对吗?"最好的迹象是患者自己思考出结果。这通常是有帮助的,当急性症状可以与慢性症状区分开,指出最近的症状通常是首先可以改进的,而长时间的问题往往需要长期的治疗。有时患者会问其中更特定的一段时间的问题。为了安抚患者,做出关于疗程的误导性阐述是不公平的。几乎没有患者乐于在第一次访谈中获知他们需要数年的治疗。患者担心疗程并不总是阻抗或渴求奇迹般治疗的表现。治疗所需的费用和时间,会妨碍患者生命中的其他活动。如果治疗有时间的限制,就像在门诊中那样,或不是只要患者期待临床工作者的治疗就可以获得,那么患者应该马上被告知。此外,患者也应该从一开始就知道,他所咨询的人是否是做治疗的临床工作者。此时,在访谈中应该考虑治疗的费用问题,在本章之前的部分已经讨论过。

如果患者在访谈中感到沮丧,那么结束阶段是一个机会,让他在离开临床工作者的诊室回到外面的世界之前重整自己。

有些患者会严肃地或不严肃地询问预后。常见的例子是:"还有希望吗?""你治疗过像我这样的人吗?"或"我做些什么可以加速治疗呢?"我们建议临床工作者谨慎处理这些问题。患者可能没有暴露他全部的问题。在那些需要说明预后的案例中,例如抑郁的患者,临床工作者鼓励性的安慰是非常重要的。

在访谈结束前,临床工作者应该约定下一次访谈的时间和日期。临床工作者可以通过说:"现在我们可以停止了""下一次,我们可以从这里继续谈"或"我们的时间到了",来表明这一次的访谈结束了。起身送患者到门口,通常是礼貌的。

偶尔,访谈必须提前终止,因为临床工作者接到了一个急诊电话。这对于值班的精神科住院医生是常见的情况。临床工作者可以向患者解释这个情况,并安排在下一次补偿相应的时间。一个相关的但不太常见的情况是患者生气了,并在访谈结束前就离开了。临床工作者可以试图通过坚定地说"等一下"来阻止患者,如果患者耐心等了,他可以继续说:"如果你生我的气,最好我们现在讨论一下这个问题。"临床工作者既不需要从他的椅子上站起来,也不需要表示他同意患者的行为。

(五) 后续访谈

咨询通常在两次访谈中完成,但也可能更长。第二次访谈最好在两天到一周之后进行。与患者的单次访谈通常只能获得跨界的了解。如果在下一次访谈之前能有几天的时间,临床工作者通常能够了解患者对第一次访谈的反应。这样他就可以决定患者该如何应对治疗。对患者来说,也有机会去纠正任何在第一次访谈中提供的错误信息。开始第二次访谈的方法之一是,临床工作者说:"我猜你已经思考了我们上次讨论过的一些事情。"或"你对我们的访谈有什么想法吗?"对于前者,当患者回答"是的",临床工作者可以说:"我想听听看。"或"那我们今天从这开始。"如果患者回答:"没有",临床工作者可以好奇地扬起眉毛,等待患者继续。有几种常见的反应模式。患者可以继续在前一次访谈中开始的自我探索,或者经常提供额外的与之前的观点有关的病史。他可能对临床工作者的问题或建议有了进一步的反思,并获得了更深的理解。这样的活动应该被临床工作者鼓励,以一种或另一种方式让患者知道他在正确的方向上。这种反应对于精神分析取向的心理治疗来说,比患者在治疗后感受更好或更坏,有着更重要的预后意义。

另一组反应有着更负性的含义。患者可能想到他第一次报告的决定是错误的,他不明白为什么临床工作者问某个特定的话题,或是认为临床工作者不理解他。他可能说他反复思考了临床工作者说的事情并感到抑郁。这些反应通常出现在患者第一次"太自由"的交谈后感到内疚。然后,他要么退缩,要么对临床工作者变得愤怒。在患者的思想中,批评他所爱的人,或在临床工作者在场的情况下表达强烈的情绪是对个人的羞辱。

在患者对第一次访谈的反应的话题方面,临床工作者可以询问患者是否与他人讨论过了。如果他这样做了,临床工作者应该高兴地了解患者与谁进行了讨论,以及他们谈话的内容。在探索了这个话题之后,临床工作者可以继续访谈。关于什么样的问题可以推迟到第二次访谈,并没有固定的规则。临床工作者感到的那些对于患者来说最尴尬的事情可以推迟,除非患者自己提到这些信息或有意识地沉湎于其中。如果临床工作者在第一次访谈中询问了梦,那么患者经常在第二次访谈时报告梦。直接询问这样的梦,通常是有帮助的,因为它们显示了患者对临床工作者无意识的反应以及关键的情绪问题和主要的移情态度。

四、结论

本章涉及了精神医学访谈的各个方面和一般性技术。后续章节将讨论那些由患者的类型或访谈的临床场所决定的特定情况。必须强调的是,真实的人并不会完全符合本书中所描述的诊断类别。每一个人都是独特的,以特有的方式整合了不同的病理的和健康的机制。在探讨不同的临床综合征时,我们不能仅仅考虑那些符合诊断类别的患者。例如,强迫的防御将在焦虑的、表演的、抑郁的、偏执的、认知损害的、精神病性的和反社会的患者中遇到,也可能被整合到神经症或精神病的模式中。无论患者的诊断如何,与有特定防御机制的患者访谈的技术是相似的。读者需要重新合成那些为了教学目的而分开的信息。在任何一次访谈中,患者都会利用在各个不同章节中描述的防御机制,他还可能在治疗甚至在一次访谈的过程中变换他的防御机制。

没有概念化地理解阻抗、移情、反移情等,临床工作者也可能有效地工作。而且,智力化地掌握这些概念本身并不能产生临床效率。然而,有组织的框架对于系统性地了解和概念化导致访谈成功或失败的因素,是非常必要的。如果一个学生计划研究他自己的直觉功能从而提高他的临床技能,那么对精神动力学理论的理解是非常关键的。它将使每一次访谈都有助于临床工作者的职业成长。

第二章 精神动力学的一般性原则

精神医学是医学的一个专业,它研究行为和体验障碍,包括情感和认知。像其他医学专业一样,它涉及:① 正常和异常的现象学,② 分类系统和流行病学信息,③ 病因学,④ 诊断,⑤ 预防和治疗。因为人类的行为是复杂的,为了更好地理解这个专业,精神医学需要许多领域的知识,从生物化学、遗传学、神经科学到心理学、人类学和社会学。

访谈是精神医学和大多数其他临床专业的基本技术。我们可能也会使用其他方法,例如生物检测或心理测评,症状的评估量表,药物或躯体治疗,但即使是这些也通常出现在临床访谈的背景下。精神医学访谈是精神科医生目前最重要的诊断工具。根据我们目前的知识,对行为的生理的和生化的研究,对于理解访谈而言只提供了很少的帮助,而精神动力学的概念被证明是有价值的。

在精神动力学的框架下,行为被视为假设的精神过程、希望、恐惧、情绪、内在表现、幻想以及调节、控制和宣泄它们的心理过程的产物。主观体验、想法和感受是非常重要的,表面的行为被理解为那些可以通过患者的言语和行为推理出来的内在的心理过程的产物。

精神动力学的概念化提供了一个对精神体验、基础的心理过程,以及它们假设的起源及其临床意义的描述。它为患者提供了一个合理化的基础。只要访谈是精神医学的重要工具,精神动力学就是必要的基础科学。目前,它还提供了最综合的和临床上有用的对人类动机、病理、病因和许多障碍的治疗的理解。

本章讲述了精神动力学和精神分析的基本假设,西格蒙德·弗洛伊德(Sigmund Freud)开创的精神动力学是我们大部分知识的来源,长久以来成为精神动力学的同义词。近年来,也有其他的精神动力学的模型被发现在临床上是有用的,也将被简短地描述。本书将讨论基本的精神病理的精神动力学模型,各种不同类型的病理的形成,以及那些在理解访谈中非常重要的精神分析的概念。由于篇幅所限,书中不允许完整地描述精神分析,它包括人格发展的理论、治疗的技术,获取有关行为的精神动力决定因素信息的特定方法,以及关于精神功能和人类动机来源的超心理学或系列的抽象假设。精神分析的这些方面内容超出了本书关于访谈的范围,在其他一些精神分析理论的书中会有介绍。

一、精神动力学和精神分析的基本假设

(一) 动机

行为被看作是有目的的或目标导向的,它是假设的各种动力的产物——驱动力、欲望、冲动或动机。动机在主观上被想法和感受所代表,在客观上被某种行为

模式所代表。饥饿、性、攻击和被照顾的欲望是重要的动机的例子。

早期精神分析广泛关注基本的人类动机的起源，特别是发展出了一种模式，将其与它们的生物学基础联系起来。弗洛伊德使用德语的术语"驱力"，通常被翻译为"本能"，指的是这些基本的驱动力，它被认为涉及了一种形式的"精神能量"。在动机方面，这一驱动力的理论聚焦于复杂的动机的转移或"转变"，这是一个有用的理解神经症性行为的精神动力基础的理论框架。例如，有多种不同表现的性驱动力的理论，使我们概念化歇斯底里发作、性压抑和早期性行为之间的连接成为可能。然而，近年来，精神分析驱动力理论的一些方面被批评为赘述的和非科学的假设，不能被检验或驳斥。同时，精神分析学家的关注点已经从基本的人类动机的起源，转移到他们的心理表现和不同的表达方式上。对许多人来说，动机的生物学基础是一个生理问题，它无法通过精神分析这一心理学的方法来探索。在任何情况下，这是一个与访谈关系不大的问题。当儿童能够说话的时候，他的余生就有了强烈的心理动机，这种动机被他的愿望所代表，就形成了我们从精神动力学角度理解的基础。在一定程度上，它们的起源是先天的还是获得的，在理论上非常重要，但直接的临床重要性并不大。

（二）动力性无意识

行为的许多重要的内在决定因素经常出现在个体主观意识之外，正常情况下不被本人所意识到。无意识的精神活动的存在，显然远在弗洛伊德之前——那些被遗忘但后来被记起的事件，期间明显以某种形式被储存起来了。然而，如果不是考虑到这些无意识的精神过程的精神动力学意义，这几乎没有什么临床重要性——也就是说，它们对行为有很大的影响，特别是在决定病理和正常的行为上起到了重要作用。

早期精神分析的历史是一个无意识的精神活动在决定人类行为几乎每一个方面的角色逐渐被发现的记录——神经质症状、梦、玩笑、行为孤僻、艺术创作、神话、宗教、人格结构等。

（三）精神决定论

一般来说，科学——特别是19世纪晚期的实证主义科学——认为所有的自然现象都是由自然"法则"决定的。如果知道这些法则和初始状况，人们就可以预测后续的状况。然而，常识性的心理学和浪漫的传统等主观经验，在很大程度上并不受这些决定论的影响。弗洛伊德的主要贡献之一是将机械的决定论应用到主观经验的领域。精神事件是由先前的精神事件决定的或预置的（不是简单地由神经病学事件所决定的，就像目前流行的神经生物学还原论模型那样）。精神分析作为一门科学面临的挑战是要发现管理这些过程的心理法则，以及发展出必要的方法并应用它们来理解人类的精神生活。

(四) 调控原则

行为是根据某些基本原则来调控的。当它们彼此之间或与外部现实发生冲突时,这些基本原则就能够组织特定动机的表达并确定优先顺序。例如,某人感到愤怒或暴力,但是他觉察到直接表达这些感觉的痛苦后果,就会导致改变他的行为。这证明了快乐-痛苦原则(或简称为"快乐原则"),即行为被设计用于追求快乐和避免痛苦。尽管这看起来是显而易见的,但精神医学研究的许多行为似乎违背了这一原则。病理性的或不良适应的行为看起来经常导致痛苦,甚至经常一个普通的观察者都会告诉患者他是"愚蠢的",如果他改变他的方式他会更快乐。每一个偏执的人都被告知他的多疑是自我挫败的,每一个强迫的人的仪式化行为都是浪费时间的,每一个恐惧的人都没有害怕的理由。也许,动力性精神病学最主要的贡献之一就是,当基础的无意识的情绪逻辑被显示出来时,证明了这些明显的悖论实际上是确认了快乐原则,即使个体有明显的无法解释的被殴打和虐待的欲望,当他无意识的愿望和恐惧被理解之后,也可以被视作遵循了基本的快乐原则。

每个个体都有自己的快乐和痛苦的个体结构。例如,在痛苦的环境下长大的人会认为生活就是在一系列痛苦的替代选择中做出不可避免的选择。在追求快乐的原则里会选择痛苦相对较小的一个。自我挫败的人格就是一个很好的例证。一个被批评多于被表扬的小女孩,当她生病或有危险时会得到来自同一对父母的爱和关怀时,批评就成为爱的象征。数年后,她就容易发展出虐待的关系,这似乎难以理解,直到她觉察到他们下意识的爱、情感和安全感的含义。

随着日渐成熟,抽象的象征性想法的能力为代表遥远未来的精神提供了基础。根植于当下的基本的快乐-痛苦原则,决定一个人容忍当前的不适以实现未来更大的快乐。这被称为现实原则,它基本上是快乐原则的改良。然而,在无意识的水平上,许多行为仍然是被更原始的快乐原则所调控的。

(五) 固着和退行

在决定成年后的行为方面,儿童期的经验是关键的。神经症性精神病理经常被理解为持续性的或再度出现的片段或普遍的行为模式,在儿童期是适应性的,但在成人期往往是适应不良的。固着描述的是成熟度不能超越特定的发育阶段,而退行是指在已经超越了成长阶段后又回到了早期的适应模式。两者都是选择性的过程,只影响精神功能的某些方面。其结果是,神经症的个体混合了与年龄匹配的和更幼稚的行为模式。例如,他的认知功能可能没有受损,但是他在性幻想方面可能是不成熟的。当然,心理发育是复杂的,即使是困扰最严重的成人患者也有许多方面的功能是成熟的,而健康个体许多方面的行为也可能具有早期发育阶段的特征。例如,所有的成年人都有一厢情愿或奇迹性的想法。那些与好运有关的仪式,如"敲木头"或避免数字13,是常见的例子。

固着和退行会影响动机、自我功能、良知机制,或这些方面的组合。最重要的常见的病理性标志,特别是对于儿童,并不是退行的范围,而是那些影响一些病理但不影响另一些病理的不平衡的过程。在疾病、压力、睡眠、强烈的快感、爱、强烈的宗教感受,艺术创造性和许多其他不寻常的状态方面,退行是普遍的但并不总是病理性的。创造性、性快感和精神体验都涉及了退行的方面,就像"在自我的功能中适应性退行"的概念所指出的那样。事实上,退行的能力和做出退行性体验的适应性使用,对于创造性思维和移情作用是必要的,对进行精神医学访谈也是重要的。能够感受患者的感受,同时还能观察和研究其感受,是临床工作者必备的技能,这也是一个服务大多数成熟人格的退行的例子。

(六) 情绪

　　情绪是生物体的一种状态,它涉及了思想和躯体。它们包括特征性的生理反应;主观情感,想法和幻想;人际关系模式以及外显行为的风格。例如,焦虑在精神病理的发展过程中,是一个关键的情绪。焦虑的个体能够觉察到内在的、弥漫的、令人不快的、预期的恐惧或害怕。他的认知功能是受损的,很可能沉湎于幻想中的奇迹性的保护、报复或逃跑。他的外显行为主要是对于恐惧的自己的特征性反应——攻击、逃跑或无助的投降。他的脉搏、血压、呼吸频率、胃肠功能、膀胱控制、内分泌功能、肌张力、脑电活动和其他生理功能方面也存在改变。这些现象中的任何一种,本身并不是情绪,但是综合征作为一个整体构成了我们称为焦虑的机体状态。情绪可以扩散,也可以随着发育分化,以至于成人比儿童有更大的、更微妙的情绪。作为一个整体,它们在人格发育过程中起到了关键的作用,特别是这些症状,我们将在后续进行更详细的探索。

(七) 危险的幻想

　　新生儿没有寻求驱动力满足的快乐的内在心理冲突;为了这样做,他需要照料者的理解和帮助。当这是可行的时,他"像婴儿一样快乐"。然而,无论照料者的技能如何,挫折感是不可避免的。过度刺激可能会阻碍寻求快乐,儿童可能与照料者分离,或照料者可能被感受为不感兴趣的或有敌意的,或是随着发育的进展,儿童可能担心失去寻求快乐的能力,或者失去害羞或内疚形式的内在心理痛苦的体验。随着时间的推移,在儿童-照料者关系的背景下,几乎所有的愿望都伴随着一种恐惧。其结果是,在成人中,我们很少看到纯粹的愿望或纯粹的恐惧,而是在愿望和伴随的恐惧之间的冲突,前者有时是无意识的,而后者通常是无意识的。

(八) 代表

　　主观体验涉及了模式、形象或代表,以及驱动力或愿望和情感或感受。其中,最重要的是自我的代表,其他重要的人如父母或主要照料者。目前的发育理论表明,这些分化来自原始的未定型的主观性——用温尼科特(Winnicott)的话来说,根本不存在婴儿,从一开始就是母婴联合体。自我的代表随着发育而进化是人格的核心特性,而其他人的代表也随之进化,不断被塑造和完善,成为各种移情现象的模板,它对于精神动力学而言是非常关键的,这将在本书中被讨论。然而,弗洛伊德的原始假设将驱动力放在了非常重要的位置上,他认为自我和其他人的代表是次要的。后弗洛伊德时代的几位思想家则反转了这一模型,他们认为自我和客体是重要的,而驱动力是次要的。

(九) 客体

当术语客体用于指代其他人或是其他人内在的精神代表的时候,看起来是一个错误的用词,就像它在精神动力学中的含义一样。然而,它在精神动力学理论的历史中是合理的。在早期对作为儿童期创伤结果的神经症感兴趣之后,弗洛伊德的注意力转移到驱动力的重要性以及基于内在驱动力预致性成熟的心理发育方面,环境只是作为成熟的背景。驱动力一般需要一些外在世界来满足——也就是说,他们的"客体",通常是(但并不总是)另一个人,例如,母亲或爱人。然而,重点并不是客体的人类特征,而是满足驱动力的潜力。许多精神分析师,特别是那些与儿童一起工作的人,意识到在儿童的生命中,那些非常重要的人物比目标更为重要:他们可以制造不同。术语客体被保留下来,但人们逐渐认识到其在塑造儿童的成长和经验过程中有许多积极的作用;成熟地展开先天预致性是互动发育的一部分,其中,客体做出了很大的贡献。

今天,一些精神动力学流派继续认为驱动力是重要的,而另一些则聚焦于儿童(或成人)和重要的客体之间的关系。每一个流派都认为两者都是完整人格的一部分。基于客体关系的概念化的模式,在研究婴幼儿和儿童,严重的精神病理如精神病性症状和边缘性状况,心理治疗和访谈,以及个体之间关系不可回避的重要性方面,都特别有影响力。

弗洛伊德的早期想法是患者因为早期病理性体验记忆的残留部分而痛苦。基于他的临床经验,他很快就确定,这些记忆来源于儿童期,主要是性方面的。他的许多患者报告这些记忆经常是模糊的、部分的或片段的,看起来是儿童期的性体验——创伤,弗洛伊德认为它们是神经症症状的核心。然而,这些记忆的性质、无处不在以及他发现至少它们中的一些是"错误的",导致他在 1897 年对他的理论做出了基本修订。他仍然相信他的患者因为记忆而痛苦,但不再是"真实"事件的记忆,而是他们遭受的儿童期的幻想、他们精神现实中的精神动力,它们植根于迄今为止还不能识别的儿童的精神性生活中。从那时起,精神动力学就不再主要是关于外部事件的代表,而是逐渐形成的一个人对外部世界的愿望、恐惧和幻想的内在预致性。治疗的过程继续强调被压抑的记忆的恢复,但这些现在是幻想的主观体验的记忆,而不是儿童期的外部事件的记忆。作为结果,在发展心理学中,精神分析的兴趣持续存在,但其焦点转移到不仅包括成长中的儿童如何与外部世界互动,还包括儿童的幻想如何展开,以及它们如何影响与世界互动的过程和记录。

当代精神动力学的理论,像弗洛伊德那样,对儿童期感兴趣。然而,与成人患者一起工作时,意识到它没有直接接触儿童期的"事实",即使能够接触,它们可能也不是非常有用,而是感兴趣成人患者无意识的和有意识的记忆、信仰以及关于儿童期的幻想。我们意识到,像所有的记忆一样,这些都是现代的构建,也许是重构,也许是儿童期对婴儿期、青春期对儿童期、成人期对青春期的体验的诠释。这些记忆是非常强大的,理解精神动力学作用机制的一种方式是,发现它们、探索它们;在一定范围内,它们的产生受到患者的发育阶段、主要冲突和人格结构的影响,而不是对现实的复制;因此,尽管它们是记忆,但它们也可以被改变。事实上,治疗能够成功到一定的程度,患者可以改变他的历史,或至少能够对那些在其生活中继续控制他的特定版本的病史不再那么坚持。

精神动力学心理临床工作者的兴趣不仅在于儿童期的事件,更多的是在于成人关于儿童期作为神经模板的记忆和移情反应。在大多数情况下,除了最紊乱的患者,这些记忆都与"真正"发生的事件相匹配,但它只是"真正"发生的事件的众多版本之一。受过良好教育的临床工作者知道,发展心理学家所了解的关于儿童期甚至更多的发育对保留儿童期记忆的影响,以及出现在每一个后续发育阶段的那些转变。他知道熟悉的关于儿童期的故事,这个记忆经常伴随着特定的综合征或人格类型。他也知道,这些何时转变成了关于发育动力学的假说,尽管在理论上它们可以被检测,但在大多数情况下它们尚未被检测。然而,他更进一步地知道它们的临床价值和治疗上的重要性,并不是基于他们病史的有效性,而是它们能够符合患者主观的精神生活,并促进患者重新概念化他们个人史的能力。

二、精神病理状况的精神动力学

(一) 正常和病理:神经症行为的本质

没有普遍能够接受的关于正常和病理或健康和疾病的定义,然而,每天的医学实践都需要频繁地基于这些概念做出决策。精神病理是指对于特定的个体而言,在生命中特定的阶段,在特定的场所,达不到最佳适应的那些行为。精神动力学研究的是所有的行为,适应和不良适应,健康和病理的基础的精神过程。当然,有些精神病理不能仅仅用精神动力学的术语来理解——例如,精神运动性癫痫的自动行为和使用致幻剂所致的幻觉。精神动力学可以帮助理解行为的内容而不是形式。作为对内在冲突的结果或精神防御机制的产物的特定行为的描述,不能区分它是正常的还是病理的。关键问题在于个体在解决内在冲突时,是否没有必要地损害了他适应环境的能力或妨碍了他快乐的能力。每个人都有内在的心理冲突,每个人都会对那些精神机制所诱发的焦虑做出反应。对于一种行为的精神动力学的讨论,独立于它是正常的还是病理的。这在实践中更为复杂,因为一些精神动力学系统和精神机制经常与精神病理有关。一般来说,任何威胁到个体与现实接触、与人际间关系的维持或与快乐情感的可能性防御,都可能是病理的。然而,没有一种防御机制在健康的个体中不曾被发现过。

在临床实践中,临床工作者主要考虑的不是评估患者的访谈行为是健康的还是患病的。他更感兴趣的是,它意味着什么,它告诉了临床工作者关于患者的什么。精神科医生频繁地被要求访谈,甚至是治疗那些应对重大危机或面临极端情况的健康的个体。精神动力学的知识对于对这些精神正常的个体有技巧地进行和全面地理解访谈,是非常重要的。然而,对于每一位临床工作者而言,研究精神病理学和精神动力学是非常重要的,不仅仅能够理解对这些在精神医学方面不正常的患者的访谈,也能够理解精神动力学的原则,这些原则很容易从那些情绪上有困难的个体中学习到。

(二)神经症病理的结构

基本的动机,例如性、攻击、对权力的追求或依赖,促使个体产生那些能够导致他们满足的行为。然而,由于内在的心理冲突,这些行为的表现可能部分或完全被阻止,导致内在精神压力增加。在这些冲突中,相反的力量来自于对愉悦和不愉悦的预期,或作用于所涉及的动机的危险的结果。最简单的情况常见于儿童,外在的危险是真实的,这种感知导致了一种情绪状态即恐惧。例如,一个男孩可能感到愤怒,想要攻击他认为对他不公平的成人;然而,他担心成人的报复,将导致他控制和抑制他的愤怒。在这个例子中,其结果是高度适应的,它对危险的感知以及由此产生的对冲动的抑制,是有意识的还是无意识的,并没有什么不同。

当所恐惧的危险的后果既不是真实的也不是立即的而是幻想的,这些幻想的恐惧来自于儿童期的体验——过去的阴影落到了现在,情况则变得更加复杂。这种恐惧几乎总是无意识的,因为它们来自于非常显著的无意识的记忆,而不是有意识的现实的感知,所以它们并不容易被暴露于相反的现实所改正。改变那些植根于无意识的精神过程的态度,是非常困难的。恐惧无意识的想象的危险,被称为焦虑,导致了对相关动机的抑制。在这种情况下,抑制并不是对个体目前生活的真实世界的反应,更可能是适应不良的或病理的。然而,也有例外。如果原始的无意识的幻想是在特别类似于患者目前的现实情境中发展起来的,那么那些来自于想象的危险的无意识幻想的基本动机的抑制是高度适应性的。简而言之,如果个体目前的情境与其儿童期的情境类似,那么神经症的模式看起来可能是适应性的。

举一个能够说明这个问题的例子。一位对他的妻子充满温暖和爱的感觉的男性,可能无意识地害怕,如果他参加成人的性活动就会被阉割。这种对性冲动的强烈的紊乱和抑制,导致了在他目前的生活状态中明显不良适应的结果,这种想法最早可能在其儿童期就发展出来了。另一位男性在一次聚会上被一位女性短暂地性吸引,当他得知她是他老板的妻子时就失去了兴趣。这也可能是对性冲动抑制的结果,基于无意识地害怕被阉割,但其结果可能是适应性的,因为这样的场所非常类似于儿童早期的幻想,表达这样的冲动时,明显是被抑制的。

焦虑是来自于愿望和无意识的恐惧之间的冲突,也是最常见的心理痛苦的症状之一。这是典型的焦虑障碍的主要特征，也可以在许多有症状的神经症中得到体现。患者可能对未来焦虑的可能性产生焦虑——即"预期焦虑"，尤其是恐怖障碍的特征。他们也可能体验短暂的发作性的严重焦虑，即惊恐——没有有意识的触发因素和精神内容。许多研究者相信，这表明一种改变了的焦虑的神经生物学阈值，药理的和心理的干预对其治疗有效。一些有症状的神经症精神病理的个体，以及许多有人格或人格障碍的患者，很少体验到或没有有意识的焦虑。他们的问题主要表现为神经症性症状，例如恐惧、强迫思维、强迫行为或转换现象或不同的人格特质，焦虑在临床表现中可能是一个不太重要的部分或者甚至可能缺乏。

精神分析师认为这些更复杂的情况是防御机制的结果。这些是自动的无意识的心理模式，被那些威胁到个体情感平衡的冲突所引发。由此产生的威胁或对焦虑的预期，被称为信号性焦虑，从来不会变成意识的，因为那些精神机制能够帮助个体防御它们。换言之，个体对那些来自于心理冲突的无意识的焦虑威胁的反应，通过利用那些导致症状或行为模式的机制来避免焦虑。下述临床案例说明了这个理论：

一位年轻的女性，在一种限制性和清教徒式的环境中长大，她产生了害怕单独外出的恐惧。她回忆，在她的恐惧开始时有过一段短暂的焦虑。然而，目前只要她在家里就没有焦虑的体验。当问她为什么害怕外出时，她描述了发作性心悸和头晕，以及她担心当她在街道上时这些状况出现该怎么办。后来，她告诉她的一位女性邻居，她被陌生男人搭讪以及她害怕受到攻击。她抑制了对在街上看到的有吸引力的男性的性冲动，她害怕对这些冲动的拒绝或惩罚，尽管她的愿望和恐惧都是无意识的。

在这里，我们看到了几种防御：对性愿望的抑制，对性的恐惧被转换成了对户外的恐惧，避免户外活动以及将性冲动投射到陌生人身上。这些机制有效地控制了患者的焦虑，但是以性抑制、缺乏弹性以及对外出自由的限制为代价。这些对健康行为的抑制，是症状形成的持续性特征。这通常是来自于那些引发患者感觉不足、无助甚至抑郁症状的"继发性损失"。

症状不仅能够防御那些被禁止的愿望，还能提供象征性来部分地满足它们。这是必要的，如果症状能够有效地保护个体免受不适，因为没有满足的愿望可能继续施压来寻求满足，直到心理平衡被打破以及恐惧和焦虑回归。症状提供满足的例子，可以参见上述女性的案例。她只能在她哥哥的陪伴下才能进行户外活动，在她无意识的幻想中，哥哥一直是她的性伴侣。症状可能还提供了与原始的无意识恐惧相关的象征性惩罚。在这位年轻女性小时候，她曾经因顽皮地把自己锁在房间里而受到惩罚，她的恐惧症状再现了这种经历。

（三）症状和人格

神经症的精神病理代表了被压抑的不能被接受的愿望和无意识的恐惧之间的妥协。尽管所有的行为都代表了企图在内在驱动力的要求和外部现实之间的妥协,神经症行为是一种次优的解决方案,反映了个体努力去适应不仅是外部世界,还有对内部无意识的恐惧所引发的限制的妥协。通过这两种基本的方式,神经症的这些模式都可以整合进入人格,就像术语症状和人格所描述的那样。

神经症症状相对清晰地描述了行为模式,它能被个体体验为不受欢迎的"自我不一致"的现象,而不是真正的自我或人格的一部分。患者有意识地要求脱离它们,这些经常导致其寻求帮助。焦虑、抑郁、恐惧、强迫思维、强迫行为和转换现象是典型的例子。随着时间的推移,患者能够适应自己的症状,学会与它们共处,甚至利用它们("继发性获益"),但是患者永远对自我保持着陌生感——从根本上被体验为"不是我"。

人格特质是更普遍的行为模式,它能融入个体的人格中。它们是自我一致的现象,因为他认为它们是自己的一部分,或者无法认为它们是病理性的或不受欢迎的,只是感觉它们反映了他的"本质"。这些特质很少导致个体寻求帮助,尽管它们间接的继发性社交后果频繁地促使他去做精神医学访谈。不信任、小气、不负责任、冲动、攻击和强迫行为以及胆怯,是有问题的人格特质的例子,而毅力、慷慨、谨慎和勇气是受欢迎的物质。

尽管症状和人格特质的基础性精神动力学结构是紧密相关的,但是在精神医学访谈和治疗中,它们代表了完全不同的技术问题。一般来说,治疗那些寻求症状缓解的患者,临床工作者在制订治疗计划时会考虑基础性的人格结构,以及动机和生活环境等因素,因为只有从患者的整体功能的角度来考虑症状,才能制订出一个合理的计划。例如,两位男性患者可能经历同样严重程度的抑郁症状。一位是单身、年轻、能言善辩和聪明的,有强迫型人格结构和相当强烈的治疗动机,以及一些弹性和较少的不可逆的对生活的承诺。强烈的探索性、分析取向的心理治疗就可以推荐给这样的患者,目标是改良倾向性的人格特质以及缓解症状。另一位患者则是年长的、与一位女性结婚的,他妻子的人格问题与他的问题互补,而且他们育有几个孩子。他妻子对他的早期治疗持负性的反应。他现在对精神医学是怀疑的和不信任的,并且对自己的内在生活不感兴趣,而是聚焦于具体的外在表现。对于这样的患者,更聚焦于症状的治疗是可取的。症状的缓解对于两位患者来说都是重要的目标,药物干预也是有用的,但是精神动力学的考量在评估使用聚焦于人格的心理治疗的潜在利益和风险方面,是非常重要的。

相反,在那些主要表现为人格病理的个体中,临床工作者要寻找那些患者还没有意识到的或承认的症状。这样的症状的改善可能增强患者治疗的动机。随着治疗的进展,从某种意义上来说,临床工作者试图将患者从对人格问题的态度转移到症状上,尝试帮助患者体验他的病理性人格特质是与他的"自我"分开的。这经常导致误解治疗并没有起作用,直到患者出现症状。更准确地说,作为一个有人格障碍的人,患者开始对他的病理有一些洞察力,他体验到他与自我是不一致的。不幸的是,某些人格特质并不是患者拥有的而是他失去的。

一位特别强迫的男性会为他的守时和他的完美而感到骄傲。一天,他准时来访谈,非常骄傲地向临床工作者解释,他总是这样非常准确地看着他的手表并登上火车。后来，他又说起他与他的女儿共进午餐，这是一个不寻常的事件，他女儿有一些惊讶，并且在他突然离开时感到很伤心。他既没有向她解释也没有道歉。临床工作者同意他是准时来访谈的，但是建议他可以用潜在的亲密和热情的体验来交换一个"完美的记录"。患者变得很不高兴，好像认为临床工作者的建议是将他宝贵的美德视为一个基础的普遍性病理问题的表现，实际上，患者的特质是一种症状。随着治疗的进展，他们探索了准时和精确以及患者认为重要的强迫型特质，与热情和亲密以及新获得的不再需要牺牲的价值相结合的可能性，因此保护了特质的适应部分，同时减少了患者现在体验为症状的病理性影响。

在访谈中，症状非常清晰地反映在患者的谈论中；人格特质可以在他的讲话方式以及他如何与那些重要的他人的交谈中显露出来，特别是在与临床工作者的交谈中。从另一个角度来看，患者描述他的症状，而临床工作者能够观察到他的人格特质。初学者倾向于聚焦于症状，因为它们能够被患者强调，这与其他医学分支的访谈类似，非常容易被识别和理解。更有经验的临床工作者能够倾听患者对症状的描述，但更能够将其注意力聚焦于患者的人格结构，当它在讨论中出现时。精神分析的重要贡献之一是认识到处理患者的人格结构的重要性，如果想要访谈最有效果的话。

（四）神经症和精神病

并没有单一的标准能够区分精神病与神经症患者。一般来说，精神病性患者的病情更重，也就是说，他们在适应方面有广泛和普遍的困难。更具体地说，那些对于最低的适应功能水平而言是必需的功能，通常在神经症患者中是完整的，而在精神病性患者中是受损的。这些包括知觉和现实感，持续维持人际关系的能力，以及维持自我功能，例如记忆、沟通、运动控制。精神病和非精神病性的器质性脑综合征的区别是基于相关的标准，将在"第十六章：认知损害的患者"中讨论。

对于那些涉及神经症和精神病的心理过程的研究，反复提出是否两者是相同的基本机制在质量上变异或仅仅是数量上的不同。前者的观点可能表明在精神病中有一种或两种基本缺陷是主要的（通常被认为在起源上是遗传的或神经生物学的），对于精神病的其他观点认为它可以被解释为防御的或修缮的心理反应的结果，与那些在神经症中所见的相似。例如，在精神分裂症中，其主要缺陷被描述为情感能力的减少，知觉或现实感的紊乱，不正常的认知过程，不良的人际关系，或在自我合成功能即整合其他精神功能为一个和谐整体方面的缺陷。

特定的防御机制既不是精神病性的也不是神经症性的，从这个角度来看，它既不是病理的也不是健康的。然而，一些防御机制，例如投射和否认，妨碍了自动的自我功能与现实的关系，因此通常与精神病有关。幻觉和错觉在觉察现实方面是很大的障碍，妄想代表了现实感方面更严重的紊乱，这三种症状通常都与精神病有关。然而，在"真实"世界的主观感觉方面的轻度紊乱，例如，现实解体或人格解体，在神经症和精神病中都是常见的。而且，所有的神经症症状，因为它们是适应不良的,从某种角度来说都是"非现实的"。然而,在神经症中所发现的现实感缺陷是更局限的,通常是无意识的,患者生活中的大多数方面是不受影响的。

在精神病性障碍中发生的人际关系方面的紊乱,可能来自患者早期的发育阶段,因为儿童的知觉或现实感、语言和情感的能力,最早都来自与母亲的关系。神经症患者倾向于迫使目前的关系进入儿童晚期的体验所创造的模式,结果造成友谊和爱情方面的严重损害。然而,神经症患者有发展和维持与他人关系的能力,如果神经症的症状被克服,他们就会感到满意。许多患有精神病的个体(特别是精神分裂症患者)在与他人交往的能力方面有更根本的缺陷。这在临床上可以观察到他们倾向于孤立和退缩,很少有长久的朋友,他们发展出的友谊也是肤浅和表面的。朋友和熟人经常发现他们生活中不稳定和不可靠的部分。

临床工作者可能在访谈中体验到患者的人际关系本质上的缺陷。精神病性患者可能"感到"不同,既难以与他们接触,也难以与他们的情感反应共情。例如,如果临床工作者在第一次访谈的数小时后不能记住患者,回想起来则表明可能没有建立真正的连接。患者转移个人的身份可能使临床工作者感到没有跟特定的人在一起。有经验的临床工作者可以通过这种感觉发现精神病,以及通过心理病理的标准来确认诊断。然而,精神病性患者建立的每一个关系不一定是肤浅的或表面的。一个非常明显的例外是,经常有一个人与患者有非常深刻的共生关系,它能超越任何神经症患者发展出的关系。这个人可能是临床工作者,因此对访谈来说有特殊的相关性。

当能够获得患者生活的足够信息时,大多数的神经症的精神病理都能在精神动力学的框架内被详细地理解。即使有这些信息,大部分精神病的精神病理是难以理解的。这就导致了这样的观点,即精神病有非常重要的非精神动力学的决定因素,而神经症则不是这样。任何类型病理的精神动力学解释在理解它的含义方面,都比阐明它的病因更有帮助。的确,我们应该记得,弗洛伊德曾经感受到神经症和精神病都有生物学基础。

精神病性或者除了它们更基础的精神病理以外,通常在症状和人格特质方面有神经症的症状。因此,临床工作者必须考虑精神病性患者的精神病性和神经症性病理。这可能非常困难,因为精神病的紊乱可能妨碍患者参与访谈的能力。患者倾向于不信任他人,使他难以与临床工作者相处感觉融洽,不足的人际关系能力以及紊乱的思维过程都导致在沟通方面存在较大的问题。

精神病不是一个持续的现象,许多精神病性患者经常在数天、数周甚至在一次访谈之内进出精神病性状态。经常在治疗中的两难是,既要着眼于患者的冲突和问题上,也要提供足够的情感支持,以及治疗的压力不能迫使患者进一步进入精神病的状态。以下两个临床的例子可能帮助阐明这些问题:

一位年轻男性来到一个医院的急诊室,处于一种极度焦虑的状态。他相信他的心脏病发作了,很快就要死了,主诉有胸痛和窒息感。尽管他很合作,但他还是出了大量的汗,感到非常恐惧。他否认任何心理或情感上的困难。过去他曾有几次类似的发作,每一次都结束得非常快,没有任何后果。其余的短暂的初始病史都没有什么意义,当临床工作者继续进行时,患者的症状减轻,开始感觉好转。正常的心电图提供给患者了进一步的安慰,当实习临床工作者告诉他,他看起来很健康时,患者开始放松并舒适地交谈。患者谈到了他的家庭和早期的生活经历,显示他有一个受限的和被保护的童年。他与他的家庭仍然很亲近,特别是他的母亲,但母亲强烈反对他最近正在交往的女孩。他在去看望那个女孩的路上出现了发作。

第二位年轻男性来到医院,处于一种恐慌的状态。他主诉后背上有奇怪的感觉,腿上有"电击"的感觉,他认为与劳累有关。他已经几天没有睡觉了,为了保护他的公寓和他所拥有的东西免于被攻击。他看起来并不清楚谁要伤害他,但很确定地感觉到自己最近几天在街上被人跟踪了。在讨论这些想法的时候,他压低了自己的声音,并且靠近临床工作者,说在当天的早些时候,有几个男性对他有同性恋的要求。这位临床工作者在精神医学方面没有经验,询问患者是否有过同性恋的体验。患者变得激越,大喊临床工作者想陷害他,并且试图从检查室逃走。后来,在接受了一些镇静剂药物之后,他很容易地同意住院,为了保护他免受敌人的攻击。

尽管两位患者的初始主诉基本相同,但第一位患者有典型的惊恐发作伴换气过度,第二位患者有早期的偏执型精神分裂症的症状。

三、精神功能的精神动力学模式

(一)结构性模式和自我心理学

随着精神分析的理论被应用于研究精神病理、人格发展、梦、艺术和文化以及人类活动的其他领域,许多理论模型已经被发展出来。其中,最早的模型被称为脑解剖理论模型,被描述为意识、前意识或无意识。尽管这样的理论很容易被应用,但人们很快就发现,它对讨论重要的精神动力学问题如内心冲突并没有帮助。许多临床实践中的冲突完全是无意识的,患者没有觉察到基本的驱动力或动机、幻想的危险,以及用来解决它们的心理策略。

作为结果,弗洛伊德发展出了后来被叫作"结构"的理论,取代了早期的脑解剖理论模型,它仍然是现代精神分析理论中最常使用的模型。在这个理论中,思想被认为是或多或少的由自主的结构组成,它们可以在冲突时被精确定义。每一个结构是由非常复杂的心理功能组成,它们在冲突时能够协同发挥作用。因此,大多数(并非全部)的冲突被看作是在这些结构之间出现。有三种结构被普遍识别:本我,由基本的驱动力、冲动和需要构成;自我,包括那些控制和调节这些驱动力、防御的心理功能,其他的适应和应对策略以及所有与外部世界的关系;超我,是特殊部分的自我,是在早期与父母的关系中发展起来的,以及沉淀在良知、意识和在社会化过程中获得的无意识的伦理、道德和文化标准。自我理想,通常被认为是超我的一部分,是指那些个体通过认同父母发展起来的目标和愿望,通过晚期与同伴的接触和大的文化环境,它们被详细地阐述和改变。大多数有临床意义的冲突,出现在这些结构中的一个和另两个之间,是三种可能组合中的一种。因此,对在儿童期被禁止的性冲动的焦虑和内疚,是自我和超我对抗本我的一个例子;对于一个有小的违规的朋友的虐待性的报复,是超我和本我在对抗自我;禁欲的自我否认的生活方式,是超我对抗自我和本我的特征性表现。

1．自我

术语自我描述了那些当确保生存和满足的需要时,帮助个体适应环境、回应刺激和调节基本的生物功能的心理功能。历史上,这个概念起源于对心理冲突的研究,在这个过程中,自我代表了那些对抗和控制基本的生物驱动力的力量。后来,它被扩展到包括那些没有涉及冲突的功能,它甚至能够与基本驱动力协同一致,为生物的适应性需要服务。自我是思想的执行机构,它调节着生物因素决定的动机的内部需求(本我),社会决定的目标和价值(超我),以及现实的外部需求。它是整合所有需求的最后通路,然后控制生物反应。自我是通过成熟的婴儿的精神结构与外部现实互动,特别是那些组成非常重要的其他人类的外部现实的那个部分。一方面,展开生物学的这些潜力,它能够导致记忆、学习、觉知、认知、沟通和其他重要的适应功能的成熟;另一方面,也能导致一种高度特定的环境,它是由满足需要、控制刺激且足够好的、专心的、反应性的母亲或照料者组成。

自我包括意识和自主的无意识的心理过程。在弗洛伊德之前,意识的部分被认为是心理学的主题。自我还包括无意识的防御机制和弗洛伊德在其早期工作中发现的抑制的力量。尽管它们在患者的觉知之外运作,但是它们是直接针对基本需求和驱动力的表达,因此被认为是自我的一部分。

2．本我

术语本我描述了基于生物因素的驱动力和动机,它们是许多行为的源泉。性、攻击和对安全的渴求是这种动机的例子。作为暴露给社会的结果,其他的需求也发展起来,是由社会需求决定的。地位、威望和权力是与这些需求相关的目标的例子。传统精神分析理论认为,这些需求可以直接追溯到生物因素决定的起源。为了满足这些动机,它们变成冲击自我的主要因素之一,因此决定个体的行为。弗洛伊德早期探索无意识的神经症症状的决定因素时,发现了用术语本我解释的现象。进化生物学家推测,最早的群居的灵长类动物为了生存的目标组织在一起。获得食物变得更有效率,因为由一个有组织的群体来狩猎,同时可以保护它们免受天敌和灵长类竞争对手的攻击。这些群体由最强的家庭成员管理并进化出了等级制度。等级制度的顺序决定谁首先进食,谁有优先交配的权利。尽管人类有巨大的复杂性,这些相同的基本的本能,无论是真正的还是象征性的,仍然驱动着我们的大多数行为。

近几年来,精神分析的研究已经导向适应的无意识机制的心理学,以及那些行为整合的模式,除了无意识驱动力的影响。换句话说,从主要是本我的心理学到更为平衡的包括自我的心理学转移。这个转移变得可能,因为无意识行为的决定因素被更好地理解了,它是与逐渐增长的涉及自我心理学的精神问题方面的临床兴趣相平行,例如,人格障碍和精神病。

弗洛伊德描述了本我的原始的精神活动，相对于有意识的成人自我的"继发性过程"的想法，使用短语"原发性过程"的无意识的自我。原发性过程的想法是儿童式的、无逻辑的、以自我为中心的。它被快乐原则所控制，忍受矛盾和不连续性，以及使用了这样的心理机制如象征、压缩和置换。作为对比，继发性过程的想法是有逻辑的、理性的、以现实为中心的、目标导向的、相对免受情绪的控制。大多数的思维过程包含了这两者。精神分析最重要的临床发现之一是，在很大程度上，即使是看起来最合理的行为也可能涉及了无意识的原始过程。

3. 超我

超我是指那些心理功能，它们涉及正确与错误的标准，以及根据这些标准对自我的评估和判断。一般来说，它包括自我理想、个体希望成为什么的心理代表，以及他的理想自我。超我最初被认为是自我的一部分，但它是独立的且经常与其他自我功能不一致地运行，特别是在冲突的情境和病理的状况下。它来自于儿童与父母的关系，他们早期为他提供了对他的行为的外部判断、批评和赞美。随着他长大离开他的父母，他继续维持与他们内化了的心理代表之间的关系，建立了内在的心理结构和非常重要的精神结构——超我——持续了那些原先属于他父母的功能。

超我进一步被他父母的替代者如老师、同伴和社会所影响。对于自我理想来说更是这样，随着年龄的增长，它经常非常具体地被流行文化中的英雄所代表。

4. 现实感

首先，在讨论心理功能的过程中，包含了现实感的部分。这可能看起来是多余的，但是，我们必须区分心理现实和躯体现实。只有当现实感能够被个体感受到和记住时，现实世界才会对心理功能产生影响。这可以通过考虑外部现实的最重要的方面来阐明：非常重要的他人的社会现实。个体不是对他真正的母亲或父亲做出反应，而是对他内在的代表做出反应，这就不可避免地涉及选择、扭曲和构建。甚至弗洛伊德本人对这个关键的区别也存在反复的误解。在他们的儿童期，神经症患者频繁地体验到成人是高度诱惑性的或冷酷无情的。弗洛伊德花费了一些时间才认识到，这并不总是能够准确地描述他们的"真实"体验。然而，如果不考虑内在的心理现实，就更会被误导，因为它在过程中可能是无效的，但如果没有它，儿童期的恐惧和成人的神经症就变得没有意义。结论是，现实感必须被认为是一个心理结构，它是对外部环境的反应，但涉及了个体对环境的创造性的解释。当我们告诉别人"别傻了"（即"你疯了"），它通常意味着我们没有感受到那个人的心理现实而只是我们自己。精神分析的核心原则之一是，从观察者的角度来看，行为似乎是不合理的，但从他人自己的心理现实的角度来看（通常是无意识的）则是合理的。

这些行为来自于内在的和社交决定的动机、目标，以及在早期社会化中所获得的标准，外部现实的主观体验，个体独特的气质、人格、才能、防御的风格和整合的能力之间的互动。根据结构性理论，它是本我、自我、超我和心理现实的产物。

这个框架结构提供了关于一般性临床信息的思考方式，特别是对精神医学访谈来说。我们应该考虑到患者的主要愿望或动机，他无意识的恐惧和他的特征性防御。这些是如何整合的,存在哪些症状或人格特质? 这些因素如何妨碍了适应,以及哪些是必要的继发性的调整? 每个个体都是独特的,但有特定的驱动力、恐惧和防御的典型模式,症状,以及那些导致在精神医学领域中众所周知的临床综合征的描述。在精神医学访谈中,我们对更具体问题的讨论包括临床实践中最常见的模式。

一些现代精神分析学家与神经生物学家合作,发展出了关于"思维"的替代模式,试图架起心理学和神经科学之间的桥梁。

(二) 客体关系模式

弗洛伊德最早期的模式强调了动机的力量,特别是他们生物学的根基——直觉或驱动力。环境为个体的成熟提供了场所或背景。术语客体最初来源于一种观点,不同的外部"客体"是驱动力的靶子,对驱动力的释放来说是必需的。事实上,在这些最重要的早期客体中,对儿童的发育来说,最重要的是人,特别是母亲,这些客体对儿童的人格发育是非常重要的,但在很大程度上被忽视了。然而,有几个因素导致了精神分析理论对儿童与客体的关系以及儿童与这些客体的内在代表的关系的兴趣,最终使得主要的精神分析理论的重新概念化,聚焦于客体关系和代表,而不是驱动力及其释放。

这些因素包括: ① 对儿童和儿童发育的研究,以及认识到照料者的重要性; ② 对严重的精神病理的研究——精神病性和边缘性状况——这被理解为涉及了在构建内在客体和关于驱动力释放的冲突的能力方面的紊乱; ③ 强调患者与临床工作者的关系的治疗过程的新观点(反映了发展的新模式),以及患者对内部心理冲突的洞察力。

客体关系模式是通过儿童对自我和他人的内在代表的构建发展出来的心理结构。这些代表是原始的和奇妙的,经常组合了几个个体为单一的代表,或将单一的个体分裂为几个代表。随着时间的推移,它们逐渐变得更现实。它们与各种不同的情感(例如,愤怒、悲伤、安全感、恐惧、快乐)有关,以及与各种不同的愿望和幻想(例如,性、控制、毁灭和被毁灭)有关。成长中的儿童与这些矛盾的代表以及自我感和他人感抗争,逐渐倾向于分成好的和坏的体验,构建全好和全坏的内在客体。在这个早期的发育水平上,个体可能会感觉有两个不同的母亲,例如,一个好的、满意的和一个坏的、有挫折感的。在更成熟的个体中,这些形象可能整合成一个一致的代表,有着更多的复杂的品质,有选择性的和部分形成是为了帮助自尊,情感上更能耐受以及满足愿望。传统的童话故事和古代神话都清晰地描绘出了这些人物,例如,仙女教母、坏女巫、极好的上帝和极坏的恶魔。

使用这个模式的精神动力学的概念化,聚焦于自我和客体的代表的性质以及主要的冲突和它们之间的矛盾。特别强调在整合自我和他人的不同部分和矛盾的代表的过程中的发育失败,以及自我和其他的置换和防御的错误归因的方面。客体关系模式对于概念化那些精神病性和边缘型患者的碎片化的内心世界特别有用,他们体验自己和他人都是不能整合的部分;然而,这个模式对于那些相对健康的患者来说用处较小,他们的冲突更容易用传统的自我心理学术语来描述。这些模式不仅有助于研究依恋的模式,也有助于研究心智化和思维理论的发展的早期人际关系的角色。思维理论是指觉察到他人可能有独立的存在且自己和他人都是有思维的(希望、恐惧、想法和感受)以及个体不断持续地参考他人的思维。

(三) 自我心理模式

自我心理模式假设心理结构、自我、向着目标实现的发展,既是先天的也是习得的。可以确定两大类的目标:一是个体的雄心,另一个则是他的理想。正常的发育涉及了儿童夸大的自我和他的理想、奋斗和雄心的外在表现,以及父母和他人对这些需求的共情性反应。在这些情况下,儿童不断发展的技能、天赋和共情性客体的内化,将导致健全的、创造性的、快乐的和持续共情性关系的自我的发展。在这个模式中,一般的概念化将品格问题追踪到儿童的环境中的特定的共情失败,这扭曲和抑制了自我的发展和维持客体关系的能力。这些概念化也描述了个体是如何防御性地补偿这些自我发展的失败,并建议需要的治疗策略来支持自我发展,以及强调患者特殊的移情需要。自我心理模式对存在于许多种患者中的自恋的困难的概念化特别有用(不仅是那些有自恋型人格障碍的个体)。然而,该模式缺乏明确的精神内部结构的概念,它对概念化那些来自人的良知和性或攻击性愿望之间的冲突的固定的重复症状帮助较小。

在许多方面,这三个模式在逻辑上被视为矛盾的。然而,临床工作者不应该被这样的矛盾所困扰。他应该在每一个方面都汲取洞察力——从他自己的生活和临床经验;从老师、督导和同事们;从专业文献;从神话;从艺术和文学作品中——用以理解他的患者以及他与患者互动的意义。不同的模式对于不同的临床工作者、不同的患者以及同一位患者的不同阶段都是有用的。许多人相信这样一种信念,即行为是有意义的,在试图发现或构建这种意义时,与患者合作的过程以及对诸如移情和阻抗的无意识过程的理解,比临床工作者所使用的心理过程的特定模式更为重要。我们讨论的重点聚焦于结构模式,经常使用来自客体关系或自我心理模式的信条,但最重要的是,当这些模式有用时,应该认为它们就是工具;当它妨碍了临床工作者与患者的关系时,则应该被抛弃。

第二篇　主要的临床综合征

第三章　强迫型患者

强迫型人格在临床实践中经常出现。患者具有连贯、僵化和可预测性的人格类型。强迫型患者控制本性、拖延、矛盾心理、犹豫不决、完美主义和缺乏热情使其很容易被识别。DSM-5 对其临床表现进行了详细描述。

强迫型人格障碍的 DSM-5 诊断标准参见表格 3-1。

表格 3-1　强迫型人格障碍的 DSM-5 诊断标准

一种沉湎于有秩序、完美以及精神和人际关系上的控制，而牺牲灵活性、开放性和效率的普遍模式；起始不晚于成年早期，存在于各种背景下，表现为下列 4 项（或更多）症状：

1. 沉湎于细节、规则、条目、秩序、组织或日程，以致忽略了活动的要点；
2. 表现为妨碍任务完成的完美主义（例如，因为不符合自己过分严格的标准而不能完成一个项目）；
3. 过度投入工作或追求绩效，以至于无法顾及娱乐活动和朋友关系（不能被明显的经济必要性来解释）；
4. 对道德、伦理或价值观念过度在意、小心谨慎和缺乏弹性（不能用文化或宗教认同来解释）；
5. 不愿丢弃用坏的或无价值的物品，哪怕这些物品毫无情感纪念价值；
6. 不情愿将任务委托给他人或与他人共同工作，除非他人能精确地按照自己的方式行事；
7. 对自己和他人都采取吝啬的消费方式，把金钱视作可以囤积起来应对未来灾难的东西；
8. 表现为僵化和固执。

来源　转载于美国精神医学学会：精神障碍诊断与统计手册，第五版。阿林顿，弗吉尼亚州，美国精神医学学会，2013。版权所有© 2013，美国精神医学学会。授权使用。

强迫症（OCD）历史上曾被认为是强迫型人格障碍的一种，但现今被认为是一种具有重要神经生物学基础的疾病。在 DSM-Ⅳ-TR 中，OCD 被划分在焦虑障碍的类别中。然而，在 DSM-5 中，强迫症和相关疾病被划分为独立的诊断类别，OCD 已被纳入其中（表格 3-2）。

表格 3-2　强迫症的 DSM-5 诊断标准

A. 具有强迫思维、强迫行为，或两者皆有：

强迫思维被定义为以下 1 和 2：

1. 在该障碍的某些时间段内，感受到反复的、持续性的、侵入性的和不必要的想法、冲动或画面，大多数个体会引起显著的焦虑或痛苦。
2. 个体试图忽略或抑制此类想法、冲动或画面，或用其他一些想法或行为来中和它们（例如，通过某种强迫行为）。

强迫行为被定义为以下 1 和 2：

1. 个体感到重复行为（例如，洗手、排序、核对）或精神活动（例如，祈祷、计数、反复默诵字词）是作为应对强迫思维或根据必须机械执行的规则而被迫执行的。

2. 重复行为或精神活动的目的是防止或减少焦虑或痛苦,或防止某些可怕的事件或情况;然而,这些行为或精神活动与所设计的中和或预防的事件或情况缺乏现实的连接,或者明显是过度的。

　　注:幼儿可能不能明确地表达这些重复行为或精神活动的目的。

B. 强迫思维或强迫行为是耗时的(例如,每天消耗 1 小时以上)或引起具有临床意义的痛苦,或导致社交、职业或其他重要功能方面的损害。

C. 此强迫症状不能归因于某种物质(例如,滥用的毒品、药物)的生理效应或其他躯体疾病。

D. 该障碍不能用其他精神障碍的症状来更好地解释〔例如,广泛性焦虑障碍中的过度担心,躯体变形障碍中的外貌先占观念,囤积障碍中的难以丢弃或放弃物品,拔毛癖[拔毛障碍]中的拔毛发,抓痕(皮肤搔抓)障碍中的皮肤搔抓,刻板运动障碍中的刻板行为,进食障碍中的仪式化进食行为,物质相关及成瘾障碍中物质或赌博的先占观念,疾病焦虑障碍中患有某种疾病的先占观念,性欲倒错障碍中的性冲动或性幻想,破坏性、冲动控制及品行障碍中的冲动,重性抑郁障碍中的内疚性思维反刍,精神分裂症谱系及其他精神病性障碍中的思维插入或妄想性先占观念,或孤独症(自闭症)谱系障碍中的重复性行为模式〕。

标注如果是:

　　伴良好或一般的自知力:个体意识到强迫症的信念肯定或很可能不是真的,或者它们可以是或可以不是真的。

　　伴差的自知力:个体意识到强迫症的信念可能是真的。

　　缺乏自知力/妄想信念:个体完全确信强迫症的信念是真的。

标注如果是:

　　与抽动症相关:个体目前有或过去有抽动障碍史。

　　来源　转载于美国精神医学学会:精神障碍诊断与统计手册,第五版。阿林顿,弗吉尼亚州,美国精神医学学会,2013。版权所有© 2013,美国精神医学学会。授权使用。

　　强迫症可能始于儿童早期,但通常发病于青春期或成人早期。一些人认为,强迫症是与基底神经节相关的脑部疾病的行为后遗症,因此与抽搐障碍和抽动秽语综合征有关。强迫型人格障碍可以被视为强迫症患者成长过程中的一种心理适应,既能利用其适应潜力,又能适应其挑战。强迫型人格障碍的病因很多,而先前存在的强迫症仅仅是导致人格障碍的原因之一。尽管强迫症无疑是一种具有神经生物学基础的疾病,但从精神动力学角度理解强迫症患者的精神病理往往是有用的。其中包括普遍的矛盾心理,控制的需要,奇迹性的思维,做与不做的仪式,思想和行动之间的混乱。与特定宗教习俗不同,极度囤积以及其他不必要的行为仪式对于强迫症来说都具有确诊价值。例如,每天洗浴三次及以上,在他人关闭火炉后仍然检查火炉是否及时关闭,以及不断地强迫性洗手。强迫症的有效治疗方案通常包括恰当的药物使用和认知行为治疗。在强迫症中发现的精神动力学因素以及访谈中的某些方面,在强迫型人格障碍中也很常见。然而,与强迫型人格障碍的患者相比,强迫症患者对精神动力学的心理治疗很少有反应。

　　弗洛伊德曾广泛地描述了强迫综合征,最著名的是在鼠人(Rat Man)的案例中(1909 年)。他描述了强迫性动力学因素,例如,矛盾的心理,退行到不受控制的俄狄浦斯情结之前的肛门-施虐的冲突,以及出现在强迫型患者中的自我防御,包括反应形成、智力化、孤立、取消和普遍存在的奇迹思维。他混淆了"强迫性神经官能症"与强迫型人格障碍,但如前所述,现在已经被区分清楚。尽管如此,他的深刻见解有助于从精神动力学的角度更好地理解这两种疾病以及进行访谈。

一、精神病理与精神动力学

人格的概念在传统上是指他人对个体的看法,而性格是指个体内部的心理组织。它们是相对于描述个体人格和性格的内在代表的术语自我而言的。在人格障碍的治疗中,非常重要的是临床工作者能够共情地理解和处理患者眼中的自我与他人的看法的不一致性。这对于强迫型人格障碍患者的治疗尤其重要,患者认为自己聪明、理性、有组织、有目标、周密、坚持、自力更生、情绪控制良好、受人尊敬、忠诚、有奉献精神、认真、有伦理、可信赖、始终如一、守时、节俭、有序和幽默。

在他人看来,患者的形象更加负性。他们情感孤立、冷漠、过度控制、犹豫不决、拖延、苛刻、完美主义、固执、对他人的感受不敏感,以及傲慢、迂腐、爱说教、死板、吝啬——一个专注于琐事,总是为不会到来的快乐而计划的隐秘的施虐的人。

强迫症患者能够准确感知自己的恐惧、愤怒和内疚情绪。然而,他们在感知温暖、爱和亲和力方面存在困难。生气、挑衅时他们感到有力量,畏惧、有罪时他们感到无力。也许他们最大的缺陷在于不能很好地接纳自己的温暖、温柔、爱的情感。这些情感使他们感到暴露无遗、尴尬、脆弱和无力。他们幻想的生活里充满着侵略、权力或控制他人。他们假想出许多虚拟对话为实际生活交往做准备,但生活与计划往往相差甚远。他们想象自己是民间英雄,如独行侠、拯救者或领导者。在他们的性幻想中同样存在类似的支配和屈服的主题,尽管女性强迫症患者更喜欢被人爱。

强迫症患者通常无法维持一段关系,因此他们一般至少同时做两件事情。以聚会为例,他们一边假装聆听对方讲话,同时又会听他们旁边或背后的人的另一段对话。他们空洞的凝视或微笑有点与他人的发言不同步。这种情况出现在访谈过程中以及前几次访谈后,临床工作者可以问:"你能集中注意力吗?"患者会说:"当然可以"并重复临床工作者所讲的最后几个字。临床工作者可以用友好的语调说:"我知道你在听,但同时你又在想些其他什么事情呢?"

这类防御、对质必须温和地进行,否则会使患者感到暴露无遗、内疚,以及害怕临床工作者不喜欢他。这种恐惧和内疚会导致患者的低自尊。

为了简化地理解强迫型人格特质,可以认为特质都源于几种基本模式。首先,情感孤立导致人际关系中的机械、冷漠和紊乱。其次,强迫型患者害怕犯错误。这常常导致犹豫不决和过度强迫思维以及伴随的拖延或用计划替代行动。列出计划就好像任务已经完成,这在患者心中起到了神奇的作用。如果这个"清单"放错了地方会导致焦虑和内疚,患者可能会花更多时间寻找它而不是重新创建它。强迫型患者喜欢囤积物品(肛门滞留期)、犹豫不决、害怕犯错误:"谁知道呢,有一天我可能需要它。"患者将其财产看作是重要的人,而将重要的人视为其财产。

再次,强迫型患者有过度严苛的道德标准和执着于规则、伦理、程序和仪式的先占观念。患者在这方面也表现出机械和害怕犯错误。他们的方式是"正确的方式",他们固执地抵制变化。他们不会委托他人,除非他确定对方会以他认为最好的方式去做。当创造力、想象力和自发性是任务的一部分时,这种完美主义的生活方式就会崩溃。与此相关的特征还包括过度认真、过度工作和延迟快乐。

(一) 强迫特质及其影响

临床工作者了解并尊重强迫型患者的优点至关重要。在准确理解患者的每一个特质是如何使其陷入困扰后,临床工作者就能与患者建立起治疗同盟,患者便不会感到被判断和批评。围绕这些观点,患者才会对临床工作者产生移情性投射,正是通过对移情性投射的分析,治疗才会有所进展。分别检查每一个特质,才能够理解患者如何通过自身和所处的环境陷入困扰。

首先,患者沉湎于提升智力,伴随着情感隔离和做人的经验的丧失。他的理性思维、专注于逻辑导致合理化和犹豫不决,因为理性过程不能解决情感问题。患者出色的组织能力导致他过度控制他人,因此面临着人际交往困难。他对未来的目标导向的计划性通常可以做到极致,导致快乐被延缓。患者对工作的专注增加了情感生活的贫瘠。强迫型患者过于周密和极端导致了完美主义。这表现在付出了努力却缺乏合理的回报上。患者对临床工作者的理解尤其敏感,他不能确定其持续努力在何时就没有了合理的回报。患者的韧性是一个良好的特质,会与其固执相混淆,表明他不能有逻辑地理解情感的影响,因为固执与理性无关而由愤怒驱动。

如前所述,患者的完美主义经常伴随着沉湎于自我满足。患者相信自己能将所有事情做好,而没有意识到这往往会伤害他人的感情。他渴望自给自足却导致高傲,他觉得自己重要而忽视他人,通过被需要而获得自尊。他也会鄙视那些无助和缺乏信心的人。

在追求持续情感控制的过程中,强迫型患者容易变得情感孤立。患者为能够控制愤怒或控制情感伤害而感到自豪。然而,情感孤立的过程需要同时控制温暖和温柔的情感。结果是那些依赖患者获得温暖的人在情感上得不到满足。临床工作者必须在治疗早期以不羞辱患者的支持性方式帮助患者意识到这个问题。非常重要的是,临床工作者做出的评价要认识到患者的温暖和关心的感受,但他害怕以情感的方式公开表达。否则,患者会觉得他被认为是有缺陷的。即使患者认为自己有缺陷,也有必要这样做。临床工作者要用心观察患者的行为,找到其爱和奉献的深层情感证据并展示给患者,即使患者并非有意让自己体验这种情绪。奉献和忠诚通常表现到极致,以至于患者变得狂热,并且不愿意面对他通过过度奉献来控制他人。

强迫型患者认真尽责和高度的伦理价值观很容易发展成道德僵化和过度顾虑。这些态度导致人际关系出现障碍。患者一贯可靠的优点很容易走向极端而变成顽固。守时也是一种优点,但最终可能导致做人的经验缺失和对他人感受的忽视。患者意识到他正在错失一些东西,但他并不确定这是如何发生的。

每一个强迫型患者都为自己的勤俭而自豪。然而,当他怀疑自己自私、吝啬时,自豪感便不复存在。患者也为自己的幽默感而自豪,但这通常涉及嘲弄。不幸的是,患者缺乏温暖而常被人误会成吝啬的或施虐的。临床工作者敏锐地帮助患者处理社会关系失调,最终会增强患者分析这一特征的能力。当患者担心他的嘲弄被误解并感到内疚时,这种治疗变得容易被接受。他通常的防御机制是指责对方采取了错误的方式或缺乏幽默感。

最后,当强迫型患者过度追求整洁有序,变得沉湎于秩序和琐事,反而会忘记该组织的目的。结果是失去总的效率并产生失败感。

(二)核心冲突

强迫型患者处于服从与反抗的冲突中。患者仿佛一直问自己,"我好吗?"或"我顽皮吗?"这导致患者在害怕和愤怒的情感之间持续转换,害怕因顽皮而受到惩罚,对自己放弃欲望而屈服于权威感到愤怒。害怕源于反抗,从而导致服从;愤怒源于被迫服从,又再度导致反抗。

这种冲突源于儿童期的经历,因此以幼稚的语言表达出来。服从和反抗等同于侮辱性的征服和谋杀。这些问题失去了比例,某人是否说完一句话或允许被打断,等同于某人能否战胜对方或被对方战胜。重要的问题需要极端的防御,而强迫性防御的僵化和全面性是极端的。

传统上界定强迫型人格的大多数人格特质可以追溯到主要冲突。因此,患者的准时、认真尽责、整洁、有序和可靠均源于害怕权威。这些是具有重大社交价值的高度适应性特质,来源于同样具有这些特质的父母的健康的认同。重要的是人们认识到,强迫型患者的这种行为并不总是由成熟、健康、建设性的力量所驱使,而是源于不切实际的恐惧。这种理解使得最初不属于精神病理学范畴的行为具有动力学意义,也有助于理解患者持续焦虑的根源。如果患者提前到达约定地点,这不仅仅是偶然事件或是热情的表现,而且是为了避免惩罚的象征性安抚,即使临床工作者没有意识到这一点,但患者内心很清楚。如果临床工作者询问患者下次会见的时间,患者不会对此做出回应,只是内心感到他已经获得了特权。

另一组强迫型特质源于冲突的愤怒部分。不修边幅、粗心大意、固执、吝啬和虐待他人可以归因于愤怒的反抗。显然这一系列特质包括许多对立面——认真尽责与疏忽、秩序井然与不修边幅等。这些矛盾的特质不仅是强迫型患者的基本特征,而且可能在同一个人身上同时出现!他可能在进入办公室之前仔细地清理鞋子,而随后却将咖啡和甜甜圈残渣弄得到处都是。单一行为中可能存在着矛盾的动机。患者在收到账单后急于立刻付清,却可能因为仔细填写支票和存根而耽误与临床工作者的会面。当患者牢记这些特质源于反抗与服从、愤怒与恐惧的冲突时,这些明显的矛盾便会消失。强迫型患者的根本问题不是冲突的某一方面而是冲突本身。

1. 涉及冲突的问题

在临床工作者与患者会见的过程中不可避免且频繁涉及三个关键问题:污

垢、时间和金钱。尽管父母与托幼中心最早的权力斗争围绕于喂食和睡觉,很快这场斗争就包括如厕训练。父母对孩子排便习惯的关心还会延伸到其他方面,如污垢、清洁和有序,包括清洗孩子耳朵背面、整理房间、看电视和睡觉。污垢和时间是儿童与父母权威斗争的最常见问题。儿童发展出神奇的想法,将污垢与侵略和反抗联系起来。反抗就会导致内疚的恐惧以及期望通过疾病甚至死亡来惩罚。这些想法的发展基于父母和文化法规,与污垢、细菌和挑战权威的危险相关。强迫型患者害怕透露自己秘密的不爱干净的习惯,无论是擤鼻涕或是穿着昨天的袜子。他尤其会关注自己带进访谈的污垢,如鞋上的泥和脏的手。正如他所说,冲突的两方面可能被视为"我只是想在我们开始之前洗手",然后把水槽弄得一团糟,用毛巾擦拭自己又湿又脏的手。暴露这种行为会引起患者强烈的羞耻和屈辱感。因此,这个话题只能在多次访谈之后进行讨论,即使这样临床工作者也必须使用技巧。临床工作者可以问:"你母亲经常批评你什么行为?"如果患者保持沉默,临床工作者可以询问有关清洁、迟到、无序、追踪污垢或没有归置好东西等问题。当患者最初对一般性问题保持沉默,而在被问及具体事情时又陷入回忆,那么这个话题便值得深入讨论。临床工作者的态度应该是好奇而不是批评。

　　儿童与父母抗争的另一个关键问题是时间。在就寝时间、进餐时间、游戏时间和做作业时间中,懒散和拖延问题很突出。该问题在当前的权力斗争中也非常突出,因为这与控制和征服直接相关。与临床工作者访谈的时长,对强迫型患者具有特殊的意义。他想知道访谈将持续多久,就好像数量和质量之间直接相关一样。访谈结束时,强迫型患者会看手表以确保所花的钱都是值得的,仿佛他的手表能衡量出经验的价值。额外的两分钟可能使患者感到访谈有了扩展并且很重要,仿佛他是礼物的接受者;也可能导致一种想要逃离的感觉,并且担心临床工作者无法控制时间。强迫型患者通过看手表而不是觉察内心的感受来决定下一步做什么。这种方式外化了行为的动机。患者可能在访谈即将结束时瞥一眼手表,看看是否还有足够的时间提到他一直回避的问题。这时临床工作者可以共情地询问:"你在查看是否还有足够的时间来讨论另一个话题吗?"患者可能回答:"我更愿意等到下一次。"临床工作者可以回应:"我们现在就开始吧,这个话题可能与现在谈论的问题相关。我们不要失去相关性的时机。"

　　强迫型患者倾向于用金钱和地位而不是爱来建立安全感。财政状况是讨论中最具威胁性的话题之一,临床工作者企图谈论该话题的动机会立刻受到怀疑。金钱代表着内心深处的自尊,等同于秘密和特权,是为亲密关系而储备的。当谈论亲密关系时明显缺乏焦虑或情感,这就更为引人注目。社会习俗禁止讨论金钱可能使临床工作者与强迫型患者共同回避这一重要领域。

　　事实上,在许多方面,强迫型患者是社交技巧的笑话。礼仪习俗的作用在于避免伤害或冒犯他人。而强迫型患者夸张的礼仪是为了控制其敌意的冲动。有经验的临床工作者会关注患者的情感关系、诚实正直,而不是虚假的社交形式。这需要模拟练习,初学者可能会显得笨拙无礼。直率有助于建立相互理解的关系,临床工作者对患者的恐惧、愤怒和内疚以及温暖、温柔的情感能够感同身受。

在专注于时间、金钱、地位和权力斗争时,强迫型患者是一个具有强烈竞争精神的个体。尽管他害怕与具有相等或更高地位的人公开竞争,他仍然会想象自己与所有人竞争。所有的行为都被看成具有竞争意图。这与他和父母权威冲突的后期发展阶段相关。在生命的头两年,他与养育者在睡觉、喂养、如厕训练以及其他问题上斗争。在父亲的权威占主导地位的家庭中,男孩对权威的恐惧代表着害怕与更强大的男性竞争。新产生的俄狄浦斯情结叠加在这一斗争之上。

男孩象征性地体验到对俄狄浦斯情结的欲望遭到报复的害怕,即对阉割的恐惧。因此,很容易理解在临床访谈中呈现的焦虑往往与害怕阉割相关,而不是害怕丧失依赖。在母亲的权威占主导地位的家庭中,女性强迫型患者最初的权力斗争与此相似,如果女孩将父亲看成是对母亲愤怒和控制的保护者,那么直到晚期才会与父亲发生抗争。

2. 来自冲突的防御

强迫型患者必须对其矛盾的情感甚至所有情感尽可能地保密,不仅包括来自临床工作者的也包括来自他自己的秘密。这导致他出现最具特征性的防御机制之一:情感孤立。他倾向于表现出情感不存在,并试图"感受其思维"。

强迫型患者用智力来逃避情感,他将感受转化为思想,所以他思考而不感受。涉及情绪的冲突通过其理性的怀疑来反映。他与人相处时尽量只用理论和概念,导致对细节和情境无休止的讨论,以真正地避免与人在感受和情绪水平上交流。在现实生活中,思想应当与动机、情绪和行为相关。而对于强迫型患者来说,思想被用于避免觉察其动机和情绪,以及延迟适应性的行为。

合理化——是强迫型患者最常见的防御——被定义为用文字、语言和概念等智力替代物控制和选择性地表达情感,主要是以衍生的形式。情感孤立在逻辑上伴随着这种防御,因为患者任何的表达情感都感到受威胁。这个过程可以是以下四种基本形式之一:① 事实后的情绪;② 情绪隐藏在相反的象征性代表中(在做与不做的过程中);③ 防御性地使用愤怒来增强力量和权利感,因而避免了温暖和爱等危险的感觉,结果导致患者认为自己很糟糕;④ 将情绪从刺激他感受的事物上置换到他人或情境上。

文字和语言是思想的工具,被强迫型患者以特殊的方式使用。它们被用于避免交流。强迫型患者会发出滔滔不绝的言论,而传递给临床工作者的仅仅是无用的东西。细节的表达使事情更加模糊不清,产生大量信息但并非真实有用。厌倦是对患者沉湎于细节、努力找到恰当的文字、强调无关的细节的常见反应。临床工作者的厌倦表明患者成功地回避了情绪,同时临床工作者没能有效地挑战这种防御行为。

回避像恐惧和愤怒这类痛苦的情感,是很容易理解的,但强迫型患者却更渴望回避喜欢、温暖和爱。患者的力量和自豪感与他始终存在的愤怒反抗相联系,导致他不信任温暖或亲切的感觉。在患者的早期生活中,那些伴随着亲密感的情绪通常出现在依赖关系的背景下。因此,他对热情的情绪反应是依赖和被动的无助感,这激起了他对可能被嘲笑和被拒绝的恐惧。愉快的体验就被推迟了,因为快乐同样危险。强迫型患者在为未来的幸福做计划时格外高效，但当快乐来临时却不能足够放松地去享受。患者回避快乐是基于无意识的内疚。他为过错赎罪，安抚自己的良知，机械地控制那些隐藏的冲动。

在初始访谈中，强迫型患者通常会否认性关系方面的问题。只有当他觉察到对快乐感受的普遍约束时，他的压抑才被意识到。强迫型患者的伴侣知道性关系的问题总是相同。要么没有变化，要么仅有强制性变化，因为真正的自发性被认为是危险的。强迫型患者在手淫方面特别的固定和冲突，这已经投射到异性恋的经验中。伴侣成为完成手淫的一个新的更令人激动的工具。在性关系中，强迫型患者期望控制其伴侣，不允许伴侣做任何不同的事情。这种控制是手淫幻想的直接延伸，而幻想的伴侣完全由创造幻想的人控制。没有两个人的性活动方式是完全相同的，强迫型患者对此感到非常吃惊。性关系的概念是两个人发现和探索彼此同时表达爱和温柔的机会，这对强迫型患者来说非常陌生。相反，强迫型患者认为床是证明自己英勇以及隐瞒不足的地方。强迫型男性患者沉湎于他的表现；强迫型女性患者更喜欢计划第二天的购物清单。任何一方都沉湎于进入正确的位置，而如果双方都有强迫，那么在这个问题上就会发生争斗。对于强迫型患者，表现可以由持续的时间、频率或高潮的次数来衡量。通常，伴侣高潮的次数比愉快的体验更重要。

回避感受的需要导致推诿和怀疑。情绪常常隐藏在它们相反的象征性代表后面。患者为临床工作者的迟到而愤怒，又会感谢临床工作者在忙碌的工作时间中安排与他见面。患者被临床工作者对其生活中的不幸事件自发的同情反应而感动时，又可能会抱怨临床工作者仅仅是因为收费才假装关心他。这些象征性的情绪与迂回相关联，看起来是礼物通常隐藏了深刻的意义。患者称赞一件单调乏味的家具时，可能间接地告诉临床工作者他没有品味。患者更可能掩饰温暖的情感，因此遭受孤独、社交孤立和快乐能力的减少。患者最大限度地减少与他人的情感交流以避免恐惧和愤怒，为此付出了沉重的代价。

与使用象征性情感类似的是事实后情绪的体验。患者在访谈过程中没有反应，而离开咨询室后会感到愤怒。一旦他离开咨询室，压制的需要便不再那么强烈。根据隔离的严重程度，只有想法才出现在意识层面。例如，患者说："上次访谈结束后，我意识到出现了想揍你鼻子的想法。"如果临床工作者询问是否伴随着愤怒，患者可能回答："不，这个想法在我的脑海里一闪而过。"不太严重的强迫型患者可能会愤怒并宣称："要是他在这里，我会真的告诉他。"等到下次访谈时这将成为古老的历史，情绪再次被尘封。强迫型患者有着秘密的内心世界，害怕与任何人分享。临床工作者必须使患者相信，他会不带反对地接受和理解这些感受。患者的羞愧和不信任使得这个问题变得困难，而且他会经常挑起他所担心的愤怒或不满行为。每一个强迫型患者都多少有些偏执。

强迫型患者无法体验到爱和喜欢，他会用尊重和安全来替代。这导致他渴望依赖式地依恋他人，但这种依赖关系是一种不充分的和服从的形式。强迫型患者通常避免他渴望的依赖性的满足，因此经常感到抑郁。随着他对主见和攻击的抑制,削弱的自信和自尊又会使情况更加恶化。患者的抑郁可能不太明显,因为他能通过隔离来处理抑郁和其他情感。一旦隔离被打破,临床工作者应该预期抑郁的出现。从对依赖满足的放弃,加上希望得到他人尊重的需要,强迫型患者形成主观道德优越感。通过提供内化目标持续认可的幻想,弥补了患者拒绝接受他人的依赖性满足感。道德优越感影响着强迫型患者的每一个行为。这可能特别难以抵抗诠释,因为它将许多不管是痛苦还是适应不良的症状和人格特质转变为美德。

如上所述,强迫型患者夸大了依赖感和无助感。从动力学的角度来看,当他的全能地位受到威胁时便会产生这种感觉。强迫性的无所不能是两个人以共生的伙伴关系结合到一起的功能。原始的全能伙伴关系即婴儿和母亲的关系,母亲似乎知道一切、具有无限的力量、能提供一切。患者不断地寻求重建这种伙伴关系,希望获得有效的应对机制来替代这种重要的、无所不能的关系。这不一定是与个体的联盟,也可以是与思想、宗教信仰、科学教义等形成的系统联盟。当强迫型患者与他的全能伴侣分开时,他变得具有临床上的焦虑,以及强烈的无助、不足和依赖感。科学家离开实验室时会感到不安全,这就是一个典型的例子。强迫型患者经常对知之甚少的问题会表现得像个专家,试图通过这种方式重建自己的重要性。在每一个新的情境中,患者会迅速匆忙地聚集事实,然后展示自己的专业性。强迫型患者代偿重要性的典型例子是他拒绝给他人委派任务。他觉得自己做得会比任何人都好,他不愿承认自己需要其他人。占有欲和保存所有东西的需要都和他害怕与心爱的物品分离以及权力争斗的挑战部分相关。

强迫性犹豫不决是一种主要的防御机制,涉及承诺困难和害怕犯错。通常情况下,这些机制交织在一起。患者一旦遇见公告"所有东西清仓处理,不退不换"时,便犹豫不决,即使患者以理想的价格找到了正好需要的物品。这个例子既可用于字面意义也可用作暗喻。尽管临床工作者能够对患者害怕犯错做出解释,但是患者依然需要临床工作者的积极鼓励以做出决定。临床工作者可以支持患者某个特定时刻想要做的任何决策,特别是当决策的任一选项都有助于患者的成功时。临床工作者可以强调:"你的问题更多在于做出决定而不是找到正确或错误的答案。"指出决策背后隐藏的情感或情绪方面的意义不能通过智力过程来解决,也是有帮助的。重要的是,临床工作者不能代替患者做出决定。

当患者开始抱怨生活没有太多乐趣或者在他人玩得开心时自己总在工作,这时重要的治疗机会便出现了。患者防御性地利用高道德标准作为逃避快乐的借口。他害怕享乐导致美德的丢失。道德受虐欲通常作为强迫性人格障碍的一部分出现,同时混有轻度的偏执或自恋特质。通常在患者早期的梦中,临床工作者被看作是一个享乐者或腐败者。这种模式可以在早期治疗的移情中得到诠释。

尽管患者的强迫性谈话、不倾听、打断临床工作者、替临床工作者说完剩下的句子,或要求临床工作者重复他刚才所说的话,这些问题在初次访谈中很常见,但在初次接触之后再诠释这种行为模式更好,否则会使患者感觉受到贬低和批评。临床工作者在这方面的反移情经常导致他以非支持性的方式过早介入。最终,这种对质将变得必要,并且可以为患者提供建设性的情感体验。

　　考虑患者防御性的使用戏弄和虐待是有用的。因为反移情的诱惑在治疗早期聚焦于这些行为,但是少有成效,并且总是导致患者感觉受到伤害和不被理解。如果我们研究虐待的起源,就会知道使用术语虐待比使用愤怒或攻击更有用,原因如下。首先,当父母戏弄幼儿造成尴尬或羞辱时,幼儿可能感受到父母虐待他的快乐。幼儿通过认同的过程习得一个概念,即他也可以通过某种方式戏弄他人获得乐趣。这种虐待游戏包括隐藏幼儿喜欢的玩具,制造可怕的噪声,以及通过游戏弄哭其他幼儿。幼儿则知道他也可以这样做。例如,将玩具扔出婴儿床,再让父母帮他捡回来。几轮之后,父母假装无法忍受("哦,不,不要这么做了!"),幼儿会高兴地笑起来。像他们的父母一样缺乏社交技能的幼儿,不知道自己在这些本该有趣的游戏中何时做得太过分,当他们因自己的行为受到责骂时,会感到羞愧、羞辱和内疚。

　　因此,幼儿从认同父母虐待性的强力的控制行为中发展虐待特质。虐待也是抑制愤怒和攻击的衍生物。长期抑制愤怒会产生故意的吝啬。在治疗中期,临床工作者开始暴露患者的一些吝啬行为,而患者的吝啬是由于他早期的一些愤怒无法得到表达。接下来,临床工作者诠释患者期待当他戏弄他人时会使他人感受到爱。最后,患者觉察到他认同了自己强大的虐待性的父母。在治疗的这个阶段,患者经常会发展出强烈的内疚,伴有或不伴有抑郁。事实上,当强迫型患者开始放下一些防御时,他们通常会变得沮丧。

(三) 鉴别诊断

　　强迫症状见于各种不同疾病的患者,包括恐怖症患者、抑郁症患者、认知缺陷的患者和自恋的患者。在第五章"自恋型患者"中,详细讨论了自恋型患者与强迫型患者的相似性和差异性。同一患者常常同时具有自恋和强迫的特征。进食障碍患者对于食物有着强迫性观念,因此对于食物和运动会做出仪式化行为。其主要特征通常是清除和呕吐。恐怖症患者对于使他恐怖的情境存在强迫思维,因此发展出详细的仪式来象征性地提供安全和保护以应对恐怖的情境。偏执型患者同样具有许多强迫性的防御机制。对他人充满着不信任,给他人的行为赋予意义,就像对待自己一样。然而,偏执型患者缺乏朋友,在工作场所与人相处存在许多麻烦,他能正确地意识到他人不喜欢自己,但错误地认为他人密谋反对他。偏执型患者好争论,对所处的情境几乎没有洞察力,不像强迫型患者那样有一些朋友并且在需要注意细节的任务中表现良好。被动攻击型患者可能与强迫型患者相混淆,因为会在与工作相关的和社交的领域通过拖延、顽固、健忘和相关的弄巧成拙的行为来表达阻抗。与偏执型患者类似,被动攻击型的患者在工作中得不到赏识,而且他是一个长期的抱怨者。他责备他人,而且公开争辩、易怒以及反抗他人。被动攻击型人格患者经常通过愤怒、生闷气、令人不愉快的态度表达怒意。被动攻击型患者寻找与其相似的人,并与他们一起抱怨生活、工作和婚姻的不公。被动攻击型患者的表现不同于自虐型患者,因为他的攻击和愤怒聚焦于权威人物身上,而自虐患者的负性是聚焦于自己。

　　强迫型患者也具有自虐的特征，他因生活中错失的一切而感到痛苦。他在玩乐、放松、享受爱情和陪伴的乐趣方面存在困难。当有太多工作要做时，他觉得没有玩乐的时间；当他休假时，为缓解内疚感会带上工作。尽管他的伴侣可能感到这种行为是施虐性的，但是这种行为更多的是被患者的内疚而非其压抑的愤怒所驱动。在访谈中这是一个重要的需要区分的问题，当强迫型患者不与其伴侣分享工作信息和害怕失去美德的价值体系时，临床工作者可以帮助强迫型患者理解他们伴侣的痛苦。

二、访谈管理

　　强迫型患者与临床工作者见面时试图转换自己的角色。他可能以这样的问题开始："你今天怎么样"？然后继续其他的问题，试图掌控局面。另一种模式是患者等待临床工作者先发言，然后扭转局势说："你能解释一下你的意思吗？"初学者对患者的行为感到恼怒是很常见的，但以随意的富有同情心的评论回应会更有效，例如："你对访谈我感兴趣，表明你一定很难接受自己是患者这一角色。"在随后的访谈中，临床工作者可以告诉患者这些问题没有正确或错误的答案，他应该想到什么就说什么，而不用试图完全正确地回答这些问题。

　　访谈的首要问题是建立真正的情感关系。临床工作者主观的情绪反应是成功的指南。如果临床工作者充满兴趣、参与且"投入"，那么关系就会建立。如果临床工作者在焦虑或愤怒时建立关系，那么患者的次级防御便会起作用。如果临床工作者感到厌烦或漠不关心，那么关系则很难建立。

　　强迫型患者在情感孤立时会错误地使用沟通方式。与人接触时，看着对方、向着对方说、听对方说、参与对方所说的都很有必要；自发的、有表达欲的交流以避免沉默也有必要。强迫型患者可能会避免与临床工作者进行直接的眼神交流。眼睛是人与人之间情感交流的重要中介。避免眼神交流就是避免情感交流。患者似乎会偶尔看着临床工作者，但其实只是越过临床工作者假装在看。这是同一种回避，只是有了象征性的缓和。患者也可以用他的声音避免接触。他低声地说、含糊地说或用一种临床工作者很难听懂的方式说。患者没有倾听。他不会听取临床工作者的意见，并要求临床工作者重复所说的话。当临床工作者重复时，患者会打断然后替临床工作者说完，接着向临床工作者验证是否正确。患者可能听得到这些话语，但并不理解其意义。强迫型患者善于隐藏其注意迟钝。患者假装全神贯注时，实际上在思考一些完全不相干的事情。一些患者十分擅长于此并且能够根据要求完全准确地重复临床工作者的话。然而，尽管这些词语能够进入患者的脑海中，但如果患者不对其进行重复，内容的意义并不会真正地被患者所理解。

　　重复临床工作者的短语和问题可以使强迫型患者逃避接触，他在与自己而不是他人交流。他没有回答问题或遵循规则，但他在无意识的幻想中通过最大限度地减少临床工作者的参与来控制整个交流。实现这一目标的另一个常见方法是对临床工作者长篇大论。打断这种行为而不伤害患者很重要。以接纳的语气来评论而不是利用患者的虚情假意:"我感到我被诋毁了。我做了什么冒犯你的事情吗?"

患者会使用各种防御机制以达到相同的目的。临床工作者应该避免诠释每一种防御机制,否则患者会感觉受到攻击,或者访谈会持续地使患者感到沮丧而增加其自我意识。取而代之的是,临床工作者需要观察所发生的事情,对关键的或核心的防御进行评论。在一个不太重要的防御机制上犯错,比使用精神动力学教科书上的内容攻击患者更好。接受过专业训练能够识别多种防御机制但还没有在适当时候使用这种知识的临床工作者更可能犯这种错误。

另一种隐藏感觉的技术是使用否认。强迫型患者会更多地讲述自己消极方面而不是积极方面:"我并不是这样感觉的。"或者"当时发生这些并没有困扰到我。"在无意识中不存在负性的东西,他以自己的方式显露出潜在的问题。临床工作者不应该直接挑战患者的否认,而应该鼓励患者继续讲述。在这方面做得越多,患者最终就会开始逆转自己。当逆转完成时,临床工作者可以再回到原来的问题揭露冲突。可以对患者说:"你在描述几分钟前你否认的感受,对此我感到很困惑。"

另一种常见的避免参与的方式是使用笔记或清单,其中包括要讨论的话题或要提出的问题。这可能出现在访谈的任何时候,它们是对患者的焦虑的重要防御。在初次访谈中,有理解力的临床工作者能让患者使用防御,尤其是当患者需要控制访谈时。临床工作者可以向患者建议:"你想到什么就先说什么,然后再看你的笔记是否有遗漏。这种做法可能更有帮助。"在患者讲述自己的故事之前,就让患者陷入权力争斗并不合适。年龄较大的患者可能需要清单或笔记的帮助,因为他们不再那么相信自己的记忆,而且他们不清楚访谈还将持续多久。

当患者明显根据大纲在讲述时,临床工作者可以询问:"你是否提前准备过访谈?"如果答复是肯定的,临床工作者可以问:"你对访谈感到焦虑吗? 为访谈做准备是如何降低你的焦虑的?"

强迫型患者最喜欢的技术之一是特别地使用智力和语言。他沉湎于找到正确的词汇来描述情绪的量化的方面。言语变得不仅仅是符号也有其本身的重要性。他不是"生气"而是"懊恼",或者他不是"生气"也不是"懊恼"而是"烦躁不安"。避免情绪的另一种类似的方式是使用科学术语和技术术语。临床工作者在发表意见时应避免使用这些术语,并将患者的技术术语翻译成日常语言。强迫型患者通常使用委婉语来描述一种令人不快或尴尬的情境。临床工作者应该将这些误导性术语用基本的语言直接描述出来。例如,如果患者说他和妻子有"轻微的争吵",那么临床工作者可以回复:"争吵是如何开始的?"再如,患者提到最近一次的性经历时说:"昨晚我们很近。"临床工作者可以回复:"你是指你们有性行为吗?"

如果临床工作者提问时避免使用"想法"这个词,那么患者智力化的倾向就会减少。"你对此有什么想法?"是典型的强迫性问题,会导致智力化。相反,临床工作者可以询问:"你感觉如何?"当强迫型患者被问及他的感受时,他会将其与想法联系起来。临床工作者可以解释说:"我并不是在问你的想法如何,我的意思是你感觉如何?"如果患者自己没有意识到这一点,就需要持续地探讨其感觉。临床工作者还应该避免提出要求患者做出决定的问题,否则会激发智力防御方面的怀疑机制。如果询问患者："你跟谁更亲近，你的母亲还是你的父亲？"他的答案可能会冒犯某人，因此用怀疑作为防御。临床工作者最好这样说"跟我讲讲你的父母吧"，并注意哪位父母被患者先提到以及患者自愿提供了哪些信息。

一位患者描述她渴望看望她的姐姐，是因为她喜欢她姐姐而不是感到她们之间的竞争。询问她们之间的关系引起了姐姐对父母依赖的讨论，最后发现她恼怒于父母给姐姐的礼物比给她的多。而看望她的姐姐是为了确定姐姐最近收到了什么礼物。这时临床工作者说："我不太确定我是否理解了。你说你们之间没有竞争，但你似乎在嫉妒你姐姐从父母那里收到的礼物。"患者挣扎着解释她们之间没有矛盾，但最终承认这次拜访有助于抑制她的竞争感，因为在患者的幻想中姐姐的礼物比实际上更有吸引力。

临床工作者通常会在引导的或附加说明的陈述中发现否认的具体类型，例如"说实话""我的真实感受是……"或"让我向你坦白"。这些表面上无害的确认实际上是有目的性的。患者隐藏和否认了一些东西。而直接对质只会导致更多的愤怒的否认，但这些歪曲和隐藏的感受是宝贵的线索以至于患者觉得应该受到谴责。

即使是最细心防卫的强迫型患者，在每次访谈中也有两次自发行为：开始和结束。大多数患者会将这些访谈片段从他们脑海中排除，因此，它们向细心的临床工作者提供了丰富的信息。患者在治疗室里仔细隐藏的情感，可能在走廊或候诊室里表现出来。当患者和临床工作者坐下以后，临床工作者可以继续先前的谈话而不是开始新的对话。应该注意患者在候诊室的活动，例如他所读的杂志，他所选择的椅子和他感兴趣的物品。他称赞或批评办公室里的家具是一种与临床工作者沟通情绪的手段。访谈结束后，他感到放松而这时他放松的感受也会出现。他可能会提到一直保守的秘密（"我不知道你为什么不问我这件事情"）或者透露他对临床工作者的失望。他会说："我以为你会告诉我该怎么做。"

强迫型患者会将时间浪费在不相关的细节上。他以为临床工作者不会理解他，因此在讲到故事的核心之前他必须提供大量的背景信息。这个过程变得如此复杂以至于当患者最终讲到重点时，临床工作者已经失去了兴趣或是访谈已经结束了。最终这种防御机制必须被诠释；尽管患者恳求只占用一分钟的时间，但是让患者说完仍然是一个错误。他对批评非常敏感，这使得中断或劝告变得特别困难。临床工作者可以问："我不明白这与我问你的问题有什么关系？"患者可能会回答："哦，这是有关系的。你必须先知道这些。"临床工作者可以回答："你是否觉得如果我不知道所有的细节背景就无法理解你？"患者回答："是的。"临床工作者回复："好吧，我们试着直接进入问题的核心，如果我不理解，我会向你询问更多的背景信息。"患者可能会犹豫是否该听从临床工作者或继续先前的描述。如果患者继续讲述无关的细节，临床工作者就不应该在那时进一步讨论这个问题。临床工作者的耐心对于强迫型患者来说至关重要。

沉默是回避情感关系的另一种技术。与大多数其他患者相比，强迫型患者可以忍受更长时间的沉默，除了严重的精神病或重度抑郁的患者以外。临床工作者必须学会容忍这些沉默。当患者打破沉默时，那些回避自发性的患者会表现出一些自发行为。如果患者继续保持沉默,临床工作者可以评论说:"你现在似乎很安静。"或者"你很沉默。"患者可能会回答:"我在等你下一个问题。"如果患者的确这样做,虽然可能性很小,临床工作者可以这样回应:"是的,我可以看出来你在等待我的下一个问题。也许你在担心一些令人沮丧的事情?"如果临床工作者打破沉默,就不要引出一个新的话题,而是应该将重点放在沉默本身的含义上,例如:"你想说的都说完了吗?"患者回答:"是的。"临床工作者继续说:"只有你才能决定,直面尴尬是更痛苦的,还是你无法分享自己的痛苦感觉更糟糕?"

强迫型患者试图谈论一些在访谈开始时没有触及的话题。他可能提到临床工作者之前提出的一个评论,然后要求解释一下令他感到困惑的方面。当临床工作者这么做时,就会有更多的问题被提出,很快患者便控制了访谈。这样既保证他不会因为错误而被抓住把柄,也可以使他控制和引导访谈。

在访谈的中后期,临床工作者可以询问患者的财务状况。这有助于揭示患者对临床工作者的恐惧和不信任。对于自费患者也同样有效,尽管临床工作者可能不会直接与他们确定费用。临床工作者不应该让访谈的费用和时间变成简单的商品而被讨价还价。强迫型患者是"哄骗者",如果费用减少,患者会觉得临床工作者开始对他收费过高,或者患者成功地占到便宜,而这可能会增加患者的内疚情感。

三、治疗同盟的发展

临床工作者应该帮助患者觉察到除了恐惧、愤怒和内疚以外的情绪。当患者描述一种情绪时,临床工作者可以给它命名。特别是爱、羞愧、温柔、悲伤或受伤的感觉。加强对这种感受的体验可以证明患者也具有情感。与给初学者的标准建议相反,当患者自己不能这样做时,临床工作者可以帮助患者为感觉命名。如果临床工作者说的不对,患者可以进行纠正。强迫型患者缺乏对这些情绪的觉察导致他与社会脱节和自我价值感降低。他会默默佩服看起来强大同时又能体验到温暖和关心的人。临床工作者要让患者清楚,目标不仅仅是表现得有情感,更要去体验这些感受,尽管对于许多强迫型患者来说,这一行为能够促进对情绪的觉察。临床工作者可以寻找患者被置换的情绪或他们的躯体对应物,如血管运动反应。重要的是临床工作者要注意并做出评论,如"你脸红了"。临床工作者也应该要求患者报告在治疗室之外发生的情绪事件,因为它们提供了理解患者情绪的机会,同时也使患者带给访谈不同的信息。这比诠释患者的情绪反应缺失更好。不可能立即理解是什么产生了情绪反应,但至少可以确定患者有情绪反应。

临床工作者的自发性和情绪反应对强迫型患者具有重要的影响。初学者经常误解技术中立的原则,对患者持有一种冷漠的、态度不明的、没有情绪反应的态度。临床工作者用自己的情绪反应为患者树立了榜样,他们经常评论说:"你似乎比我更喜欢这个话题。"

临床工作者应该避免以刻板的方式开始和结束访谈。临床工作者会形成一个规范,每次以相同的短语结束他们的访谈,这为强迫型患者设立了一个符合其人格结构的模式。

访谈中一位具有许多强迫型人格特质的患者,渴望控制他生命中的重要人物。大量信息表明他不愿意承认他不是他所渴望的无所不能的人。在访谈结束当他走向门口时,他快速地"轻拍"自己的夹克。临床工作者问:"你丢了什么东西吗?""没有。"患者用质问的语气回答。临床工作者回应说:"你是否感觉仿佛失去了某些东西?""是的,你说对了。"患者通过非语言的交流表明,当他开始放弃认为他自己是无所不能的所有需求时,一些主观感受从他的躯体上被移除了。

当患者似乎用细致或不必要细节迷惑临床工作者时,避免发表批评性的意见很重要。患者试图更精确地避免犯错,并控制自己想要歪曲其表达的愿望。临床工作者要探索患者担心歪曲的恐惧。毕竟每个人都是这样,患者必须理解他也"有权"歪曲,因为这是基于真实的情绪感知。这也在一定程度上鼓励患者采取情绪的观点。患者可能时常无意识地模糊和混淆临床工作者。在这种情况下,临床工作者可以说:"我们仅剩 10 分钟了,我感到你还有一些非常想要讨论的事情,而我们今天可能讨论不完"。在其他场合出现这种机制时,临床工作者在谈话开始前询问患者"请告诉我底线"是合适的。并且,临床工作者有必要告诉患者尝试这些练习对其最有利。但这不是在初始访谈中要做的。患者有说话啰唆的需求。然而,最终阻止这种行为可以使患者意识到其啰唆背后的情感需求。患者渴望独白而不是对话或交流,以吸引临床工作者的注意力并保持对其控制,这是患者无意识的机制。在患者体验到某种感受后,做出共情式的诠释可以更直接地理解他的观点。如果没有这样的诠释,就会出现权力争斗。应该让患者觉察到他不愿意听从于临床工作者而只想让临床工作者听从于他,而不是指出患者侵略好斗和控制的人格。临床工作者接着可以与患者沟通理解其恐惧的是什么。如前所述,重要的是尽可能随时与患者互动,而不是表现得分离、冷漠和客观。

四、移情与反移情

强迫型患者经常感觉自己遇见了一位全能的临床工作者,知道他所有问题的答案。当临床工作者评论说:"你觉得你所有的问题我都知道答案,而我却让你自己解决,对此你很苦恼。"患者回答说:"是的,所以你为什么不快点帮我解决问题?"初学者会陷入沉默,而患者感到挫败、沮丧或愤怒。这种互动只会减缓治疗关系的发展。此外,患者还可能感到这是对自己情感需求的批评,并且暗示着他无法满足的需求。临床工作者在可能的时候给患者提供问题的答案,这时便可以促进治疗关系的形成。在恰当的时候,患者会意识到他的需求有时是不能被满足的,然后临床工作者从盟友而非对手的角度来帮助患者更好地理解自己。

患者的秘密和隐瞒代表着权力、控制、屈服和蔑视,而不是在较严重的患者中所见的分离个性化的问题,反映了患者对治疗的不完整的承诺。患者通常会保留临床工作者犯错和缺陷的秘密清单,然后在适当的时候拿出来。因此,对患者的批评和失望保持敏感,在患者尚未说出来之前发现这个过程很有必要。向患者解释,这些感觉在发生时便进行讨论很重要,因为这是患者最能接受的时候。然而,正是在那个时候,患者感到最脆弱,倾向于隐瞒。例如,临床工作者可能会说:"我刚刚注意到我混淆了你兄弟们的名字。"患者通常会回答："我也注意到了。"临床工作者可以回答："但你没有提醒。也许你不想让我知道你对我很失望。"接着，临床工作者可以向患者说明他隐藏这些消极情绪最终会对他的人际关系产生破坏性的影响。防御性地使用他人的批评来回避亲密感，可以在治疗的相对早期被诠释，但在移情之外这样做往往更有效，因为患者在治疗的早期会否认对临床工作者的亲密感。随着患者在治疗中变得更复杂，当临床工作者评论自己的错误时，患者可能会说："你说我没必要成为一个完美主义者，我只是试图容忍和忽视你的错误，就像你所建议的那样。"这时，临床工作者最好保持沉默而不是进行辩论。如果患者在开玩笑，临床工作者可以笑着说："讲得好。"

　　临床工作者和患者之间关于金钱和时间的问题是不可避免的争斗，要试图将争斗归于起源，即患者内在的问题。临床工作者可以问患者："你认为怎样做，对我俩是公平的？"或"你建议我们如何解决这个问题？"这是为了暴露患者内心的冲突而不是两者的关系。

　　随着治疗的进展，临床工作者应该警惕患者退缩的愿望：制造混乱、接受养育、控制世界等。临床工作者对这些退缩愿望的共情使患者担心他会失去对自己的控制，他会变得不舒服。患者将会放心得知，一点满足并不会导致他所有的美德彻底崩溃，而当他感到更加满足时，他会更少生气，更能够与他人分享。

　　应该避免花费太多时间寻找仪式及其起源的含义，这样做很少有帮助。患者为什么会继续这样做通常更重要。取而代之的是，应当关注最近的事件、当前的挫折和怨恨。这避免了患者过去枯燥乏味的历史记录。患者会经常试图离开现在以防御的方式讨论过去。这时，临床工作者使用这样的评论来诠释患者的防御："你似乎能更加舒服地谈论过去，因为与这些经历有关的感受现在已经渐渐平息了。"

　　当患者大的自我期待使其对小的收获和缓慢的进步不满意时，临床工作者可以给予支持。患者想要神奇的收获和立即的治愈。他对进展的挑剔可以诠释为不愿意放弃对自己和那些对他来说非常重要的人，包括临床工作者的过分要求。

　　有必要说服患者改变他牢牢抓住的合理化行为。当所有其他事情都失败时，临床工作者可以对患者说："试着去体验，你没有什么可失去的。如果不行，你永远都可以回头再按你的方式去做。"如果患者没有接受这样的建议，临床工作者必须进一步探索患者的恐惧。在出生、葬礼、婚礼、生日、毕业等重大生活事件发生时，这样做尤其有帮助，因为这些经历只有一次。

　　在一次访谈中，一位女性患者表达了对她母亲的愤怒，她的母亲刚刚告诉她会在 3 天后在一个遥远的城市再婚。多年来，患者与其母亲一直维持着愤怒、依赖的关系。临床工作者评论说："因为你的母亲没有邀请你，所以你感觉受到了伤害。她很可能觉得你会不同意，为了避免让自己的感情受伤。""我从来没有这样想过。"患者回答。患者的愤怒渐渐平息，但很明显，什么都不会再进一步发生，因此临床工作者建议："你可以给她回个电话，祝贺她，并告诉她，因为没有被邀请你感到受伤。"患者说："我会考虑一下。"一周后，患者感谢临床工作者并报告说："当我将感受告诉我的母亲时，她说她想让我去，但是害怕我拒绝。我哭了，她也哭了，然后她提出给我买票，我说我来买，最后我们决定各付一半。如果我没有这样做，那将是我心中一个永远无法愈合的伤口。"

一位30多岁已婚女律师带着两个小孩，患有轻度抑郁，对工作情境感到焦虑、担心自己失去控制。刚开始治疗，她就报告说她的一个孩子生病了，所以要从工作中请假一天照顾孩子。下一次访谈时，临床工作者询问了孩子的状况。患者回答说她的女儿患有链球菌感染，并对女儿的病情进行了详细描述，患者说："我发现一整天和孩子待在家里很困难。她喜欢玩富有想象力的游戏并把时间浪费在无聊的活动上。我试着教她用电脑，这样她能在以后的生活中学习更实用的知识。但她并不想学这些，因此我们陷入了权力的争斗。"她继续描述她4岁的女儿的黏人状态和要求，女儿喜欢在看电视时爬到她的腿上。患者认为情感必须限量，只能给予恰当的量，就像治疗她女儿的感染所用的药物一样。

这些评论引发了临床工作者的反移情，他内心批判式地问自己："人生就仅仅是统治和屈服、权力和控制吗？"对内心的想法给予答复会使患者体验到既重要又受轻视，所以临床工作者应该这样问："你想要拥抱和亲近吗？"患者回应说，"我想知道当孩子长大后，他们会怎样看待作为母亲的我？"此时可以接近患者的情绪，她在内心质疑对女儿控制的合理化。临床工作者问："你希望他们如何记住你？""也许我应该更多地享受他们的想象力和感情。"患者的情感隔离、控制的合理化需求和完美主义受到质疑。这与移情同时出现，情感、想象力和创造力使患者感到不舒服。她不允许自己在临床工作者面前是一个顽皮的儿童。她自己的母亲忽视过她，让她在街上玩耍，做危险的事情。她感到被忽略、被抛弃。因此，她发展了一种与母亲不一样的反应形式，从而变得过分控制。她没有意识到她的孩子不能从这种控制的方式中体验到爱的感觉，她曾经认为这种方式会使她们感到更加安全。

在接下来的一次访谈中，患者谈到她与同龄人缺乏联系，并详细阐述了她在律师事务所对"权利"的执着追求，但现在意识到她与同事在一起时敏感而又有攻击性，以及她会如何毁掉了自己。"你似乎既宽容，又充满爱心"，她对临床工作者说。"你一直在忍受我以及我对改变时间甚至是费用的要求。"临床工作者仔细地监测自己对患者的反移情反应。一开始时，她陷入时间和金钱的权力争斗中并试图控制他。临床工作者的回答是："我们必须协同合作。让我们看一下我们两个人都同意的时间，费用也是如此。多少钱是我们都能同意的？"以这种方式，患者偏执型的害怕被控制和虐待，通过对自己焦虑的共情性反应来解决了。最终，这是一次富有成效的治疗；患者好奇于自己的控制行为，并终于允许自己感受爱的乐趣，享受和丈夫、孩子在一起的时光。

五、结论

由于强迫型患者情感孤立、僵化、心理不灵活，以及有着与临床工作者和整个世界进行明显或隐蔽的权力争斗的倾向，他们给治疗带来了巨大的挑战。临床工作者共情地觉察到患者内在的核心冲突以及生活中的痛苦，使其能够对患者进行有效的治疗，帮助患者从减少日常生活乐趣的内在精神暴力中解放出来。

第四章　表演型患者

许多患者的人格构造中有表演型的特征,一般情况下,表演型患者都是有吸引力的人,他们通过想象力和敏感度为周围环境增添了很多色彩。表演型患者有意识地希望被看作是一个有吸引力的、迷人的、活泼的、温暖的、直观的、敏感的、慷慨的、富有想象力的人,能够提高他人的生活质量,并且在琐碎的细节和刻板的生活上不浪费时间。然而,对周围的人来说,表演型患者可能展现为暴露的、寻求被人注意的,有操纵欲望的,肤浅的、过于戏剧性的、夸张的、易受伤的、易冲动的,不考虑他人感受的,命令性的、容易落泪的或愤怒的。表演型患者会体验快速变化的一种又一种情绪状态。从这个意义上说,他们的情感体验类似于那些能很快从欢笑变成哭泣的儿童。

表演型人格障碍患者在两性中一样多。常见的跨性别特征是那些希望被视为有魅力和性兴奋的特征,表演型患者往往是有魅力的和迷人的。表演型患者根据其性别在他人中会引起不同的反应。女性表演型患者经常吸引男性临床工作者,但女性临床工作者往往不喜欢她们。相反,男性表演型患者常常会吸引女性临床工作者,而不是男性临床工作者。当一个表演型患者住院时,这种性别分裂反映在专业工作者的讨论中。工作人员性别的极端化高度表明患者是表演型人格障碍。

表演型患者在三个维度上展示自己。一是戏剧性——暴露的、奢侈的、情绪不稳定的、强烈的和过于慷慨的集合。二是操纵性,在这种维度中患者的人际关系的世界是受控的并且从中获得满足。这是寻求关注的、命令的、容易受到伤害的,不考虑他人的,社交混乱和依赖的集合。三是与自我功能方面有关。表演型患者往往是冲动的、分散的、杂乱无章的、容易被细节干扰的,很少守时的,不靠谱的。表演型人格障碍在 DSM-5 中的诊断标准更聚焦于原始的类型,而不是在早期文献中描述的那些类型(表格 4-1)。

表格 4-1　表演型人格障碍的 DSM-5 诊断标准

一种过度的情绪化的和追求他人注意的普遍模式;始于成年早期,存在于各种背景下,表现为下列几项(或更多)症状:
1. 对那些自己不是被关注的、中心的情境感到不舒服;
2. 与他人交往时的特点往往带有不恰当的性诱惑或挑逗行为;
3. 情绪表达变换迅速而表面;
4. 持续地利用身体外貌来吸引他人对自己的注意;
5. 言语风格总是令人印象深刻和缺乏细节;
6. 表现为自我戏剧化、舞台化或夸张的情绪表达;
7. 易受影响(即容易被他人或环境所影响);
8. 认为与他人的关系比实际上的更为亲密。

来源　转载于美国精神医学学会:精神障碍诊断与统计手册,第五版。阿林顿,弗吉尼亚州,美国精神医学学会,2013。版权所有© 2013,美国精神医学学会。授权使用。

　　虽然这描述了与边缘型患者重叠的那一端，但排除了整合较好且功能较高的表演型患者，这些患者代表的是人格类型而不是人格障碍，并倾向于更稳定且具有更好的冲动控制。对于功能较高的表演型患者来说，这种诱惑不那么明显，与更原始的也就是更紊乱的表演型相比，他们可能拥有严格的超我、更健康的客体关系和更高层次的自我防御。在这种障碍中，对基础动力学而不是其表演行为的临床关注，对于建立诊断标准以及鉴别更轻度的患者和更严重的表演型患者来说是至关重要的。

　　表演型患者谱系的统一特征是情绪化和戏剧性，在这个谱系较健康的一端的个体看起来很有魅力，但在更紊乱的一端则没有吸引力，这些患者在其诱惑方面看起来很粗鲁、依赖性强，要求高和无助。

　　我们同意加伯德（Gabbard）（2014）的观点，即消除 DSM-Ⅱ 中歇斯底里型人格障碍的诊断标准，以及用 DSM-Ⅲ 中的表演型人格障碍来替换，实际上去除了明确的诊断实体并用更原始的类型取而代之。加伯德列出了功能良好的表演型患者，他继续称其为"歇斯底里型人格障碍"，并总结了其与 DSM-Ⅳ-TR（和 DSM-5）的表演型人格障碍患者的临床区别（表 4-1）。加伯德的表格总结了原始的、口语的、歇斯底里型的表演型患者与成熟的、有恋母情结的、"歇斯底里型"的表演型患者的区别，这些区别是由蔡策尔（Zetzel）（1968）、艾瑟尔（Easser）以及莱瑟尔（Lesser）（1965）首先提出来的。

表 4-1　歇斯底里型人格与表演型人格障碍的差别：加伯德（Gabbard）

歇斯底里型人格障碍	表演型人格障碍
局限的和具体的情绪化	明显的和广泛的情绪化
性暴露、需要被爱	有要求的贪婪的暴露，言语"冷漠"，参与较少
冲动控制良好	广泛性冲动
含蓄的诱惑	粗放的、不恰当的、有距离感的诱惑
有野心的和竞争性的	漫无目标的和无助的
成熟的三角关系	原始的二元客体关系，表现为黏人、受虐和偏执
可以忍受与所爱对象分离	被所爱对象抛弃时出现严重的分离焦虑
严格的超我和一些强迫性防御	宽松的超我，以原始防御为主，例如挑拨离间和理想化
性的移情愿望逐渐发展出来且被认为是不现实的	快速产生强烈的性的移情愿望且被认为是现实的

　　来源　引用自加伯德（Gabbard G O）：临床实践中的精神动力学精神病学，第五版。华盛顿 DC，美国精神医学出版社，2014 年，第 550 页。版权所有 2014，美国精神医学出版社。授权使用。

　　在本章中，我们使用 DSM-Ⅳ-TR（和 DSM-5）的术语表演型人格障碍，但将其应用于更广泛意义的表演型患者谱系，它包括那些被包含在加伯德所定义的歇斯底里型人格障碍中的患者。

一、精神病理与精神动力学

（一）表演型特征

1. 自我戏剧化

表演型患者的言语、外貌和一般方式都是戏剧性的和暴露性的。交流是有表现力的，讲述者强调情感和内在体验，而不是事实或细节。语言模式反映了对最高级的语法的大量使用；重复使用共情的短语导致出现刻板的质量。听者发现自己被患者的世界观所吸引。患者使用夸张的方式，来使得一个观点戏剧化，并且如果扭曲事实可以更好地完成这个戏剧化，那么患者并不在意与事实不符。这些患者往往是有吸引力的，可能看起来比他们的年龄年轻。男女双方都对风格和时尚有浓厚的兴趣，这直接使得他们的外貌引人注目。女性患者会过度戏剧化其女性特质；在男性患者身上，可能会出现大量的矫揉造作或过度男性化。

2. 情绪化

虽然表演型患者难以感受到深厚的爱与亲密感，但他表面的呈现却恰恰相反。这类患者是迷人的，并与他人有明显的温暖的联系，虽然他的情绪反应是不稳定的、容易变化的且有时是过度的。表演型患者似乎容易快速建立起亲密关系，让他人感觉像老朋友一样，即使患者可能实际上是感到不舒服的。在前几次见面之后，不能发展成进一步的亲密关系，这一点变得更加清晰。强迫型患者试图避免情绪接触，而表演型患者则不断争取个人关系。在任何表演型患者感觉不到情感接触的关系中，他都会经历拒绝和失败的感觉，并经常责备他人，认为他们是乏味的、冷漠的和没有反应的。表演型患者对失望的反应强烈，对挫折的耐受性低。如果不能从别人那里得到同情的回应，往往会导致其抑郁或愤怒，这可能被认为是发脾气。他的魅力和口头表达创造了一个沉着和自信的外在印象，但通常患者的自我形象是忧虑的和不安全的。

由于不可能客观地衡量他人情绪的深度，所以从情绪承诺的稳定性、连续性和成熟性来推断是一个好方法。一个完全正常的 8 岁儿童可能会经常变换"最好的朋友"，但成人的这种浮躁则暗示了表演型人格。与表演型患者的关系可能是短暂的，并且是对即时事件的反应，从爱上一个人到离开他，很多时候就像儿童能够在很短的时间内从哭到笑一样。表演型患者的情感依恋存在潜在的不稳定性。

3. 诱惑

表演型患者创造了使用身体作为表达爱和柔情的工具的印象，但这源于渴望获得认可、钦佩和保护的欲望，而不是一种亲密感或生殖器性欲的感觉。肉体上的亲近是情感亲近的替代品。有吸引力的和诱惑的行为是为了获得他人的爱或认可，而不是给患者带来性快感，表演型患者向同性别的他人表现出竞争性的对抗，尤其如果这个人是迷人的并且使用相同的方法来获得情感和关注。

4. 依赖和无助

由于西方社会对男性和女性依赖的表现形式有着不同的态度，男性和女性表演型患者的表面行为之间存在明显的差异,但是这些差异在更深层次上消失了。男性表演型患者更可能表现出假性独立的行为,这可以被认为是防御性的,因为伴随过度恐惧或愤怒的情绪反应。

在访谈的情境下,女性表演型患者提出自己的无助和依赖,依赖于临床工作者的不断反应,以指导她的每一个行动。她在与临床工作者的关系中,希望对方占主导,而且憎恨任何对这种亲子关系的竞争性威胁。临床工作者被认为是无所不能的,能够以某种神秘的方式解决她所有的问题。作为父母的替代者,临床工作者被期待照顾患者,解决所有的烦恼,并承担所有的责任;然后作为回应,患者的责任是表现出娱乐性和魅力。在解决她的问题时,她表现出无能为力,好像她自己的努力不算数。这导致临床工作者出现反移情的问题,在这之中享受着进入一个无所不能的治疗同盟的机会。表演型患者在他们的母亲出现时也采取一种特别无助的姿态。他们经常被其家庭认为是可爱的、小巧的、让人无可奈何的以及"仍然是一个小孩"。诱惑和假性无助被用来操纵他人。

这些患者需要别人的极大关注,不能自娱自乐。因此,无聊是表演型患者的一个持续的问题,因为他们认为他们的内在自我是迟钝的和缺乏刺激的。表演型患者不断追求外部刺激,他们的戏剧性、诱惑性、过于情绪化、无助和依赖行为的目的是为了含蓄地让他人参与,以便满足他们持续的兴趣和情感。"我只是不知道该拿我男朋友怎么办",一位表演型患者说。"他反复无常,不可靠,但我很迷惑,因为他很有魅力。告诉我该怎么做,我不应该和他分手吗?你很有经验,很有知识。你肯定知道答案。"

表演型患者否认他发现自己困境的责任,抱怨说:"我不知道为什么它总是发生在我身上。"他觉得他所有的问题都源于一些不可能的生活情境。如果这可以神奇地改变,他就不会抱怨。当依赖需求不能够满足时,这些患者通常是愤怒的、苛刻的和强制的。然而,一种获得依赖性照顾的方法不能够成功,患者就会放弃,并突然转向另一种方法。

5. 非依从性

在这些重要的人格特质中,表演型患者再次出现机械的强迫型人格特质的对立面,表现出没有次序、缺乏对守时的担心,以及难以规划生活中的细节。这些在动力学上组织起来的人格特质经常被表演型患者以自傲或被动攻击的方式来炫耀。

表演型患者不喜欢戴手表,而强迫型患者没有手表就会感到焦虑。他相信在珠宝店的橱窗里或在广告牌上会有一个时钟,或者他可以向路过的行人询问时间。访谈的时间管理也被委派给临床工作者。

做记录和其他平凡的任务被表演型患者认为是一种负担和不必要的。强迫型患者必须始终保持支票簿的顺序,但是表演型患者不会这么做,因为银行记录了这笔钱,如果透支,会通知他。对于一个强迫型患者来说,这样的事情是可耻的和羞辱的。

表演的想法被描述为冲动的,因为患者依赖于快速的预感和印象,而不是来自有坚定信念的挑剔。患者往往不了解政治和国际事务。他的主要智力追求是在文化和艺术领域。患者通常不坚持做日常工作，认为这是不重要的苦工。当面对一项令人振奋或鼓舞人心的任务时，患者能够因他的成就而引起注意，他会展现出组织能力和毅力。如果需要想象力，这项任务可以做得特别好，这种特质在强迫型人格中很少能找到。

6. 自我放纵

表演型患者对爱和钦佩的强烈需求创造了自我中心的光环。其人格的自恋和虚荣表现为关心外貌和从别人那里获得关注。他的需求必须立即得到满足，因为他的冲动这一特质使得表演型患者很难成为一个好的理财计划者。表演型患者是奢侈的，强迫症患者是节俭的。

7. 易受影响

尽管传统上认为表演型患者易受影响，但我们同意艾瑟尔和莱瑟尔的观点，即表演型患者只有在临床工作者提供正确的建议，临床工作者暗示他需要并由他人来承担责任的前提下，他才容易受到影响。

8. 性与婚姻问题

表演型患者通常有紊乱的性功能，尽管在他们采取的形式方面存在很大的变异。在女性中，部分患者性冷淡是对自己的性感受的恐惧反应。此外，性兴奋干扰她使用性来控制他人。这种恐惧反映在她与女性的敌意和竞争关系中，以及她渴望通过诱惑的征服来控制男性。她在这些目标上有很大的冲突，导致了性抑制。其他患者有性的反应，但其性行为经常伴有自虐的幻想。滥交并不罕见，因为患者用性作为吸引和控制男性的手段。

女性表演型患者所爱的男人，很快就被赋予了一个理想的、全能的父亲的特质，他不会对她提出要求。然而，她总是担心像失去父亲一样失去他。因此，她选择一个她可以把握住的男人，借助于他依赖的需要。她可能会在社交上"下嫁"，或者嫁给一个不同文化、种族或宗教背景的人，这既是对她父亲的敌意的表达，也是对她的俄狄浦斯情结的一种防御。以这种方式，她用社会的禁忌代替了乱伦的禁忌。与年长男人结婚的患者也有俄狄浦斯的幻想，但有更大的需要来避免性行为。另一个经常影响配偶选择的动态机制是对阉割恐惧的防御，通过选择一个象征性弱于患者的人来表达。

男性表演型患者也有性功能紊乱。这些包括效性无能和唐璜综合征；在每一种情况下，往往与母亲有一个强烈的神经症性的关系。与女性患者一样，他们也无法解决他们的俄狄浦斯冲突。

人们经常观察到，表演型患者和强迫型患者结婚，在伴侣身上寻找他们自己缺乏的东西。表演型患者提供情感表达，强迫型患者提供控制和规则。通常情况下，女性表演型患者的伴侣是强迫型的，具有强烈的被动依赖的趋势。后一种特质不被双方承认，特别是不被表演型患者承认，她认为他是自私的，是把她当作囚犯的暴君。这种感知通常有一定程度的合理性，伴侣认为她是身份的象征，因为她的吸引力、诱惑的行为以及对其他男性的吸引力。他无意识地认为她是一个理想的母亲,会满足他的性和依赖的需要,而他仍然保持着这种被动。这种关系可能是暴风雨,很快会导致双方的失望。人际冲突有一个典型的模式:女人被伴侣的冷漠、节俭和控制的态度激怒了。他对她苛刻的行为、奢侈和拒绝服从他的统治而恼火。在他们的争论中,他试图让她参与到智力化和理性的逻辑中。她最初可能会参与辩论,但很快变得情绪化,显示她的愤怒或被拒绝的受伤害的感受。伴侣要么让步,要么感到困惑和沮丧,或者在自己的愤怒反应中爆发。双方争夺"被爱的孩子"的角色,因为她选择了一个不愿意把她看作是女人且与她平等的男性伴侣,所以她不得不在做他的母亲和孩子之间转换。

女性患者通常报告说,伴随着对丈夫失去欲望、性冷淡或外遇,她的性生活在婚后恶化。与丈夫的关系导致幻想破灭,因为她发现他不是她曾梦想的理想伴侣,在她的失意和沮丧中,她退缩到浪漫的幻想中。这往往会导致对冲动性不忠的恐惧,如果发生这种情况,会使她的生活更加复杂,伴有额外的内疚和沮丧。调情和诱惑的魅力是一种补偿性的尝试,但不能增加她的自尊,导致了额外的失望。当男性表演型患者对伴侣的幻想破灭,相似的模式也会发生,他们可能发展为性功能障碍,或者寻找新的更令人兴奋的伴侣。

9. 躯体化症状

涉及多个器官系统的躯体化症状通常在患者的青春期开始,并在整个生命中持续。症状被戏剧性地描述且包括头痛、背痛、转换症状,以及女性患者中的盆腔疼痛和月经失调。在更严重的自我病理的患者中,他们可能会频繁地住院和手术;妇科手术在女性患者中很常见。这些患者如果长时间身体感觉不错,是不正常的。疼痛是目前为止最常见的症状,并且经常需要求助。

男性表演型患者也可能会抱怨头痛、背痛、胃肠道紊乱和其他躯体症状。通常情况下,表演型患者关于自己躯体疾病的幻想,超出我们普通临床工作者对他们的看法。他们通常会寻求草药疗法和替代性的医疗方法,相信他们肉体的痛苦只会对一种非常规的或外来的治疗做出反应。

(二)防御机制

表演型患者使用的防御机制比强迫型患者的更不固定或更不稳定。他们随着不同的社交线索而改变,这也解释了为什么不同的精神健康专业工作者对同一患者的诊断印象会有差异。表演型人格特质和症状比其他防御模式存在更多的继发性获益。通常对这些患者躯体和社交上的反应都会特征性地表现为讽刺的态度,它与继发性获益有关,所受到的特殊关注不仅很多而且对患者以外的其他人都很明显。成功的表演型防御,不像大多数其他神经症的症状,本身并不直接导致痛苦,因此,它们能够潜在地缓解精神痛苦。然而,作为患者抑制的结果,发生了缺乏成熟的满足感、孤独和抑郁。在转换症状的情况下,继发性损失反映在症状的痛苦和自我惩罚方面。

1. 抑制

表演型症状保护自我免受抑制的性行为的再觉醒。虽然抑制是所有患者的基本防御措施,但在表演型患者中,经常以一种单纯的形式出现。记忆缺陷、表演型遗忘、缺乏性感受是抑制的临床表现。从发展的角度来看,正性的和负性的俄狄浦斯情结的情欲感受和竞争性愤怒都能够被这种机制所处理。当抑制无法控制焦虑时,其他的防御机制也会被使用。直到初始的抑制被患者所接受,其他表演型防御的任何治疗方案才能有效。

2. 白日梦和幻想

白日梦和幻想是正常的心理活动,在每个人的情感生活中起着重要的作用。理性思维主要是有组织的和逻辑性的,并遵循现实的原则准备个体的行动。另一方面,白日梦是童年思维的延续,是基于原始的、神奇的愿望实现过程,遵循快乐的原则。

白日梦在表演型患者的情感生活中尤为突出。内容集中在接受爱或关注,而强迫型患者的幻想通常涉及尊重、权力和攻击。白日梦和它衍生的人格特质具有防御功能。表演型患者更喜欢由幻想提供的象征性满足,以实现他在现实生活中的满足,因为后者会刺激俄狄浦斯情结的焦虑。在较高功能的表演型人格的产生中,俄狄浦斯冲突的重要作用将在本章后面"发展精神动力学"的标题下讨论。

大多数患者认为这方面的心理生活特别私密,这些很少在最初的访谈中透露。只要有意识地披露他的幻想就能知道,表演型患者也不例外。然而,表演型患者的白日梦的内容却会间接显露出来。他幼稚的幻想通过使用戏剧性的行为投射到外面的世界中。在患者的生活中,情感上非常重要的人作为参与者被涉及。(这些现象是普遍的,也可以在强迫、自恋、偏执和受虐型的患者中观察到。)当表演型患者是成功的,这些与患者互动的人,使患者的真实世界符合白日梦,患者成为该戏剧的主要角色。自我戏剧化和明显的白日梦能够帮助患者抵御那些想象的与成人世界的成熟参与有关的危险。同时,患者确认他的自恋和口欲能够得到满足。通过做白日梦,患者减少了幻想世界的孤独,但避免了俄狄浦斯焦虑和成熟的成人行为伴有的内疚。分离反应是这个过程的极端例子。

歪曲或撒谎也是为了用幻想的世界来替代参与真实的世界。精心设计的谎言往往包含了在过去有心理意义的事实因素,同时也揭示了俄狄浦斯情结的愿望和防御。

一位年轻女性经常夸大或虚构她的文化艺术活动的经验。她在报告故事时感到兴高采烈。如果她经常这样讲的话,她会开始相信这个故事。在试图把她的白日梦变成现实的时候,事实和幻想变得交织在一起。在分析这些故事时,临床工作者得知患者的父亲是艺术赞助人,她在童年最频繁和最密切的接触中涉及音乐和艺术的讨论。在扮演母亲的角色时,她假装知道和理解,以便更好地取悦她的父亲。现在的虚构象征着过去与她父亲亲近的经历,而抑制和否认阻碍了她对情欲的觉察。这种兴高采烈是逃避意识的情感参与,代表了她与父亲取得的神奇的融洽关系。在白日梦中,患者象征性地通过比她母亲更大程度地分享父亲的兴趣来击败她的母亲。同时,她避免了与母亲的真正竞争。

当临床工作者试图挑战这样的虚构时,患者往往会愤怒地坚持虚构,甚至进一步逃脱被发现。当谎言最终被承认时，患者会出现强烈的内疚、恐惧或愤怒的情绪反应。情绪反应的本质会告诉临床工作者，患者如何经历了对质。在这个例子中，对内疚或恐惧的反应会显示出患者对惩罚的期望，而愤怒的反应则表明她想到要放弃她与父亲的幻想关系，或可能被自恋的羞辱而感到愤怒。

　　白日梦在发展的俄狄浦斯阶段具有最重要的精神意义，可能与手淫活动有关。因为表演型患者经常来自那些性活动与极大的焦虑有关的家庭，所以他们经常回忆起儿童期来自母亲的对手淫的真实或想象的禁止，是不足为奇的。努力控制自己的手淫诱惑的儿童，利用白日梦作为一种替代手段获得愉快的自我刺激。在俄狄浦斯阶段，儿童的性行为集中在他对父母的情欲欲望上。这种愿望不能直接满足，并被转移到手淫活动。因此，伴随或替代手淫的幻想为儿童的俄狄浦斯愿望提供了象征性的满足。在其他情境下，父母是暴露的和诱惑性的，过度刺激他们的孩子。基于文化，这种行为可能导致性早熟，从而招致同辈或其他权威人物的负面反应。

3. 作为防御的情绪化

　　表演型患者利用强烈的情绪作为一种防御来应对无意识的、可怕的感觉。与异性的暧昧和肤浅的温暖，可以避免更深层次的亲密感，结果是这样做很容易遭到拒绝。情感爆发可以作为对性感受的保护，或者是对拒绝的恐惧。这些戏剧性的情感表现也与他认同的有攻击性的父母有关。演戏和角色扮演避免了处理生活中真正参与带来的那些危险。这就解释了移情的快速发展，以及这些患者能发展出来短暂的、假性强烈的关系。这种机制也导致很容易在患者身上观察到自我戏剧化和不稳定的情绪。同性恋伴侣之间也有类似的机制，其中一个或两个都有显著的表演型特质。

4. 认同

　　认同在表演型症状和人格特质的发展中起着重要的作用。首先，表演型患者可能认同相同性别的父母，或者象征性地试图在竞争性的斗争中为了获得相反性别的父母的爱而打败相同性别的父母。同时，这种认同也维持了儿童与相同性别父母的关系。一个象征性代表的例子是，在患者看到一个和自己年龄相仿的人心脏病发作去世后，他也出现了心脏转换症状。尽管这个人完全是个陌生人，但患者却想象心脏病发作是因为他在工作中给自己压力太大。这位患者的父亲也在年轻的时候有过心脏病发作，他认同他的父亲，并害怕因他竞争性的俄狄浦斯欲望而受到死亡的惩罚。当他的母亲向他解释时，患者无意识地将其等同在自己身上："你父亲把自己逼得太紧而死。他太好胜了。"

　　其次，表演型患者会认同他喜欢的相反性别的父母或他的典型代表。这种情况发生于患者在俄狄浦斯竞争中的成功机会更小的时候。虽然在表面上患者放弃了相反性别的父母，但他无意识地通过认同维持着依恋。在这两种情况中，父母的象征代表可能是一个年龄较大的兄弟姐妹。

　　第三种类型的认同是基于竞争对手和嫉妒。在这里，另一个人对患者的意义在于，在这个人的生活中，一些经验会激发患者的嫉妒情绪。常见的例子出现在任何一场摇滚音乐会上。一个年轻的女性会尖叫、欣喜若狂,立即会有一些其他人效仿她,因为除了吸引注意,她们无意识地寻求她的行为所代表的性满足。

认同与表演型疼痛的转换机制一样重要。通过疼痛的认同包括前俄狄浦斯和俄狄浦斯的成分。疼痛提供了俄狄浦斯愿望的象征性满足,以及健康功能的损害和对内疚有关感觉的惩罚。

认同是一种人人使用的复杂机制。虽然许多人可能主要认同父母中一位,但是对于另一位父母或者其他重要人物总是有部分的认同。在成熟的成人中,这些部分的认同是融合的,但在表演型患者身上则不融合。缺乏融合对理解表演型患者特别重要。通过成功的治疗,患者的部分认同会融合到一个新的自我形象中。

5. 躯体化和转换

表演型患者经常通过躯体症状来表达抑制性的冲动和情感。转换不仅是情感的躯体化表达,而且是幻想的具体表现形式,可以重新从他们的躯体语言转换为他们的象征性语言。不过,正如人们曾经认为的,转换症状并不局限于表演型患者,而是可能发生在各种患者中,也包括边缘型和自恋型的个体。

转换的过程虽然没有被彻底理解,但起源于童年,受到了原发性因素和环境的影响。这一机制的基本步骤可以简单地解释如下:思维代表了一系列的行动,后来又放弃了这些行动。对于年幼的儿童来说,表演、感觉、思考和说话都是交织在一起的。随着发展,这些渐渐地变得截然不同了,思考和言语是交流的符号,但是与感觉和行动分开。然而,通过行动表达思想和幻想的潜力仍然存在,并在转换中唤醒。在开始的时候,思维是与交流行为相伴的心理对话。逐渐地,心理对话与相关的运动活动之间的关系不再那么固定。儿童由此得知他的行为和思想都具有象征意义和具体含义。当儿童的行动受到父母的禁止或奖励时,他将其等同于对相关思想和情感的禁止或奖励。因此,父母限制导致的行动禁忌通常与伴随的思想和情感的抑制有关。在婴儿中,情感表达直接伴有运动、感觉和自主的释放。由于父母的禁止包含儿童的性和攻击的情感,这是那些需要通过转换处理的冲动表达的冲突。

后来,部分抑制导致分离,所以这种情感可能会受到抑制,但运动、感觉或自主的释放可能会突破。术语转换症状是指运动或感觉神经系统的选择性功能障碍,而持续存在的异常自主的释放被称为躯体化。损害具有抑制和病理性释放的特征,相对比例随症状的不同而异。例如,转换性瘫痪反映了更大程度的抑制,而"歇斯底里发作"表现出更大的不可接受的冲动的释放,脸红表明了通过自主神经系统表现出抑制和释放。

受影响的器官经常是一种无意识的生殖器的替代物。例如,一位女性在婚外情的诱惑下出现歇斯底里的失明。在治疗过程中,她透露自己小时候偷看她父母的性活动时被抓到。随后发生了创伤性的对抗,结果是患者抑制了她的视觉记忆和伴随的性唤起。对于她来说,视觉感知和生殖器兴奋是等同的,其结果是转换症状成为对性满足的象征性损害以及对禁止的快乐的惩罚。

在另一种情境下,性兴奋是被抑制的,但伴随心肺释放可以变成意识的,或可能是瘙痒感影响了生殖器区域。这些症状持续性的性质可以用这样的事实来解释,即与更直接的表达相比,这些替代的释放方式具有有限的价值。

患者特殊症状的选择受到许多因素的影响,包括躯体和心理的决定因素。躯体因素包括器质性疾病或损伤对特定器官系统的直接影响。影响器官选择的心理因素包括历史事件、受影响器官的一般象征意义,以及由于一些创伤的发作对患者来说具有特殊的意义或对有相关躯体症状的人的认同。转换症状经常反映了患者的疾病概念。因此,泛泛的症状在医疗状况复杂程度较低的个体中更常见。从事健康职业的患者可以在转换的基础上模拟复杂综合征,如红斑狼疮。转换症状在约束患者的焦虑方面有不同程度的效果,它能够解释那些关于传统的 *La belle indifférence* 综合征或明显缺少关心的有争议的观点。根据我们的经验,这种态度比较少见,因为抑郁和焦虑通常会突破防御。患者严重的转换反应是例外,即使如此,抑郁也会很快变得明显。*La belle indifférence* 综合征可能在有较轻的躯体不适的患者中见到,它是构成表演型患者人格结构的一部分,或在那些有原始人格结构且对依赖性照顾的继发性获益非常看重的个体身上看到。

6. 退行

在表演型患者中存在着选择性退行:患者放弃成人的适应,倾向于建立起抑制的童年时期。他情感经历的冲突使他将自己躯体的某些方面及其感觉作为自我不一致。来自生殖器的性冲突的选择性退行可能会导致口部或肛门的适应水平,尽管同样的冲突可以在退行的症状中表达。原始特征的整合是常见的,就像在表演型患者中认同所起的主要作用那样。这也可以直接在那些有癔球症的患者中见到,她有一个无意识的口交的愿望。随着治疗的进展,生殖器前的整合部分在患者关于阴茎的联想中变得清晰,她幻想与她的父亲口交——最终使用母亲的乳房。当患者面对相同性别的权威人物时,退行行为尤为常见。

在另一个案例中,患者在第三次访谈开始时说:"昨晚我做了一个梦,但我不能告诉你。"接着是长时间的沉默。患者保持安静,临床工作者对患者的羞怯和卷曲的"小女孩"的姿态做出反应,他说:"感觉就像你在取笑我。""我的父亲总是取笑我,我觉得我也想这样对你。"患者回答,然后他改变她的姿态和态度并恢复到成人的状态。这位患者通过她的儿童姿态和行为表现出了在躯体和精神之间戏剧性和退行性的连接。

7. 否认与隔离

表演型患者否认觉察到自己的行为以及他人行为的重要性。在诱惑和操纵行为以及他们症状的继发性获益方面,这种没有觉察是最明显的。他们还否认自己的长处和技能,进一步助长了无助的表象。这些患者也否认痛苦的情绪,导致发生作为对抑郁的防御的隔离,如果不能成功,他们以变得歪曲和虚假陈述来逃避面对他们的不快。

8. 外化

外化,即避免对自己行为的责任,与否认密切相关。患者认为自己的行为不算数,并且把成功和痛苦看成是由他生命中的其他人造成的。

（三）发展精神动力学

与强迫型患者相比,表演型患者的发展模式是不持续的。一个共同的特点是,患者在家庭中占据了一个特殊的位置,也许是长期"婴儿"的角色,就像有时发生在最年幼的孩子身上那样。那些导致特别放纵的躯体疾病经常被描述,并且经常是另一个家庭成员生病,为患者提供机会观察以及嫉妒其因为疾病而获得特权。

当未来的女性表演型患者和她们的父母进入一种幼稚的对抗,这种对抗发生在睡眠、喂食以及被拥抱时,她发现哭泣和表演型的场景可以使得她得到自己想要的。她的母亲屈服了,尽管有些烦恼。她的父亲更有可能退出,经常批评母亲的行为和偶尔干预更大的放纵,"因为可怜的孩子是如此沮丧"。孩子很快就觉察到父母之间的冲突,她学会如何让他们互相对抗。这种模式与意识的正常发展相互作用,因为她通过表明她很抱歉或"感觉不好"学会逃避惩罚。母亲做出反应,要么不试图惩罚孩子,要么不执行惩罚。孩子逃脱了不当行为的后果,并由于逃避惩罚而留下了无法释怀的内疚感。

女性表演型患者的典型母亲是竞争性的、冷漠的,或者好争辩的及隐晦地抱怨的。她无意识地怨恨自己是一个女性,并羡慕男性的角色。对她的女儿的过度保护和过度放纵补偿了她无法给予真正的爱。当孩子情绪低落、生病或心烦意乱时,她会展现出最大的温情,这将有助于患者将抑郁、躯体疾病和发脾气作为获得依赖性照顾的手段。患者需要维持与母亲的依赖关系,使她难以成熟。她未能发展出一个内化的、理想的自我,就像在临床上非常明显的表演型患者继续依赖他人的认同以维持自己的自尊。

在那些仍然给予男孩特殊权利和地位的家庭中,女孩对这种性别歧视的偏见变得敏感。女性表演型患者的反应与竞争性嫉妒可能是通过象征性的阉割行为,通过作为一个假小子表达的模仿,或通过直接与男性竞争,同时保留她的女性身份来表达。如果年长的兄弟提供一个现成的榜样,那么假小子的模式则更有可能。表演型患者可能在童年时模仿她的母亲,但在青春期早期,她们的关系是以公开的冲突为标志的。那时她不像她的父亲那样喜欢或欣赏她的母亲,这也促成了她对男性的认同。

由于表演型患者无法从母亲那里得到足够的关爱、温暖,她转向她的父亲作为替补。她的父亲经常是有魅力的、敏感的、诱惑的和有控制力的,轻度酗酒和反社会倾向是常见的。在她生命的头 3 年或 4 年里,患者和她的父亲通常都很亲近。如果患者的父亲觉得他的冷漠和有竞争力的妻子拒绝了他,他就把他的女儿变成一个安全和方便的来源,以补偿他的男性自尊的失败。因此,他奖励并共情他女儿的调情和情绪。在她的潜伏期,他对她的女性气质感到越来越不舒服,并可能因此鼓励她的假小子行为。随着年龄的增长,她发现她的父亲是一个难以取悦的人,因为他在一个场合是很容易地被操纵,但可能在另一个场合会反复无常地控制她。在青春期,双方关系中的浪漫和色情方面都被父母和女儿所否认,因为他们都被他们的乱伦情绪所威胁。

患者的父亲一时的拒绝让患者觉得她一无所有,因为她已经感到疏远了她的母亲。她可以用情绪爆发和要求的行为来表达她的愤怒,或者她可能会加强她的诱惑力和操控性的努力。自我戏剧化、过分的情绪表达、模拟依从性、诱惑性和躯体疾病在她与父亲的关系中起到重新建立控制的作用。她不愿意放弃对他的依恋,因此所有的性行为都必须受到抑制。她的俄狄浦斯情结的幻想使她无法体验到对任何其他男人的性欲望。

在青春期,随着她的性行为的展开,困扰开始出现。父亲离开他的女儿,有时会找到一个情人,但同时嫉妒地排斥年轻的追求者以保护他的女儿。女儿认为,她必须抑制她的性行为,并保持一个小女孩的身份以保留父亲的爱,同时抵御威胁和性兴奋的冲动。对于更健康的患者来说,防御俄狄浦斯冲突是最重要的因素。由于担心母亲对她与她父亲关系的成功而报复以及担心乱伦,导致她退化到婴儿的功能水平。不太健康的患者,在言语上有更突出的冲突,已经把她的父亲更多地视为母亲的替代物。

表演型存在着不同的发展模式,女儿对母亲和无趣、没有诱惑力的父亲的依赖程度更高。在青春期,母亲强烈要求女儿依靠她,从而在争夺父亲的爱的方面击败女儿。这些女孩抑制其基本的表演型人格特质,而这种人格组织可能只出现在生命晚期或在心理治疗过程中。

在一些患者中,真正的母亲缺席,而母亲的剥夺可能来自于一个没有提供应有的母子亲近关系的养母。孩子学会了模仿情绪。父亲虽然反复无常,但经常提供真正的经验,为孩子提供进一步发展的机会。

从十几岁开始,整合不太完整的女性表演型患者与其他女孩,特别是有吸引力的女孩的关系不佳。她太嫉妒她们并且与她们竞争,以至于她难以被接受。她对自己萌芽的女性气质感到不舒服,并担心性的参与。因此,她可能只与男孩子有柏拉图式的关系。在高中的每个人都知道她是谁,但她通常不受欢迎。她经常是漂亮的,沉湎于她的外表。不吸引人的女孩不太可能发展成表演型模式,因为她们在使用外表方面不太成功。表演型的女性更喜欢那些不那么有吸引力和受虐狂的女孩——一种能提供相互神经症性满足的安排。在青少年时代,她把注意力转移到男性身上,但却经常高估男性的价值,会挑选一些在某种程度上高不可攀的男性。失望、沮丧和失落是不可避免的,她也会做出抑郁和焦虑的反应。

在男性表演型患者中,情况有些不同。在一些案例中,有对母亲的强烈认同,她明显是家庭中更强大的人物。她自己通常有许多表演型特质,而父亲则倾向于更加退缩和被动,为了避免争吵,不惜任何代价来维持和平。父亲经常通过吹毛求疵和过度控制自己的儿子来表达自己抑制性的攻击。有时父亲在家里相对缺席,或者对儿子不感兴趣,或者他和儿子的竞争过于激烈。在这两种情况下,男孩担心阉割作为他的俄狄浦斯欲望的报复。在青春期,他比其他男孩有更少的男性自信心,并且害怕躯体上的竞争。他的阳刚之力的感觉是通过他母亲的个人力量的认同而获得的,因此它更有可能表现在智力而非躯体的追求上。由于缺乏一个他可以认同的坚强的父亲形象，导致错误的超我发展和不充足的理想自我。当俄狄浦斯情结的限制继续进入青春期时，就会出现同性恋的发展倾向。同性恋对象的选择可能代表了生物和原发性因素作为决定因素的一个连续的统一体的一端，在这个连续统一体的另一端，如前所述的环境因素在确定同性偏好方面可能是至关重要的。因此，男孩在追求父爱和情感时，利用了他的母亲获得男性的崇拜、关注和喜爱的那些技术。父亲的软弱、漠不关心或缺席越多，男孩就会变得越软弱。

（四）鉴别诊断

表演型患者的一个显著特征是他们强调他们的人格、交流方式以及为传递性信号而穿着打扮。这相当于通过情欲达到一种类型的自我戏剧化。表演型患者经常夸大与文化有关的性别符号。在男性和女性中，可以采取两种截然不同的形式，但有一个基本的共同主题：戏剧性地强调性刻板行为。在男性表演型患者中，一种这样的形式是过于男性化的"牛仔"，这与柔弱的"居家型"形成鲜明的对比。在女性表演型患者中，一种形式是过于女性化的"迷人的女主人"，这与男性化的"董事会成员"的类型形成鲜明的对比。

阳物崇拜的自恋型患者很容易与表演型患者相混淆：

在第一次访谈中，一位患者宣称："我刚才骑着我崭新的摩托车以每小时80英里的速度飞奔到这儿，当然是哈雷-戴维森（Harley-Davidson），把那些坐在可怜的小汽车里的人远远甩在灰尘里。"这个中年人穿着黑色皮衣进入办公室。他接着把他那可怕的、深色的摩托车头盔放在地板上，并说："我感觉这是我的精神科治疗的正确的瓦格纳（Wagnerian）前奏曲，摩托车的力量让我明显地优越于其他任何人。"

乍看这个患者的临床表现似乎是表演型-戏剧化的、表现性的、过于男性化的。然而，真正的诊断——阳物崇拜的自恋——在患者控制的和感觉优于他人的愿望，以及一种施虐的将"不如"他的人都打入尘埃的欲望中变得非常明显。他想要令人畏惧而不是被爱，而这种表演就是为了达到这一目的。此外，这种行为也不是针对特定的个体或群体。他的目标是随机选择的，他的行为是匿名的。

如上述案例所示，自恋型与表演型患者的鉴别诊断可能是困难的。关于最初是否给一个特定的患者以表演型的诊断，不仅在专家中意见不一致，而且临床工作者也可以作为对移情/反移情的变化的反应在不同情况下改变自己的诊断。一个例子是年轻的女性表演型患者因自杀威胁而住院。这样的患者可以戏剧性地使用性别的诱惑信号、依赖性和像婴儿般的"小女孩"的行为，通过反移情的性别差异来离间病房的专业工作者。男性专业工作者可能会发现她的同情心和"表演型"，而女性专业者可能不喜欢她，认为她是"边缘型"的。

表演型患者的主要鉴别诊断是与高功能的边缘型患者相区别。两种类型的患者都是操控型的和要求多的。表演型患者更可能以富有魅力和奉承的手段开始，而边缘型患者则更迅速地诉诸威胁。如果使用魅力是不成功的，表演型患者可能也有脾气爆发和使用威胁来试图操纵他们尝试控制的人。这两种类型的患者可能会发现真正的或想象中的抛弃是一种威胁，并且这两种患者都渴望成为被关注的焦点。

表演型患者与他人的互动经常特征性地表现为不恰当的性或其他挑衅行为。这可能与边缘性冲动混淆。冲动包含至少两种可能自我伤害的行为（例如，过度消费、滥交、鲁莽驾驶、暴饮暴食）。表演型患者可以是冲动的买家，在某种程度上可能接近疯狂购物。与轻躁狂的疯狂购物相鉴别时，需要理解患者的思想和情感体验。轻躁狂的患者正处于兴高采烈的情绪状态，并相信他可以买得起任何他想要的东西，与现实脱节。相比之下，表演型患者很可能会抑郁，或者对配偶很生气，而且这项开支也伴随着一种让自己立即感觉好一些的愿望。临床工作者问道："当你去购物的时候，你有什么感觉，在你决定去商场之前发生了什么？"

尽管表演型患者和边缘型患者都是情感或情绪不稳定的，但边缘型患者更为负面，在恐惧和愤怒之间比在爱和愤怒之间摇摆地更多。表演型患者与其他重要人物保持联系，不具有边缘型患者所特有的空虚感。

极有可能的是，较低功能的表演型患者和较高功能的边缘型患者代表着同一群患者。当患者的功能处于最高水平而不是最低水平时，差异最明显。心理组织水平是关键的变量。在所有的人格障碍中，存在着相对健康与相对疾病的维度，这是一种量的方法。在边缘型患者中存在一个质的边界，当超过这个边界时就有临床的重要性，可以通过不计后果的自残和"失去控制"的行为来诊断，这种行为通常并不存在于较少紊乱的表演型患者身上。

第二个最难的鉴别诊断是与自恋型患者相区别。像自恋型患者一样，表演型患者渴望过度的钦佩，并认为他是特殊的和独特的，只能被其他特殊或迷人的人理解。表演型患者也拥有一种权利感，可能嫉妒他人，在压力下可能表现出傲慢的行为和态度。这两种类型的患者可能有浪漫的幻想，但与爱相比，自恋型患者更关心权力和钦佩。自恋型患者不能坠入爱河，这是一个关键的诊断因素。自恋型患者拥有一种更宏大的自我意识，可以与表演型患者的皇室成员的幻想混淆。许多表演型患者有突出的自恋特征，但表演型患者比自恋型更依恋所爱的人，能够坠入爱河并关心他人的感受。表演型患者喜欢那些喜欢他的人。自恋型患者如果不承认自己的特殊身份，就会对那些喜欢他的人们置之不理。

最后，还有一种"轻躁狂"的人格特质，可能与表演型物质混淆。这些人可以有魅力，经常是"有活力的"，并生活在一个强烈的情感世界中。他们比生活更生动，从来没有平淡，可以是相当迷人的和有魅力的，尽管他们正在使用不计代价的热情、精力以及需要不断的刺激，最后筋疲力尽。这种没有被准确定义的人格可能是原发性的、低水平的、包含了轻躁狂症状的类型，它的表达在精神动力学上不像表演型患者那样明确。

二、访谈管理

女性表演型患者常会在对她的丈夫或情人失望或幻灭之后，来到临床工作者的诊室，这导致患者幻想加剧以及恐惧冲动性地失去对性欲望的控制。临床工作者无意识地被用作安全的替代物和抑制的力量。涉及抑郁或广泛性焦虑的主诉可以出现在两种性别的患者中。在某些案例中，特别是对于男性表演型患者而言，躯体症状可能处于最显著的位置，当没有充足的器质性基础来解释患者的痛苦时，患者会被转介给精神科医生。躯体症状通常会显示抑郁情绪，特别是在疼痛突出的情况下。在有的案例中，自杀想法可能导致最初的精神科就诊。

对性症状的担忧可在治疗早期表达出来。患者可能很快承认某种程度的性冷淡或阳痿，虽然这直到它威胁到亲密关系才导致寻求治疗。在较健康的患者中，也有对社交焦虑和抑制的主诉。这些与患者在社交场合的实际表现不一致。访谈过程中也出现同样的现象，患者可能看起来冷静、沉着，但主观上感到不适。

一位有魅力、衣着时髦的职业女性，以前经历过一些不成功的治疗，开始了她最初的咨询，她说："我必须告诉你我昨晚的梦。它将揭示更多关于我而不仅仅关于我枯燥的生活史的信息。"没有等待临床工作者的反应，她就开始描述一个她在歌剧中出场的丰富多彩的梦，首先是作为一个由被人鄙视的男朋友陪同着的不满的、被忽视的观众一员，然后神奇地变成了演出的明星，威尔第的"茶花女"中美丽的名妓维奥莱塔。"这是一个快乐的梦。我讨厌只做一个无趣的观众，被动地看着。"临床工作者回答说："这个梦超越了你的生活史，告诉了你什么？"临床工作者意识到患者对中心舞台的移情渴望，以及她对他人对她没有兴趣的潜在恐惧。从一开始，她有爱出风头的癖好和作为一个著名的娼妓来诱惑他人的需要，但无意识地害怕情欲（维奥莱塔注定要死得过早），这个表演型患者的所有特质，在访谈的前10分钟就戏剧性地呈现了。

初学者认为表演型患者是最容易访谈的患者之一，而经验丰富的临床工作者则发现这类患者是最难访谈的。这是因为患者认为能够引起临床工作者的正性反应是非常必要的。初学者由于患者热情的依从性而失去警惕，而更有经验的临床工作者能够认识到情感和角色扮演的不真实性。临床工作者通常对他的新患者很满意，特别是如果患者是年轻的、有吸引力的异性时。他可能体验到一种新的，并且伴随着浪漫的、朦胧的感受。临床工作者试图探究患者的问题所在会威胁到患者的接受感，因为患者强烈需要感觉到临床工作者喜欢他。过早地把注意力集中在这个问题上将使患者远离，除非他在困扰中的角色被探索，否则他无法得到帮助。临床工作者必须建立一种关系，保持患者继续治疗，并鼓励他将自己的问题展开。

（一）开始阶段

1. 初始治疗关系

表演型患者在访谈的开始阶段建立"即时的关系"。他很快就形成了表面的情感关系，给临床工作者留下了强烈的印象，尽管参与度很低。患者的第一个评论经常被设计成取悦和奉承临床工作者，赞美临床工作者的诊室或说"我很高兴你能看到我。"或"多么欣慰终于有一个我可以倾诉的人。"对这些评论的回复是无用的，取而代之的是，临床工作者可以询问："你有什么困扰吗？"

2. 戏剧化或诱惑的行为

通过描述自己痛苦的机会，表演型患者明显得到缓解，并且这个描述有着戏剧化的效果。在临床工作者询问患者的主诉之前，患者可能会先问："我可以讲我的故事吗？"这个戏剧化的故事在他生动多彩的语言描述中展开，其中使用了许多夸张的表达。患者的行为是为了创造一个印象，而临床工作者开始感觉到场景已经排练过，任何问题都将是一种干扰。

表演型患者通常喜欢异性临床工作者。如果女性表演型患者发现她的新的临床工作者是一个女性，那么她经常会是失望的。失望是隐藏的，虽然患者可能会说，"哦，我没有想到会是一个女性临床工作者！"在访谈的第一部分中，探讨患者的失望是没有意义的，因为这只会被否定。如果异性临床工作者对患者的治疗失败，患者可能会在第二次治疗时找一个同性别的临床工作者。

即使是经验不足的临床工作者也很快意识到了女性表演型患者最常见的刻板印象。患者的衣着时髦，经常穿着鲜艳，有诱惑性的举止——从社交魅力到明显的性挑逗。肢体语言提供了理解患者的线索。在就诊时打扮过度的患者是在使用一种躯体语言的形式，在治疗早期就可以进行探索。最常见的使用躯体语言的例子是女性患者以一个挑衅的姿势坐着，以暗示的方式露出她躯体的一部分。这种行为是为了让临床工作者在性方面分心和分散注意力。这是一种与临床工作者进行权力平衡的无意识的机制。

自我戏剧化可以在治疗早期得到诠释，尽管不是在前几次访谈中。过早的诠释导致患者感觉被拒绝，通常是因为临床工作者太焦虑。当男性临床工作者评论女性患者的诱惑和她将每一个关系解释为性诱惑的倾向时，她就会抗议：她的行为不是与性有关的。她可能会说："我只是想表现得友好，但他们总是有其他的想法。"临床工作者应该保留他的意见，而不是与患者争论，因为他们很难接受这样的观点，即一个漂亮的女性不能与一个陌生男性随意对话。

当患者在初次访谈中引导临床工作者关注她的行为时，早期的诠释通常是有用的。例如，一位漂亮的年轻女性拉开她的衣服，并要求临床工作者欣赏她晒日光浴的效果。临床工作者回答说："你对自己的外貌不如对你自己的事情更有信心吗？"一般性的、支持性的诠释在治疗早期比沉默更好，因为它较少被患者拒绝。

不太明显的与性有关的角色戏剧化更加难以识别。

一位年轻女性穿着破烂的牛仔裤和一件肮脏的汗衫来访谈。临床工作者询问她的困扰，她回答说："好吧，我已经抑郁好几个月了，一周前我和我的丈夫吵架了，我大发雷霆，然后就吃药了。"患者似乎没有抑郁，她将她的故事与戏剧性的发展相联系。当临床工作者询问有关药片的事情时，患者回答说："首先我吃了镇痛药，然后我吃了安定药片。在他打我的时候，我的头上出现了这个肿块。"临床工作者询问关于争吵的进一步细节，患者说："实际上他没有打到我，他把我推到墙上，然后我撞到了自己的头。"这不是抑郁的结果，而是一场戏剧性的混战，所有这些都涉及患者、她的丈夫和她的孩子。

这位患者几次不经意地但突然介绍了严重的信息，这是典型的表演型行为。在访谈早期，她说她的五个孩子的年龄为 12 岁、10 岁、6 岁、5 岁和 1 岁。在下一句中，她表示她结婚 7 年了，但没有做出任何解释。在后来的访谈中，问及她与姻亲的关系，她回答说："嗯，现在还不算太糟，但一开始他们对比尔（患者的丈夫）与一位有两个孩子的离异女士结婚感到不高兴。"

表演型患者在访谈中经常会有戏剧化的言论。例如，同一位患者，在表明她是一个家庭主妇时，补充说："这是一个光荣的称号。"在上述案例中，我们可以很容易地识别患者为戏剧型，因为从访谈中提取了具有诊断意义的特征。然而，当它与非表演的信息混合并且患者不是刻板印象中的漂亮、有诱惑性的年轻女性时，许多临床工作者并不能识别这种行为。

另一位患者可能会在迟到 10 分钟时戏剧性地表现出冷漠，显示出没有觉察到时间。这个患者不关心少量的时间，觉得临床工作者只想准时结束会面，即使患者还在讲他的故事。患者对此表示厌烦："难道我不能说完我所说的吗？"或者"我今天有很多话要告诉你。"临床工作者可以回答说："我们开始得比较晚。"然后放下这件事。临床工作者希望患者变得对迟到和背后的动机感兴趣。

一些表演型患者在初始访谈中表现出戏剧性的强迫，导致临床工作者对患者的理解有误。例如，一位患者在访谈中带来了一个笔记本电脑，并记下有关临床工作者的言论，但随后丢掉笔记或者从不阅读。初学者经常错误地认为患者那些涉及表现或竞争性的言论是强迫型人格的证据。虽然表演型患者可以和强迫型患者一样具有竞争力，但表演型患者的奋斗目标是爱或接受，而强迫型患者则更关心权力、控制和尊重。表演型患者可能会对临床工作者的费用或其他问题表示愤怒，但当情绪变化时，这个话题就会被放下，强迫型患者仍然内心愤怒了很长时间，使用智力化或置换，将他的愤怒保持在意识之外。表演型患者通常会迟交费用，把弄丢账单作为借口。

3. 扭曲和夸大

当第一次访谈快要结束时，临床工作者可能会意识到他几乎没有获得有重大意义性的信息，而且患者的发展几乎没有时间上的进展。取而代之的是，他沉浸在现病史和过去那些戏剧性发作的有趣、生动的细节中，并感觉到他已经失去了中立性。在第一次或第二次访谈的时候，临床工作者必须进行干预，以获得更多的事实信息。当他成功地识破演练的表象之后，患者将显露消沉和焦虑的感觉，然后可以进行共情式的探索。

最初，表演型患者把他的痛苦归因于他人的行为，否认对自己的困境有任何责任。他讲述了他人的所作所为，但自己的行为却是一个谜。临床工作者可以简单地询问患者在每个情况下他自己说了或做了什么，而不是在最初的访谈中诠释这些防御。患者对这些对质的反应通常是模糊的，并且表现出他对自己角色缺乏兴趣。临床工作者必须坚持不懈，才能获得他所寻求的信息。除了收集信息外，他还巧妙地表达出，他认为患者的角色很重要，患者有能力影响他的人文环境，而不是仅仅受到它的影响。在最初几次访谈之后，每次患者把自己的行为变成一个谜的时候，临床工作者可以发表评论："你不告诉我你对这种情况的贡献是什么——就好像你认为你自己的行为不重要一样。"或者"在描述每种情况时，你强调别人做了什么，但是你把自己排除了！"

通常情况下，患者会与他自己故事的细节相矛盾，或者在第二次讲故事的时候更进一步地夸大。临床工作者应该警惕这些事件，因为它们提供了极好的机会来诠释患者防御性的错误陈述。通常来说，这种扭曲是患者渴望得到额外的同情。然后，临床工作者可以评论："似乎你觉得必须戏剧化你的问题，否则我不能领会你的痛苦。"通过这些言语，临床工作者可以鼓励患者分享悲伤和孤独的感受。

（二）早期对质

1. 问题的探索

对于表演型患者来说，完成初始访谈而不暴露出导致他寻求帮助的主要症状是很常见的。患者经常用一般化来描述自己的问题。这些都伴随着表达情绪，却没有描述特定的问题。强烈的情感掩盖了所说的含糊不清。临床工作者发现患者的回答很肤浅，当被问及进一步的细节时，患者似乎有点懊恼。例如，一位患者形容她的丈夫是一个"了不起的人"。临床工作者回答说："告诉我一些他很了不起的地方。"患者犹豫了一下，然后说："嗯，他很体贴。"临床工作者意识到自己实际上什么也没了解到，就让患者举一些例子。患者说的是，当她没有心情进行性生活时，她的丈夫从来没有试图强迫她。临床工作者现在可以询问患者在享受性生活方面是否有困难。如果没有这一步，患者就会更容易否认她有性方面的问题。

通常，表演型患者会讨论抑郁或焦虑的情绪，而没有这些情绪的外在表现。临床工作者可以向患者表明，他似乎没有抑郁或焦虑。这一点必须用巧妙的和共情的语调说出来，否则患者会感到受到批评。一个例子是："你不想让你的痛苦在描述中表现出来吗？"这种对质使得患者分享他的真实感受，而不是仅仅用一个悲伤的故事来获得临床工作者的同情。患者对被拒绝的恐惧导致了他在没有真正分享自己的情况下企图获得同情。

在某种程度上，访谈中躯体症状的相对突出反映了患者认为临床工作者对此感兴趣。很少有表演型患者没有一些轻微的躯体疾病，如疲劳、头痛、背痛、月经或胃肠道症状。患者不认为这些症状有重要的心理决定因素，而临床工作者应该避免在治疗初期对这种观点提出质疑。他最好能把患者的身体健康作为他对患者生活感兴趣的一部分，而不意味着他正在寻找这种症状的心理基础。

对于有强烈的躯体症状史的患者，临床工作者在前几次访谈中不能诠释其继发性获益，尽管这种访谈可能相当透明，并且得到了患者的认可。例如，一位患者说："我的家人肯定因为我经常住院而痛苦。"临床工作者可以回答说："是的，我确信这对所有人都很困难。"从而强调了患者的继发性损失，而不是他的继发性获益。表演型患者在治疗的早期偶尔会说他的躯体症状是身心疾病或者是"在我的脑海中"。经验丰富的临床工作者认为这是一种阻抗,因为患者在做一个能说会道的陈述,真的没有什么意义,试图迎合他认为临床工作者一定会相信的东西。

2. 责任的否定

(1) 患者的感受的责任　表演型患者试图避免对他的情绪反应负责,并引起临床工作者的支持以及这样做的合理性。女性表演型患者描述完与她的丈夫打架,然后问:"我是对的吗?"或者"他那样说不是一件可怕的事情吗?"如果临床工作者只是同意她的意见,那么患者将不会更好地理解自己。这些问题直接试图操纵临床工作者与患者一起对抗他生活中一些其他重要人物。参与这些的临床工作者承担了父母的角色,这一角色违背了治疗的目的。忽视这些操作的临床工作者在患者的头脑中显得麻木不仁、漠不关心。正是由于这些原因,应该进行探索性的提问,例如:"我不确定我是否知道你的问题是什么。""我觉得我被夹在中间了。如果我说是的,你是对的,我支持你的一部分,但如果那样我就在批评你的丈夫了。""如果我说不,那么我似乎不同情你的感受。"或者"在这种情况下,我们是否应该探索一些自我怀疑的因素?"患者对盟友的渴望是可以理解的,尽管在患者的心中有一种感觉,她没有权利去追求她想要的东西。在移情中,除了临床工作者和配偶现在在患者的无意识中代表了父母的客体以外,患者重构了与她的父母曾经存在的三角关系。

患者经常会给接近他的人造成一个非常负面的印象。如果临床工作者试图支持和评论患者的亲属似乎是不公平或自私的,那么患者经常会把临床工作者的话重复给另一个人:"我的临床工作者说你是不公平的!"这可以通过这样的陈述来最小化:"从你的描述来看,你的母亲听起来像一个相当自私的人。"或者如果患者的言论非常严厉,可以说:"这完全是控诉。"

(2) 决定的责任　只要有可能,表演型患者就会试图让临床工作者为他的决定承担责任。明智的临床工作者不会接受这些无助的呼吁。取而代之的是,他建议患者去探索阻止自己做出决定的冲突。患者的反应似乎不理解在做出决定时所涉及的因素。即使表演型患者探讨了这个决定的心理意义,当所有的讨论结束后,他可能会与临床工作者对质:"现在,我该怎么办?"如果他自己做了这个决定,他会问:"这样对吗?"就好像讨论与实际的决定是完全不同的。在其他情况下,患者已在他自己的头脑中做出决定,但他希望临床工作者分担后果的责任。

一个关于患者的无助的例子是临床工作者改变了预约时间。患者没有记住这个变化,在错误的时间来了。然后,患者恼怒地说:"你怎么能指望我记住这些事情?"临床工作者回答说:"你是对的,这是挺困难的,如果我没有把它写在我的预约本里,我也永远无法做到。"临床工作者应该避免为患者写下时间,因为这只会纵容他的无助和强化他的模式。一位患者打电话询问她前一天是否错过了预约。当临床工作者回答说是的,患者听起来心烦意乱,说:"我有这么多话要谈,有没有什么你可以做的?"患者希望临床工作者会同情她,并想办法把她挤进他的日程表。当他回答说:"我们下次再谈吧。"她坚持说:"一定有什么你能做的!"临床工作者回答说:"不,没有。"在这一点上,很明显操控性的努力失败了,患者用一种不得不接受的语气说:"好吧,明天的正常时间见。"

表演型患者表现出无助态度的另一种方法是使用反问句。他感叹道:"这个问题我该怎么办?""你不能帮我吗?"或者"你认为我的梦是什么意思?"刻板的回答,例如"你怎么想的?"对患者没什么帮助。通常没有回答的必要,但在治疗的早期,临床工作者可以评论患者的无助感。临床工作者显示他的诚实和人文精神的一个不同的方法是回答诸如:"我不知道。"

3. 患者角色的诠释

随着治疗的进展,表演型患者在生活中的无意识角色将会出现。最常见和最接近意识的角色是受害方或受害者。虽然这个角色的起源是在遥远的过去,但患者认为这是他目前生活状况的反映。其他角色,如灰姑娘或公主,通常与患者的自恋和夸大相关。患者可以通过夸大她的社会地位来提升她的自尊。她的更成功的亲属或朋友的成就被夸大,用来创造一个她来自于比实际情况更好的、有文化的、浪漫的或贵族的整体印象。这种态度可能表现为对临床工作者的优越感,或者含蓄地暗示他所涉及的其他人较低的智力背景。

这种防御在早期的访谈中没有被诠释。当临床工作者追溯这些宏大的幻想的起源时,他会发现它们是俄狄浦斯情结。女性患者的父亲让她相信,她是他的小公主,她不敢长大。她通过骄傲地比那些她依赖的或象征她母亲的那些人更有感受和更加敏感,来代偿她在成年女性角色中明显的无助。

表演型患者觉得自己有更微妙的品味和更细腻的感情,并欣赏生活中美好的事物。她觉得朋友认为她而不是她的丈夫是有趣的和有吸引力的那个人。对丈夫的这种态度也防止了她与他的性行为。他被认为是一个粗鲁而迟钝的人,只是对基本的动物性本能做出反应。另一方面,男性患者倾向于使用一些扭曲的事实把自己塑造成英雄、小丑或"男子汉"的角色。

在治疗过程中,患者戏剧化的角色发生了变化。这些变化反映了患者当前自我形象的改变,以及他重新创造了过去经历中部分的客体认同的风格。通常,角色的改变反映了患者试图引起临床工作者的兴趣。

(三) 患者的反应

1. 作为防御的过度情绪化

过度情绪化是表演型患者最重要的防御机制之一,在治疗中占有重要的地位。情绪影响了临床工作者对患者感受的共情;然而,临床工作者无法满足患者的所有要求,而是提供了诠释,这有助于阻止患者通过他的症状获得满足感。作为结果,患者不可避免地体验挫折,并可能以愤怒来掩饰自己受伤害的感觉。

一位男性表演型患者在描述一个家族企业的"不可能的情况"时,他经常把他放在婴儿的位置上,引起了一种同情的理解。他详细描述了他父亲的残暴和易激动的行为。当临床工作者坚持询问他的问题时,很明显患者在工作中脾气暴躁。在这种时候,他的家人会照顾他,因为他很沮丧。这可以诠释为,由于对成年男性角色的恐惧,患者需要扮演受伤儿童的角色。不出所料,患者的反应是愤怒和抑郁的爆发。在下一次访谈中,患者说:"在我们上一次访谈后,我感到非常沮丧,感觉更糟。我不能停止内心的翻腾,但是当我在回去工作的路上吃东西的时候,我终于感觉好些了。"然后,临床工作者问道:"什么让你感觉如此糟糕?"在患者描述了他的不愉快的感受之后,临床工作者诠释说:"食物似乎提供了一种舒适和安全的形式。"患者透露,自己童年感到不好或受到父母的惩罚时,以获得食物和额外的特权来补偿。这种放纵与感受到被他的父母爱以及他的过错被原谅相关联。在他的成年生活中,同样的经验是无意识地通过购买食物来表现。临床工作者仅仅提供了诠释就阻断了这方面的满足感,而没有满足患者对爱的需求,需要患者为他受伤的自尊寻求一个新的解决方案。

然而,在与防御机制的工作中,临床工作者必须说服患者,他的传统解决方案并不能永久解决潜在的问题,这是患者的无助感和受损的自尊的感受。然后,临床工作者必须向患者表示,在这种情况下,过度情绪反应不仅导致购买食物,也阻止了更深入和更令人不安的情绪。在这一点上,患者经常变得愤怒并问:"为什么我必须改变?"或者"为什么没有任何人接受我是谁?"临床工作者不需要评论。这只是表演型患者再次利用他过度情绪化的愤怒作为防御机制,来反抗他对成人角色的恐惧。

在恰当的时候,患者会认识到,其他人有较少的强烈情绪反应。然后,临床工作者可以指出患者对他的过度情绪反应感到骄傲。这种骄傲体现了补偿性的优于父母的感觉。过度情绪化也是对父母期望的情绪反应的回应。感到抱歉、赞赏或恐惧的反应是父母期望的、孩子为了获得父母的认可而产生的反应。后来,这些相同的过程在自我的内部试图获得来自内化客体的认同。

对表演型患者的防御模式的诠释经常导致抑郁。如果保持在合理的限度内,这种情绪提供了治疗改变的动机。过早地冲动地使用抗抑郁药可能会给患者传达一个信息,即必须控制悲伤的情绪。

2. 退行行为

那些有更严重的自我缺陷的表演型患者在临床工作者开始诠释其防御模式时,特别容易出现退行行为。患者可能会变得更无助、抑郁,并聚焦于躯体疾病或可能威胁自杀。这些症状与大量的继发性获益有关。当这种幼稚的行为出现时,它应该占据临床工作者诠释的焦点。因此,在抑郁和威胁自杀的情况下,诠释女性表演型患者对俄狄浦斯竞争的恐惧是不恰当的。取而代之的是,临床工作者应该诠释她的剥夺感和对依赖性照顾的需要。在患者有所改善,并且她开始以成年女性的角色渴望竞争,此时临床工作者可以探索她的俄狄浦斯情结,以此作为抑制的来源。

3. 参与和假性参与

在治疗的早期阶段,女性表演型患者通常对其临床工作者很满意。她急切地期待访谈,并且很容易与临床工作者发生暧昧关系。她认为他是一个强大而无所不能的人物,能够提供她觉得需要的保护和支持。类似地,她理想化了女性临床工作者,因为她的生活两全其美,既有令人满意的职业也有好丈夫和孩子们。

表演型患者对治疗的喜爱伴随着对心理的思考方面的热情。患者更可能会从书本、朋友或临床工作者那里获得有关情绪问题的智力化的知识。即使是最有经验的临床工作者也会发现他自己对患者早期的治疗兴趣以及他对努力工作感到满意。相对于强迫型患者的智力化而言,因为他的情绪化和洞察力与感受相关。相对于智力化的洞察力来说,缺乏经验的临床工作者确信这是真实的情感的洞察力。然而,一两年之后,他发现每天的成功并不意味着长期的进展。

这需要经验来识别,表演型患者是否没有真正参与改变他的生活,而仅仅是扮演心理治疗的患者的角色。某些线索有助于识别这个过程。例如,在患者对分析的热情中,他可能会带来关于配偶、情人或朋友的信息。患者可能会询问临床工作者有关他人问题的建议,或者他可能提供自己的洞察力,希望能赢得临床工作者的认同。如果患者得到任何鼓励,他可能会带来一个朋友的梦,并要求临床工作者帮助诠释它。临床工作者不应该直接回应,而是可以对患者说:"你把你朋友的梦讲给我听,你是怎么想的呢?"

另一个例子是那些辅助性治疗的患者。这一过程可能采取的形式包括阅读心理学和精神病学的书籍,或者与朋友讨论他的问题。在一些情况下,临床工作者可以指出,患者从朋友那里得到了一个相反的意见,是因为其描述的情况与向临床工作者描述的情况不同。在另一些情况下,临床工作者可以诠释患者的感受在于临床工作者没有提供足够的帮助,那么从书本和朋友那里得到的外源性帮助是必要的,因为他觉得自己没有找到解决问题的答案。

另一个表演型患者在治疗中的参与风格的例子是,他很乐意观察临床工作者的工作,同时与这一过程保持着情绪上的距离。例如,患者问道:"你能解释一下,上次你谈论我母亲的时候,是什么意思吗?"他的语气清楚地表明,他不是在要求澄清一些他不理解的东西,而是希望临床工作者以解释的形式提供支持。当临床工作者提供了这种满足,患者可能看起来感兴趣和愿意参与,但他没有延伸临床工作者解释的边界。他甚至可能会说:"你看起来很有智慧,而且善解人意。"这表明他是在回应临床工作者的优势,而不是回应诠释的内容。在这些时候,临床工作者可以说:"我感觉你喜欢听我分析你。"

这种不完全参与的一个更隐晦的线索是,患者倾向于从他的现实生活中忽略重要的信息,例如他已经开始了新的浪漫关系或他有失业的危险。当这种忽略发生时,临床工作者可以将其诠释为患者部分地参与了治疗。

(四) 识别患者的痛苦

表演型患者的情绪表现并不总是戏剧性的。当对防御模式的诠释是成功的时,患者将体验到真正的孤独、抑郁和焦虑。在这样的时候,重要的是,临床工作者要让患者感觉到临床工作者的关心,感觉到临床工作者能够帮助他,并将会允许某种程度的依赖性满足。成熟的临床工作者能够在不放弃专业立场的情况下做到这一点。当患者真的感到不舒服时，担心被操纵的临床工作者会错失同情、善意和理解的适当机会。这种失败将阻碍信任和洞察力的发展。临床工作者偶尔有机会在初次访谈结束前分享患者真正的痛苦，但许多患者几周甚至几个月都不会出现这种情况。

三、移情与反移情

从初始访谈开始，表演型患者的行为表现出明显的移情。在前几次访谈中，移情通常是正性的，当临床工作者与患者是异性时，往往会呈现出一种色情的特质。在治疗初期，患者对临床工作者公开的性幻想经常表明其边缘性精神病理。

下述内容是指女性患者和男性临床工作者之间的移情和反移情现象，但女性临床工作者和男性表演型患者之间也有类似的关系。患者很快就把临床工作者称为"我的精神科医生"或"我的临床工作者"。她可能会恭维地提到临床工作者的衣服或他的办公室家具。如果临床工作者感冒了，她会很殷勤，并且从他的办公家具、书本、候诊室杂志等提供的线索中了解他的兴趣。患者很可能会带来她认为可能会引起临床工作者兴趣的新闻报纸、杂志文章或书籍。患者将特别关注候诊室中的其他女性患者，她会感到非常激烈的竞争。患者的占有欲和嫉妒心的特质很容易通过她制造的关于这些竞争者对临床工作者的爱的评论显露出来。

躯体语言往往揭示了移情的早期征兆。例如，女性表演型患者可能会要求一杯茶或苏打水，翻开她的背包找纸巾，或让临床工作者帮助她穿大衣。这种行为在初始访谈中很难诠释，尽管它提供了关于患者的重要线索。例如，一次，当临床工作者表示他没有苏打水时，患者的回应是下一次访谈时她将带来一大瓶苏打水储存在这。临床工作者不接受这项建议，因为它会向患者保证临床工作者会随时满足她的依赖性需求。在拒绝患者的时候，临床工作者说："如果你今天能带来自己的苏打水，我想你应该在其他时间也可以做到。"每一位临床工作者都必须根据自己的个人背景和人格风格来看待诸如开门、握手等社交礼节。对于一个欧洲出生的临床工作者来说，这种行为很自然，而对美国人来说则有些勉强。

表演型患者对临床工作者的时间提出要求。随着治疗的进展，对临床工作者的干扰增加，提出需要额外的时间或打电话到他家。很快又对临床工作者的职业和个人生活产生了兴趣。例如"你结婚了吗？""你有孩子吗？"或者"你住在城里吗？"在前几次访谈中都很常见。如果临床工作者回应，他们又会提出更多的问题："你的妻子是做什么的？"或"你去哪里度假？"如果临床工作者没有回答，患者会因为他的粗鲁而感到被拒绝或生气。

这种治疗中的尴尬的难题最好直接解决。临床工作者可能会回答："感谢你对我个人的兴趣，但如果我们把注意力集中在你的生活和我们之间，而不是我工作以外的生活上，我能对你更有帮助。"或者"你关于我外在生活的问题，只有在我们探索你为什么要问它们的时候才有用。"表演型患者对这个陈述的典型反应是："换句话说，我不被允许问任何关于你的事情。"患者对临床工作者的界限设置感到懊恼。临床工作者可以直接回答："你对我的答复不满意吗？"或者"你觉得这不是一个平等的关系吗?"

经过几个月的治疗,患者讲述她梦见了在临床工作者的家里拜访临床工作者和他的家人。她对临床工作者的妻子特别感兴趣,在梦中,患者感到失望,因为临床工作者在他的家里似乎不像他在办公室里那样强势。这个梦在访谈后期被告知,临床工作者的言论仅限于患者对他的失望部分。在下一次访谈之前的一个周末,患者变得懊恼并打电话给临床工作者。在接下来的访谈中,这个电话被诠释为梦中那个愿望的付诸行动——即与临床工作者的妻子竞争以引起他的注意。患者尴尬地发现,在她变得懊恼之前不久,她在公园里遇到了一位认识临床工作者的妻子的女性朋友,而且患者已经询问了她的竞争对手的情况。患者很快就能将这种行为与她在儿童期的家庭情况联系起来。

一位边缘性表演型患者,从门卫那里得知,临床工作者的家和他的办公室在同一栋楼里,为了了解他妻子的身份,她在外面等了一整天。如果这种行为持续下去或对临床工作者来说变成了困扰,它可能表明存在反移情的情况,患者从临床工作者的焦虑或他对患者的兴趣的享受中得到了隐晦的鼓励。

表演型患者通过不断地把自己放在一个必须在放纵的和剥夺性、惩罚性的父母两者之间做出选择的境地,来唤起临床工作者的内疚感。即使是最有技巧的临床工作者也不能总是回避这种两难的境地。临床工作者可以使用同情和诠释的结合。表演型患者很快就会直接或间接地要求得到特殊对待。他可能要求一杯水或要求使用临床工作者的电话。女性患者可能会要求在卫生间里换衣服,或者让她的朋友在临床工作者的候诊室里见到她。一位表演型患者,他注意到临床工作者办公室的一株植物快要死亡,就带来了一盆新的。另一位患者在访谈开始时说:"我今天没有足够的时间吃午饭。你介意我吃我的三明治吗?"临床工作者被置于拒绝患者午餐或允许她在访谈期间进食之间做出选择的位置。临床工作者可以说:"你是在要求我决定是否接受你对治疗的妨碍或剥夺你的午餐。"一般而言,临床工作者应该探索患者的基础动机,而不是同意这些要求。有着更严重的自我缺陷的表演型患者可能在治疗早期可以被稍加放纵地治疗。临床工作者如果能够避免不合理的、机械的方法,将会更加成功。

有时,患者会提到他和朋友讨论过他的治疗。在一些情况下,患者可能表明,一个朋友对患者的治疗或患者的心理临床工作者做了一些特定的评论,这通常反映了患者自己的不赞同。例如,患者可能会说:"我的朋友不同意你上次告诉我的。"临床工作者问道:"你告诉你的朋友我说了什么?"通过这种方式,临床工作者将了解患者对其言论扭曲的性质。临床工作者可以打断患者问:"这就是你所认为的我说的话?"通常,患者能够回忆起临床工作者的实际陈述,然后补充说:"但我想你的意思是……"或"我重复的几乎就是你所说的。"在试图分析其含义之前,重要的是先证明这种扭曲。与患者的一系列这样的体验将很快揭示移情的本质。另一种替代的方法是探究为什么患者想和别人讨论他的治疗。

当表演型患者和临床工作者的性别相同时,在移情过程中,竞争行为更为突出。女性表演型患者表达了对女性临床工作者"刺激的职业生活"的嫉妒之情。同时,她也在寻找机会,暗示临床工作者不是一个好母亲、衣着品味差,或者不是很女性化。患者通常会对她的临床工作者是一个女性而感到失望,这可以在治疗早期就被诠释。

与表演型患者的反移情问题,根据其性别、人格和临床工作者经验的程度而不同。经验较少的临床工作者害怕被患者操纵,倾向于采取防御的姿态,阻碍了信任和治疗同盟的发展。善意、共情,并且有时同情表演型患者是治疗进展的关键。对表演型患者无意识的依赖性关心愿望的共情,而不是用自以为是的愤慨做出反应,在这种努力中是至关重要的。

临床工作者可能会将自己塑造成对抗患者的配偶、父母、老板等人的角色,从而承担了过去与患者争斗的那些关键人物的作用。在这个反移情的扩展中,临床工作者在患者的无意识中扮演父母、保护者或情人的角色,体验患者的快速洞察力、温暖、情绪甚至是无助。临床工作者的情欲反应是很常见的,对他来说可能是相当可怕的。患者的温暖和诱惑的行为可能导致临床工作者变得防御性的冷漠、冷淡,像谈生意一样,在访谈中没有情绪参与。临床工作者可以寻找开始参与的机会,而不是仅仅对患者试图控制做出反应。

处理患者的自发性尴尬导致临床工作者感觉自己很笨拙。年轻的临床工作者的自发性经常是习得的和排练出来的。一个典型的例子是,当一位表演型患者第二次来看一位女性住院医生时,患者在开始的时候说:"哦,这就是你上次穿的那件衣服。"这位有经验的住院医生笑着回答:"是啊,怎么了?"权力的平衡很快被重新建立起来。竞争性移情还不适合被诠释。如果临床工作者允许更多这样的例子,那么诠释可以更有效。临床工作者对"触摸"的反应是:"你让我失去了平衡。"然后可以探索患者的反应,而患者隐藏的攻击性的原因就会出现。

如果不能看透患者的智力化是为了给临床工作者留下深刻的印象,就会错过患者试图取悦临床工作者的事实。另一个常见的反移情的问题是,错过了对自我表达的轻微抑制。例如,不会在会议上发言,或害怕在课堂上提问,都会允许患者继续像儿童一样。

过分地满足患者以避免患者的情绪风暴或保持患者的治疗是明显的反移情。在被剥夺或过于放纵的时候感到内疚是规则,在移情中应该分析双方的错误。双方的错误趋于被平衡掉。

有些表演型患者会给临床工作者带来礼物。它可能是一棵植物以替换垂死的那一盆,或者可能是食物。然后,有的患者可能在临床工作者的候诊室里见朋友,或者在洗手间补妆,或者在临床工作者的壁橱里留下一个手提箱。表演型患者的这种行为让临床工作者对此类烦恼感到尴尬。这些明显的移情的动作给反移情留下了陷阱。解决这一问题最简单的方法是当患者提出这些要求时,即使还没有到下一次访谈,临床工作者就可以这样说:"我希望你不介意……"这需要机智,并使对方感觉舒服地问:"你对此有保留意见吗?"或"你觉得我会感觉怎样?"

当临床工作者获得经验并在职业上成熟时,他对待表演型患者会变得较容易坚定,同时充满善意和理解。表演型患者总是通过感到被爱才能对临床工作者的理解做出反应。这种感受伴随着不合理的要求。临床工作者不能满足这些要求，然后患者感到被拒绝。患者的治疗通常在这两个极端之间交替。

　　避免在决策中被操纵的最简单的方法之一就是向患者承认，临床工作者不知道什么对患者来说是最好的。同时，这也挑战了患者关于临床工作者作为一个无所不知的权威人物的形象。如果患者成功地操纵了临床工作者，那么临床工作者就可以使用建设性的经验而不是变得对患者愤怒。临床工作者可以问："你觉得这是我最能帮助你的方式吗?"或者"为什么以这种方式操纵我这么重要呢?"患者通常把临床工作者的坚定或控制误解为拒绝，并试图抑制患者自发的感觉。这种误解源于患者不能体验一种主观的情感自由感，同时成功地调节和控制了自己的生活。

四、结论

　　表演型患者是治疗中最有价值的患者之一。虽然患者和临床工作者有很多紧张的时期，但这种经历很少令人厌烦。随着治疗的进展，患者最终将发展出他真正的情感反应和管理自己生活的能力。他的情绪波动将变得不那么明显，因为他逐渐能够理解和接受他更深的情感和压抑的性愿望。临床工作者除了通常从帮助患者中获得满足感之外，还将感受到一些个人的成长。

第五章　自恋型患者

　　自恋是一个令人困惑的精神科术语。最初是弗洛伊德根据古代希腊神话中人物原型纳西斯(Narcissus)开始使用这一术语的,这绝非巧合,因为神话中该人物的特征与自恋的病理学内涵是高度吻合的。

　　纳西斯是个英俊的青年,他因女神拉乌里翁(Leiriope)被河神克菲索斯(Cephisus)强暴而孕育出生,拉乌里翁得到预言说如果她的儿子不了解自己就会长寿。到他16岁时,正如罗伯特·格雷夫斯(Robert Graves)所述:"他的生命中存在两种性别的恋人,然而都被他无情拒绝,因为他对自己的内在之美有种顽固不化的骄傲。"其中著名的被拒绝的人之一就是女神埃科(Echo),她没有自己的声音,只能重复她所听到的最后一句话。这是她作为女神不够忠诚而被朱诺(Juno 即赫拉)惩罚的结果,埃科爱上了朱诺的丈夫宙斯,遭欺骗又被抛弃,这个故事很复杂。埃科为爱所累,在林中接近纳西斯,但却只能重复他的话语,纳西斯哭喊:"我会死掉的,如果你再欺骗我!""你再欺骗我!"埃科回答,她恳求他却只能一遍遍重复他的话语,但他抛弃了她。埃科心碎了,隐退了,只有她的声音还在。后来,一位纳西斯的男性求爱者被纳西斯唾弃,在自杀之前,他向众神祷告"哦,让他独爱他自己,让他在对自己的伟大的爱中失败!"女神阿耳忒弥斯(Artemis)听到了祷告,就使得纳西斯陷入对自己影子的爱中,他看到池塘中自己的倒影,每次想要拥抱他的影子的时候,影子就碎了。如同格雷夫斯所述,起初他想要拥抱亲吻那个在他面前的英俊少年,但即刻认出了自己,就凝视着池塘中的影像,日复一日。他如何能忍受拥有却又无法拥有呢?悲哀摧毁了纳西斯,他又为自己的苦痛而喜悦,因为得知至少自己爱的人是另一个自己,这是真实的存在。

　　埃科分担他的悲伤,就成全纳西斯,用匕首刺穿他的胸,纳西斯死了。他的血洒在花朵上,这花就叫水仙。

　　许多病理性自恋的成分与这个神话故事吻合:早期的心理创伤,随后发育中的自以为是(纳西斯是强暴后的产物);自知力的缺乏(大多数自恋型患者对自己持续的失能状态缺乏认知);自我中心、自负、对他人的情感不敏感(他对待埃科女神和貌视另一个男青年);自恋型患者内心渴望别人呼应他思想的需求;除了自己,缺乏对他人的共情;病态的客体持续性(痴迷于池塘里的碎片化影像);镜像移情(池塘里的影子是他唯一永久的爱);最终,焦虑和愤怒以至于不能忍受,导致了自杀。

　　最初,弗洛伊德用自恋这个术语来描述对于自己身体持久爱恋的性变态,就如同神话中的纳西斯,是欲望的产物。他随后也用自恋这个术语来描述婴幼儿发育中出现的一种正常发育过程,那一时期孩子是自我中心的。逐渐这个概念延伸到包括成人精神病理中一种特殊类型:夸大自我的重要性,不能考虑他人的情感,不能爱他人,以及没有任何负罪感地剥削他人。

　　自恋是一种人类心理学中普遍的动态主题,是精神架构中重要而普遍的概念。

这一概念包含一系列的含义。自恋整合了从正常到病理的人格结构。健康的自恋是维持基本自尊的重要部分——坚信自己是有价值的——这是一种对取得成就感到骄傲的能力,对他人的表扬感到快乐,同时分享和承认他人在成功中的角色。

自恋型人格障碍是相对新的诊断类别。与大多数其他的人格障碍不同,它不是基于症状性神经质假设的精神动力的推断,而是基于精神病性障碍的非精神病性特征的描述,甚至是一组不良适应的行为特质。它始于精神分析和精神分析心理临床工作者,他们难以理解一组特别困难的患者,这些患者不是精神病性的,也不是典型的神经症,一般来说对传统的心理治疗没有反应,也没有特征性的、可观察到的、从精神动力学模式推测出的精神病理现象。有类似病史的另一种人格障碍是边缘型人格障碍,边缘型患者很快会出现情感不稳定、混乱的人际关系、病程和自我功能的偶尔的缺陷,但自恋型患者往往被观察到是高功能的,没有明显的精神病理。他们的问题是内在的,与他们体验自己和他人的方式有关。他们遭受痛苦,尽管他们经常否认,世上很少有人能理解他们,只有他们的临床工作者觉察到了这一点。从一开始,自恋就更多地是精神生活的一个主题,而不是一个独特的疾病类别,它是普遍的,尽管在一些人中比其他人中更明显,从相对健康到严重紊乱,它与广泛的病理有关。

因此自恋型病理是一个连续的过程,从轻到重都存在。在更严重的案例中,夸大、自我中心、对他人情感的不敏感,仅仅存在于患者的心目中,只是作为满足和持续崇拜的源泉。这种对他人的剥削可以阻碍任何深层次的、关怀的关系,并反映出一个虚荣和自私的人,他们必须不断成为被关注焦点的。当别人是被关注的焦点时,自恋型患者内心就会受到伤害,不管实际的竞争情况有多不现实。例如,严重的自恋型患者会嫉妒人们对一个新生婴儿的关注,或者嫉妒婚礼上的新娘甚至是葬礼上给死者的悼词。病态性自恋经常在两种感受状态上摇摆:自我夸大或其对立面即一无是处。

较为健康的、较能适应但仍然是病理性的自恋型患者,能符合社会的预期。他似乎对自己的成就感到满足,并养成了谦逊的外表。然而,经过仔细观察就会发现,他高估了他的重要性,并要求被特殊对待。即使是被认为很成功的人,这些更强烈的愿望依然存在。他私下对自己的成就从不感到满意,对别人的成功则体验痛苦的嫉妒。

更隐晦的自恋型患者是操纵者,能使别人因不能提供他所需要的东西而感到内疚。自恋型患者很容易受到伤害,并回以恶意的报复,这往往是故意卑鄙的表现。例如,母亲对她的孩子在别人面前行为不当而感到受辱,但她却可能在微笑,表现为对这种情况的温和的控制,同时却偷偷地以别人看不见的方式掐孩子。

超我病理是自恋的特征。有轻度这种障碍的人拥有的超我,促使他能做"正确的事情",但他并不觉得很好。本质上来说,这方面的心理结构——父母亲的价值观、道德和伦理戒律、合乎礼仪、友善等——并不像其他人那样理想,做正确的事并不能增强自恋型患者的自我价值感。他不为自己感到骄傲,因为他更专注于权力和赞扬,他理想化了夸大的自我而非超我。

自恋型患者根深蒂固的、内心的贪婪，导致许多非常成功和强大的人崩溃，他们从来不觉得自己拥有得"足够"了，尽管已经拥有巨大的财富和权力。成功似乎强化了对权力的感觉，而非令人平静、满怀喜悦的成就感。自恋型患者为了逃避暴露和羞辱，会经常撒谎或毫不费力地欺骗。

DSM-5 中自恋型人格障碍的诊断标准恰当地概括了该障碍最典型形式的特征（表格 5-1）。然而，此障碍轻度形式的变异型在实践中是常见的，可以与许多其他精神障碍共病。一个自恋的人可以是相当迷人的、有魅力的、自信的、表面上温暖的、令人愉悦的；他有能力让另一个人，包括临床工作者，觉得他很特别。这反映了自恋型患者在心理上将另一个人整合进他的优越感与特殊的精神轨道的能力，只要那个人不感到挫折或与他不矛盾。随着时间的进程，人们终会发现，这个有魅力的人其实对他人的生活不感兴趣，却希望别人对他的一切都感兴趣。

表格 5-1　自恋型人格障碍的 DSM-5 诊断标准

一种需要他人赞扬且缺乏共情的自大（幻想或行为）的普遍模式；始于成年早期，存在于各种背景下，表现为下列 5 项（或更多）症状：

1. 具有自我重要性的夸大感（例如，夸大成就和才能，在没有相应成就时却盼望被认为是优胜者）；
2. 幻想无限成功、权力、才华、美丽或理想爱情的先占观念；
3. 认为自己是"特殊"的和独特的，只能被其他特殊的或地位高的人（或机构）所理解或与之交往；
4. 要求过度的赞美；
5. 有一种权利感（即不合理地期望特殊的优待或他人自动顺从他的期望）；
6. 在人际关系上剥削他人（即为了达到自己的目的而利用别人）；
7. 缺乏共情：不愿识别或认同他人的感受和需求；
8. 常常妒忌他人，或认为他人妒忌自己；
9. 表现为高傲、傲慢的行为或态度。

来源　转载于美国精神医学学会：精神障碍诊断与统计手册，第五版。阿林顿，弗吉尼亚州，美国精神医学学会，2013。版权所有ⓒ 2013，美国精神医学学会。授权使用。

尽管不包含在 DSM-5 的命名之中，但自恋型人格障碍的一个亚型，害羞或隐性的自恋已经被确定（表 5-1）。害羞的自恋型患者对轻视或批评非常敏感。当批评被认为是准确的时候，他会反应为强烈的羞耻和屈辱感。当他扩大自恋的主体外延，最有可能是配偶、孩子甚至是父母，表现不佳或令他难堪时，这些相同的屈辱感也会出现。当批评似乎不大合理的时候，他内心反应的是自尊受伤后的愤怒以及夸张的报复幻想（例如，将 0.50 厘米口径的机枪装在汽车前挡泥板上，射击那些高速路上强行并道的司机）。与羞涩的自恋型患者相反的人，则倾向于在其他车手后面做手势，或者绕着他转，甚至试图把他赶出马路。害羞的自恋型患者倾向于周期性的抑郁情绪。他自己做事时总是感觉最好。这样他就避免了在别人面前表现出自卑、嫉妒或羞愧的竞争感。

害羞的自恋型患者可能有很多熟人，看似友好但并不温暖。在他生命中的不同时期几乎没有朋友(特别是男性朋友)。这归因于他更在意别人对他的看法而不关心别人。他很少去关注他孩子们的朋友的名字,或者是关心他的"朋友们"的孩子们。正是这种维持长期关系的能力的丧失,使他孤立、与人群脱离。他没有真诚的共情能力,这隐藏于他知道社交的期待以及因此习得的得体反应,一开始会愚弄他人,以为他比实际上更在意他人。他对于自身权利和自我需求的诉求,掩盖在他害羞的冷漠的外表里。在其他场合下,他似乎完全不知道他实际上有权利。一份新的友情可能会夭折,因为自恋型患者受伤的感觉危害了患者深层次的自大感,他感到受伤、羞愧和/或愤怒,这很快导致他与别人疏远。

表 5-1　自恋型人格障碍害羞或隐性亚型的诊断标准

害羞或隐性的自恋型患者
(1) 抑制的、害羞的,甚至是自卑的;
(2) 将注意力更多地引向他人而不是自我,当他变成关注的焦点时感到不舒适;
(3) 是高度敏感的,仔细倾听他人的怠慢或批评或表扬或谄媚的证据;
(4) 对怠慢或批判的反应为内在的愤怒和/或强烈的害羞或羞辱或自我批评,对谄媚的反应为夸大的愉悦感,混合着优越感和愚弄了别人的感觉,不相信他们的动机;
(5) 非常嫉妒他人的成功或取得的成就;
(6) 不能对他人承诺无条件的爱;对他人缺乏恰当的反应;因为有被追求的愿望,可能不能回复别人的来信或电话;需要持续的满足感,就像一首古老的歌谣"当我不能亲近我爱的姑娘,我就爱那些离我近的姑娘";
(7) 对他人缺乏共情的能力,最多能够提供经过计算的来源于对外恰当的反应的共情,然而这些反应不能允许他与他人建立关系;
(8) 有代偿性的夸大的幻想,替代了真实的成就;
(9) 基于感觉缺陷和不充分的反应有疑病的倾向,很容易有聚焦于健康的先占观念。

来源　改编自 Gabbard,1989。

与自大的自恋不同,害羞的自恋能够感受到但很少表达出对他所缺失的共情能力的遗憾。他对他人缺乏关心的"内疚感",被体验为强烈的羞愧,迫使他躲藏起来。这与成熟的内疚感形成了对比,它伴随着对他人的虐待而悲伤,因而产生道歉和修补的欲望。害羞的自恋也不能接受来自于伤害过他的人的道歉。他将所有的伤害都记录在册,内向地感受到"你现在亏欠我了"。就像受虐型患者,他得意于受害者的角色,并策略性地利用这一立场,得到他人的照顾或以其他的方式来操纵他们。阿赫塔尔(Akhtar)指出,与自大的自恋相比,害羞的自恋有更严格的良知和更高的道德标准,对规则、伦理或道德方面不一致的倾向性较小。

一、精神病理与精神动力学

(一)自恋的特征

1. 夸大

自恋型患者普遍的特征是,将自己夸大为独特的、有不同寻常的天赋,以及对他人来说是卓越的。这种强调自己重要性的浮夸甚至自认为是天才，与通常的现实是不符的。然而，有时，特别是在艺术界、政界、科学界或商界，自恋型患者可能拥有相当的专业才能，并会因为他人对他的赞誉而加强他的夸大。然而，自恋型患者的优越感是抵御内心软弱的一种防御，通常没有客观的相关性。"在英国文学方面，我比弗吉尼亚·伍尔夫（Virginia Woolf）更重要"，一位30岁的作家在第一次访谈时说。但是很快就发现了，她从未出版过作品，文学写作十分有限且是碎片化的，也从未向其他的作家、编辑或评论家展示过，因为"他们不能理解或领会我的天才，更糟糕的是，即使他们能够理解，可能也会非常嫉妒我"。

　　极端的自大或浮夸的自恋的例子很容易被识别。害羞的自恋不会以明显的方式来表现自己，但如果他们没得到自认为恰当的认可，就会隐秘地感到被冒犯。本质上说，他们认为他们的特殊存在和光环应该被他们周围的人自动地感受到并回应。如果跟其他人一样被对待，他们会内在地感受到刺激。害羞的自恋型患者和夸大的自恋型患者一样渴望得到对他们特殊才能的赞扬，但如果他夸大的幻想暴露出来，他会对潜在的侮辱和羞愧有更深的恐惧。

　　与夸大的自恋型患者越成功越加深他的狂傲自大不同，害羞的自恋型患者的自大通常在更大程度上存在于他的幻想中。他的野心是成为最好的人，但是基于害怕不能免于强烈的羞愧和受辱感，因此他是抑制的。所以，他实际上并没有努力去获得成功，因为这样做可能将承担失败的风险以及不被承认。他可以短暂地对微小的认可感到快乐甚至兴奋但从来不觉得足够。他很快就会与那些做得更好的人相比。他会过度地低估或高估自己的成就的重要性。这导致他的工作记录出现瑕疵，他在组织升迁中会变得越来越不自信。更多的成功会被体验为更多的、更大的失败，因而面临一个更加公开的羞辱。那些更自大的自恋型患者会将成功体验为一种权利，允许自己不再严格遵守伦理和规则。

　　尽管自恋型患者有时也能通过取笑别人来表现出诙谐，但缺乏真正的幽默且不能自嘲，是该障碍的特征。普遍存在这样的幻想，认为自己拥有超凡的魅力、漂亮且聪慧。一位自恋型患者这样描述："我非凡的光辉能照亮任何我在的地方。"一个分子生物学的研究生，职业生涯并不稳定，濒临被他所在的项目除名却自信地宣称："毫无疑问，我将获得诺贝尔奖！事实上，我与导师之间是有点问题，但这不算什么。看看爱因斯坦，他和他的教授从来都是合不来的。"这个例子说明了自恋方面的问题。所有的有抱负或有成就的科学家都渴望获得诺贝尔奖，这是科学家普遍的梦想。健康性的自恋的科学家可能怀揣这个梦想，但是能认识到诺贝尔奖是基于他人对自己工作的评价，且评定奖项时有诸多的其他方面的复杂性。作为对比，病理性的自恋型患者会确信自己值得获奖，他迫切地需要这一奖项来支持他的自大和不切实际的想法，他会将可能性当作现实性。

　　夸大及其对立面——深层次上的不足感——在自恋的个体中是共存的。临床表现可以始于一个或另一个。患者可能抱怨职业上的失败或爱情上的挫折，不久之后，他夸大、傲慢和专横的一面将会出现。取而代之的是，夸大可能先出现，感觉不充分和内在的空虚感将在治疗的后期出现。

2. 缺乏共情

无法与他人共情是自恋型患者的特征。共情是一种复杂的心理学现象,包括识别并短暂经历他人情绪状态的能力。共情不同于同情,同情是对他人的痛或痛苦如失去挚爱的深切关心。共情能够使倾听者站在对方的角度去体验,同时还能保持独立性。这种能力要求个体将注意力从自己身上转移出来,而大部分的自恋型患者缺乏这种能力。

一位正在经历离婚的自恋型患者的婚外情曝光,他痛苦地抱怨说:"我不明白,为什么我的妻子不同情我? 我的生活天翻地覆,我的孩子们生我的气,简直一团糟。她似乎只想迫害我,她雇佣的律师如同杀手,问得太多! 她怎么能不关心我的痛苦呢? 我这么苦恼!"他不能感受到他妻子的失落感、背叛感和愤怒,不能共情。他才是那个应该道歉的人,因为他的行为才导致了他的痛苦。

隐晦的共情失败是常见的。在享受夜晚的时候,如果被配偶白天的某些痛苦的事件所干扰,自恋型患者会十分懊恼。如果他的配偶因为家庭危机而分心,没有对他的成功及时表扬,他可能会大发雷霆。这种对配偶"漠不关心"的指责对患者来说是有道理的,他认为他是受害者。

识别他人感受的能力,本身并不能作为自恋型障碍的诊断。不太严重的自恋型患者在某些情况下能够识别他人的情感状态。然而,这经常是基于来自外部线索的提示而非内在的感受。而在另一些情况下,他很少或不能关心他人的痛苦、苦恼或情感。看起来应是共情的倾听,但自恋型患者会无意识地储存这些他人的缺点的信息,在未来某个场景下,当他感受到被批评时用以反击对方。这种反击是故意的和恶意的。尽管强迫型患者在受到批评时也可能参与反击,但他这样做的原因是无意识的愤怒和缺乏机智,而不是自恋型患者所特有的故意的虐待。

3. 权利

一种顽固的、个人的权利感通常伴随着自恋型患者。"当然,我不需要等待",一位自恋型患者说。自恋型患者从一开始预约对双方都恰当的时间来做初始访谈,就会显露出他的诊断。"那个时间对我不好,因为我要锻炼",自恋型患者声称。"我只能在午餐前来。你不能在11点来看我吗?"这种权利感反映了他相信世界应该围绕着他转。在之后的访谈中,患者透露:"我的父母是冷漠绝情的。他们在感情上什么也没有给我,当然我要做第一,其他人都不能。"自恋型患者认为他所经历的情感匮乏直接导致了一种冷漠和傲慢自大,特别是与那些他认为不重要的人打交道,因而重演了他自己小时候毫无重要性的经历。

一位高智商的研究生来到精神科咨询,他正面临着确凿的证据,证明他抄袭了已经发表的文章。他并不是自愿来临床工作者的诊室,但是坦率地承认,看精神科医生将帮助他应对给他的指控,以及减轻事件的后果。渐渐地,在访谈的过程中,他承认:"也许我电脑里面的文件混乱了,所以我认为别人的作品也是我的。"但是他认为对他的指控应该被驳回,因为这只是一个电子排版的错误——整本的教科书在他的论文中出现,就像是他自己的一样。"不管怎么说,我是班上最聪明的学生,权威们应该对此有所考虑。"当临床工作者问及他,如何思考撒谎与犯错误的区别时，他困惑了。花了很长时间，才让他最终承认这是有意为之。

这个例子用以说明自恋型患者所拥有的自动的权利感："属于别人的东西，只要我想要就可以是我的。诚实不是美德，因为它可能阻止我得到我想要的东西。"

4. 羞耻感

羞耻感，与内疚感不同，是常见的，并且对于自恋型患者来说是痛苦的情感。莫里森（Morrison）建议，在精神生活中，羞耻感是与内疚感同等重要的情感。羞耻感是围绕着暴露失败与不足的体验，以及由此而来的屈辱感。莫里森把受辱的感觉、尴尬、低自尊都纳入到羞耻感中。自恋对批评或在一些试图获得成功的过程中失败的反应是感觉到自我的不足和缺陷。一位智力上有成就的自恋型患者，发表了一系列重要的文章，在收到一份重要刊物的拒绝信后感到受辱和抑郁。"我一无是处。我的工作微不足道，也没什么价值。我的生活没什么意义，我只想躲着大家"，他痛苦绝望地感叹道。躲起来的愿望是经典的对于羞耻感体验的反应。在某些文化中，羞耻感是痛苦压倒性的情感，感到羞耻和被暴露的个体可能感受到无从逃脱，只有自杀，即最终的"躲藏"。

5. 嫉妒

嫉妒折磨着自恋型患者，他总是将自己和他人比较，希望增强他自己的优越感。频繁的自卑情绪刺激了他，总是要贬低别人。"我如此生气，因为她都晋升了，可是我却不能"，一位低年资的书籍编辑抱怨说，"我更漂亮、更性感，比她有魅力得多，就因为她更聪明，与她合作的作家们喜欢她，她如此空虚，难道我们公司没有意识到形象就是一切吗？好看才是硬道理，而不是讨人喜欢。对于这种羞辱，我想我应该辞职。"一位精神健康专业工作者在第一次来访谈时，表露了对他的临床工作者的嫉妒："我知道你是非常著名的、受人尊敬的，通过跟你的谈话我就知道，你的成功是你比我更能控制和操纵精神医学界的结果。"

（二）自恋的贬值感

贬值感主导着自恋患者的客体人际关系。在第九章"边缘型患者"中将讨论自恋型患者和边缘型患者在贬值感方面的特征性差异。

（三）严重的自恋

严重的自恋患者代表了自恋谱系的极端。这样的患者，因为缺乏良知或有关剥削和强烈攻击他人（甚至是暴力）的内疚感，似乎对临床工作者很排斥。臭名昭著的暴君，如希特勒等，他们非人地屠杀数百万人的冷酷，为恶性自恋打上了标记。无论诊断是否准确，它与这些独裁者的公众形象一致。严重的自恋的确与反社会人格相重叠，在一些案例中，严重的自恋型患者会有冷血的、暴力犯罪的行为甚至成为杀人犯。

两大主题主导着严重的自恋型患者的精神病理：一是反映了严重的自我缺陷，表现为冲动、低挫折耐受和无法延迟满足；另一个主题是缺乏正常的超我功能。

两个主题组合的缺陷是出现在这些患者中的暴力爆发的核心原因。超我无法控制放肆的冲动。爆发性质的自恋式的暴怒，能够使严重的自恋型患者的生活"丰富多彩"。自恋型患者的愤怒是全面的、没有限制的。当他们在日常生活中被挫败或被反对时，这样的愤怒被这些患者所经历的想象的或真正的羞辱所促发。对他们的愿望的反对激起了幻想，要消灭那些不服从于他们的要求从而挑战了他们内在的但脆弱的无所不能的感觉的那些人。在极端的情况下，这可能导致谋杀伴侣或配偶，严重自恋型患者对此行为不会感到悔恨，因为在他极端的病态的内心世界，这是完全必要的。巨大的病理超我和冲动结合，是严重的自恋病理的核心，也解释了他们对破坏性行为缺乏内疚感。

（四）鉴别诊断

　　自恋型人格障碍主要需要与边缘型人格障碍、反社会型人格障碍和双相谱系障碍相鉴别。尽管也有相对纯粹的形式，但自恋型人格障碍与边缘型人格障碍的混合型比较常见。

　　尽管在 DSM-5 中，强迫型患者和自恋型患者的区别很明显，但在实际的临床工作中，他们经常容易被混淆。特别是那些混合了强迫型人格障碍和自恋型人格障碍的患者。这些区别在治疗那些具备两种特征的患者时非常重要，以至于临床工作者并不去诠释强迫型的精神动力学，在某些特定的时刻，自恋型的精神动力学驱使了患者的行为。

　　第一个容易混淆的方面是情绪的孤立。在强迫型患者中该症状容易与自恋型患者的情感脱离相混淆。强迫型患者利用他最小化、智力化和合理化的机制来应对他自己不想要的情绪反应。当强迫型患者的工作被挑剔时，他说："我对我的老板没有怨恨。"或"我不太高兴，我可能有点小的困扰，但肯定不是愤怒。"自恋型患者非常清楚他在类似情形下的愤怒反应，并且已经开始将他人贬低为愚蠢。强迫型个体缺乏技巧，对他人的情感不敏感，经常不明白自己说的话对别人造成的影响。假如这引起了他的注意，他会感到内疚或防御，试图用有逻辑性的理由说服被伤害的一方，请他或她不要感到受伤。而在另外的情境下，强迫型患者注意到他的言行可能会让别人不安，但他不会让这个影响到自己，或如果影响到自己他会选择刻意地忽视。这些事件可能后来回归到意识中，做出进一步的反刍或反思。这在自恋型患者中并不会发生，自恋型患者天生对他人的情感缺少反应，冷酷无情，他会合理化地采取一种态度，认为"所有人都是这样，只是有些人比别人更会伪装而已"。

　　强迫型患者对于完美的追求不同于自恋型患者，尽管在理解人格病理方面，这是最难的诊断特征。解决临床工作者的混淆的方法是发现这一行为与追求完美之间的潜在关系，换句话说，就是理解驱动该行为的无意识的动机。什么是该患者期望得到或失去的——哪些冲突涉及了完美主义的动机？强迫型患者，当他完美地做某件事情的时候，他有种主人翁感、权力感和掌控感，期望得到表扬，或来自他内化的客体或父母角色的正面强化。他感到表扬是作为一个独立的个体受到尊重和爱的证据,尽管他抱怨为了赢得这样的尊重他不得不完美地做事。它是一种独立的强烈的身份感,使强迫型个体能够真正地获得成就感。这是由于他有内化的良好的客体形象。他觉得自己一直都非常好,并且已经达到了父母的完美主义的标准。他值得被尊重。在无意识的层面上,强迫型患者将尊重等同于爱,而且他相信爱必须是挣来的。自恋型患者追求完美是一个更具有利用性质的事件,他在实现父母的愿望,使父母感到骄傲。利用孩子作为使父母感到更有光彩、更美好、更成功的工具。自恋型的孩子被赞美或表扬的时候,他并没有感觉到他是作为一个独立的个体被认可,他感觉到的只是他增强了他的父母不断追求的完美而已。他在世界上的使命就是使得父母看起来好,或者如果让他选择的话,看起来不好。因而,当自恋型患者没有达到完美时,他觉得受辱、羞愧、自尊受伤、毫无价值。

一方面,强迫型患者更倾向于想要知道,他是否做错了,没有听从指示,或没有足够努力,或以其他隐晦的方式不顺从。这是因为强迫型个体的内心总有一种对立和违拗的相反的冲动,总有做与不做的仪式。这也是为什么强迫型个体总会被自我怀疑所困扰。

有时,自恋型患者会无意识地故意失败,为了让羞辱他们的父母感到尴尬和屈辱。这是一种受虐狂的报复方式,这种行为是出于怨恨。恶意复仇的好处是抵消了失败带来的个人痛苦和尴尬。这种机制常见于那些自恋、受虐的青少年,他们在学校里经常考试不及格,以报复只关心孩子能否上名牌大学的父母。

另一方面,自恋型患者的完美主义与患者为了赢得赞誉而愿意做的工作量有关。强迫型患者意识到成功需要技巧和努力,他愿意付出努力。自恋型患者希望以最小的努力换取最大的认同。

强迫和自恋的个体都有过度的动力去获得权力和控制他人。然而,前者总是被自我怀疑所困扰,并在他自己追求成功的过程中,对那些他可能造成的伤害或损害感到矛盾。后者似乎对动力的强度没有顾忌。这两种类型的患者可能都会抑制其工作表现,只能基于其无意识的、想象的对伴随成功的风险的不同概念来进行区分。强迫型患者会无意识地认为工作总是在服从和接受但作为结果同时感到顺从和软弱,与顽皮和挑衅但作为结果同时感到强大和独立,这两者之间冲突。这种动力学在强迫型患者工作问题的拖延方面最为明显。同时,动力学的情结在强迫型患者中表达了他对同性竞争对手的矛盾的态度,他认为对方比自己更强大。这种表达的形式是失去了他的自信,不能完胜对手,尽管已经接近胜利。他想当老板,这样他就不会被别人控制。他希望自己的地位、权力和控制被别人认可。通常,他承担的责任是恰当的权力,有时甚至超过了恰当的。他会经常抱怨责任,但会对此感到非常自豪并认真履行职责。自恋型患者渴望权力,以获得他人的钦佩并得到他们的服务,但他不希望担负责任并寻求方法,推脱给他的下属或用其他方法逃避,有时会假借授权的名义。当自恋型患者只是把责任而不是伴随成功的荣誉给别人时,这个过程就会变得非常明显。

以某个强迫的优柔寡断的研究生为例。他的反刍思维涉及:"哪一个主题将会让我的论文指导导师最满意并给我最好的成绩?有什么是我真的愿意写的吗?

我必须服从他的权威吗?"自恋的研究生总是想知道哪位论文指导导师最权威、最著名,想选一个能让他轻松获得荣耀的研究课题。这一原则的一个例外情况发生在一个自恋型的研究生身上,她选择上俄语系,但她本科上的是德语系并且取得了较高的成绩和较多的鼓励。然而,这一选择背后的动机是想向俄语系证明,他们对她的才华的判断犯了错误,从而给自己平反并羞辱他们。与强迫型患者对比,如果他们争论一个词的意思然后去查字典。强迫型患者想让别人认可他的精确性和含蓄的优越性,但他的动机并不是羞辱对手。偏执的人格希望虐待性地羞辱那些他们觉得冤枉了他们的对手。偏执型的个体想要得到承认他被冤枉了,他要求道歉——不仅是今天还包括明天、后天以及接下来的日子。然而,如果冒犯方道歉了足够长的时间,他最终将被原谅。另一方面,自恋型患者仅仅想要一次性击败对手;强迫型患者则想要得到弥补并接受真诚的道歉。

表演型人格会表现为另一种困难的鉴别诊断的难题。这种类型的患者也寻求关注,为了保持其处于被关注的焦点,可能会打扮得相当艳丽。自恋型的特质经常与表演型人格特质相混合。当这些被认可的需求遭受挫折时,表演型患者很有可能变得相当愤怒。然而,这样的人能够真正地爱和深深地依恋他人。表演型患者有更多的魅力、温暖和能力,并不总是把自己的需求放在第一位,操纵他人通常涉及展现魅力、献媚奉承和假性无助的表现。作为对比,自恋型患者使用权利感和攻击性主张,相当不体谅他人的感受。这一区别可以用两个患者担心临床工作者最近体重增加和可能原因为例。表演型患者真正关心的是临床工作者的健康,作为一个节食专家,她向临床工作者提供了许多有效的建议。她替他感到担心。自恋型患者则是冒犯地指出临床工作者最近变胖了。"我怎么能有一个像你这样的临床工作者呢? 这显得我很不好。请去找我的私人教练吧,减减肥。我替你付钱。"另一个鉴别诊断的例子是,表演型患者在一次聚会上寻找她的朋友,而自恋型患者却在寻找"明星",可能同时在思考"我配得上这些人吗?"

第九章将讨论自恋型人格障碍与边缘型人格障碍的区别。反社会型人格与严重的自恋型人格障碍的鉴别诊断不准确,存在显著的共病。例如,犯罪家庭代表着一种越轨的、反社会的亚文化。这样一个群体中的成员可以与其他成员建立持久的友谊和联盟,追求他们的伦理准则,尽管这与社会主流是不一致的。他们能够非常忠诚,特别是对他们有血缘关系的家庭成员。电视和电影经常利用公众对这些群体的幻想。他们往往冷酷无情,杀戮成性,但这种行为并不会使他们自恋,尽管这显然是反社会的。"家族生意"不能容忍群体中过于自恋的成员,这不符合群体的凝聚力和目标。

双相谱系障碍是一个新出现的诊断群,尚存在相当大的争议。先前的(DSM-Ⅱ中)轻躁狂人格特质被描述为夸大、信口雌黄、精力旺盛、过于乐观、自负、雄心勃勃、高成就感和自我肯定。有轻躁狂人格的个体可能有短暂的抑郁发作。尽管有这些特质,但他还是热情的和"友好的"的人,能够积极参与到给予与接受的关系中。他不像自恋型患者那样内心充满嫉妒、贬低他人和怀恨在心。

当一个自恋的个体自愿寻求治疗时,经常是因为抑郁。职业失败或在失败的关系中特别丢脸，是自恋型损伤通常的促发因素。恶劣心境、自恋型人格障碍（害羞型）和受虐型人格障碍之间有相当大的重叠。

（五）发展精神动力学

相对健康的自恋型患者允许他人对自己的贡献和雄心有一个现实的评价，能够在认识到自己的独立性和爱与被爱的能力后，对他人有情感依恋。觉察到独立的存在和他人的感受，是健康的自恋型患者的一个非常重要的部分。当正常的发展失败时，人们会发现自恋型人格的特征性的心理紊乱：从个体的自我关注和轻度被赋予权利到严重自恋型患者明显的自我中心，他们不能容忍外部对其优越性和全能性的挑战。通常认为，自恋病理的差异反映了儿童在早期发展过程中父母的情感忽视和缺乏共情的程度以及儿童所经历的父母的利用，导致了不同程度的自我意识的缺失。

健康的自恋型患者的演进以及区分自我与他人的能力被认为基于共情式的养育，并以友好的方式设置界限。婴儿将外在世界体验为自我的延伸，这种状态在病态的自恋中会持续存在。自我-客体的分化是通过与照料者和外部世界的互动来逐渐增加的过程，既有令人满意的也有令人沮丧的。随着时间的推移，在正常情况下，自己与他人分离的心理上的内在觉知就发展起来了。同时，就会出现共情的呵护的照料者的形象的心理内化，变成儿童心理结构的一部分。从某种意义上说，这一部分的外在世界就变成了儿童的一部分。这一部分有爱心的照料者的整合，形成了儿童逐渐获得对他人共情、健康的自我尊重和坚实的自我感的基础。

共情式照顾的失败，特别是缺少父母镜像的存在，在儿童还很脆弱时就让他全靠自己，年幼的婴儿总是处于碎片化的危险中，这是一种情感上的"崩溃"，在婴儿和年幼的儿童中，当他们感到痛苦时经常可以发现这种表现。镜像是一个复杂的亲子互动现象，涉及父母接受婴儿或儿童的交流，记录他们、改变他们、模仿他们并反馈给儿童。父母呼应并描述儿童的声音或动作，如唠叨、咕咕叫或用手敲打她的高椅子。对于父母和儿童来说，这是一种情绪的体验。玩耍的心境是最好的例子，父母的模仿引起儿童阵阵的笑声和进一步父母带来的笑声。这种互动与音乐家之间发生的相似，最初的简单旋律是由整个交响乐团挑选和阐述的。这是儿童和父母制造出的自然的情感音乐。儿童与心理上更有组织性的父母之间互动的经验，它整合了来自儿童的角度的交流，再反馈给儿童，从而帮助儿童的自我进化。

自恋的或紊乱的父母送回给儿童的信息，不是共情性的，也不伴有与儿童的交流。它变成了一个混乱的信息，因为它与儿童的体验无关。健康的镜像是指有效地反馈儿童的原始体验；它是父母对还没有意识到的儿童潜能的反应。例如，正常的母亲能够在儿童学会语言之前，在儿童的嘟囔中听懂他说的字词，并以同样的方式嘟囔回去，这样才能与那些努力与父母沟通的儿童交流。儿童的自我整体感在缺少"母亲眼中的光芒"时受到威胁，而那照料者对婴儿的自信和自我展示的诗意的表达。如果照料者不能对婴儿的行为做出肯定的反应，就会增加婴儿自我碎片化的风险。有一种理论认为，这一失败也会导致儿童自我发展的停滞，并持续到自恋型患者的成年生活。自我感持续缺陷，无意识的潜在自我碎片化的恐惧就会控制着心理结构，导致夸大和无所不能的代偿性的防御幻想："我是全能的，我不能被摧毁。"内心空虚的状态，不充分的和低人一等的感觉也被认为是父母被剥夺的结果。"我没有被爱；因此，我不可爱。"自恋型患者强调躯体的美丽、财富和权力，是极度渴望代偿性的需要发现外部表扬的一种表达，使他确信，"我是最好的、最美丽的、最富有的"，并躲在恐惧中，使其不去面对内心情感的空虚。当儿童说："我做、我做"，父母回应说："你不能做，我来做"，从这时就可能开始了。除非这一行动有潜在的危险，更加共情的父母会说："你可以做得到，让我帮你。"

　　自恋型患者通常会表现出羡慕。从发展的角度来看，羡慕有别于嫉妒。嫉妒是拥有他人和战胜竞争对手的欲望。它有"三个人"的特征，通常是在发展的俄狄浦斯阶段儿童无意识地希望异性父母除掉作为竞争对手的同性父母。羡慕出现在发育更早期，它有"两个人"的特征，儿童羡慕父母拥有的一些品质——力量、大小和权力——是儿童希望拥有的。更加原始的表达被发现在自恋型患者中，羡慕使他希望消灭引起其羡慕感的人，以便移除使他感觉自卑的来源。

　　自恋型患者通常可以回忆起一到两个父母羞辱孩子作为惩罚的事件。一位患者回忆起在他 4 或 5 岁时听到他的母亲说："年轻人，你应该为自己感到羞耻。"这种事件频频发生，儿童被灌输了深深的羞耻感。这位母亲是自恋的，把孩子看成是自己的延伸。孩子的缺点暴露了她的不完美，她感到非常羞愧。她经常告诉她的儿子："你这样做是故意羞辱我！"让孩子感到受伤、不完美，无法理解母亲的反应。在发展的过程中，孩子在获得内疚感的能力之前就经历了羞耻感。当孩子被发现没有达到父母的期待时，他会感到羞愧。父母对孩子的羞辱越多，或收回的爱越多，孩子就越难内化父母的价值观。孩子需要经历来自父母的基于爱的批评——父母应该超出他人所认为的为人父母的标准，更加关心孩子的感受。当孩子感到被爱时，他将会内化父母的价值观，当他不能达到这些要求时会感到内疚。这个成熟的过程是自恋的个体没有完成的，当他的错误或不完美被他人发现时，他会感到羞愧和耻辱。如果他没有被发现，他就不会感到内疚。正是这种超我的缺陷导致了他的低自尊——因为他不能赢得不爱他的内化的父母的赞同。对于个体而言，体验内疚的能力有内在的原谅自己的机制。这是通过忏悔和赎罪来完成的，其动机是获得原谅。成熟的成年人学会了如何管理内疚感，感到足够的安全来道歉以改正错误，并从经验中吸取教训。在儿童中，如果幼儿因某个事件被批评，那么羞耻感可能聚焦于其正常的躯体功能。对羞耻的反应是隐藏。这种现象在自恋的成人中继续存在，为了逃避暴露，他花费很多的精力去隐藏，并且不承认不良行为。羞愧伴随着所有与耻辱和尴尬有关的主观体验，就像儿童感觉自己的渺小，失去对膀胱或肠道的控制，感觉无力和低下以及被暴露和被批评的体验一样。基于对暴露的预期，羞耻是可以预测的。就像在公共场所、众目睽睽之下尿湿了自己的裤子。如果这种事件可以隐藏，就没有羞耻感。羞耻感是因为被观察到，进而被他人的观察所羞辱。如果自恋型患者能掩饰或隐藏自己的不完美，他就会避免羞愧的痛苦。这种隐藏他感受到的不完美和羞辱感的倾向将不可避免地扭曲与自恋型患者的临床访谈。自恋型患者将竭尽全力地避免暴露与临床工作者一起可能重新体验到羞耻感的那部分历史和现在的生活。

未来的自恋型患者的一个或两个父母倾向于在他们的人格结构中有明显的自恋特征。一位女性生动地回忆，她经常被她的母亲以羞辱的方式批评，她的母亲是一个自负的女人，认为自己永远是正确的。这位患者在很小的时候就得出结论，她比她的母亲更聪明。通过认同她的母亲，她抵消了母亲伤害她的力量。在这个过程中，她不仅蔑视她的母亲，而且她对不如自己聪明的所有人都不屑一顾。

另一个精神动力学对害羞的自恋型患者发生的贡献是，父母认为他们的孩子是完美的，忽略了他的错误或缺陷。他变成了父母夸大他们自己的一种投射。一位患者说："当我犯了一个错误时，我试图掩盖它。如果我不能掩盖，我就会责怪其他人。如果一切都失败了，我可能会承认是我做的，但我还是要找个借口。我没有感觉到我能够达到父母对卓越的期待。我总是觉得我不得不伪装，我是一个骗子。"临床工作者的问题是："当你发现自己犯了错误时，你有什么感觉？"在这个案例中，父母从来不挑剔，不管孩子做什么都觉得"卓越"。这个患者内在的羞耻感的发生，是父母不曾告诉过他，他应该为自己感到羞愧。

父母共情的失败可能出现在儿童整个发展阶段。以一个 8 岁的女孩使用家庭卫生间的情况为例。一位来访的阿姨想使用洗手间。她没有敲门，而是询问女孩的妈妈洗手间里有没有人。母亲回答说："只有简在里面。进去吧，她不会介意。"女孩感到深深的羞辱，仿佛她不是一个人。

自恋在整个生命周期中都会发生变化。当自恋和情感被剥夺的儿童成长并进入学校和同伴关系的世界时，已经存在的被父母培育出的优越和权利的代偿感就会恶化。"这是我应得的；我是特别的，应该被这样对待。"父母投射在儿童身上的特殊感会病态地加强。"我的孩子不应该遵守传统的行为上的约束，而应该被给予特别的关注。"父母对学龄儿童的权利的认可，可能是自恋型成人过度的自我重要性和沾沾自喜的一个主要原因。孩子是父母自恋的镜像。

所有的青少年当面对青春期惊人的生理和躯体变化时，可以产生自恋的适应模式。对于性欲望的高涨以及青春期开始时所引发的一切明显的躯体变化的矛盾，他们很容易就会全神贯注于外表，对同龄人如何看待他们非常敏感。他们经常是自我关注的，对批评非常敏感，容易有被羞辱感，因而情感上脆弱，就像完全成熟的自恋型成年人一样。羞耻感常常支配着他们对躯体机能和性的感觉。在更极端的情况下，这些自恋的担忧在一些青少年的厌食-贪食的发展中起到了一定的作用。一般来说，自恋的青少年的躯体和社交的先占观念会随着时间的推移而消退，但是在那些儿童期经历过情感匮乏的青少年中，他们可能会将这些作为自恋病理的一部分一直保留至成年。

二、访谈管理

自恋型患者往往不愿意寻求专业帮助，因为这样做会威胁到他的夸大。求助于咨询的促发因素往往是他的配偶要求他获得帮助，可能婚姻需要被挽救，或经历了工作或职业上的危机后变得抑郁。另一种常见的表现是患者确信他不被他的同事或同龄人所欣赏，他们不承认他的才华以及对他们的职业或组织的独特贡献。患者无意识地期待临床工作者告诉他，如何改变他人的感知来崇拜他的成就。另一个使自恋型患者求助于临床工作者的可能的促发因素是严重的中年危机。这是源于痛苦地觉察到他自己夸大的幻想和目标没有被满足，并且可能永远不会被满足。这种觉知经常导致一种与他人脱节的感觉，一般来说是对生活感到不满。

根据科胡特（Kohut）的学说，以下原则适用于对自恋型患者的早期访谈。以共情的方式承认与这一阶段相匹配的夸大自我的要求。在初始访谈中告诉患者，他对别人的要求是不切实际的，这是一种错误的做法。非常重要的是，允许一个理想化的移情发生，因为随着时间的推移，它会导致患者将理想的自我投射到临床工作者身上。这一过程可能使患者通过对比感觉到自己不那么重要了，但对患者来说建立了一个平台，能够认同那些在行为上并不自恋的专家。临床工作者必须对他引起的不可避免地给患者造成的每一次怠慢或对自恋性的伤害保持敏感，不能在行为上是防御的。道歉是恰当的，它会给不能这样做的患者树立榜样。这些交换不能是抽象的，必须是实时的表达，使用人称代词而且不能标记为移情。这个建议是真实的，即使自恋型患者说："你对待我的方式，和我的母亲一模一样。"

在初始访谈中，一定程度的放纵的移情是有用的。将患者的行为与其基础的感受联系起来是很有帮助的，认识到对于这个患者来说，只有真实的事情才有意义。这包括能够改变时间或拒绝或满足一个要求。患者可能会询问关于临床工作者的问题，这些问题起初就可以回答，假设临床工作者随后会问患者他想知道这些信息的意义。这有助于打开患者的防御。如果患者与其他人分享这一信息，临床工作者可以探索这能够使患者感受到什么。这样告诉患者也许是有帮助的："你和别人分享那些信息，这不是我的意图。"这有助于让患者看到，他用一个分享的时刻来提高他在别人眼中的地位或引起他人的嫉妒。对理想化移情的威胁导致抑郁，而对夸大自我的威胁则导致愤怒。

一位有才华的骨科医生，冲动地辞去了他所受雇用的医疗中心的工作后，寻求精神科咨询。然而，他辞职之前并没有获得另一个职位，现在他失业了。他非常勉强地同意去看临床工作者，主要是在一个同事的催促下，这是他信任的少数人之一，他的朋友担心他失业后酗酒和抑郁情绪。"他们从来不欣赏我，即使我在髋关节置换和膝关节重建术方面，是一个国家级的专家。管理层从来没有把我的手术室排班做优先安排。他们总是频繁更换我的手术室护士。他们没有意识到我为他们的机构所做的贡献。"该机构是一所著名的教学医院，配备了许多著名的专家，这位医生是其中之一。压倒他的最后一根稻草是医院的年度福利。"我得到了一个糟糕的排班表，董事会主席的行为就像他不知道我是谁。"

他没有被给予恰当对待的感觉也延续到了他的私人生活中。目前他已经离婚，而他已经结过三次婚。当被问及他以前的婚姻时，他声称："她们只是没有理解我。""我真的很敏感，她们都太自我。我上一任妻子在我做完手术后不愿意给我做背部按摩。我不得不要求她——这个毫无爱心的泼妇。这就是我离开她的原因。诚实地说，我不认为你能理解我经历的事情。我奉献了这么多，却从来没有真正得到赞赏或关心。"临床工作者觉察到他被认为是众多不被欣赏的、没有爱心的人之一。根据这种自我观察，临床工作者评论说："你似乎长期如此，人们总不承认你的情感需要或你的成就。这是从什么时候开始的？""当然，从我的父母开始。我父亲从不在家：他总是出去拈花惹草。我母亲也从不在家：她总是在参加她女朋友的午餐聚会或慈善活动。他们没有给过我任何帮助，然后在一个可笑的、非常小的年龄，我被送往寄宿学校。真是个噩梦。我被欺负、被虐待。没有人关心我或关注我的感受。我是这么渺小。"这位患者以傲慢和鄙视的态度开始访谈，充满了对他人的蔑视，然后变成一个悲伤的、受伤的孩子，现在临床工作者受到感动，对患者的困扰和不愉快的状态充满了共情。

三、移情与反移情

　　基础的、脆弱的自我感控制着自恋型患者的心理，决定了临床访谈的范围。矛盾的是，尽管自恋型患者似乎非常关注自我，对他人的情感视而不见，但他对临床工作者的任何改变都非常敏感，并对可能发生的错误反应为愤怒。"你为什么看表呢？我使你感到厌烦了吗？"当初始访谈接近尾声时，一位自恋型患者这样问道。在这个指控中有一些是真实的。对自恋型患者的自我中心感到厌烦是临床工作者的一种常见反应，他可能感觉到他唯一的功能只是一个欣赏的观众。没有必要通过合作来理解那些使患者来会诊的首要困扰。可能需要临床工作者付出相当大的努力才能持续参与，不能偏离自己的想法，反映出与患者同样的自我先占观念。

　　移情从一开始就会出现在与自恋型患者的临床访谈中。患者竭力避免他在咨询精神健康专业工作者的过程中产生的羞辱感。对精神医学评估的需要经常被患者体验为自我缺陷或失败的证据。会诊所代表的耻辱经常会刺激出患者的羞耻和愤怒，例如：

　　当临床工作者问："你来找我是因为什么事呢？"患者回答："我认为我的女朋友和她妈妈应该来看你，而不是我。她们有问题。她妈妈很有侵入性，而我女朋友一点儿也不敏感。尽管她上了耶鲁大学，我认为她还是个傻瓜。她们才是问题，我不是，我到这儿来是为了安慰她们。"然后患者说，尽管同居5年了，女朋友还是威胁要与他分手。"说出来这些问题挺不容易的"，临床工作者回答，共情地指出了患者正被羞耻感所困扰。患者回答道："确实很不容易，特别是她和她妈妈才应该是来看你的病人，而不是我。"

　　这种干预使访谈得以继续进行，并减少了患者在压力下来会诊的偏执感。他为了应对失去女友的威胁而来就诊，他的反应是有意识的恐慌和羞辱感。随着访谈的进展，患者表示担心如果失去女友，就会变得抑郁，这是一个可以带入心理治疗的充满希望的人际关系的迹象。

　　自恋型患者对临床工作者的过度警觉和挑剔是特征性的，这是其防御结构的一部分，它是由不信任和对羞辱的害怕所驱使的。这种行为经常被错误地诠释为竞争性移情。临床工作者认为在这个框架下比较容易理解患者，而不是理解患者不愿意接受他作为一个他认为有价值的独立的人。因此，应该更准确地将患者的态度解释为贬低的而非竞争性的。当临床工作者不得不取消一次治疗时，患者则通过取消此后两次治疗来做出反应。

　　一位患者，她有意识地感觉到优越感和蔑视他人的感觉，给她的临床工作者付款时发了一张空头支票（不能兑现）。几次治疗过去了，她都没有提到被退回的支票。三周后，临床工作者给患者看了被退回的支票。患者回答："哦，那个呀，一定是我的银行把事情搞错了；他们给我发了一份关于这些事情的通知。我不知道发生了什么事。"临床工作者说："你没有提到这件事。"患者撒谎说："我不知道你也收到了一个空头支票。"临床工作者说："你是在责怪银行，而我对它给你带来的感受更感兴趣。"患者继续说："哦，这没什么大不了的，一张支票是给你的，另一张是给电话公司的。"临床工作者回答说："你听起来是在辩解，你有没有尴尬的感觉？"患者回答说："我有，我一般不会犯这样的错误。"

　　这一片段表明了羞耻感如何使患者隐藏起来。对这位患者来说，道歉会加剧她的羞耻感，显露出她脆弱的自我概念。她不能理解，真诚的道歉可以通过原谅和宽恕错误的过程使人们更加亲近。这一过程是需要在临床工作者温和的指导下探索的。对这一事件的进一步讨论使临床工作者得以指出患者傲慢、自负、防御的姿态，表明患者无法暴露她更深的羞耻。通过隐藏她的羞耻感，同时不关心他人，加重了她的疏远感和孤独感。

　　那些有较好的防御以及并不是很原始的自恋型患者，可能不会体验精神医学会诊是一种耻辱。相反，他故意展现魅力和诱惑临床工作者。他非常高兴地描述他生活的复杂性和困难，好像临床工作者是一面镜子，只是反映而不会打扰他叙事的流畅性。他不会因为处于临床的情景下而感到耻辱，他将其作为另一个展示自己的机会。这里的移情就是一面镜子。临床工作者仅仅是一个反射器。这种对镜像体验的欲望始于婴儿期，那时照料者对于儿童的表演反馈出欣赏和爱是恰当的。

　　在自恋型患者中常见的第二种类型的移情是理想化。仅仅是倾听自恋型患者的故事，临床工作者就能够观察到贯穿患者主观生活的夸大感。在第二次访谈中，一位自恋型患者说："你是如此的敏感和聪明。"让临床工作者感到震惊的是，其实他在第一次访谈中没有机会说一个字，甚至不能插话来澄清问题。临床工作者并没有挑战这种毫无根据的对他的聪明和敏感的肯定，而是继续保持安静和倾听。在访谈早期，不去质疑理想化的移情是谨慎的，因为那样做会扰乱患者脆弱的自我感。临床工作者如果出于内疚或尴尬的冲动而诠释理想化的移情，可能会导致治疗的突然终止，因为它威胁到自恋型患者脆弱的自我感。临床工作者对患者的理想化移情的不适，可能源于他自己残留的无意识的自恋性被爱和被崇拜的愿望，或是防止之后被贬低。

　　对自恋型患者的反移情，最需要警觉之处在于临床工作者内心倾向于贬低患者。由于他的夸大、表现欲、嫉妒、对他人感情的不敏感、对愤怒的倾向以及权力感，这样的患者很容易激起临床工作者的敌意和怨恨，使患者看起来更像一个外星人。这种反应没有识别出自恋型患者的根本问题和广泛的痛苦,被自我中心所掩盖。患者内心的痛苦是严重的,极端的时候包括担心自我碎片化,以及恐慌自我崩溃。所有自恋型患者,包括那些病情较轻的患者,都会周期性地有一种自卑、空虚和令人恐惧的孤独感。作为对这种内在状态的防御性和代偿性的行为,最终是自虐性的,因为它驱使他人离开,确认了他们在世界中的孤立。

临床工作者必须容忍,对于患者来说,他并不是以任何有意义的方式作为一个独立的人存在,必须能够利用这种不愉快的体验作为理解自恋型患者暗淡的和空虚的内心世界的一种手段。临床工作者这样的自我控制才能使他对这些有困扰的个体产生同情和共情的反应,使治疗过程得以继续进行。举例而言,经过几次治疗,临床工作者觉察到患者脆弱的部分,这是对共情的一个短暂的反应。患者突然脸红了,然后冲进了临床工作者的卫生间。临床工作者听到水的声音,因为患者甚至没有关门。过了一两分钟,患者又回来了。他解释说:“我感到脸上突然一阵刺痛,我不得不往上面泼些冷水。现在我们谈论什么呢?”临床工作者听懂了这个信息,允许患者换另一个话题,希望之后当患者感到足够强大的时候,再分析这一体验。

另一位自恋型患者在与一位女性临床工作者开始第二次访谈时说:“我不知道为什么我会再来一次。你也不是弗洛伊德。事实上,你看起来相当简单,不是很复杂。”临床工作者回应说:“上一次是什么困扰了你?”患者回答:“你不断挑战我,关于那些导致我失去工作的事件的解释。仿佛在我的解释之外另有其他的解释。”临床工作者的处境变得很微妙。关于患者被解雇的事实是非常清楚的,这与他在工作中的高要求的行为和他认为上司是愚蠢的藐视的态度直接相关,就像他现在攻击临床工作者一样。然而,临床工作者意识到初始访谈中她的共情是失败的。临床工作者被患者自说自话的解释以及他完全忽略了自己的、傲慢和专横的行为惹恼了。他抱怨周围被白痴包围,觉得他的任务是开导他的同事们,使他们清楚自己的愚蠢。他声称自己的远见卓识和辉煌成就超越了任何在他周围工作的人。作为回应,临床工作者在对话中询问患者关于导致他不幸事件的看法,这是她负性反移情作用的直接结果。这一次,临床工作者采取了更加中立的态度,基于对自恋型伤害的觉知,以及患者被解雇所遭受的羞耻感。“这些事件看起来对你的伤害很大,特别是它们突然发生了。”在不同意患者对这些事件的解释或对他个人的攻击做出反应的情况下,临床工作者通过理解他的非正义感、羞耻感和耻辱感来支持他。这使得访谈得以继续进行,并导致患者叙述了他一生中遭受他人的蔑视和缺乏欣赏的较长的历史——他认为这一切都是来自于周围的人对他的聪明和睿智的嫉妒的结果。

一种替代的方法是向患者详细说明他自己最初是如何获得这份工作以及他在这方面的发展情况。然后,可以询问:“你是怎么被通知的?”并以共情的语气问:“他们给了你什么样的理由?”然后就可以接着询问患者的反应。这种方法允许更多的细节出现。关于生活不公平的评论听起来对儿童更合适,事实上可以说:“可怜的孩子。”

　　患者在第二次访谈中说,他感到焦虑是因为即将到来的社交责任,他预计他需要在公众面前做一次演讲。"我真的无法在一群人面前说话。我怕我会显得愚蠢。我会说一些愚蠢的事情,或者更糟的是,我不能思考了。"临床工作者问:"你觉得人们会评判你的表现,而不是庆祝你儿子的婚礼吗?"患者眼神低垂地回答说:"我想我能做到。"临床工作者继续说:"你对他的选择满意吗,你为你的儿子感到骄傲吗?"患者回答说:"非常满意。"临床工作者问:"人们来参加聚会,你感到高兴吗?"患者回答说:"我感谢他们来了,但我没想到要告诉他们。我应该把这些写下来。"然后,临床工作者回应说:"你可能需要大声地练习,直到你满意你的讲话为止。"一周后,患者报告,他对他的行为和他在儿子婚礼上的讲话相当满意,并注意到他的儿子和一些老朋友问他是如何做到的。他感到自己被理解了,但仍然对自己的成功感到惊讶。

四、结论

　　对自恋型患者持续的心理治疗超出了本书的范围,读者可以参考该治疗的标准教科书。然而,大多数自恋型患者可以受益于良好的心理治疗。他们被发展的抑制所限制,但是基于对他们内心痛苦的高度共情的细致的心理治疗,可以打破内心的坚冰,重启情感成长的过程。

第六章 受虐型患者

受虐目前是一个有争议的术语。尽管我们认为受虐和受虐行为是精神病理的现实,在许多患者中普遍存在,但这一诊断遇到了很强大的社会政治阻力,因为这种标签被认为是一种形式的"责备受害者"。然而,这样的争论忽略了每天的临床现实,并可能消极地影响恰当的治疗干预。生活中有不必要的痛苦的病史、自我挫败的行为和反复的自我诱导的失望的患者,在临床实践中是普遍存在的。临床工作者复杂地理解意识的和无意识的受虐,是帮助这类患者免于破坏性动力的第一个步骤,这是基于可以预测的、看似矛盾的寻求痛苦的欲望。

受虐一词最早出现在克拉夫特-艾宾(Krafft-Ebing)发表于 1886 年的论文 *Psychopathia Sexualis* 中。它详细描述了被动的性事件,主要是在男性中,涉及让女性来羞辱他作为性唤起的需求。克拉夫特-艾宾所描述的受虐者是源自在欧洲被广为传阅的 19 世纪作家利奥波德·萨克·莫索克(Leopold von Sacher-Masoch)的小说《穿裘皮大衣的维纳斯》(*Venus in Furs*)(1870)。故事始于讲述人与维纳斯(Venus)梦幻般的互动,维纳斯是一位著名的女神,身穿裘皮大衣,他渴望被她性虐。讲述人向他的朋友塞弗林(Severin)描述了此事,塞弗林也讲述了他自己与一位年轻女性的经历,为了他的性唤起,他说服她羞辱、殴打和辱骂他。塞弗林最终与她签署了一份合同,成为她的奴隶,他们以奴隶和情人的身份在整个欧洲旅行。但他持续的重复的受虐行为补偿了由此导致的生活毁灭。

克拉夫特-艾宾认为受虐是"被动经受的残酷和暴力与诱惑的结合"。他进一步指出"受虐是施虐的对立面。受虐是希望忍受痛苦和暴力,施虐是希望引起痛苦和使用暴力。"

今天,大多数临床工作者认为它们是交织在一起的,使用术语施虐-受虐。像受虐一样,施虐的术语来源于 18 世纪法国贵族马奎斯·德·萨德(Marquis de Sade)的名字,他是文学作品《索多玛 120 天》(*The 120 Days of Sodom*)中的人物,文中以可怕的细节描述了残酷的像谋杀他人那样以获得变态的快感。重要的是,萨德在上面的著作中宣称:"大多数人确实是个谜。也许这就是为什么与一个男人性交比试图理解他更容易。"正如萨德所指出的"利用一个人比与他建立关系更容易"——这是对一些施虐-受虐患者和其他相关的人格障碍病理的深刻理解。

克拉夫特-艾宾强调了幻想对受虐患者的重要性。他描述了性受虐患者"完全无条件地服从对方作为主人的意志,被其羞辱和虐待"的欲望。直至今日,被羞辱、被征服和被虐待的主题在理解受虐方面仍然是很重要的。

性奴役的概念被描述为一种形式的依赖,对克拉夫特-艾宾来说是很重要的。这个概念直到今天仍然是重要的,受虐也被理解为一种病理性的行为模式,旨在维持对另一人的依恋。克拉夫特-艾宾描述了受虐患者害怕"失去伴侣和希望保持他总是满意、和蔼可亲和存在。"

他还描述了受虐的第二个组成部分,他认为是性狂喜。他认为这是对性唤起或性刺激的生理性的预致性,即使这种刺激可能是不当的或虐待的。换言之,在精神和生理的层面上,他看到了受虐患者在痛苦中有寻求快乐的基本倾向。

克拉夫特-艾宾的著作对弗洛伊德产生了强烈的影响。弗洛伊德认为性是一种基本的生物功能,它是行为的有力的激励因素。在理解复杂的受虐现象时,看起来与他的"快感原则"相矛盾,但弗洛伊德跟随克拉夫特-艾宾假设——在痛苦中存在基本的性快感,认为这是受虐的性欲倒错和受虐的人格模式的基础。

对受虐的幻想和行为的研究持续影响着精神动力学思想和精神分析理论的发展。临床工作者和理论学家都在努力理解那些引导着人们去追求痛苦并在其中发现快乐的激励因素。弗洛伊德定义了道德的受虐,它不同于受虐的性欲倒错,它放弃快乐,寻找自我牺牲的生活方式,导致情感的痛苦并且伴有道德优越感。许多精神分析师相信,受虐的性幻想总是存在于那些有受虐人格的个体的性生活中,即使不存在明显的受虐的性欲倒错。谢弗(Schafer)认为在没有性受虐的情况下,不应该诊断为受虐人格,否则这样的诊断就过于宽泛了。

一个假设是,痛苦不是患者追求的原因,而是因为其他的选择似乎更痛苦。因此,在这些情况下,快乐原则实际上是被保留的。然而,当临床工作者无法想象或共情患者在追求他人眼中的更好的替代选择时,所感受到的更大的痛苦(通常是无意识的),那么这种精神动力学可能很难被理解。对精神甚至躯体上的痛苦的追求也可以被理解为,来自于儿童努力维持与虐待他的父母的情感连接。术语受虐有时被错误用于描述任何自我击败或不良行为,尽管自我击败是一种不想要的副作用,是"继发性损伤",而不是行为的原始动机。当人们不能理解到临床工作者认为痛苦的体验可能就是患者所欣赏的时,这一术语也可能被误用。例如,你花了整个周六的时间参加专业会议,如果你不想这样做并且觉得痛苦,但在意识上认为这是唯一的可能的选择,那么这就是受虐。一个人必须具备有意识的主观体验的不快乐,且获得在无意识层面的满足感,才能被认为是受虐。在这个例子中,无意识的满足可能源于把自己看成是敬业的或学术的。

受虐的个体相对容易被识别。在他的工作中,他通常接受一份工作,要么劳累过度,要么收入微薄,或两者都有,并且没有未来获益的前景。学徒或实习生不符合这种定义,因为未来可能会有回报。提供巨大的内在满足感的工作也不符合这个定义。个体必须是即使有更好的选择也必须做这项工作,并且觉得自己被剥削了。满足感是在无意识的水平。他的个人生活没有什么不同;他选择了不适合他的朋友和浪漫关系。他的关系最终都是被伤害的感觉、失望和怨恨。他对个人成功的反应是感到不值得和内疚。这些感觉可能通过意外表现出来,如把他的公文包落在出租车里。他对自己作为受害者的描述可能引起他人的烦躁和不悦,其他人可能发现他的抱怨过于夸张。他的情感通常是忧郁的。即使他不抱怨时,其他人也能觉察到他的痛苦,并且感受到他是一个"没有乐趣"的人。在试图赢得朋友的接纳的过程中,受虐的患者会帮他的朋友先完成大学论文,然后再完成自己的,并随后将这一事实告诉他的朋友,从而引起朋友的内疚感。这是受虐行为的施虐部分,患者并没有觉察到这个方面。

一、精神病理与精神动力学

(一)受虐型人格障碍的诊断标准

我们已经确定了受虐型人格障碍的下述诊断标准:

① 自我牺牲、适应他人、然后抱怨不被欣赏。接受剥削或选择被剥削的情境,然后试图使他人感到抱歉或内疚,而不是表达恰当的决断。

② 对于明显的来自他人的攻击,试图容忍但通常是抱怨的;利用受害者的角色,使对方感到内疚。

③ 忧郁的情感,很少快乐或兴高采烈——跟他在一起时感觉他是一个无趣的人。

④ 自我谦虚,礼貌地拒绝他人真诚的帮助以满足他的需要:"哦,不,谢谢你,我可以自己处理。"

⑤ 可靠的、特别尽责的,没有时间从事娱乐活动;义务和责任超越一切。

⑥ 避免晋升的机会,然后对未被选中感到怨恨。对晋升的反应是害怕失败或因击败竞争对手而感到内疚。

⑦ 性幻想包括被羞辱、被拒绝、被虐待、被控制和顺从的主题。

受虐型的特质经常被发现与其他人格障碍有关,对于强迫型人格伴受虐特征的患者有效的访谈策略,可能不适用于那些有歇斯底里、恐惧、偏执、边缘或自恋的人格结构的患者。受虐与自恋有密切的关系,被认为可能是近亲。特征与那些有夸大的内心世界和夸张的自我重要性的患者相重叠。

女权主义团体反对将这一诊断纳入正式的命名,声称它将不利于受虐待的女性受害者,因为它表明这是她们自己造成的结果。如何充分解决这一问题已经超出了本书的精神医学访谈的范围,但应该指出的是,该诊断并没有出现在 DSM-5中,上述列出的诊断条目反映了我们对该诊断的标准而不是官方的命名。

(二)受虐的特征

1. 痛苦与自我牺牲

受虐型人格立即给人留下的深刻印象是,他对痛苦和/或自我牺牲方面的投入表现为持续地准备服从于他人而放弃自己的利益。对他来说,接受他人的剥削是很容易的,他不断地寻找利用他的人。与他的资历和投入的时间相比,他的工作经常没有相应的报酬。他住在一间不那么有吸引力的合租公寓的房间里,去同伴喜欢的餐馆或陪同伴看他们喜欢的电影,在双盲相亲中选择不那么有吸引力的女孩。尽管他感觉被利用了,但他宁愿默默地忍受痛苦,而不是抱怨剥削他的人(冒着受到伤害的风险)。当别人提出为他做事时,他礼貌地拒绝了他们满足他的需要的努力。他总是害怕成为一个负担,他认为他不值得别人的帮助。通常情况下,他说:

"哦,不用,没关系的;我可以自己解决。"他不断地自我牺牲导致了道德的优越感,这一特质对他人来说可能是显而易见的,但对他来说却不是。他的行为使周围的人感到内疚。如果他意识到这一点,他会道歉,并做出进一步的牺牲。他人的同情是他感觉更好的主要手段之一,因而,他总是追求处于最受伤害一方的位置。

临床工作者也必须牢记,受虐的个体不会寻求任何随机的痛苦。为了让痛苦提供有意识和无意识的满足感,它必须是一种特定的痛苦,至少在一定程度上在患者的控制之下。例如,一位患者说:"我要你打我、羞辱我、对我大吼大叫;我从来没有说过,我想被忽视或被拒绝。"

当患者被拘禁且没有明显逃生手段的情况下,或者对这些不可避免的痛苦的适应是健康的情况下,不应做出此诊断。此时对虐待和羞辱的顺从,可能是适应这种情况的唯一手段,是为了增加生存的机会。如果他有逃跑的手段却不实施,或即使他成功逃脱却自愿返回,则可以给予受虐的诊断。当患者有临床抑郁或正在从抑郁中康复时,也不能做出此诊断,这是无法辨别受虐特质的状态。

2. 作为诊断标准的受虐性幻想

一些理论家认为,受虐型患者的性生活是该人格障碍的基本根源。性唤起出现在作为对主题为羞辱、惩罚、拒绝、贬低或胁迫的幻想、图片或故事的反应中,其中"受害者"可以不负任何责任。尽管弗洛伊德的术语是女性受虐,但男性通常对受虐的性情节感兴趣。

性幻想作为受虐的诊断标准的核心,在诊断该人格障碍方面是独一无二的。对施虐-受虐主题感到兴奋或性唤起的能力是这一人格类型的不可分割的组成部分。那些付诸行动的、更严重版本的幻想,只出现在严重的、边缘型或有明显精神病性精神病理的患者中。较健康的个体可能会对受虐的主题感到兴奋,如穿着滑稽的皮革的女性施虐狂征服一个被动的男性,但这种体验更像一种令人满足的前戏的形式。而且,当患者描述这些性唤起时,询问在他经历终极的性体验时这一幻想是否是核心,是有用的。

如果以受虐性唤起为诊断标准,则会较少做出这样的诊断,因为许多患者羞于承认这种兴趣,而有的人则太抑制了,以致不能有意识地享受这种性唤起。例如,一位女性患者符合受虐型人格障碍的所有诊断标准,除了否认受虐的性兴趣。直到临床工作者追问这个问题时,患者确认她没有任何这样的性感受、性兴趣或性幻想。在治疗过程中,她变得不那么抑制,允许自己发展出了以被羞辱、痛苦、被拒绝和被胁迫为主题的性兴趣。

受虐性幻想的患病率,反映在出版商以性为导向的杂志的市场策略中,受虐的行为经常被非常形象地刻画出来。然而,大多数对这些材料感到兴奋的人从来没有实施这种变态的性行为,但如前所述,在他们的性经历中可能会想象这些行为。

在评估中,一个30岁的受虐型男性患者否认他被典型的施虐-受虐情景所唤起。然而,在他接受心理治疗一年后,他报告了一个性幻想:他假设自己成为一个控制的角色,向他的伴侣发出命令和指示,要求她对他的每一次心血来潮都做出反应。尽管,他总体而言是一个高水平的受虐型人格,但在他的性幻想中,他把自己置于施虐的角色,这在受虐型人格中是一个常见的现象。回答一个关于性幻想通常是如何开始的问题时,他回答道:"它总是从女人冷淡、冷漠和没有反应——甚至是拒绝开始。"当临床工作者询问他是否能将这样的女性与一个处于中等兴奋状态的女性相比较时,他回答说:"是的,冷淡更好。"然后,女性完全被他的魅力和权力征服,以至于自愿成为他的奴隶。

这个片段说明了以下几点。第一,受虐和施虐现象是同一主题的正反面。此场景涉及某种形式的痛苦和被排斥或顺从和伴有羞辱感的突出的特征,相对缺乏亲近、爱、亲密、平等分享的感觉。第二,很难诱发出准确的性的信息。临床工作者有意识的感觉扭曲了他的能力,以至于无法引出客观和准确的信息。临床工作者还有无意识的冲突,这可能会进一步增加挑战的复杂性。获得患者性行为和性幻想的准确病史,是临床工作者面临的诸多困难之一,部分是由于尴尬、窥阴可能引起的侵入感。然而,搜集这些信息是至关重要的。第三,患者在生活中的其他情境下能够发挥出同样的角色。例如,只有当他的对手在绝对领先的情况下,他才会打出最好水平的网球。当他开始觉得自己被羞辱时,他才有施虐的欲望来羞辱他的对手。在他的工作中,当老板批评他时,他感到很羞辱。在那一时刻,他才能体验到自恋式的愤怒并且表现得最好,希望借此来羞辱老板。临床工作者问道:"难道你不想让你的老板喜欢你吗?"患者茫然地说:"我要他尊重我,甚至害怕我。"临床工作者回应说:"怕你?"患者回答说:"是的,这是尊重的终极标志。"

这种交流说明了施虐-受虐、自恋和强迫特征的微妙交织。受虐的部分是他因为没有表现出最好水平的羞辱感;然后通过施虐来羞辱他的对手。自恋的部分是他有自己的先占观念,通过这样的表现给一个看不见的、仅仅存在于他的思想中的观众(无意识)看。强迫的部分是他总是感觉到自己在控制。

3. 超我的释放

对某些人来说,痛苦是快乐的先决条件。超我是安抚,内疚是抵偿过去的冒犯或对未来快乐的预付。在受虐型患者儿童期的经历中,虐待、痛苦或牺牲通常伴随着爱,例如,一位才华横溢的年轻律师,在4岁时被父亲遗弃。

他是由他的母亲和各个姑姑、婶婶抚养长大的,并且与他的父亲随后没有接触,他的父亲在家庭中成为"难以启齿"的人物。患者无意识地对他父亲的失踪感到深深的内疚,就像孩子经常在父母离婚或死亡的情况下感受到的那样,好像他负有责任,他已经获得了俄狄浦斯的胜利。但这是一个得不偿失的胜利,它扭曲了他的人格,给了他自虐的倾向。他在初始访谈中说:"我恨我的父亲。他是不负责任的、自私的和残忍的。他怎么能离开一个爱他的小男孩呢?"在这愤怒的声明背后是深深的渴望和严重的内疚感。

进一步的沟通显示,患者经常在他的律师事务所与他的资深合伙人进行施虐-受虐式的互动。他会延迟准备一个紧急的简报,并会故意挑衅和戏弄他的上级。其结果是,他将受到攻击,并在公司的会议上遭到羞辱。他的法律工作能力很强,使得他没有被解雇,但他所制造的戏剧性事件总是以一种或另一种形式持续。随着治疗的进展,他开始意识到他被攻击的快感。"这并不困扰我。奇怪的是,当它发生时,我感觉更好。"他承认他欣赏这些负性的关注,而且丝毫不感到内疚,在这些互动中感到快乐。一些无意识的动力学因素在起作用。他对父亲的替代者有"施虐性"的关注,他不再被抛弃,也更少对他无意识的罪行感到内疚。他的超我被这种攻击所取悦。

4. 维持控制

在受虐型患者中,其他防御机制需要熟悉的、维持对各个方面的无所不能的控制所提供的安全感。不去尝试的人就不会失败。不参与竞争就不会有挫折感,并且维持对自己的方方面面的控制的幻想。例如,如果一个人不寻求晋升,就不会感觉到被别人超越。

在施虐-受虐中,受虐对施虐的隐晦的控制,也是常见的主题。

一位成功的研究生回忆了与她一位女性同事的浪漫关系。尽管性兴奋的因素是强烈的,但这个患者与她的情人的日常经历经常是羞辱、语言的和躯体的虐待,以及不断的诋毁。她意识到与这个女性恋爱的病理性的本质,伴随着她施虐的行为酗酒以及反复的不忠。"我怎么能全身心地爱上一个以这样可怕的行为对待我取乐的人?"她的病史显示她的母亲经常出现精神病性发作,通常是由于她父亲出差而促发。这使得患者要与她分裂的母亲单独相处,母亲偶尔会使患者处于有生命危险的情况下,如当患者乘车的时候,撞毁她们的车。

在临床工作者看来,患者的现任情人是她母亲的直接替身,她是个不可预测的人,容易爆发愤怒,偶尔会令人害怕,酗酒时变得很危险。患者的受虐倾向和痛苦提供了对她母亲的无意识的依恋,而在意识层面上她又很同情她母亲。她对情人的道德优越感显而易见——她从不残忍或不忠;她因爱而承受情人的虐待。她是一个宽容的人,无论她受到多么严重的虐待,都不会抛弃她的情人。她全盘接受的态度倾向于诱导她的情人的进一步愤怒和明显的残酷。在初始访谈的中间阶段,患者有自知力地评论说:"这是一种相当变态的爱,不是吗?"她是正确的。经常性的殴打是她们爱情的核心部分,对她来说是性兴奋的。在第二次访谈中这就变得很清楚了,她明显的受虐是一种轻微的控制手段。她的情人经常威胁要离开她,但从来没有离开,她说:"你是如此宽恕和理解我的疯狂。我需要你,因为你在我像一个疯子一样发作之后,感觉自己还是一个人。"这种施虐-受虐的互动为双方提供了相当大的满足,并使她们在一起。这个施虐的伴侣认为她控制了受虐者,想虐待的时候就可以虐待她,但事实上,她同样被受虐者的顺从、忍受痛苦和宽容所控制。

(三) 发展精神动力学

未来变成受虐型的患者经常成长在父母中有一方是受虐的或抑郁的或两者兼而有之的家庭中。以下是这种儿童期的经历产生持续影响的例子:

一位受虐型女性患者,当她在职业生涯中反复因缺乏认可、恰当的晋升等而产生心理损伤时,她的懊恼就会变成有自杀意念的先占观念。她有意识地感到,在这种情境下,她"一文不值",最好死掉。她说她的临床工作者对她没有帮助,如果她不去打扰他,他会过得更好。她对她的同事和临床工作者的懊恼和愤怒来自于她觉察到自己是一个殉道者的角色,因为她为别人所做的一切努力都不被欣赏。

当患者很小的时候,她的母亲表现出了几乎相同的行为,在她看来这就是"缺乏欣赏"。患者清楚地回忆起她母亲曾威胁"我要自杀"。她母亲在这些场合的行为足以引起整个家庭的警觉,并且她两次住院。患者想起了在这些时候她感到强烈的内疚、被遗弃和激越。患者祈求上帝拯救她的母亲,并且承诺她愿意替代她受苦。在这一点上,她成功了,她现在复制了她母亲的心理行为。

这是对受虐型父母的主要认同,一种在未来变成受虐型患者的发展史中常见的病理机制。它达到了两个无意识的目的。其一,它通过竞争获得了另一个父母即她的父亲的爱。其二,它通过对在情感上不能获得的母亲的认同,维持了强有力的心理纽带。

作为儿童,未来变成受虐型的患者会过分强调被动和顺从,期待这能导致获得他人的认同和喜爱以及受到他们的保护。当他的顺从没能赢得父母的温暖和爱时,儿童会感到怨恨,并将生气作为不满的表达。当"不幸的孩子看起来不快乐"时,父母通常会提供一些安慰或关爱,从而强化了基于痛苦的行为的发展。这样的儿童经常将这种交往方式带到他与外界的交往中,并对那些看似利用他的儿童产生顺从的行为。他所寻求的情感不是简单明了的,对他人的体验往往是怨恨的。如果他把自己的零用钱或其他一些拥有的物品给了别人,回到家中他会被愤怒的父母责骂,这会进一步造成对他人的不信任和失望。

未来的受虐型患者发展出一种个人的痛苦的模式,作为获得关注和关爱的手段。父母或父母替代者的实际的虐待被儿童翻译成"这就是爱和关注"。这将成为未来关系的模板。疾病和关注以及从那些情感疏远和漠不关心的父母那里带来的照顾,也可能加强"痛苦就是快乐"的信念。

费尔贝恩(Fairbairn)指出,在他与在虐待家庭中长大的不良少年的相关工作中发现,他们不愿意承认,他们的父母是"坏人",即使他们经常被虐待。他们更容易承认自己是坏人。他推测,这些孩子正在内化父母的"坏",使他们"变好"。这种看似自相矛盾的机制能够诱发出一种效果,即"好的客体环境所赋予的安全感"。费尔贝恩用宗教术语来描述这一现象:

在上帝统治的世界里做一个罪人,比生活在魔鬼统治的世界里更好。一个在上帝统治的世界里的罪人也许是坏的;但总有某种确定的安全感来自于这个事实,即周围的世界是好的——"上帝在他的天堂里,世界的一切都是好的!"在任何情况下,都有被救赎的希望。在被魔鬼统治的世界里,个体可能逃脱罪人的坏;但他仍然是坏的,因为他周围的世界是坏的。

这种含蓄的隐喻分析与受虐型患者的心理有关,他们在儿童期经常被虐待,认为自己很坏。费尔贝恩观察到,儿童内化的父母为"因为他们不得不这么做以及他寻求控制他们,但最重要的是因为他需要他们"。这种无意识的动力学在那些儿童期在缺乏共情或虐待的环境中长大的受虐型患者的成人关系中继续起作用。

受虐型患者经常有一个秘密的目的,即通过受虐-施虐的强烈痛苦来控制另一个人。作为儿童,未来的受虐型患者经常体验来自于他父母的过度的羞愧和耻辱。他用一种特殊的无意识的防御来回应:"我的父母不能伤害我,因为我将享受伤害。我比他们更强大,我将通过我的痛苦来控制他们。"这种动力学也会控制临床的情况,受虐型患者使用一种负性的治疗反应,说:"你对我没有帮助",以限制临床工作者愤怒报复的企图。儿童期的痛苦为他提供了控制父母的力量,这是表达受虐式的攻击和复仇的情境再现。

(四) 鉴别诊断

在对受虐的鉴别诊断中,最困难的问题之一是与利他的区别。利他在我们的文化中是一个重要的价值观。那些为自己的国家冒着生命危险的英雄或为儿童的福祉而牺牲自己的快乐的父母,并不是受虐者。利他者通过这些牺牲能够体验有意识和无意识的自豪感和自尊的提升,而受虐者可能体验道德上的优越感,但也需要体验痛苦和对世界的正性影响。受虐者没有从他的牺牲中有意识地获得自尊心的提升,因为他们不是出于爱的动机。受虐者感到被他人利用和不被赏识。从他的行为中获得的满足感主要来源于无意识的内疚感的缓解。他的牺牲源于恐惧,害怕他不被爱,害怕别人会发现他的自私和贪婪等。他试图以这种方式从那些他无意识地怨恨的人那里获得爱。这种机制是自我挫败的,因为他的行为使别人感到内疚,以至于他们怨恨他并以回避的方式回应他。如果受虐型患者觉察到这种反应,他就会迅速道歉并做出进一步的牺牲。

另一个主要的鉴别诊断是与边缘型患者的自残模式进行区别,他们有更严重的偏执倾向以及受损的冲动控制。例如,边缘型患者更倾向于挑衅他人,然后作为攻击,确信他人故意虐待他。受虐型患者的性幻想更可能被边缘型患者诱发出来。

有许多恶劣心境的患者,其临床表现类似于受虐型患者。这些抑郁的患者有着不足、失败和负性事件的先占观念,达到了病态的"享受"的程度。它们可以是被动的、自我贬低的和担忧的;过度批评和抱怨;尽责的、自律的;有着不足、失败和负性事件的先占观念;悲观;不能有乐趣。这种强烈的重叠导致一些临床工作者认为受虐型患者有心境谱系障碍而不是人格障碍。与受虐型患者不同,恶劣心境可以基于心境的状态来区分,也就是说,恶劣心境的患者是轻度抑郁的。受虐型患者对未来往往是沮丧的和悲观的,但通常不是抑郁的。如果存在的话,受虐型患者的性幻想在鉴别受虐型人格障碍与心境障碍方面特别有用。受虐型患者的性幻想一般在青春中晚期就相当明显了。

依赖型患者有较低的功能,更加幼稚,缺乏受虐型患者所具备的病理性良知,并对他人替他做决定感到满意。被动攻击型患者更加愤怒和反叛,比受虐型患者有更多的工作损害,他们更有可能在就诊时迟到,很少道歉并引起临床工作者的愤怒。

那些强迫症患者会叙说他如何"努力工作",实际上是吹牛而不是抱怨。他通过推迟享乐的能力来提升他的自尊。他更有主见,能够接受对他的成就的认同。

他更直接地控制他人"按照他的方式去做"，因为他知道什么是最好而且问心无愧，除非引起反抗。与受虐型患者相比，回避型患者更恐惧、更焦虑，能够向他人提出与帮助他避免恐惧有关的要求；此外，他倾向于回避那些导致他焦虑的情境，因此他很少被他人利用。

二、访谈管理

(一)受虐的内部和外部观点

受虐型患者对自己的看法和别人对他的看法存在很大的差异。他希望自己是一个谦虚的、不出风头的、利他的、非竞争性的、包容的、慷慨的、害羞的、无侵犯性的人——宽容他人、把责任放在享乐之前，把他人的需要放在自己的需要之前。他理想的榜样是工作。然而，当他没有赢得他人的爱和羡慕时，这些特征就不再是适应性的了。相反，其他人被驱赶走了，或是因为这种特质表现得太过分了，或是因为无意识的强迫的控制动机和内疚感，对他人来说变得太明显了。

例如，临床工作者在受虐型患者的就诊期间，接到了一个急诊电话。患者主动提出离开诊室。他说："当有这么多的人真的需要你的时候，我感觉自己很不重要。"如果临床工作者试图解释患者的愿望是通过这样的建议来获得临床工作者的好感，或者他这么做可能是为了掩盖潜在的不满，那么患者可能反应为被误解和伤害。最好至少表面上接受这个建议，或把它解释为患者感到没有价值感的另一个例子。

(二)过度谦虚和自以为是

过度谦虚和自以为是的特质经常会引起临床工作者试图向患者表明，他是在给自己找麻烦，或者有时会感到恼火，从而导致厌烦和退缩。这种动力学的诠释使患者感到完全被误解。患者不公开的竞争导致他从开始就是个失败者，从而导致自尊心降低。临床工作者倾向于鼓励患者坚持自己的主张或更有竞争性。这使患者感觉更糟，因为他相信他会通过这种行为疏远他人从而招致他们的愤怒。他随和的合作的特质导致他接受他人的虐待，然后抱怨他所受到的不公正的对待。临床工作者再次试图鼓励患者反击并维护他的权利。这种策略通常效果不佳。对临床工作者来说很难理解，患者认为默许别人的利用是一种可被接受的方式。

患者听从他人的意愿。这种不断的自我牺牲使他觉得他人不关心他的愿望。临床工作者鼓励患者让他人知道他的愿望，却常常像其他人一样隐晦地虐待他。他会是第一个要求更换他的预约时间以适应其他人的患者，因为他最有可能同意，而且不会投诉，他会让步以避免让临床工作者失望。仔细观察可以发现以下现象：患者有两个行为标准，一个是他人能够接受的，并且有一定的犯错的余地；另一个是他自己的，他从来没有认为他做得足够了。然而，因为他保留了一个更高的标准给自己，他发展出了一种对他人的道德上的优越感。其他人包括临床工作者会发现这种态度可能是冒犯的,因而可能拒绝患者。然而,如果它是挑战性的,患者会认为临床工作者想要摧毁他的几个品质之一。

患者害羞、不出风头的本质经常被认为是疏远的、伴有不情愿地参与真正的互动的关系。在他人看来,他是一个忧郁的、自以为是的、引起内疚的、谦逊的、冷漠的、道德高尚的殉道者,他不能接受或给予爱,并抱怨他自己的不幸。

(三) 治疗行为

受虐型患者对诠释的反应感觉更糟。他抱怨治疗以及认为临床工作者对他没有帮助。出现这种情况的原因有很多。患者无意识地具有高度竞争性,怨恨他所认为的临床工作者的优越性,通过击败临床工作者来表达他的敌意。诠释是对患者自尊心的打击,确认了他不完美和没有价值的主观体验。

受虐型患者经常表现出负性的治疗反应。这些可以被诠释为"你似乎是在寻找你是坏人的证据,而你忽略或减少了相反的证据"。相同的现象也可以表现在治疗过程中患者的进展方面。患者只记得失败的次数却不记得成功的次数。受虐型临床工作者倾向于有同样的模式,他分享患者的信念,则不会出现建设性的事情。

诠释被体验为个人的拒绝。患者说:"你不喜欢我。"或"我一定是给你造成了真正的痛苦。"尽管渴望爱情,但患者从不错过感觉被拒绝的机会。当患者体验一种短暂的缓解感,预示着改变或改善的可能性时,就会引发神经质的恐惧,伴随着成功可能带来的威胁,如预期被竞争对手击败或害怕他人的嫉妒。这在很大程度上是一个无意识的过程,与自恋型患者的动力学相比,它出现在有意识的思维中。

患者焦急地向其他人寻求建议,包括临床工作者:"我无法做决定,我希望你能为我做出决定。"现在,平台已经搭好。如果临床工作者回答说:"好吧,听起来像一个好机会。"患者会说:"哦,我很高兴你这么想,因为我将不得不让步。"临床工作者面对不吸引人的选择,或撤回最初的建议,或询问患者为什么隐瞒重要的信息,或保持沉默。第一个选择可能会降低患者对自己和临床工作者的信任。第二个选择就会被体验为批评。第三个选择增加了患者付诸行动的风险,然后责备临床工作者。如果临床工作者不回答类似这样的问题,患者会说:"我很抱歉,我问了你。我知道我应该自己找到解决问题的答案。"如果临床工作者试图诠释患者因没有得到建议而感到愤怒,患者会进一步责备自己说:"这是另一个说明我多么幼稚的例子。"

当让受虐型患者自由联想时,他通常会说:"我没有什么能想到的。"或"自从我上次见到你以后什么都没发生。"或"我努力在想一些可以谈论的事情。"患者的主观生活非常有限。他的幻想倾向于具体的事情,处理现实问题,他自己的失败和内疚感以及不足之处。他喜欢发现对行为的非精神动力学的解释,甚至会带来一些关于生物或遗传解释的内容。同时,他对诠释的普遍反应是"你是对的,这都是我的错。"

（四）共情

受虐型人格特质具有正性的适应价值，通常是能被他人识别的有意识的行为中唯一的部分。如果临床工作者不能意识到这些正性的适应方面，那么治疗同盟就会受到威胁，访谈将是不成功的。患者认为他殉道者的态度是利他的功能，是一种令人钦佩的特质。他谦逊的态度意味着他是非竞争性的——一种讨人喜欢的特质。患者会将接受虐待混淆为合作和适应他人，他不能理解这种行为是被无意识的寻求痛苦所驱动。临床工作者很早就会接触到患者普遍的道德优越感，他总是原谅他人。患者没有觉察到这些表面的原谅掩盖了他缺陷方面的无意识的快乐。患者认为自己是慷慨的，并没有意识到他通过给予来操纵他人，剥夺他人做出回报的机会。当他自己感到害羞和非冒犯性的时，他不明白为什么别人认为他是冷漠的。

一位成功的商人在初始访谈中抱怨："我的孩子是如此忘恩负义。我把他们养大，每年都给他们丰厚的年金。但他们连我的生日都不庆祝一下，甚至都不提。我很在意我的生日。"他在第二次世界大战期间的欧洲长大，童年时非常贫穷。他全身心地照顾他的父母，并挽救了他父亲濒临破产的生意，这成为他可观的财富的基础。但他的父母从来没有认可他的成就或他的贡献，至死对他都是挑剔的。他和自己的孩子们重复了这样的事情。同时他也犯了一个错误，他既是慷慨的又对他们实现独立和财政自由方面极为挑剔。他经常使用金钱来操纵他们，当他们退缩或"不提到我的生日"时，他感觉受到了伤害。他觉得他是"好"的，而他们是"坏"的。他的努力被拒绝了，他对他们"不敏感"的行为感到困惑。他抱怨说："我受够了痛苦。"随着治疗的进展，他逐渐理解了，他需要痛苦，他的慷慨有一个隐藏的自虐的目的——具体而言是指被控制、不被欣赏和被拒绝。

临床工作者应该避免过早地诠释患者的角色为一个黏人的、无助的、依赖的孩子。有必要回答患者关于指导的问题或要求，在治疗早期需要互动，但不能为患者做出现实生活的决定。如果患者问："你想听更多关于我母亲的事吗？"或者说："我希望我没有打扰到你"，一开始就应该更直接、更具体地给予评语而不是诠释。临床工作者应该避免询问患者："为什么你让我做决定呢？"替代地，在接触的早期，临床工作者可以诠释患者"为何不能"做决定，因为每个决定似乎都充满了潜在的灾难。当患者同意时，临床工作者可以回顾每一个决定的负性结果，并询问患者他可以更好地忍受哪种痛苦。随后，临床工作者可以指出："到目前为止，我们已经在很大程度上考虑了那些涉及决定的负性因素。让我们也尝试和考虑一些积极的方面。"只有当患者的无意识攻击被爱和温柔的感觉中和后，受虐型患者才能够忍受探索他压抑的愤怒。

最初，临床工作者应该提供一个关心的、控制的和支持性的环境。在治疗的早期阶段，患者需要大量的移情满足。建议临床工作者避免沉默，这种剥夺是受虐型患者所不能忍受的。在治疗的早期，临床工作者应该用更多的时间来收集病史。

这就提供了一些机会来欣赏患者的长处和那些相对较健康的功能部分。那些倾向于减轻患者无意识的内疚的干预措施是有帮助的,例如"你还没有受够痛苦吗?"或者"你还没有充分地惩罚你自己吗?"临床工作者经常需要加强患者的心理治疗的动机。受虐型患者对拓宽自我认知不感兴趣,因为他预计每个新的发现都会证实他的不足和没有价值。这种模式可以在治疗的早期阶段进行探讨。

临床工作者必须仔细地寻找患者将临床工作者的评论当作批评的证据;这必须非常共情地引起患者的关注,或者患者会简单地认为这是另一种批评,回应说:"对不起,我把它当作一个批评了;我从来没做过任何正确的事。"受虐型的临床工作者可能倾向于说:"哦,不,这是我的错。"这样的态度只会加强患者的受虐。

当预期到有自我破坏性的付诸行动时,有必要进行干预,然后再分析患者对干预的反应。这通常通过问题完成,而不是直接的建议。一位金融高管宣称:"我要辞职",因为他认为他的分红与他前一年在公司所取得的成绩不相称。在现实中,他的表现是平庸的,他仍然获得了可观的报酬。临床工作者问道:"你有其他的工作吗?你告诉我说今年不是很好。"然后,患者收回了他的辞职,这可能是一种受虐的付诸行动,给自己带来了相当大的痛苦。然而,进一步的讨论显示,他曾有过访谈的经历,临床工作者认为他表现不佳,他感到受到了批评。临床工作者指出,这并不是他的言语唯一可能的含义。

在患者发展出一些对他人的愤怒的感觉之后,临床工作者可以指出,如此明显的自我惩罚实际上是如何惩罚了他人以及患者自己的。如果患者接受了诠释还没有变得抑郁,那么临床工作者就可以诠释,患者需要在对他人感到愤怒时惩罚自己。如果患者的反应是抑郁,那么有必要诠释患者对自己的失望,他不能容忍以及害怕失去他人的爱。然后,患者可以看到,在他的抑郁中,他是如何赎罪以及试图通过痛苦来重新获得他冒犯的人的认同。然后,临床工作者解释说,患者期待他人看到他遭受了多少痛苦并为他感到难过,这是患者经常将其与爱相混淆的基本的情感模式。在一些案例中,患者经过所有这些步骤并没有改变他的行为模式。在这种情况下,临床工作者可能有必要说:"好吧,你没有惩罚够你的母亲吗?"这已经不是早期的干预了。非常重要的是,避免对受虐型患者使用幽默。患者最后会不可避免地感到荒唐和负性的反应。

认识到受虐型患者非常难以接受或承认愤怒,临床工作者应该接受患者的"失望",作为最接近愤怒的情绪的标签。临床工作者必须谨慎地鼓励患者对他人表达愤怒,直到他能够应对这些愤怒的反面以及患者随后的内疚感。在持续治疗中,受虐型患者经常反复提到对临床工作者的"失望"。一位患者说:"我渴望你的钦佩和爱戴,但我知道作为患者,你对我很失望。所以我不值得。"这为临床工作者提供了机会,来向患者展示"失望"是双向的。如果他相信临床工作者对他感到失望,他也会私下对临床工作者的"失望"感到失望。临床工作者回应:"你真的应该对我很失望,因为我没有表达我对你的努力的尊重和欣赏以及我对你的喜爱。因此,你没有感到你值得这些。"这使患者回忆起他对父亲的失望,但内心对他的父亲没有表现出他对患者的爱而失望,这个恶性循环已经成为他与他人关系的主宰。受虐型患者往往有一种信念,他们是不可爱的。他们非常难以告诉别人"我爱你",从而避免了一种可能存在的情境——他们将被告知他们没有被爱,这是他们私下的信念。

在治疗后期,临床工作者可以帮助患者直面他自己行为的心理学解释的挑战,以及将他关于行为的遗传学和激素理论的问题和评论诠释为害怕被责备,患者不能将这些事情与自己的行为责任的概念区分开。临床工作者也应该认识到患者对迟缓的心理治疗的不满,以及他担心它不会奏效。

受虐型患者会以自我击败的行为这种形式,来付诸行动那些无意识的内疚、恐惧和不足的感觉。

一位中年受虐型女性在暴风雪中穿着靴子而不是鞋,前来治疗。脱掉靴子后,她把脚藏在裙子里,而且没有坐在平时的位置上。临床工作者对此进行了评价,患者略带尴尬地承认她的脚有轻微的畸形,因此她拒绝穿凉鞋或去海滩。这种信息的交流使临床工作者联想到先前关于患者被去势的置换感觉的讨论。她似乎理解了这种诠释,并且能够把它与她工作中的抑制联系起来。然而,在回她办公室的路上,她把皮包丢在了出租车里,那天晚上,在黑暗中她的头撞到了卧室的门。在将行为与诠释联系起来之前,首先要解释患者对诠释的情绪反应。羞愧和不足的感觉防御性地被置换为自我惩罚的行为。

一个施虐与受虐的关系体现在一对配偶中的故事:

妻子问她的丈夫:"今晚我要带雨衣和雨伞去参加剧院的聚会吗?"他回答说:"不,我不认为你会需要它们。我也不带自己的伞。"当晚他们离开剧场时,下了一场暴雨。他们的朋友有雨伞,出租车很少。当他们回到公寓时,他们都彻底被淋湿了,她很愤怒。她毫不留情地责备他,指责他没有照顾好她,她不知道为什么她嫁给他等。他告诉临床工作者,她抱怨他完全无能使他感觉非常沮丧;对于她的大发雷霆说,他说:"我不知道我错在哪里,我似乎做什么都不对。"

临床工作者指出,这是一个经典的施虐与受虐的故事,除了每个人都认为自己是痛苦的,而对方是施虐者。患者回答说:"我认为你说得对。"然后,临床工作者询问是否有可能以开玩笑的方式来回答她关于天气的问题,例如:"你知道我不是一个非常好的天气预报员。让我们打开电视,看看他们的预测。此外,我不在乎是否被淋湿,如果他们预测下雨的话,我会带雨伞。"患者回答说:"再过 100 万年,我都想不起来这样做。"此时,患者显得垂头丧气、非常迷茫。这时候应该共情地意识到他无意识的施虐。临床工作者的眼睛微微闪烁,声音充满微笑,问:"那她在雨中看起来怎样? 像一个溺水的老鼠吗?"患者突然大笑起来,然后回应说"我想我暗自欣赏了她的痛苦,但直到现在我才意识到这一点!"

这个片段概括了他们 25 年的婚姻史。她希望他是她的守护者并照顾她,有时对自己如此需要他、依赖他以及无助,感到愤怒。他发现她的需求是一个负担。他对自己感到愤怒,他不能在商业方面做得更多,他们主要靠他的信托基金维持生活。他觉得她爱他的钱,其中很多基金都放在了她的名下。他们在 15 年间没有过性生活。在这一方面,他们每个人都无法满足同时互相惩罚。

　　下一个例子表明，受虐者无意识的自恋性的夸大愿望和幻想，如何增强他的内疚感。

　　一位成年的男性患者，因为他年老的狗的死亡是一个缓慢而痛苦的过程，带着强烈的内疚感混合着深切的悲伤来就诊。兽医告诉他，没有什么可以做的了。患者认为，如果他让狗安乐死，他会感到内疚，如果他不这么做，他仍然会感到内疚，所以他想知道他应该怎么做。诠释患者对承担责任的恐惧，尽管是正确的，但会使患者感觉更糟，而且忽略了患者的悲伤。临床工作者从对他的悲伤表示同情开始，然后说："似乎真正的问题不是什么是你的狗的最佳利益，而是无论你做什么都要弄清楚如何管理你的内疚。是不是你总是期望自己做些什么其他的事情，才能不内疚？"患者回应说："是的，我有这样的感觉。"临床工作者回答说："每个人都希望有权利把这样的事情做正确。但可悲的是，我们都有局限性。"

　　在这次治疗结束时，患者与临床工作者握手致谢，并直接回家把他的狗带到兽医那里。狗安乐死时，他把狗的头抱在自己的腿上。他后来报告说，这种经历是一种爱、柔情和亲密的感觉，而不是内疚和自我怀疑。后来，当他告诉他的母亲这个故事时，她回答说："6个月前，你就应该让那只狗安乐死。"

　　临床工作者有时要探索患者人格特质的不良适应方面，与此同时，也必须仔细识别不良适应的部分。

　　一位年轻女大学生的母亲问她："你不介意我们不来参加你的大学毕业典礼吧？这是一个单程3小时的路程！"患者回答说："哦，不，没问题！"然后，她向临床工作者表达了她受伤的感觉，临床工作者问道："你有没有考虑过给妈妈打电话，告诉她，我仔细想了想，我真的希望你能来。这对我意义重大。"患者说这个念头已经在她的脑海里，但她不想给她妈妈造成任何不便。患者看起来很迷茫。临床工作者继而建议："你的母亲可能有同样的问题，你的回应让她认为她的存在对你来说不重要。她很可能想确认，你是否真的在意她是否参加。如果你不坚持的话，她可能也会觉得受伤。"患者回答："再过100万年，我也不会这样想！当我离开时，我会打电话给她。"她发现她的母亲有同样的问题，很高兴被对方需要，这是他们两人关系的里程碑。

　　这是一个帮助患者的机会，她受伤的感觉和由于她母亲缺席毕业典礼而压抑的愤怒，只会进一步叠加到她这些年没有原谅她自己和她母亲的愤怒之上。临床工作者后续可以分析患者对临床工作者所产生的任何亏欠的感觉，或患者对于自己未曾想到这一点的愤怒。这种治疗态度提供了一个认知/情感的模板，用来回答患者未来"我该怎么办呢"的问题。

三、移情与反移情

　　受虐型患者最初的移情是黏人的、依赖的、看起来是合作的，但它与愤怒和不合理的要求相交替。患者希望临床工作者替代一些令人沮丧的客体，通常是情感上无法获得的父母并成为其替代品。患者担心这种情况不会发生，移情的实际挫折会证实这种恐惧。如果患者的愿望得到满足，他就会感到依赖和责任感，并为他的孩子气感到羞愧，证实他自己无能的感觉。他憎恨这种感觉，他已经成为临床工作者的延伸，就像他是他家庭的外延一样。满足感使他感到他的愤怒是不恰当的，这使他感到更内疚。如果临床工作者不给予建议和支持，患者会感到沮丧、不被关爱、无助、绝望和被强迫。这是至关重要的，这一模式要以移情的方式展现出来，临床工作者要参与两个方面，然后再试图诠释它。临床工作者必须以一种充满同情不争输赢的心态来处理局面，而不是对自己没有胜算的处境感到挫折。受虐型临床工作者无法很好地处理这些患者的不能进步，用它证明自己作为临床工作者的失败。患者在移情中有意识的嫉妒的出现意味着进展。通过这样的方式表现出来，如"我希望我能更像你"或"你在生活中比我做得更好"。

反移情的危险充斥着受虐型患者。在这些患者中频繁出现的负性的治疗反应，会对临床工作者产生破坏性的影响，使他接受患者的绝望情绪，没有识别出患者强烈的施虐欲望，使他感到无能为力。受虐型患者的自我贬低很容易导致临床工作者的不满，没能识别出患者真正的不幸。受虐型患者的病理就是为了引起他人的施虐反应，这在临床情境中表现得很明显。临床工作者要时刻保持对患者含蓄的和明显的挑衅的警惕。这种挑衅的一个典型的例子是，患者不按时支付账单，以至于临床工作者不得不成为一个催费的角色，好像医患关系变得唯利是图，患者说："你只关心我的支票，而不是我。"这种情况提供了丰富的心理学的阐释，假设临床工作者并没有感到愤怒。认为收费不公正是受虐型患者的惯用手段；临床工作者必须持续地警惕自己对患者的攻击性想法，因为当它被付诸行动时，例如，给予患者讽刺的评论，患者就会证实，他是所有人的受害者，包括他的临床工作者。

其他常见的反移情反应包括：临床工作者假设自己是一个无所不能的父母为患者做决定或者为他的内疚开脱。这一幕戏剧性地发生了，在全体同事面前访谈一个受虐型患者时。临床工作者告诉天主教的患者他是一个牧师，在听取了患者的痛苦和自我批评的故事后，在访谈中给予他赦免。患者暂时感觉好转。其他住院医生被他们同事的行为激怒了。督导共情地诠释了他们对同事的神奇力量的羡慕，以及他如何掩饰了他作为缺乏经验的精神科医生的不足感。

反移情的另一个表现是，当没有临床指征时，临床工作者建议药物治疗。这是一个对患者感到无助和没有欲望去克服它的负性情绪的例子。初学者必须抵制总是讨好患者的诱惑。这使患者感觉更糟，因为他认为他不值得或他并不能给予回报。过分的支持或鼓励可能引起这样的反应。

鼓励患者更坚定或更积极地竞争而不是诠释其防御模式，可能意味着过度认同患者无意识的愤怒，这是有害的。临床工作者对患者的过度互动可能代表了试图处理患者所产生的无助感和不足感。利用患者在临床工作者身上产生的不足感，是一个分享体验的机会。这是一个进入患者心理的过程。共情地评价在理解患者困扰的过程中的进展，而不是屈从于患者的抱怨"还有许多事情需要做呢"，可以是高度治疗性的。

四、结论

无论受虐型患者最终的官方分类如何，他们的存在是显而易见的，他们经常给临床工作者带来相当大的挑战。临床工作者必须运用关于受虐型人格结构的知识,以及他的共情和他对反移情的自我分析。临床工作者基于对患者人格内在方面的觉知和理解,通过认识到患者看待自己的自我一致性的部分,来与患者建立治疗关系。每一次,临床工作者都要探索特定的人格特质的负性方面,他也要支持患者的需求,以维持人格的正性部分。为了保护患者自己的自尊,患者最好接受他内在的容易导向自己的愤怒。

受虐型人格是最难成功治疗的患者群体之一,因为他倾向于将治疗情况转变成另一种施虐-受虐的关系。然而,持续的共情的立场能够将现实感呈现给患者,建设性地使用共情而不是施虐,会给治疗带来改变的可能,它能使患者脱离自我击败的无休止的循环。

第七章 抑郁型患者

对于大众来说,抑郁等同于悲伤。但精神健康专业工作者却不这么认为,他们认为悲伤是对丧痛的一种正常的情感反应,而抑郁是一种症状或不良适应综合征,它经常但并不总是包括悲伤这种主观体验。希波克拉底(Hippocrates)所描述的抑郁综合征,在医学中是最一致的、稳定的和能被可靠识别的一种状况。

精神科患者最常见的主诉与焦虑、抑郁的痛苦情感有关。一些患者发展出了综合征或障碍,其核心症状就是焦虑和抑郁。抑郁障碍是精神医学中患病率最高的障碍之一。抑郁障碍的终身患病风险约为8%。一些个体只有一次抑郁发作,持续数周至数月,但更多人是慢性和/或反复的抑郁发作。其中一个亚群是双相障碍——以抑郁和躁狂交替发作为主要特征。自杀是抑郁的合并症之一,也是导致精神障碍患者死亡的主要原因。此外,抑郁与多种躯体共病有关,而病因机制尚未完全明确。抑郁障碍经常与焦虑障碍、物质滥用和人格障碍共病。

DSM-5提供了重性抑郁发作的诊断标准(表格7-1),它是重性抑郁障碍也是持续性抑郁障碍(恶劣心境)的核心症状(表格7-2),持续性抑郁障碍是一种较轻但慢性的疾病,它替代了先前的抑郁性神经质的诊断类别,整合了DSM-Ⅳ中所定义的慢性重性抑郁障碍和恶劣心境。

表格7-1 重性抑郁发作的DSM-5诊断标准

> A. 在同一个2周时期内,出现5个或以上的下列症状,表现出与先前功能相比不同的变化,其中至少1项是(1)心境抑郁或(2)丧失兴趣或愉悦感。
>
> 注:不包括那些能够明确归因于其他躯体疾病的症状。
>
> 1. 几乎每天大部分时间都心境抑郁,既可以是主观的报告(例如,感到悲伤、空虚、无望),也可以是他人的观察(例如,表现流泪)(注:儿童和青少年,可能表现为心境易激惹);
>
> 2. 几乎每天或每天的大部分时间,对于所有或几乎所有的活动兴趣或乐趣都明显减少(既可以是主观体验,也可以是观察所见);
>
> 3. 在未节食的情况下体重明显减轻,或体重增加(例如,一个月内体重变化超过原体重的5%),或几乎每天食欲都减退或增加(注:儿童则可表现为未达到应增体重);
>
> 4. 几乎每天都失眠或嗜睡;
>
> 5. 几乎每天都精神运动性激越或迟滞(由他人观察所见,而不仅仅是主观体验到的坐立不安或迟钝);
>
> 6. 几乎每天都疲劳或精力不足;
>
> 7. 几乎每天都感到自己毫无价值,或过度地、不恰当地感到内疚(可以达到妄想的程度)(并不仅仅是因为患病而自责或内疚);
>
> 8. 几乎每天都存在思考或注意力集中的能力减退或犹豫不决(既可以是主观的体验,也可以是他人的观察);
>
> 9. 反复出现死亡的想法(而不仅仅是恐惧死亡),反复出现没有特定计划的自杀观念,或有某种自杀企图,或有某种实施自杀的特定计划。

B. 这些症状引起有临床意义的痛苦,或导致社交、职业或其他重要功能方面的损害。 C. 这些症状不能归因于某种物质的生理效应,或其他躯体疾病。

表格 7-2　持续性抑郁障碍(恶劣心境)的 DSM-5 诊断标准

此障碍由 DSM-Ⅳ 所定义的慢性重性抑郁障碍与恶劣心境障碍合并而来。

A. 至少在 2 年内的多数日子里,一天的多数时间中出现抑郁心境,既可以是主观的体验,也可以是他人的观察。

　　注:儿童和青少年的心境可以表现为易激惹,且持续至少一年。

B. 抑郁状态时,有下列 2 项(或更多)症状存在:

　　1. 食欲不振或过度进食;

　　2. 失眠或嗜睡;

　　3. 缺乏精力或疲劳;

　　4. 自尊心低;

　　5. 注意力不集中或犹豫不决;

　　6. 感到无望。

C. 在 2 年的病程中(儿童或青少年为 1 年),个体从未一次 2 个月以上没有诊断标准 A 和 B 的症状。

D. 重性抑郁障碍的诊断标准可以连续存在 2 年。

E. 从未有过躁狂或轻躁狂发作,且从不符合环性心境障碍的诊断标准。

F. 这种障碍不能用一种持续性的分裂情感性障碍、精神分裂症、妄想障碍、其他特定的或未特定的精神分裂症谱系及其他精神病性障碍来更好地解释。

G. 这些症状不能归因于某种物质(例如,滥用的毒品、药物)的生理效应,或其他躯体疾病(例如,甲状腺功能低下)。

H. 这些症状引起有临床意义的痛苦,或导致社交、职业或其他重要功能方面的损害。

　　注:因为在持续性抑郁障碍(恶劣心境)的症状列表中,缺乏重性抑郁发作的诊断标准所含的 4 项症状,所以只有极少数个体持续存在抑郁症状超过 2 年却不符合持续性抑郁障碍的诊断标准。如果在当前发作病程中的某一个时刻,符合了重性抑郁发作的全部诊断标准,则应该给予重性抑郁障碍的诊断。否则,应该诊断为其他特定的抑郁障碍或未特定的抑郁障碍。注:关于标注,请参见 DSM-5(简体中文版),第 162 页。

随着抗抑郁药物的问世,治疗抑郁症患者的重心就从心理方面的理解转向症状学和现象学。临床工作者为了处方最有效的药物,对抑郁症进行了分类。尽管事实上心理治疗和药物治疗在治疗轻中度抑郁症方面,疗效大体相同,但大多数患者对药物和心理的联合治疗反应最好。

抑郁既指一种症状,又指经常出现这种症状以及某些共同的其他特征的一组疾病。作为一种症状,抑郁代表了一种弥漫的悲伤情绪,伴随着无助感和个人的贫乏感。抑郁型患者感到他的安全受到威胁,无法解决他的问题,并且他人无法帮助他。生活的方方面面——情绪、认知、生理、行为和社交——通常都会受到影响。

一、精神病理与精神动力学

在早期或轻度的抑郁综合征中,患者主动尝试减轻痛苦。他寻求他人帮助,或试图通过魔术般地重获失去的爱的客体或增强情绪的力量来解决问题。当抑郁持续时间变长或症状变严重,患者会放弃希望。他感到他人无法或不会帮助他,他的状况永远不会改善。抑郁的临床综合征可以从轻度的神经症和适应性反应到严重的精神病性症状。

抑郁患者不仅感觉不好,而且通常是他自己的敌人,并且他可能使用特定的语言来描述自己。自我毁灭或受虐和抑郁的倾向经常在同一个体身上共存。自杀是重性抑郁的一种严重的合并症,是理解抑郁型患者的心理机能的重要现象。

患者并不认为自己抑郁,除非他意识到自己主观的悲伤的感觉。然而,精神科医生认为这些个体有"隐藏的抑郁"或"抑郁的等价物"。这些患者有抑郁的其他典型体征和症状,但情感部分是缺失的或被否认的。然而,诊断是合理的,可以根据症状而不是患者有意识的情感和频率来诊断,如果患者的心理防御被突破,则可以发现他的抑郁。一个常见的综合征包括明显的躯体化症状以及对情感问题的否认,而这些患者经常在非精神科的健康专业工作者处就诊。

跨国度的研究表明,主观情感痛苦在西欧国家特别普遍,而躯体不适、疲劳和缺乏情绪在许多其他文化中比较突出。

本章将探讨抑郁的临床和精神动力学方面,他们与自虐行为和自杀的关系,以及抑郁的适应模式的发展起源。

(一) 临床特征

抑郁综合征涉及特征性的情感紊乱、思维过程的迟滞和受限,自发行为的缓慢和减少,从社交关系中退缩以及被疑病的先占观念放大的生理变化。

1. 情感

抑郁型患者感到心境低落。他使用悲伤、忧郁、绝望或许多其他的词语来描述这一状况。普通人使用"抑郁"一词,指这种伴有或不伴有抑郁综合征的其他临床特征。患者可能强调抑郁情绪的某一个特别的方面,谈论痛苦、紧张、恐惧、内疚、空虚或憧憬。

抑郁型患者失去了对生活的兴趣。他对最喜欢的活动的热情减少,轻度的抑郁患者能够从事饮食、性活动和娱乐,但感觉不到乐趣。随着抑郁的发展,他对先前主要的乐趣来源变得失常。患者可能对他人的幽默表现出微笑或悲伤,但他很少有自己的幽默,除非他用讽刺的或用嘲笑的面具来掩盖自己的自卑。

焦虑是一些抑郁综合征的常见症状,它是对危险的心理反应,当个体无意识地相信存在对他的安全的持续性威胁时,经常可以被观察到。有时,焦虑以及与之密切相关的激越可能变成一种慢性的特征,就像所谓的更年期抑郁一样。在严重或慢性的抑郁中，焦虑可能消失，取而代之的是冷漠和退缩。这在患者中是一种常见的现象，当他放弃或感到无望时。冷漠的患者无法帮助自己，也不会得到别人的同情或帮助。然而，当慢性的无望替代了极度绝望的痛苦时，他的退缩并不能减少他内在感受到的痛苦。

人格解体可能在更急性的抑郁状况下起到类似的防御作用。患者个人最熟悉的方面变得陌生。他不会继续把他自己的躯体或情绪反应作为他自己的一部分，从而保护他自己免受抑郁的痛苦感。然而，空虚感和感觉与自己脱节也会令人痛苦。人格解体是一种复杂的症状，在其他情况下也可以看到，并不总是具有防御的意义。

愤怒在抑郁型患者的情感中也很突出。当患者抱怨不被爱和被虐待时，愤怒可能被直接表达出来。在其他情况下，它可能更隐晦，患者的痛苦使他周围人的生活变得悲惨。例如，一位女性不断地告诉她的丈夫，她是一个多么可怕的人以及忍受她一定非常困难。她的自虐比她斥责自己的过失更让他不安。此外，如果他没有使她确信她的自责不正确，她就会抱怨他一定觉得她非常糟糕。

2. 思想

抑郁型患者对于他自己和他的困境有先占观念，总是担心他的不幸及其对生活的影响。他反复思考他的过去并充满悔恨，并想象有解决当前问题的奇迹般的方案，涉及一些全能力量的介入，尽管他对这些解决方案的发生几乎不抱希望。他反复或反刍的思想导致与他的谈话变得单调。轻度的抑郁型患者可能通过不断思考其他的方面来对抗他的抑郁，这样的防御在强迫症患者中尤为常见。然而，随着之前的反刍被新的反刍所取代，这通常成为另一种先占观念：“我怎么才能让我的思维从我的问题中脱离呢？”而不是“为什么它发生在我身上？”或“我做了什么要承受这些？”

精神病性抑郁的患者经常会沉思他年轻时的那些小事，回忆起来会带着内疚或害怕报复和惩罚。一位中年男性认为当地报纸会揭露他青少年时期的同性恋事件，使他和他的家庭蒙羞。在精神病性抑郁的最后阶段，患者试图通过寻找隐藏的意义来解释自己的感受。这可能涉及投射，患者将他的困境解释成一位嫉妒他的远房亲戚对他的惩罚。对于其他患者来说，解释性的妄想系统反映了夸大的置换，例如，宇宙已经到了尽头的世界毁灭的幻想或虚无的妄想。另一位患者使用了具体的比喻，开始确信他的身体患病了且正在腐烂，尽管他否认情感上的痛苦。这些防御模式与那些偏执型患者的模式有关，将在第十三章“偏执型患者”中详细讨论。

没有进入患者头脑的主题和他有先占观念的主题一样重要。他很难记住过去的快乐；他对生活的看法是灰色的，带有周期性的黑色发作。临床工作者必须牢记，当患者描述他的生活时有相当多的回顾性的伪造。他把自己的心境描述成长期的、逐渐发生的，然而他的家人则把这种症状描述为相对近期的和突然发生的。在某种意义上，患者可能是正确的；他可能对他人或许对他自己隐瞒他的抑郁。随着他的改善，这个过程可能会逆转。在恢复的早期阶段，抑郁患者有时听起来比他真正感觉的好很多。这可能会导致临床工作者过早的乐观，也是造成患者症状开始改善而自杀风险增加的原因之一。

抑郁型患者不仅思想内容受到困扰,认知过程也被扭曲。他的思想大量减少,尽管他可能有反应,但表现得缺乏主动性或自发性。他回答问题但并不提供新的信息或主题,而且他的精神生活几乎没有变化。他理解谈话内容并且回复恰当;然而,他的思想和反应都很慢,讲话可能会停滞或不确定。更加严重的抑郁的认知障碍是如此严重,以至于临床上将其称为"假性痴呆"。鉴别诊断包括与真性痴呆相鉴别,尽管病情大体上可逆,但人们认为大脑的异常与病因有关。

3. 行为

迟缓贯穿在抑郁型患者的全部生活和思想过程中。即使他看起来激越和过度活跃,他的动作和反应需要更长的时间,有目的的或有意图的行为减少。因此,搓着手在地板上踱步的患者,可能需要很多分钟来穿衣或执行简单的任务。对于行为迟缓的患者来说,速度的改变可能几乎是离奇的,在极端的案例中,就好像人们在观看一部慢动作的电影。

患者可能在被催促的情况下参与活动,但如果让他自己决定,他很可能会退缩。他选择的那些活动是被动的,而且经常是社交孤立的。一位早期抑郁综合征的患者首先开始努力寻求与朋友社交。当这种做法不能减轻他的痛苦时,他退缩到独自坐着看书,但随着时间的推移,即使这些行为也需要能量和注意力,他也无法做到了,他仅仅是坐着盯着电视机屏幕,几乎没有注意到电视机是否打开了。

4. 躯体症状

抑郁型患者关于自己的先占观念经常被具体地表达为担心躯体和躯体健康。疑病或明显的躯体妄想是这种过程的非常严重的表现。这些症状与那些在偏执综合征中看到的相关症状,将在第十三章中讨论。抑郁也与生理功能的实际改变有关。患者的新陈代谢率较低,胃肠功能异常、唇部干燥,几乎每一个受神经激素控制的躯体功能都有所改变。抑郁伴随着躯体疾病的患病率和死亡率的显著增加。

最常见的躯体不适包括:失眠伴有入睡困难或早醒,疲劳、食欲不振、便秘(偶尔,早期的抑郁综合征是腹泻)、无性欲、头痛、颈部疼痛、背痛、其他疼痛,唇部干燥和灼烧感以及令人不快的味道。

特定的躯体症状对患者具有象征的意义,口腔和消化系统的常见症状与抑郁型患者的口欲和兴趣的重要性有关。其他症状可能更有个体化的意义,大学教授的头痛或更年期妇女的盆腔疼痛可能与患者的自我概念密切相关。一位患者抱怨他的肠道被"咬空了",进一步的讨论发现他感觉自己正被内部的肿瘤吞噬。病因上不相关的躯体症状可能变成疑病症状的焦点。

5. 社交关系

抑郁型患者渴望别人的爱,但他无法交互地奖励他人或加强关系。他可能变得孤立,感觉无法与他人结交,或者他可能主动寻找朋友和同伴,却由于黏人和自我的先占观念而疏远他人。

由于害怕被拒绝,患者为了赢得朋友的喜爱而做出夸张的努力。一位男性在拜访朋友时总是给朋友带礼物,并且记得普通朋友的生日。遗憾的是,他传达的信息更多的是自我牺牲和绝望,而不是发自内心的热情和友谊。类似的行为可能出现在强迫型患者中,因为强迫型和抑郁型患者都会隐瞒他们的攻击和赢得别人的喜爱。然而,他们每一个试图吸引他人的行为反而常常使他人更加疏远。

早期或轻度的抑郁状态下,社会活动可能增加,患者结交朋友以缓解他的痛苦。当他渴望被接受和被爱时,轻度抑郁的患者可以是一个忠实、可靠的伴侣,他可以牺牲自己的兴趣来满足他人的欲望。虽然他有嫉妒和愤怒的感觉,但他会尽最大努力来掩饰,通常把它们转向内部并加深他的绝望。

随着抑郁症状的恶化,患者失去了更多的能量和驱动力。他不能面对他的朋友并因此自我退缩。他预料到他自己会成为别人的负担,因此他会陷入痛苦的沉默和内疚的自责中。患者无力回应别人试图使他高兴的行为,导致他感到无望和被排斥。这使其他人回避他,却又进一步证实了他不被喜欢和不被需要的感觉。

6. 忧郁与非典型抑郁

特别严重的抑郁综合征表现为几乎完全丧失了快乐的能力和植物性改变,被称为"忧郁",这个术语在希腊语中是"黑胆汁"的意思。这种特定的综合征具有独特的临床特征,它需要特定的躯体治疗。不幸的是,在我们看来,忧郁在 DSM-5 中并没有被定义为一种单独的心境障碍。帕克(Parker)等在 2010 年的《美国精神病学杂志》上对这样的定义做了描述。发表的临床特征参见表 7-1。

表 7-1   忧郁的临床特征(帕克等描述)

1. 相对于压力来说,情感不成比例地紊乱,表现为持续的恐惧和病态的言语,迟钝的情感反应,无反应的心境,以及普遍的快感缺乏——无论情况如何改善,这些特征仍然自动持续。复发和自杀的风险很高。
2. 精神运动紊乱表现为迟滞(即慢的思考、运动、言语和无力)或自发性的激越(例如,运动的坐立不安,刻板动作和言语)。
3. 认知损害,伴有注意力和工作记忆衰退。
4. 植物性功能紊乱,表现为睡眠中断、食欲不振、体重下降、性欲减退和昼夜颠倒——伴有早起时心境和能量更差。
5. 尽管精神病性症状不是必然的特征,但它经常存在。虚无的确信、无望、内疚、负罪感、毁灭或疾病是常见的精神病性主题。

来源   转载自帕克 G,芬克 M,肖特 E(Parker G,Fink M,Shorter E)等人:DSM-5 的问题:是否是忧郁?将其作为一种不同的心境障碍进行分类的理由。美国精神病学杂志 167(7):745-747,2010。版权所有© 2010,美国精神医学学会。授权使用。

非典型抑郁患者的表现恰好相反。他通常有长期的对人际关系排斥敏感和高度的心境反应(例如,对环境刺激的敏感)的病史。与失眠相反,他的睡眠过度,无论在夜间还是白天,食欲上升、体重增加。这一模式通常与持续存在的人格障碍有关,即使在患者并不抑郁的时候;它在女性中更常见,被认为对药物治疗有不同的反应。这些非典型症状以及伴随的人格特质,经常使患者寻求心理治疗,并且在诊断上出现混淆。DSM-5 中非典型特征的标注被列在表格 7-3 中。

表格 7-3　"伴非典型特征"的 DSM-5 标注

伴非典型特征：在目前或最近的重性抑郁发作的多数日子里，如下特征占主导地位时适用此标注。 A. 存在心境反应能力（即对实际发生的或潜在发生的正性事件有正性情绪反应）。 B. 有下列 2 项（或更多）特征： 　1. 明显的体重增加或食欲增加； 　2. 嗜睡； 　3. 灌铅样麻痹（即上肢或下肢有沉重的、灌铅样的感觉）； 　4. 长期对人际拒绝敏感的模式（不限于心境紊乱发作期），导致社交或职业功能明显损害。 C. 在同一次发作中，不符合"伴忧郁特征"或"伴紧张症"的诊断标准。 注："非典型抑郁"具有重大的历史意义（即非典型抑郁明显不同于那些更典型的抑郁表现，例如激越和"内源性"是抑郁障碍的常规表现，这些抑郁很少在门诊患者且几乎不在青少年和年轻成人中诊断），如今，非典型不像字面暗示的那样，并不代表罕见或独特的临床表现。 　　心境反应是指，当存在正性事件时（例如，子女来访、他人的表扬），有能力高兴起来。如果外部环境保持良好，心境会变得愉快（不悲伤），并且可以持续相当长的时间。食欲增加可以表现为明显的食物摄入量或体重增加。嗜睡可以包括较长时间的夜间睡眠和白天打盹，至少每天总计 10 个小时的睡眠（或比不抑郁的时候至少多睡 2 小时以上）。灌铅样麻痹被定义为感觉沉重、灌铅样或负重感，通常出现在上肢或下肢。这种感觉至少一天存在一个小时，但经常一次持续几个小时。不像其他的非典型特征，对感受到的人际排斥的病理性敏感是一种早年出现并几乎贯穿整个成年的特质。排斥的敏感性在个体抑郁或不抑郁时都有，尽管它可能会在抑郁期加重。

来源　转载于美国精神医学学会：精神障碍诊断与统计手册，第五版。阿林顿，弗吉尼亚州，美国精神医学学会，2013。版权所有© 2013，美国精神医学学会。授权使用。

7. 精神病性抑郁、神经症性抑郁与正常的丧痛

　　精神病性抑郁患者与现实世界的关系是受损的。他的社交退缩似乎很不恰当；他的精神的先占观念干扰了他对外部世界的理解以及正常的认知功能。当妄想出现时，他可能通过自责和惩罚感到痛苦，尽管如果他能通过回避痛苦的现实世界，从而得到一些安慰，因为他的妄想替代物分散了他的注意力。

　　神经症性抑郁和精神病性抑郁之间通常似乎仅有量的差别。临床工作者在做出诊断时，要考虑外部的促发因素、患者症状持续的时间及严重程度。临床工作者感到与精神病性抑郁的患者更疏远。他发现自己观察症状时带有情感上的距离，而不是共情地参与患者的痛苦。

　　精神病性抑郁综合征经常被细分为"激越"或"迟滞"。这些术语是指熟悉的临床表现。焦虑的患者踱步、搓着双手并哀叹自己的命运。他接近每个陌生人，以刻板和恼人的方式恳求帮助。他可能坐在餐桌旁吃饭，但又马上起身将餐盘推开。他创造了一种强烈焦虑的整体印象，但他的面部表情和思想内容显示了他的抑郁。

　　另一方面，有迟滞的精神病性抑郁综合征患者表现出运动抑制并进展为木僵。他坐在椅子上或躺在床上，耷拉着头、躯体屈曲、眼睛直视前方、不被分神。如果他说话或移动，则行动缓慢、吃力且持续时间短暂。

神经症性抑郁患者在现实世界中功能正常，他的抑郁是轻度的或至少看起来与外部的促发因素是成比例的。如果抑郁是严重的，促发因素是极端的，临床工作者可以与患者的痛苦共情。患者能够识别他周围的现实世界，症状经常在数周或数月内得到改善。例如，一位最近失去了丈夫的年轻寡妇患上神经症性抑郁，觉得自己永远无法独自享受生活，也无法想象再婚。然而，她能在与她的孩子的相处和工作中得到慰藉。一年后，她回想起丈夫的离世会感到悲伤，但她开始与其他男人约会、享受生活，并考虑再婚。另一位女性在经历同样的事件后发展成精神病性抑郁，她辞去工作，无法照顾孩子，龟缩在床上；毫无疑问，她也出现了严重的躯体疾病。她病态地沉湎于自己的寡妇身份，尽管一年后她的痛苦不再那么强烈，但她变得非常受限，仅仅会因为各种躯体问题寻求治疗时才会离开家。

从正常的丧痛反应到神经症性抑郁再到精神病性抑郁，是一个谱系。丧痛的个体对真实而重要的失去感到悲伤，并从对生活的其他方面的兴趣中暂时退缩。他的思想聚焦于丧失，而他对真实世界的兴趣可能在数周或数月后回到先前的水平，他能重新恢复与他人的关系。一些特征能够鉴别这种正常的综合征和病理性抑郁。丧痛的个体的自尊心不会降低。他也没有不合理的内疚，临床工作者很容易共情他的感觉。他可能失眠，但躯体症状是轻度且短暂的。他可能觉得世界到了尽头，但他知道他能够恢复并处理他的问题。他能回应家人和好友的安慰。最后，丧痛是一个自限的过程，持续时间很少超过 6—9 月，经常会更短。如果对丧失存在不成比例的反应，无论是严重程度还是持续时间，或感到自我批评、内疚或个人的不完美，则我们考虑其为抑郁综合征。

（二）促发因素

1. 生物学和心理学理论

抑郁通常是患者对生活中创伤性促发事件的反应，尽管它同时反映了遗传的或先天的预制性。

从心理学的角度理解他的症状，对抑郁型患者通常是有帮助的。对促发因素的讨论并不意味着它是最重要的病因，而是为患者提供了更好的理解自己的机会。大多数的抑郁发作，尤其是在障碍的早期病程中，都与一些外部促发因素相关。

抑郁的遗传或先天的模式，长久以来被认为与精神动力学的概念有冲突，但这两种理论框架之间实际上并不矛盾。如今，几乎毫无疑问，大多数抑郁发作影响那些有先天预制性的个体，当他们受到促发性的生活压力的影响时。抑郁综合征患者与他人沟通其无助和依赖，能够引起被他人照顾的反应，表明抑郁机制可能具有适应价值，而且是进化选择的结果。与大多数的精神分裂症的进化模式相比，后者更强调疾病的病理性适应方面。对于抑郁而言，生物学和心理学的解释不仅是相容的而且相互依存。

2. 特定的心理压力源

（1）**丧失** 丧失心爱的客体是导致抑郁的最常见的急性促发因素。丧失的原型是心爱的客体的死亡或分离。这也可能是来自于个体担心被家人和朋友排斥的心理丧失。丧失可能实际发生也可能是即将来临,如在预期父母或配偶死亡时出现抑郁症状。当然,并非所有丧失都会导致抑郁。丧失必须涉及对患者来说非常重要的人,患者的心理功能也有某些预制性的特征以及他与丧失的客体的关系,这将在后续部分讨论。

在实际的丧失和抑郁反应之间有时会有数天、数周甚至数年的间隔。在这种情况下,患者可能否认丧失或对他的影响,以回避他的情绪反应。当某些事情——通常是一个象征或暴露初始创伤的事件——使这种否认无效时,抑郁就会发生。一位女性对丈夫死亡的反应相对较少,但在 2 年后,当她的猫在一次事故中丧生时,她变得非常抑郁。她解释说:"我突然意识到我真的很孤独。"悲痛作为正常心理发展的一部分,也可能延迟,就像一个青春期的男孩看起来没有受到他父亲死亡的影响。五年后,在他大学毕业的前一天晚上,他的母亲发现他在房间里哭泣。当她问他出了什么问题时,他说:"我一直在想,如果父亲还在,他会多么高兴。"当他后来叙述这个事件时,他的临床工作者问道:"你的妈妈做了什么?"患者哭着回答:"她抱着我说,他永远在我们心中。"临床工作者回应说:"这是一个感人的故事,这将永远是你的财富之一",患者更加感动。

所谓的周年纪念日抑郁,是基于一个类似的机制。一个特定的季节或日期无意识地与患者早年生活的丧失相关联。父母去世的纪念日是一个常见的例子。圣诞节期间,当其他人愉快地聚在一起时,抑郁部分程度上与感觉自己被遗忘或一无所有有关。情感被剥夺的儿童在朋友最开心的时候会最抑郁,多年后他会发现在节假日期间会莫名地感到抑郁。

从某种意义上说,所有成人的抑郁反应都是延迟反应,成人生活中的促发因素所暴露出的情感可以追溯到儿童早期。由于每个儿童都经历了丧失、不足和无助感,每个成人都需要充足的心理资源,包括爱的关系,防止在面临生活中的丧失时出现抑郁反应。

(2)**对自信和自尊的威胁**　每个人对自己生命中的重要人物都有内在的精神代表,包括他自己。自我代表与他人的代表一样,可能高度准确或完全扭曲。我们使用术语"自信"来描述自我代表的一个方面,指一个人有自我适应能力的形象。换句话说,一个自信的人会感到自己能够满足自己的需要并确保自己的生存。

除了这种自我代表以及心理形象以外,每个人都有一个他想成为或他认为应该成为的样子——他的理想自我。他的自我形象符合理想自我的程度是一种衡量其自尊的方法。如果一个人与他想成为的样子非常接近,就会有很高的自尊;反之,如果达不到自己的目标和抱负,他的自尊就会降低。

自信和自尊的降低是抑郁的基本症状。许多有抑郁倾向的个体的自尊来自于他们生活中重要人物持续的爱、尊重和认同。这些可以是患者过去生活中早已被内化的人物,或当前现实生活中重要的外部人物。无论哪种情况,与这样的重要人物的关系的中断会对患者的自恋、爱和依赖满足的来源造成威胁,这会威胁到患者的自尊,因而可能促发抑郁。抑郁也可以继发于与一个人的关系的中断,尽管它不是犒赏自恋的来源，但已成为患者自我形象的象征性延伸。在这种情况下，失去这个人等同于截断了患者的部分自我。失去孩子通常对父母有这样的意义。

患者的自我形象和自尊可能会受到打击，而不是客体关系的破坏。对许多个体来说，自尊是基于自信——也就是说，只要他们感到自己能够独立地处理自己的问题，他们就会对自己有好的评价。对这种患者的适应能力的直接威胁，例如，重大的伤害或疾病，可能会使他变得无助并摧毁他的自信和自尊。这是一些与无行为能力的外伤性损伤有关的抑郁的基础。

对一个人适应能力的直接威胁以及失去重要人物的爱和尊重在临床上是密切相关的。例如，考试失败的大学生可能大幅下调其智力能力的形象，基于同样的原因，他可能觉得他的父母对他的爱和尊重会减少。

（3）**成功**　矛盾的是，一些人因成功而变得抑郁。职业晋升或任何增加责任和地位的奖励可能导致抑郁综合征。当研究这些矛盾的抑郁时，通常会发现两种基础的动力学中的一种。首先，患者认为他不值得这种成功，尽管客观证据相反。他认为增加的责任将使他暴露出不足之处，因此他预计将遭到那些奖励他的人的排斥。例如，一位有杰出记录的临床工作者被要求指导一个临床项目。他首先拒绝了这个提议然后又接受了，但他越来越不信任他的临床判断和管理技能。当他向上级报告这件事时，他们向他保证让他安心，但这只会让他更确信他们并没有真正理解他。最后，为了避免因他幻想的无能而伤害他的患者，他有一次严重的自杀企图。当被提供了一个成功的机会时，他害怕将独立地发挥作用而不再有资格依赖他人。

成功的抑郁反应的第二种精神动力学主题来自于害怕因成功而遭到报复，患者会无意识地将主见和攻击联系起来。患者通常非常努力才到达顶峰，但成功的主见经常等同于敌意的攻击，他对任何促进自己进步的行为感到内疚。他认为俄狄浦斯的或兄弟姐妹之间的冲突是一种竞争，而成功则意味着将会受到惩罚。他通过退缩到依赖水平来适应而不是冒着遭到报复的危险来逃避。

（三）精神动力学模式

抑郁型患者的自尊受到了打击。这可能源于与外部或内在的客体关系的中断，或直接对适应能力的打击。在这两种情况中，患者都经历了自我形象的萎缩并试图修复损伤和保护自己免受进一步的创伤。以下讨论了几种与这种后果有关的精神动力学机制：认同、愤怒与抑郁的关系，孤立和否认的作用、躁狂综合征、抑郁与投射防御的关系以及自杀。

1. 认同与内投射

当死亡或分离导致失去所爱之人时，对失去的人充满情感的精神代表将是一个人内心世界的永远的一部分。这种机制被称为内投射，而认同是一个不那么全面且更加隐性的过程，个体根据他所失去的重要人物的形象来修正他的自我形象，但仅限于特定选择的领域。这两个过程都有助于重新获得或保留失去的客体，至少在患者的心理生活方面是这样。在正常的发育中，这是非常重要的。儿童的人格是根据他早年对父母或父母的替代者的身份认同塑造的，俄狄浦斯情结通过对父母的内投射来形成的，这种内投射形成了成人超我的基本核心。

认同的这种临床表现作为对丧痛的防御，是常见的。一位在美国出生和长大的年轻男性，言谈和行为举止都与他最近过世的来自欧洲的移民父亲类似。一位女性在她虔诚的继母去世之后，生平第一次对宗教产生了兴趣。一位女性因丈夫在武装部队中去世后开始参加棒球比赛，这是她丈夫最爱的消遣，而她之前对此毫无兴趣。两位女性都报告在参与这些活动时体验到了与失去的亲人的亲近感。

内投射可以生动地表现在，当抑郁型患者对失去的心爱的客体的愤怒在客体已经完成内投射后，也可以继续生动地表现。在患者攻击自己，而这种攻击与他自己的过错没有关系但明显与失去的人的过错有关时，我们称之为"自我内投射"。内投射与患者的自我结盟，并受到他惩罚性的超我的攻击。"超我内投射"可以被证明，当患者自我批评的声音和方式可以追溯到最初被失去的亲人批评时，但现在则来自于患者的超我。

2. 抑郁与愤怒

抑郁是一种复杂的情绪，它通常是包含着愤怒的混合物。也许最简单的精神动力学基础就是：患者被失去的心爱的客体抛弃的愤怒。这在年幼的儿童中非常常见，在与父母分离之后，他们经常攻击或拒绝与父母说话。一位男性在母亲去世后，毁掉了所有与母亲相关的照片和信件，将其合理化为避免这些物品痛苦地提醒他的丧失，这个例子说明了这一点。

抑郁型患者将他的愤怒转移到替换者身上，他希望他能取代他的丧痛并继续满足他的需要，但这样做不可避免地会失败。这种强制性的敌意经常会导向临床工作者。患者无意识地希望临床工作者从个人的角度替代他的丧痛，而不仅仅是促进痊愈的过程。当临床工作者无法满足这种需求时，患者就会变得失望和仇恨。

患者为自己对他人的敌意感到内疚，害怕直接表达他的愤怒。他感到自己的不足，深信没有他人的爱与关怀就无法生存。因此，任何对外的敌意表现都是危险的——可能毁掉他最需要的东西。因此，他可能转向自我责备和自我谴责，这是抑郁的一个核心特征。正常人的自爱和自尊能够保护他不受破坏性的自我批评。这些支持因素在抑郁型患者身上严重缺乏，他可能无情地虐待自己，感到羞耻和内疚。

3. 孤立和否认

抑郁型患者经常努力使自己的感情不被觉察，忽略外界的事件和人们的反应。这些防御的方法能保护他免受心理的痛苦。当患者成功地做到这一点时，就不会在抑郁型患者身上看到抑郁——即有临床综合征但没有主观的情感。通常，情感复杂的某些方面依然保留。躯体症状通常最明显，一些精神科医生将其称为抑郁的"躯体等价物"。这些患者看起来以及行为表现都是抑郁的。他们因为躯体症状和疑病的主诉来就诊，对于治疗通常没有反应。当询问他们是否感到抑郁时，他们回答"不"，但会补充说，他们感到乏力、疲劳，并且担心身体健康。其他人保留了抑郁这个术语来描述那些主观的临床情感存在的状况，并将这些"等价"的症状看作是发病前的症状。

孤立和否认是强迫型人格的特征性防御,在心理治疗中分析强迫型患者的防御时通常会暴露出其基础的抑郁。这类患者对自我有高期待,经常觉得自己不能实现它们。他通过将他的神经症特质转化为被尊敬的价值来保持自尊。当这个部分被诠释时,患者基础的感觉就被暴露出来;他觉得自己是个骗子和失败者,从而变得抑郁。

4. 躁狂综合征

与严重的躁狂型患者的访谈将在第十四章"精神病性患者"中讨论。然而,理解躁狂综合征对于抑郁型患者的访谈十分重要。强有力的证据表明双相或躁狂抑郁障碍的病因学有遗传和生物的部分,药物治疗在其临床管理中是必不可少的。而且,躁狂状态下存在重要的精神动力学问题。

表面看来,躁狂型患者与抑郁型患者截然相反。他的情感表现是高涨的或愉悦的,他的躯体和精神是活跃的,当他快速地从一个话题转到另一个话题时,无法保持思想的连续性。尽管表面是高涨的,但躁狂曾被认为是对抑郁的一种防御,反映了对情感的否认和逆转。如今,尽管不再这样解释该障碍的病因学,但仍然能够帮助理解其心理学含义。

临床证据表明,患者基础的情绪并不像他们看起来那么愉悦。躁狂患者的幽默具有传染性,不像自闭的精神分裂症患者,但往往是讽刺的和有敌意的。当他们作为群体来访谈时,他们经常做出一些让他人感到窘迫和挑衅的言论,也许聚焦于一个不寻常的名字或他人的躯体缺陷。尽管这个群体一开始可能会和患者一起大笑,但受害者的不适感很快就会赢得他们的同情。患者看似几乎没有同情心,尽管他可以转向一个新的目标。这种行为揭示了他的防御性投射;他把注意力放在别人的弱点上以避免思考自己的弱点。有时,他基础的抑郁可能会被揭露,在回应温暖和同情时,他可能失去控制突然放声大哭。

如果抑郁可以被概念化为对自恋性伤害和失去的反应,伴有自我害怕惩罚和对超我的不认同,躁狂就可以被看作是自我的坚持,伤害就能够被修复,超我就能够被征服,个体整合了他所需要的所有自恋的资源,他就能够获得对伤害或失去的免疫。有一种无所不能的胜利感觉,因为自我打败了超我,所以不再需要控制或抑制冲动。躁狂型患者坚称自己没有限制,他完全是他想成为的样子。他极度自信,从事的项目和获取的资源通常看来是遥不可及的。尽管存在表面上的胜利,但是他基础的不足也是相对明显的。超我的恐惧可能在躁狂发作中持续,患者疯狂的具有驱动的性质部分地代表了他想从惩罚中逃离。

精神动力学的这些症状与幻觉性愿望的实现有关,就像饥饿的婴儿哭泣但没有得到食物而安慰自己时一样。这些躁狂和抑郁循环的周期已经与婴儿期的饥饿和满足进行过比较。躁狂型患者通过忽视现实感和坚持他特别渴求的东西来满足其欲望。然而,这种虚幻的满足只是短暂的,抑郁的感觉会回归,就像口欲满足的幻想不能平息婴儿饥饿的痛苦一样。

5. 投射和偏执反应

抑郁型患者经常在偏执和抑郁状态之间转换。抑郁型患者觉得自己毫无价值并且倾向于责备自己的困扰。他期待他人的帮助,但如果没有获得,他可能会感到愤怒和怨恨。如果他利用投射防御来保护自己免受痛苦的自我谴责,那么他不仅觉得他人没有帮助他,而且还认为他们是造成他的困扰的原因。就像患者对自己说:"不是我不好,只是他们说我不好"或者"我的不快乐不是我的错,是他们造成的。"投射伴随着从悲伤到愤怒的转变,从寻求帮助到期待被迫害。患者降低的自尊变成夸大,他认为:"我一定是非常重要的,被孤立出来接受这种虐待。"

然而,个体为偏执的防御付出了沉重的代价。患者现实地欣赏外部世界的能力受损,他的社交关系也被破坏。虽然他的自我形象可能膨胀,但他实际的适应能力往往比他抑郁时损害更为严重。这些改变作为新的抑郁反应的促发因素循环下去。

与这样的患者访谈时,作为对临床工作者干预的反应可能从一个极端到另一个极端。偏执与抑郁综合征之间的关系是偏执型患者出现自杀风险的原因之一——可能发生突然的抑郁症状。抑郁与躁狂状态下突出的偏执特征有关。

6. 自杀

探究自杀的想法和情感,不仅对抑郁型患者的实际管理具有重要意义,而且也为理解他们提供了一个最有价值的途径。就像任何复杂的行为一样,有关自杀的讨论可以分别考虑动机或冲动以及与这些动机相互作用的调节和控制结构。

这种看似不合理的结束某人自己生命的行为的动机是复杂多样的。有些患者无意自杀,如果这种自杀行为有意识地作为一种戏剧性的沟通而不是自我毁灭的行为,我们称之为自杀"姿态"。然而,这种事情可能出现误判并且可能导致死亡。他们也可能伴随着更加严重的自杀行为,特别是当他们的沟通的目的不成功时。自杀姿态和自杀企图之间的区分多少是人为的,并且大多数自杀行为都涉及沟通和自我毁灭的目标。与抑郁型患者的访谈提供了沟通的其他渠道,这本身可以减少自杀行为的压力。

自杀动机的自我毁灭的部分是主要的。对于一些抑郁型患者来说,自杀为他们重新掌握自己命运提供了机会。有些哲学流派认为只有结束了自己的生命才能真正体验到自由。一些抑郁型患者感到他们无法通过其他任何方式来控制自己的生活。只有意识到生存或死亡的决定取决于自己,他们才能重获自主和自尊的感觉。经常可以观察到的在患者决定结束自己的生命之后,患者的心境得到改善的临床现象,就与这个机制有关。

自杀的冲动可能与谋杀他人的冲动有关。自杀可以作为控制自己攻击性的一种手段,作为将攻击行为转向自己,或作为谋杀他人的一种手段,这个人在心理上已经与自杀的人整合在一起。尽管这些机制完全不同,但它们的效果类似。一个无意识地想杀害他人的人可能试图自杀。

在某些情况下,生活似乎无法忍受,而自杀为逃离这种痛苦或屈辱的情境提供了一种方式。文化或社会不能接受的自杀通常是这样。这样的动机往往是患者的朋友、家人,甚至临床工作者能够接受的解释。然而,在我们的社会中,文化上不能接受的自杀行为相对罕见,即使在那些患有痛苦的绝症并且了解他们的诊断和预后的患者中也是如此。但当自杀发生时,通常与一些精神障碍特别是抑郁有关。临床工作者必须谨慎,不能有意或无意地向患者传递自杀对于患者的问题而言是合理行为的信息,这样的信息可能反映了对患者的痛苦或绝望的反移情式的不适。

没有人亲身经历过死亡,因此,死亡的心理意义因人而异,与其他象征性的经历有关。死亡可能意味着分离、孤立和孤独;平静和永久的睡眠;或与那些已经死亡的人的奇迹般的团聚。更复杂的想法可能基于宗教或精神上关于死后生活的信仰。在某些情况下,每一个这样的含义可能都具有吸引力,自杀的动机可能更多地与这些象征性的死亡的等价物而非死亡本身有关。同时,大多数患者能够保留一些现实的意识,即将自杀与无意识的象征性的死亡的含义结合在一起。这种二分法在文化上被那些强调另一个世界愉悦的宗教所强化,同时严格禁止自杀并将其作为一种罪恶的行为。

患者想要的或尝试的特定的自杀方法往往揭示了该行为无意识的含义。例如,服用过量安眠药的人可能将死亡等同于长时间的睡眠,而使用枪支往往意味着暴力性的愤怒。戏剧性的自杀方式如自焚,通常涉及了试图与世界进行情绪化的沟通。同时使用多种方法的患者,如服药和溺水,通常是在与一种矛盾的生存欲望抗争,并试图确保他在最后一刻无法改变自己的想法。

冲动的强度和性质只是决定个体是否自杀的两个因素,但大多数个体都有动力强烈地禁止自杀,此外,自恋型自我是制止自杀的一个特定因素。然而,如果个体认同父母或其他重要人物的自杀行为,情况就不同了。父母自杀,其子女自杀的发生率比一般人群高出数倍。在这方面当然也有遗传因素,同时这些个体可能也没有发展出正常的内在约束,他们不能消极地评价自杀行为,因为这样做意味着排斥自己的父母。

如果个体想简单而毫不犹豫地结束自己的生命,他可能就不会坐在这里与临床工作者交谈。一些患者似乎想把自己的生命交给命运,以一种危险但有逃避的可能性的方式自杀。与这种感觉相关的行为包括,从玩俄罗斯轮盘到在个体可能被发现时服用过量的药物,在危险的情况下驾驶,或传达一个含糊的信息以至于临床工作者可能正确也可能不正确地解读。从某种角度来说,这与先前提到的自主和自我控制的欲望相反。个人否认对其继续存在的一切责任,从而如释重负。如果他获救了,他可能会把这解释为一个奇迹般的标志,表明他得到了宽恕,将会得到照顾,他自杀冲动的强度将会减弱。患者在一次严重的自杀企图中幸存了下来,他说:"我想上帝希望我活着",就是一个典型的例子。

一般来说,容易冲动特别是容易冲动攻击的个体,也更容易采取自杀冲动的行为。抑郁和冲动的组合与酗酒的患者和急性大脑综合征的患者中的高自杀率有关。在评估患者潜在的自杀风险时,其一般性的冲动和抑郁是一个重要的因素。

关于抑郁型患者自杀想法的询问包括:"你的死亡会产生什么影响?""谁会受到这些影响?""关于你的决定,你咨询过他们吗?"和"你能想象出他们的反应会是什么吗?"这些问题不仅有助于评估自杀风险,也能把自杀的想法放在关系或人际关系的背景下,并将患者的注意力引导到抵抗自杀冲动的因素上。

有自杀想法和冲动的患者经常自己评估付诸行动的可能性,他也通常愿意与临床工作者分享他的结论。这些可以提供重要的信息,但不能简单地全盘接受。患者可以改变他们的想法,因此必须评估他们改变的稳定性和可能性的心理特征。患者保持冲动和付诸行动分离的意图也应该被评估,他是否制定了具体的自杀计划并为执行这些计划做了准备。

(四) 发展动力学

抑郁型患者经常来自于有抑郁病史的家庭,并且高期待和低自我形象往往代代相传。在患者早年生活中,父母一方死亡或与父母分离在病史上是一个常见的特征。患者不仅经历了分离和丧痛,还与尚在的父母一方一起度过了一段悲痛和绝望的时期。患者承受着超过通常父母的希望和幻想的程度。通常,父母觉得自己不成功,他们希望孩子在他们失败的方面成功。儿童就会成为他们希望的载体,他觉得他们的爱是基于他持续的成功。例如,这一综合征在正在上升的移民父母最年长的孩子中非常普遍。家庭生活公然的风气通常是保护和关爱的。因此,患者必然感到压抑和否认任何敌对的情绪。他被逼迫得非常努力,不具备自信的基础,也不允许抱怨。类似的结果也可能发生在那些被过度表扬为"好"的孩子身上,出现丝毫违抗、叛逆、甚至暗示他想寻求自主的迹象就会被斥责或批评,所有这些都等同于"坏"。

抑郁的精神动力学的起源可以追溯到生命的第一年。幼小的婴儿是他自己心理世界的中心。他觉得他在控制自己的环境。而且,即使他的父母试图尽量满足他的所有需要,从而保持他的自恋状态,挫折感仍然不可避免。现实迫使他改变对世界的最初印象,并接受他实际上的无助和对他人的依赖。这是一个正常的发育过程,但也为未来抑郁提供了模板。成年后,对患者自尊的挑战再现了婴儿期的感觉,他意识到自己需要母亲并发现她不能提供帮助,从而激发抑郁反应。

婴儿原始的精神状态还不包括自我意识。婴儿的体验从子宫开始被母亲的生物节律、声音、运动等调控。母亲与婴儿的连接在他们最早接触之前就已经开始了。随着婴儿自我意识的发展,它很快就认识到尽管他觉得无助,但只要他的母亲在身边,他的需求就会被满足,他的生命就是安全的。与母亲分离是最危险的可能威胁。临床研究表明,抑郁类的表现可以出现在婴儿出生半年后与母亲分离时。这些婴儿的抑郁源于与心爱客体的分离,导致婴儿自己无法应付对安全的威胁。他对客体的一致性和时间的原始概念使他无法确定这种威胁是否会结束。如果母亲不出现,他首先变得焦虑;如果这没有引起他人的照顾,他很快就变得无助、冷漠,并且无法健康成长。

这种原始的抑郁状态通过进一步的发育体验而变得复杂。儿童口欲的幻想包括整合和破坏两部分。使母亲成为自己的一部分,包括自相残杀或共生的冲动,威胁她作为一个独立的个体的持续存在。孩子害怕对母亲的需要会导致母亲的毁灭。这种依赖的爱和敌意侵略的混合是矛盾关系的开始,是抑郁个体的特征。

自主和独立发展的压力，最初始于婴儿的神经肌肉器官，随后是他的情绪。家庭压力也可能推向否认依赖的欲望和获得能力和独立。然而，他依然渴望从父母那里得到安全和温暖。儿童与父母和亲人发展出密切的心理联系，实际上使他们成为自己的一部分。他们成为内在爱的来源，但也是内部批评和挑剔的来源，患者的矛盾情绪继续与这些内投射的客体有关。当放下这种模式时，随后就会伴随着悲伤、悲痛和失去客体的内化的丧失。抑郁最早的精神动力学模式之一表明，当失去的客体被视为带有特别强烈的矛盾情绪时，悲痛更可能变成抑郁。

当父母的内投射是严厉和挑剔的时，患者生活中几乎没有快乐并且容易发展成抑郁。他的超我是惩罚性和虐待性的，源于他整合了苛刻的完美主义的父母和他自己攻击性的幻想。他不允许自己快乐并衡量他的表现，以确定他是否达到了他的内在标准，发现自己是匮乏的。生活是一场考试，如果花时间享受，他就会感到内疚并且知道自己将会失败。自尊基于他自己内部目标的支持与他的适应能力的维护，保护他们不受他人不寻常的要求或期望的影响。如果这些方面的平衡是脆弱的，那不可避免会经常性打破平衡，生活就变成了一系列的抑郁。

二、访谈管理

访谈抑郁型患者需要临床工作者的积极参与。患者希望得到照顾，临床工作者提供结构式的访谈并以其他方式满足患者的依赖性需求，往往是有帮助的。让患者帮助自己是不够的，他想要更多，他想与临床工作者含蓄地或公开地交流。抑郁的性质使他对治疗结果持悲观态度，他更可能成为一个被动的观察者而不是一个主动的参与者。此外，他特征性的与人交往的模式也导致访谈中的一些技术问题。与其他大多数患者相比，临床工作者必须较早做出战略性决定以及决定治疗模式，他可能必须这样做，同时他会感到一个错误可能不仅不利于治疗，同时可能是灾难性的。

以下将讨论与抑郁型患者访谈的发展进程，他的初始表现、沟通的问题，以及对症状的探索，包括自杀想法。心理治疗的一些基本原则首先会被提出，特别要强调对患者早期的影响。还会探讨访谈抑郁型患者的家庭成员，以及访谈中出现的特征性移情和反移情的问题。

（一）初始表现

重度抑郁的患者通常并不会单独来到临床工作者的诊室。他缺乏去就诊的能量和主动性，他的朋友和家人为他感到难过，因为他似乎不愿意或不能照顾自己。当临床工作者进入候诊室时，首先抬起头的是朋友或亲属，他们向临床工作者打招呼并介绍患者，患者可能观察正在发生的事情，但并不参与除非被邀请。陪同患者的人经常和临床工作者谈话，就好像患者无法沟通一样。一位抑郁的老年女性的女儿开始说："我想最好是我来讲吧，我母亲听力有问题，反正她也不喜欢说话。"患者的同伴表达迫切的希望，临床工作者需要做些什么来找出问题所在。这样的介绍部分强调了患者作为一个失能的人的角色，临床工作者应该避免强化这些。初始访谈时，无论是否有同伴，临床工作者都应该安排与患者交谈。关于问题的促发因素、自杀的沟通以及抑郁的严重程度的重要信息经常从第三方获得。

不太严重的抑郁型患者可能独自来就诊，但在他开口说话之前，他的姿势、容貌、表情、运动以及声音的质量就能揭示出他的问题。最初，患者的悲伤和忧郁通常很明显，但他的愤怒也可能出现在访谈中。在选择一张椅子之前，他需要寻求指令，可以反映出他依赖的态度。临床工作者应该现实地回应这种要求，并避免诠释其深层的含义，因为患者会将这样的诠释体验为拒绝和排斥。

一些患者隐藏他们的抑郁，关于患者状况的第一个提示来自于临床工作者自己的同情式的反应。这种类型的反应将在后续的"移情和反移情"中进行讨论。

随着访谈的继续，严重抑郁的患者会等待临床工作者先发问。他缺乏自发性，可能茫然地凝视着天空或地板。对于这种患者，在访谈开始时最好首先评论他的迟滞和情绪的低落，而不是例行询问他寻求帮助的原因。这种非言语的行为已经提供了主诉。临床工作者可以将这翻译成语言："你看起来相当抑郁。"

患者回答问题时反应迟缓，简短而重复，表明他的思维过程是受限的。此外，他的言语要么抱怨要么自责，经常以口号的方式表达，例如："我无法继续，我对任何人都没有好处。为什么我必须承受这些痛苦呢？"临床工作者回应："我知道你感觉很糟糕，但如果告诉我能了解更多，我可能有能力帮助你。"患者回答："这有什么用呢？没有任何人可以帮助我。"患者表达了他的感受，临床工作者可以表现出关心并继续访谈，可以询问："这是怎样开始的呢？"

临床工作者总体的态度应该是严肃的和关心的，要支持而不是挑战患者的心境。愉快或幽默的评论，太快或充满活力的节奏，甚至微笑都可能让患者感到临床工作者并不会容忍他的忧郁。整个访谈应该是缓慢的，临床工作者必须允许有额外的时间让患者做出反应。

轻度或隐藏的抑郁型患者可能会自发地说话，并且对临床工作者的初始询问做出反应。他经常在开始时评论他的情感痛苦或事情的不同之处和较好的时候，可能说："我觉得不再像以前的自己了。"或者"我对一切都失去了兴趣。"有时患者自我贬低的倾向出现在他所说的前几句话中，就像一位女性说："我觉得自己又老又丑。"非常重要的是，识别患者说"我觉得不像以前的自己了。"这并没有描述他的感受。抑郁型患者希望表达自己的不悦，临床工作者必须首先提供这样一个机会，然后再探索他较健康的状态。在他引出患者对抑郁的描述之后，他可以问："在你抑郁之前，情况是怎样的？"或"你以前的自己是什么样的？"

退缩、抑郁的患者在情感上不能与临床工作者沟通。他的参与似乎与他内心的想法和感受无关，他可能坐着盯着地板，用一种反射式的反应单调地回答问题。这个障碍非常难以克服，继续例行询问患者的症状或他的生活安排只会加重病情。临床工作者可以开始引起对其问题的注意，说："谈话似乎对你来说非常费劲。"患者有意识的合作和同意的欲望已经通过他努力回答问题来表明，如果他感到临床工作者有同情式的兴趣，他可能会更充分地参与。在极少数情况下，与患者共同沉默是有帮助的,但是抑郁型患者通常将临床工作者的沉默体验为不感兴趣、不满意或挫折。

(二) 探索抑郁症状

临床工作者在与抑郁型患者的第一次访谈中,要做得更多一些。当临床工作者引领他们时,患者会感到更舒适,对于临床工作者来说,非常重要的是,组织访谈并为患者提供持续的支持以及认同患者的参与。

如果临床工作者采取被动的态度试图提高患者的积极性,患者会感到丧失、被遗弃、挫折,最后更加抑郁。相反,如果临床工作者给患者的感觉是,通过回答问题,他就做了很好的工作,访谈将从一开始就是治疗性的。

临床工作者在访谈时必须接受患者缓慢的节奏。两段言语的间隔比通常时间更长,在前几分钟的接触过程中讨论的话题,可能会延迟很多个小时。如果患者变得无法说话或失去了线索,临床工作者可以表示同情,回顾到目前为止说了些什么,并试图以更加缓慢的节奏继续。

抑郁的患者经常哭泣,中度抑郁的患者在疾病早期时更是如此,更抑郁的或慢性的抑郁患者,哭得较少。如果患者大哭,临床工作者应该同情地等待,并且可以提供纸巾。然而,如果患者忽略了自己的眼泪,临床工作者可以指出它并鼓励患者接受他的感受。安静地询问:"你在哭吗?"或"你在伤心什么呢?"通常就足够了。有时患者试图掩饰他的哭泣。临床工作者可以不带挑战或诠释的评论说:"你是否在努力抑制哭泣?"临床工作者允许患者的情感展现,并把它当作表达感情的恰当方法。当患者看起来能够参与时,临床工作者可以柔和地继续访谈;等待太久可能会导致更多的眼泪,没有被理解的感觉,而进行得太快可能会让患者觉得临床工作者没有兴趣或耐心。如果患者抬头看着临床工作者或拿出手帕擤鼻涕,这时通常可以继续进行了。

在访谈早期探索患者与其他个体建立的依赖关系是有益的。这种关系被破坏通常是导致抑郁症状的促发因素,他们遵循的模式表明可能有预期的移情。例如,临床工作者可以询问一个抑郁的女性:"你生命中重要的人是谁?"她回答说:"我现在是一个人。去年我搬到了城市里,那时我意识到我爱上了我的老板,而这是不会有结果的。他是一个已婚有家庭的人。"临床工作者获得了可能的促发因素的信息,可能预期类似的感觉会在治疗关系中发生。

抑郁型患者可能开始谈论他感到多么不快乐,或者可能会讨论他认为导致他不快乐的原因。例如,一位患者说:"我再也无法忍受了——努力有什么用? 反正没有人在意我。"另一位患者哭着说,她如何发现她的丈夫有外遇。临床工作者可以接受患者初始的重点,但在后续访谈中有必要探讨问题的其他方面。一位中年女性解释说:"我的生活毁了。我丈夫发现我在和另一个男人约会。他被激怒了,把我赶出家门。我的所有孩子都不跟我说话,我无处可去。"临床工作者询问这是如何发生的。她解释说:"我的情人是我高中时期的恋人。自从我们上了不同的大学后,我就没见过他,去年秋天我试着联系我高中时期最好的朋友。我找不到她,但我发现了他的电话号码并决定打电话给他。"寻找过去生活中失去的客体的主题是无处不在的——伴随着她对当前生活的情感空虚的绝望,特别是她的婚姻。临床工作者说:"看起来这场急性的危机只是冰山一角——你多年来与抑郁的博弈,比这周发生的事情更严重。"患者表示同意,几次治疗之后,她说:"在许多方面,这是神的旨意。我不知道如何解决它,但至少我们在谈论一直回避的问题。我很痛苦,但多年来我第一次觉得自己还活着。"

1. 躯体症状

　　尽管抑郁型患者不认为他的躯体症状是心理问题所致,但通常情况下,他十分担心这些问题,愿意讨论并感激临床工作者可能提供的任何建议或帮助。通常,临床工作者必须积极地关注它们,因为患者并不认为他对此感兴趣。例如,一位男性在离婚后因抑郁寻求精神医学帮助,却忽略了他的失眠和体重减轻的问题。当他被问及睡眠、食欲、性欲等的紊乱时,患者意识到这些都是临床工作者以前见过的复杂疾病的一部分。因此患者的希望增加了,他对临床工作者的信心也增强了。有时,患者可能没有意识到他的躯体功能的改变,直到临床工作者直接询问他,他也可能否认影响的程度直到获得详细的信息。例如,一个患有中度抑郁的 50 岁男性并没有主动提及性方面的困难。当他被问及时,他回答说:"我不像以前那样对性生活感兴趣了,当然是因为我变老了。"临床工作者坚持问道:"你最后一次和女性在一起是什么时候?"患者有些迟疑地回答:"大概一年前。"临床工作者进一步询问,患者报告说:"我的妻子一直受到更年期症状的困扰,并害怕服用激素。她觉得我想要性生活是为了我自己的快乐,而不是关心她。也许她是对的。无论如何,这个问题现在已经解决了。"触及他的愤怒和怨恨花了很多时间,因为她对他被排斥和抛弃的感受漠不关心。他把他失去的性冲动视为衰老的标志,以避免面对婚姻的冲突,从而保护了他。

　　讨论躯体症状为探索患者应对问题的方式以及对他自己和家庭的影响提供了机会。如果临床工作者仅仅获得一份躯体不适的清单,这个机会就失去了,患者会觉得重点是给予诊断而不是理解他。例如,一个中年抑郁的男性说:"我已经好几周没睡觉了。"临床工作者问:"是入睡困难还是半夜醒来,或是两者都有?"患者回答说:"我入睡正常,但我每天早上四点半左右醒来,然后躺在床上,再也不能入睡。"临床工作者进一步询问:"你醒来躺在床上时,会想什么?"患者回答说:"我担心我的生意,怎么变糟糕的,以及我是如何让我的家人失望的。我的妻子责怪我没能帮助我的孩子们。"临床工作者继续询问:"你做了哪些尝试来帮助睡眠?"患者不情愿地承认:"我起床让自己喝一杯加牛奶的苏格兰威士忌。这让我感到放松一些,但我担心喝得太多,也许我应该更小心。如果我的妻子知道我所做的,她会杀了我。"临床工作者描绘了患者的睡眠模式,同时也做了很多。他越来越了解患者,了解他的婚姻、家庭、生意和物质滥用,并在这个过程中帮助患者感到被倾听和被理解。

　　有躯体症状先占观念的抑郁型患者害怕他们有严重的躯体疾病。如果临床工作者询问这些症状却并不进一步地评论,患者可能变得更加警觉。简单的一句话:"抑郁的时候,这种症状很常见"或"当你开始觉得像原来的你时,躯体症状就会好转",通常能够让患者安心。

临床工作者要比仅仅引导患者对症状的描述以及这些症状对患者生活的影响做得更多;他还为患者理解这些与心理问题的关系提供了帮助。如果患者有严重的抑郁,这个过程可以被推迟到后续访谈中,但即使这样,临床工作者也可以在初始访谈中询问症状学时做一些铺垫。例如,与失去性兴趣的抑郁的男性访谈时,临床工作者问:"在这段时间里,你与妻子的关系怎样?"这个看似简单的问题表明,患者失去性兴趣不仅仅是抑郁的生理副作用,也与他对生活中重要人物的情感反应有关。

抑郁型患者很可能会讨论他过分担心自己健康的感受,就像他做其他事情一样,以无望和自我贬低的方式。一位女性叹气地说:"我想我的生活彻底改变了。我越来越老,越来越憔悴。"一位男性说:"我的肠道都不工作了。它们让我浑身虚弱,头疼得要命。它影响了我的整个身体。"进一步的探索表明,他相信他已经或即将发展成直肠癌,这一信念可以追溯到他童年时对他父亲反复发作的痔疮的误解。临床工作者评论说:"对肠道的担心和肠道的问题可能意味着可以追溯到你的儿童时代。当你看到你的肠道出现问题,关于你父亲和他的肿瘤的想法似乎会自然地浮现出来。"

(三) 积极询问的需要

抑郁型患者努力对临床工作者积极地隐藏他行为的某些方面,最重要的是攻击。上文提到的在离婚后变得抑郁的男性能够详细地讨论他的心境和躯体症状。然而,在后来的治疗中他才暴露,他暴力的脾气发作导致了他的妻子决定离开。当他最后描述这些时,他很快变得泪流满面,并开始责备自己使他的妻子离开。

有经验的临床工作者往往很容易确定患者是否抑郁,评估抑郁的严重程度,通过患者生活中的促发事件来追踪其临床表现到基础的病前人格。一般来说,探索患者生活时,最有价值的部分之一是,他关于自己的兴趣和好奇。然而,这对于抑郁型患者来说是困难的,因为他关于自己的先占观念是聚焦于内疚和责备的感觉。他对于进一步自己几乎没有兴趣,因为他预计每一个发现只会证实他的不足和没有价值。此外,他缺乏必要的能量去进行自我发现。这意味着临床工作者要承担比平时更大的责任,以调动患者的动机。围绕着对患者缺乏了解他自己问题的兴趣的防御的诠释,通常是无效的且仅仅被认为是批评和排斥。

所谓的平行病史经常是有价值的。通过获得病史的时间顺序,临床工作者能够询问患者其他的生活,并理解患者发生疾病的时期患者体验的纵向表现。这些关联显然是重要的,并且患者不提及也是常见的。例如,一个轻度抑郁的中年女性说:"我没有权利感觉如此糟糕。我没有真正的问题。"后来,在描述她最近的生活时,暴露她最小的女儿已经离开大学并且刚搬到一个新的公寓,她开始变得抑郁。

临床工作者后来说："你女儿离开后,你一定很孤独。"这个评论有诠释的作用,但它是温和的,比直接对质如"女儿搬家换地方和她的离去,一定比你意识到的更令你沮丧"更少干扰患者。

临床工作者要自己记录患者严重的孤独反应暴露了她与丈夫和朋友之间的关系问题,但他在访谈早期避免谈论这个话题。回想起来,他也意识到她最初的否认——"没有真正的问题"——暴露了她对她的困扰有一些自知力,但她不觉得应该对此做出她的反应。抑郁型患者最初否认知道抑郁的促发因素,后来,当被问及时,患者通常声称它微不足道或不值一提以解释如此严重的反应。患者对自己认为软弱的东西感到羞愧并试图掩饰。

另一个例子是一位商人主诉自己患有几个月的轻度抑郁,没有意识到促发因素。后来,在讨论他的职业发展史时,他提到他的顶头上司最近宣布退休,并要求患者替代他。当进一步探讨这一问题时,很明显患者在得知他即将升职后不久就开始感到抑郁。这种矛盾反应是由于患者对其上司没有选他的竞争对手感到内疚,并且他担心自己能力不够,晋升会导致他的失败。

（四）访谈中关于自杀的讨论

关于自杀的讨论对于衡量患者抑郁的严重程度和风险至关重要,这对于鼓励患者参与治疗计划也至关重要。它还提供了一个独特的但经常被遗漏的理解患者人格的机会。

经验丰富的临床工作者知道,关于自杀想法的讨论,目的是提高对患者的了解程度,往往也是对抗自杀冲动最有效的治疗措施。临床工作者努力帮助患者了解自身自杀冲动的含义,并在访谈中表达与自杀行为同样的情绪。这使得患者的自我控制更为有效,减少了他结束自己生命的压力。通常,临床工作者的关注和他对紧急情境的反应本身就具有治疗意义。通常的顺序表现为一位来到医院急诊室的年轻女性,因为她想从桥上跳下去。一位经验不足的参加工作第一年的住院医生与她交谈后,认为她必须立即住院治疗。遭到患者反对,但这位医生告诉她,这有明确的风险并坚持认为她应该接受他的计划。然后,他请来了一位更有经验的同事,同事到来后发现患者感到舒适,状态相对较好,并确信她的自杀想法不太可能导致任何过激的行为。患者的陈述似乎对两位临床工作者都有说服力,她被送回家并预约了第二天的治疗。这位年轻的住院医生彻底糊涂了,觉得他漏掉了这个案例的一些基本特征。事实上,两位临床工作者的初步印象都是准确的:这位年轻住院医生的反应具有高度的治疗性,他的兴趣和关注帮助患者度过了一个严重的危机。

自杀行为是许多不同类型的想法、幻想和冲动的最后途径。临床工作者可以从两个角度询问自杀的问题。首先,他想知道患者多么认真地思考这个问题,他设想了什么计划,他为实现这个目标采取了什么措施,以及他对这些冲动的态度。这些问题考查了患者对待自杀想法的方式。同时,临床工作者也与特定的患者探讨了自杀的含义。自杀行为的无意识意义是什么？它的表达或交流功能是什么？例如，一位50多岁的女性来看精神科医生，因为几位内科医生告诉她，她的许多躯体症状都源于心理问题。她在第一次访谈时哭着说：“为什么这一切都发生在我身上？我已经好几天没睡觉了，我能做的就只有哭。为什么没有任何人关心我？没有人能做些什么吗？”她承认她的抑郁但坚持认为这是她对躯体症状的反应而不是相反。临床工作者问她：“你有没有想过自杀？”她回答说：“是的，有时我认为这是唯一的出路，但我知道我永远都不会这样做。”她自发地提供了一个关于自杀基本含义的线索（“出路”）和她目前的态度（一种她会考虑但不会实施的想法）。然而，临床工作者从访谈的其他信息中得知她倾向于冲动，因此他进一步询问：“你是否曾经感到你可能会做这样的事？”她犹豫了一下，然后回答说：“哦，是的，有一次。我的背部特别疼痛，我感觉它一定是肿瘤，在我去看医生之前，我对自己承诺，如果结果是最坏的，我不会让我自己和我的家人痛苦。”患者再次表明自杀可以使她从某些问题中解脱出来，她对心中的问题提出了一个建议。同时，如果她感到严重的疼痛和疾病，那么当时明显有效的控制措施可能会失效。她还向临床工作者提供了一条重要的线索，在后续必要的时候对于这一方面的治疗干预；她想让她的家人免受任何痛苦。他问道：“这对你的家庭会有什么影响？”患者又开始哭泣。她一边哭泣一边解释说：“我、我的丈夫和我的母亲住在一起。我的哥哥死于战争，而我是我母亲唯一的亲人。她需要我。”在这一段中，临床工作者了解了患者对自杀的态度和对她的含义，并扩大了他对她作为一个人的理解。很明显，她没有立即自杀的风险，但临床工作者了解到这种风险可能出现的情况（不仅包括她的病情的变化，还有她母亲的死亡）以及阻止此类事件发生所需的步骤。

　　有经验的临床工作者总是将自杀的主题引入与抑郁患者的访谈中。初学者担心他可能传递给患者一个想法，或者患者可能会对这个问题感到冒犯。仔细的措辞而不是直接的询问，例如：“你有没有想过自杀？”或“你觉得你有想过结束自己的生命吗？”即使答案是“没有”，也有很大的价值。它向轻度抑郁的患者表明临床工作者很重视他的问题，这可能给他带来关于正性的生活特征、未来的希望，以及他的健康功能领域的讨论。

　　每一个抑郁患者都想过自杀，即使只是排斥它。事实上，在一生中的某个时刻，很少有人没有想过自杀，但大多数人都不会去实施它。他们感到羞愧并且想隐藏他们认为奇怪的感觉。关于自杀的简单直接的问题可以缓解这种焦虑。如果临床工作者把这个问题视作严重的但不怪异，那么患者就不会感到那么羞愧。患者也有助于追踪他的自杀想法的发展历程，给他过去的经验更多的连续性。例如，当一位患者表明他一直在考虑自杀，临床工作者可以在某一时刻询问：“你过去曾经想过自杀吗？”如果患者回答：“没有”，临床工作者可以更进一步询问：“当你考虑自杀想法时你的感受是什么？”这种从“自杀”到“自杀想法”的转变，允许患者承认有冲动去考虑这些抽象的想法。患者可能会回应：“做这样一个懦弱的事情，对我来说似乎很可怕。”这使得临床工作者询问，患者什么时候第一次有这些想法，他对自杀的心理印象是什么以及它是如何发展的。在成人中，自杀的感受不是新生的，它可以追溯到早期：那些重要人物谈论他们自杀的好处，或家人在患者小时候提到的对自杀的态度。例如，一位女性暴露，她的母亲经常说："总有一天都会结束"，显然她期待着死亡。另一位患者的母亲会说："总有一天我会离开，然后你会为你对待我的方式而后悔。"关于自杀的讨论有助于揭示患者早期生活中问题的起源。

　　一般有自杀想法并且来看临床工作者的个体，有强烈的矛盾并且努力控制他的行为。临床工作者必须将患者健康的部分与自己结成同盟，从而使冲突保持在患者的心中，而不是在患者和临床工作者之间。临床工作者关心并参与，但仍保持中立，理解而不是强烈地试图立即以特定的方式行动来说服患者。一个焦虑和不确定的患者回应权威的方式是，经常会做相反的事情。例如，如果患者表明他已经考虑过自杀，而临床工作者回应："这不会解决你的任何问题"，患者可能会用辩论的方式来回应。然而，在讨论了自杀的感觉后，临床工作者问："让你继续活下来的原因是什么？"患者就会讲出那些控制他冲动的理由。在恰当的时候，临床工作者可以询问："你考虑过你给那些你爱的人和关心你的人带来的问题吗？"这提供了探索和理解的另一个角度。

　　对某些个体来说，死亡并不是生命的终结而是进入了另一个可能比现在更舒适的状态。患者期待依赖性需要的满足，或与去世的亲人的团聚。这种类型的否认和奇迹想法被流行的神话和宗教信仰所强化。有些患者提出这些信念，并成为支持自杀的理由。在治疗这些患者时，临床工作者不应该质疑患者对死后生命的信仰。相反，应该探讨禁止自杀的说法，通常这种信仰与患者自身的疑虑和矛盾有关。询问患者自杀计划的直接原因，并指出由于他的这些哲学观点由来已久，那么一定有非常具体的事件导致了他的自杀想法，这是有帮助的。例如，一位中年女性在她丈夫在车祸中丧生后变得重度抑郁。她谈到自杀时说："当我认为我可以再次与他在一起时，我觉得我是活着的！"她一直活跃在一个相信死后存在另一种生活的宗教团体中，她的自杀想法与近来接近妄想的发作结合在一起，她觉得她与丈夫的灵魂进行了一次沟通。临床工作者不应该挑战她的宗教信仰，甚至她与丈夫沟通这件事情。而应该询问她，她觉得她的丈夫希望她做什么，以及她的宗教允许她采取什么行动。当她感觉这是遵从她丈夫的意愿时，患者就能够放弃她的自杀想法。

三、治疗原则

　　抑郁型患者的治疗有两个基本目标。第一个是减轻痛苦、焦虑和苦恼的情感，包括内疚，并激发希望；以及保护其免于自残。第二个是改善生理和心理社会的环境，目标是解决即时的促发因素和防止复发。支持性心理治疗、药物治疗和其他的躯体治疗，以及那些试探性的心理治疗均有助于实现这些目标。

(一) 支持性心理治疗

　　抑郁型治疗的第一个目标是减轻患者的痛苦和苦恼。这可以通过心理治疗和/或药物治疗来实现。心理临床工作者试图改善患者的防御功能,并提供替代的满足,加强否认、投射、退行、反应形成,或其他最有效的保护患者免受痛苦的防御机制。临床工作者的耐心和关怀的态度能使患者在情感上依靠他,从而代替患者失去的所爱的客体,提供移情式的满足。

抑郁型患者感到绝望,可能没有治疗的动机。起初,有必要刺激和加强他的希望并寻找那些表面看起来并不明显的潜在的动机。当患者想象出他不抑郁的未来时,临床工作者可以开始加强治疗同盟。临床工作者试图从最初的接触中传达希望。例如,尽管一位抑郁的大学生报告说他无法上课,临床工作者仍然仔细地安排了未来的就诊时间,以便当患者准备返回校园时,不会与上课时间发生冲突。这传递的信息是,临床工作者期待患者能够恢复他的活动。在其他情况下,临床工作者可能建议患者推迟一个重要的决定:"直到你感觉好一些的时候。"而不是使用这样的说法:"因为你现在还不能做决定。"患者不仅被告知他生病了,也被告知他会好起来。

治疗的相关原则是保护患者免于自残。其中最重要的方面是预防自杀,但是在抑郁型患者中有一种较为轻微的自我破坏的行为。想退学去当一位低级别的法律秘书的法律系学生,计划放弃晋升机会的管理者,这就是两个由于抑郁所致的例子。最初,临床工作者确认问题并利用他的权威来防止患者对自己造成严重或无法挽回的伤害。随后,他为患者提供关于这一行为的自知力,并诠释其精神动力学的起源。例如,一位女性在丈夫表示打算离婚时变得抑郁,对她的临床工作者说:"有什么用呢;反正没人关心我。我厌倦了为别人拼命工作。我要辞去我的工作,当我用光我的钱,我就申请救济。"她的抑郁与有意识的愤怒混合在一起,这表明其预后相对较好。临床工作者注意到这一点并意识到一旦她辞去她的工作,她可能很难获得一份类似的工作。他对她说:"你对这个世界感到愤怒,但现在你也在生自己的气。我担心如果你辞职了,你可能比其他人更痛苦。也许你应该等待我们进一步讨论后,你再决定到底什么对你最为有利。"

这种类型的干预可能会造成一个问题,因为临床工作者不想承担患者执行自我功能的责任,从而减少患者的自信和自尊并增加他的抑郁。为了减少这种情况,临床工作者要澄清,他提供直接建议只是暂时的角色。例如,另一位女性在与丈夫分居后寻求精神科医生的帮助。她的精神科医生询问了即将离婚的实际法律问题。她说:"我告诉我的丈夫去做任何他想做的事,只要让我签署文件。我对谁来说都是没有用的人。我可以帮助他。"临床工作者表示她没有保护她的经济和合法利益,但她说她并不在乎。他探索她对自己的感觉:她不值得任何东西。最后说:"似乎很清楚,如果你不抑郁,你会采取不同的行为。我不认为你已经准备好处理现实的情况。"如果她的抑郁不那么严重,临床工作者可能会探究她没有按照自己的最佳利益行事,并且不去掩饰她对自信的防御性抑制。

为了刺激患者的希望和保护他免于自残,临床工作者试图通过探索患者行为的补偿方面,减少患者的内疚。抑郁的痛苦与无意识的希望得到他人的原谅有关。如果临床工作者评论说:"你已经做得足够了"或"你值得更好的生活",也许他能够减轻患者的一些内疚感。

有意识的内疚经常与抑郁的继发性效应有关。患者可能会说："我对每个人来说都是个麻烦。没有我，他们会更好。"他内疚是因为他不能工作或给他的亲人提供帮助。临床工作者可以回答："你生病了。你已经为他们做了很多，现在轮到他们照顾你了。"偶尔，有必要诱发患者关于他不自觉地通过他的症状释放愤怒的内疚。这种办法利用内疚表达攻击性冲动，以帮助抑制抑郁性的戒断，并鼓励患者更充分地发挥功能。例如，临床工作者可以说："我知道，在你目前的情况下，你并不真正关心发生了什么事，但你的家人仍然关心，看到你受苦他们会感到痛苦。即使你不能做出让自己感觉更好的必要努力，也要考虑为你的孩子这样做。"即使对于抑郁型患者，其心爱的人已经去世或离去的案例中，临床工作者也可以回到过去的时间，寻找从过去到现在，对患者一直很重要的人物。

尽管抑郁型患者需要相当大的支持，但如果临床工作者过于温暖或友好，他也会感到不舒服。他会觉得自己不值得且无法回报。初学者有时会过于热切地表达他们的正性情感，以为当抑郁型患者离开时，他们变得更美好，结果患者变得更加焦虑和内疚而不是舒适。患者可能会体验到临床工作者的正性支持，试图让他安心，因为他的状态真的很糟糕。

幽默的使用是访谈抑郁型患者的一个问题。如果患者表现出任何幽默感，最好鼓励和回应这一点，而不是临床工作者自己发起幽默的交流。抑郁的人可能将临床工作者自发的幽默视为他被误解或甚至被嘲笑的证据。

临床工作者通常使用抑郁这个术语来总结患者对其问题的描述。他可能以自己的方式进行概念化："听起来好像你已经抑郁了好几个月。"这是与经常避免诊断性术语相对而言的。同样，临床工作者不会说："你因为疑病的症状而痛苦。"造成这种差异的原因有如下几个。其中之一是先前讨论过的，抑郁这一术语有双重含义，它既指临床综合征又指一种相关的情感状态。尽管临床工作者在访谈中使用诊断标签是不寻常的，但他经常会发现患者的情绪，而"你看起来抑郁了"可能被视为类似于"你看起来很愤怒"。然而，这并不是故事的全貌，因为临床工作者常说："你患有抑郁症"，明确地是指临床诊断。如果我们考虑通常避免诊断性标签的原则，就可以理解这一点。患者经常使用这种标签来支持他们投射性的防御。因此，他们声称："我什么都不可以做，这是我的神经症"，仿佛神经症是一个异物，如病毒，这是导致他们问题的原因。治疗的一个重要问题，是帮助患者体验神经症的行为是在他自己的控制下。作为探索改变它的方法的初始步骤，任何表明患者患病的措辞都与这一目标背道而驰，因此不利于治疗。

抑郁型患者的这个问题是相反的，其他一些患者偶尔也是如此。患者不仅要为自己的困难承担责任，还要夸大自己的作用并以内疚和自责来折磨自己。他的自责可能也会折磨别人，或者可能隐瞒一个潜在的否认，但治疗的初始问题往往减弱了患者关于他应该受到责备的信念。暗示他患有疾病的话语是有帮助的。同时，患者患病的想法表明，他可能会好转以及挑战了抑郁型患者认为他的情况是无望的和永远的这种看法。

(二) 躯体治疗

药物和其他躯体治疗是非常重要的治疗方法。我们在这里仅考虑它们对面谈的影响。不管他们的神经生物学作用机制,这些治疗对患者来说总是具有心理学含义。临床工作者可能想增强或诠释它,但其实应该牢记它。如果临床工作者建议的药物治疗方案有效并且可以减轻患者的症状,那么药物治疗的安慰剂效应将会增加。最好的做法是鼓励患者将这种安慰剂效应与整体治疗而不是与任何特定的药物联系起来,因为在治疗过程中可能需要改变药物。临床工作者可以说:"我们有几种有效的药物,我们可以试着从一种换成另一种。"或"我们看看这种药物是否有效,如果没有,我们可以尝试一些其他的药物。"诸如这样的评论会减弱安慰剂效应。如果在药物起作用前有潜伏期,最好提前告知患者,否则他会觉得治疗没有起作用。安慰剂效应是一种心理和生物的反应,它对患者的影响是"真实的",包括与其他活性药物一样的副作用。

患者可能询问诸如"有什么药物可以帮助我"这样的问题,来参与躯体治疗的讨论。这些问题往往反映了一个来自外部力量的无所不能的幻想,无论是奇迹般的援助还是惩罚。如果临床工作者推迟回答而不是问:"你有什么想法?"那么患者可以学到更多。一位患者说:"我知道有些新药会让我的症状消失。"另一位患者会说:"只要有帮助,你可以做任何你想做的事。我不在乎它是否有副作用。"第一位患者希望能有一个好的父母式的干预,而第二位患者则认为应该在他感觉好转之前惩罚他的罪过。临床工作者在治疗早期并不会诠释这些愿望,但认为它们是重要的。第一位患者可能对心理上的建议有很好的反应,治疗将是有效的。第二位患者将他的抑郁作为惩罚,对治疗安全性的过度保证可能实际上有负性影响。

改良电休克治疗(ECT)是治疗抑郁的一种有效疗法,当药物治疗和心理治疗无效时会使用这种方法。在访谈中,偶尔会与抑郁型患者讨论它,因为无论是临床工作者还是患者都已经意识到患者对治疗缺乏反应。ECT 像其他治疗形式一样被解释和讨论,但临床工作者应该认识到"电休克"意味着强大的力量和危险。患者往往表示害怕这种治疗,他们经常无意识地把它等同于早期的创伤经历和躯体惩罚。作为对比,早期生活经验让他们对药丸和药物治疗产生信任和安全感。临床工作者可以询问患者的恐惧。疼痛、失忆、死亡、人格改变和儿童式退缩都是常见的,安慰患者应该尽可能具体。如果患者为他将要体验的事情做好准备,比如注射,他会感觉更舒服。然而,讨论那些不会影响患者主观体验的治疗技术是没有帮助的。患者应该为将随之而来的器质性精神综合征做好准备,讨论得越具体,他就越容易接受。

当临床工作者描述任何躯体治疗时,他应该提供尽可能明确和具体解释。他不仅要讨论方案的实际方面,还应探讨预期的治疗效果。例如,最好说:"这些药片将有助于你的精神改善。"而不是说:"这应该有助于解决问题。"抑郁的某些方面,药物没有任何帮助,直接说出来可能更有帮助。临床工作者可以说:"当然,这种药不会让你的丈夫回来。"或"药片将帮助你感觉好一些,然后你将能够更有效地处理经济问题。"如果患者认为治疗能使他解决自己的问题,而不是依靠临床工作者为他解决,那么他将会感到更自信和自尊。

(三) 探索性心理治疗：精神动力学模式的诠释

如果患者严重抑郁或沮丧,以至于不能与临床工作者交谈或参与日常生活,那么心理治疗只能是支持性的。在访谈中,临床工作者会听取患者的担忧,并尽力安抚他的恐惧。临床工作者将寻找那些相对完整的适应功能,努力将注意力集中在它们身上,如果患者自己都没有这些先占观念,他就会对人格发展的根源没有兴趣。对一些患者来说,这种治疗方法足以根除抑郁的症状,但对于更深层次的心理治疗,可能没有任何动机或迹象。

对于那些将接受探索性心理治疗的患者,临床工作者会在即刻的危机被控制之后,改变他的基本的治疗策略,尽管他们总是意识到会有一过性的加重症状的风险。这种治疗抑郁的方法需要患者更积极地参与。不同于第一种治疗方式,这种方法旨在缓解患者的症状,为改善患者的生活提供了可能性,降低未来抑郁的可能性,调整抑郁的人格病理。澄清和诠释旨在探索维持症状的无意识的精神动力学因素。临床工作者诠释防御,是为了揭示患者试图避免的想法和感觉。

在对抑郁型患者的初始访谈中,临床工作者可以提供诠释性评论,旨在测试患者的自知力。例如,一位中年男性搬到一个新的城市后变得抑郁。他告诉临床工作者,他的妻子不满意新的社区,他的孩子难以适应新的学校,他不断反刍,之前一切都很好,直到他因为职业方面的上进心而背井离乡后一切都变了。他的妻子拒绝装修或装饰他们的新家。他最后哭着说："但愿有某种方式可以逃避这里。我受不了了。"临床工作者听了,然后说："你一定对她非常生气。"患者立即开始责备自己说："我是一个糟糕的丈夫。我全家都心烦意乱,这都是我的错。"临床工作者的诠释是准确的,但患者的反应表明,此时他对这种状态的认同会使他更加抑郁。临床工作者决定,即使对患者压抑的愤怒进行暂时的探索,也应该推迟到治疗的晚些时候。

有时,临床工作者认为,患者体验到的探索性治疗是支持性的。与抑郁型患者的访谈中能够观察到一种常见的模式,是患者开始时难以对话,似乎有些迟滞。当临床工作者主动询问症状并探索患者困扰的根源时,患者变得更活泼、更生动、参与性良好,并似乎积极寻找他的行为的意义并在访谈中探索它。临床工作者感到高兴和放心,然后告诉患者,访谈正接近尾声。患者再次陷入绝望的抑郁状态中,先前的自知力变得无关了。他对访谈过程中隐含的支持性关系有反应,而被揭露的内容却没有什么治疗意义。

抑郁的精神动力学在患者能够觉察并且觉得有价值之前,对于临床工作者来说是显而易见的。初学者急于进行诠释,当他们很明确时,他们就想与患者分享。抑郁型患者成为一位有意愿的听众。他乐于倾听,很少去挑战临床工作者所说的话。然而,临床工作者必须记住自知力在治疗中是一种方法而不是结束。如果患者使用临床工作者的语言来确认他是没有价值的,不管他的观察多么准确和有见地,临床工作者的诠释都是不成熟的。否认,是一种应对抑郁情绪的重要防御机制,对否定的诠释可能是反治疗的。

抑郁或受虐型患者倾向于接受临床工作者的诠释并将其作为武器对抗自己,这被称为"负性的治疗反应"。当它在访谈中成为一个问题时,临床工作者要么改变他的诠释方法,要么将患者的反应作为一种阻抗来应对。他可能会说:"你似乎在寻找你非常糟糕的证据。"

直接诠释患者的愤怒,更可能令人不安而非支持性的。然而,诸如"你对他很失望"之类的委婉言语较容易被接受。临床工作者注意不要挑战患者感觉他的方式的权利。通常这种中立性将被诠释为积极支持患者的感觉。一些临床工作者已经被教授,认为抑郁的起因是针对自我的愤怒,因此公开鼓励患者对生活中的关键人物直接表达愤怒。尽管偶尔有效,但结果往往是灾难性的,因为患者变得害怕,他的控制可能不是有效的,他害怕表达他愤怒所导致的危险都将发生。结果通常是失去对临床工作者的信任且逃离治疗,特别是当一个配偶说:"我想我更喜欢你抑郁的状态。"

那些提出抑郁的化学或激素基础的问题的患者,通常是挑战临床工作者有关心理因素的讨论或试图否认它们。患者感到抑郁很糟糕,认为这是他的某种过错,如果能找到一个躯体上的病因,他会觉得好一些。他想为自己辩解,不让自己觉得应该为自己的麻烦负责,是一个正性的迹象,临床工作者不应该质疑。如果患者利用生物学的解释进行了心理学的否认,治疗的整体策略应该决定这是否是诠释性的或支持性的。通常,临床工作者只是简单地表明,其抑郁的心理学含义与任何可能的躯体疾病之间并没有矛盾,而不是将这种现象诠释为一种防御。这种解释必须根据患者病情的复杂程度来调整。例如,一个相对没有受过教育的人问,是否他可能只是身体不舒服,可以告诉他:"毫无疑问,你感到疲惫,这是你的问题的一部分。同时,我认为你对所发生的事情感到担忧和沮丧,并对自己感到失望。我怀疑这会让事情变得更糟。"向患者解释他一直处于压力中并且压力由躯体和精神部分组成,会影响他的躯体和他个人的感受,这种解释是有帮助的。

上述关于心理治疗的讨论相对浅显,但如前所述,这是为了防止临床工作者在初始治疗抑郁型患者时进行得过深、过快的倾向。主要的临床改进和广泛的诊断性信息通常通过简单的支持疗法就能够获得。

(四) 家庭访谈

临床工作者也经常访谈抑郁症患者的家庭成员,无论他们是陪同患者来做初始访谈,还是在治疗的后期加入。他们可能同情和关心患者,或对他感到愤怒,或更经常是两者兼而有之,但是其中一种情绪可能是隐藏的。临床工作者感兴趣从家庭中获取信息,改变他们的行为作为治疗患者的一部分,并探索患者及其家人之间的互动。

下述几个临床情境能够说明一些特征性的问题。

一位女性青少年来寻求帮助，因为她在与男友的关系中断后感到沮丧并考虑自杀。精神科医生建议治疗，但她确信她住在另一个城市的父母会拒绝支持这样的计划。精神科医生主动提出会见他们，几天后患者打电话来说她妈妈要来这个城市，可以安排访谈。当她母亲到达时，她显然对患者和精神科医生都很愤怒。她在接受访谈时谈到了现在的年轻人都被过度骄纵，缺乏应对情绪紊乱的意志力和自律。临床工作者问："关于我们的谈话，你女儿告诉了你什么？"母亲回答说，女孩描述了她与男友的关系中断，然后她去看了精神科医生，并进行了关于自杀的广泛讨论。"而且"，她补充说："你跟她讨论这么多自杀的事，我认为是非常可怕的。你很可能会把你的想法传递给了她。"临床工作者问她的母亲："她告诉你为什么我们要讨论这么多关于自杀的事吗？"

这时，患者大声哭泣并告诉她的母亲，她在几个月前第一次自杀的企图。效果是非常显著的，这位母亲坚持说，临床工作者应该立即安排治疗，并询问女孩能否继续留在学校的建议。这一对自杀的担忧被母亲否认女儿困境的需要所掩盖，但是临床工作者通过对质引出了女孩的需求，这就打破了她母亲的否认。同时，临床工作者也挑战了女孩关于她父母对她的利益扭曲的形象，并为以后诠释关于母亲对患者的困难没有反应打下了基础。与此同时，临床工作者对女孩父母对她健康的态度的扭曲形象提出了质疑，并为后来的诠释奠定了基础，这些诠释是关于患者对她的困境的漠不关心。

一位抑郁的中年女性由她丈夫陪同来做初始访谈，她丈夫是一个成功的律师。他谈到他对她的状况的担心以及对该怎么办的迷茫。他说她非常担心以至于他觉得她需要休息、度假，并敦促临床工作者开一些药。他明确表示，对于她的健康而言，钱不是问题。同时，他表示因为工作压力，他不可能和她一起去。他的妻子在这场讨论中沉默地坐着，凝视着地板。临床工作者转向她问道："你觉得他是想摆脱你吗？"她的丈夫强烈地抗议，他的妻子带着一丝兴趣抬起了头。后来，当他单独和丈夫谈话时，临床工作者能够探索他有意识的易激惹和对妻子的不满，他隐瞒了这些以免加重她的问题。当临床工作者再次指出丈夫的治疗建议中出现的敌意时，他变得非常心烦意乱。然后，他透露他与另一个女性有外遇，他对妻子的愤怒在很大程度上掩盖了他引起这些问题的内疚感。当讨论这些时，他的态度转向了更现实地接受她的疾病。他仍然不满意，对她愤怒，但不再因为她生病而感到愤怒。

家庭成员通常能够提供患者生活中促发因素或压力的重要信息，而患者在早期的访谈中没有暴露。一位中年男性说家里没有问题，但是后来，当他的妻子和他一起进来的时候，她透露说他们的儿子在高中退学了。患者打断说，他觉得他的妻子夸大了这个问题，但当讨论得更充分时，他拒绝接受这些。

在这些案例中，临床工作者与患者家人的访谈都能够促进治疗。患者的家庭成员已经形成了固定的态度,加重了患者的困扰且被延续,部分是因为患者无法质问或面对他们。临床工作者通过患者健康的自我来发挥作用,从而逆转加重抑郁和机械性的家庭冲突的恶性循环。

抑郁患者的家人可能更喜欢他保持抑郁的状态。这往往与患者对攻击的抑制和自虐式的容忍他家庭的剥削有关。如果是这样,他们会反对任何可能导致改变的治疗方法,临床工作者会发现他们更愿意接受不良的预后和稳定的无望的情境。这可以为家庭治疗提供一个适应证。通常,当患者表现出改善的迹象时,这样的家庭会干扰治疗。

抑郁型患者感到被剥夺和被排斥,尽管没有现实的基础。临床工作者在治疗抑郁型患者时,再去治疗患者家庭中的另一成员,这是错误的,因为这将加重患者被排斥和被剥夺的感觉。当然,这不适用于包括患者在内的家庭治疗,这种方式可能有助于治疗。

四、移情与反移情

为了回应无助感,抑郁型患者可能会产生一种依附的、依赖的关系,期望他的临床工作者拥有无所不能的治愈的力量。他试图通过他的痛苦、哄骗来获得照顾,或胁迫临床工作者来帮助他。如果他的企图失败,他可能会变得公开愤怒或更抑郁。这种依赖和愤怒的混合是移情的特征。表面上,他是无望的,但他无意识的希望中透露出他感觉临床工作者有能力帮助他。

当他显露出他无法做出哪怕是简单的决定时,患者的依赖情绪会显现出来。通常他不直接要求临床工作者的帮助,但他明显的无助引发出临床工作者的同情和关注。在没有意识到这一点的情况下,临床工作者可能会发现,他不仅在指导访谈,而且还在引导患者的生活,而且他含蓄或明确地提供了有关实际问题、家庭关系或许多其他方面的建议。对临床工作者的帮助的无声请求通常混杂着他的智慧和经验。例如,一位年轻女性说:"我不知道是否要打电话给上周六和我喝咖啡的人。我希望我可以像你一样做出自己的决定。"临床工作者被放在了这样的位置上,要么建议采取行动,要么剥夺她有价值的意见和指导。如果他拒绝提供建议并说:"我认为你应该自己做决定,但我们当然可以讨论"或"我不知道你应该做什么,但让我们来谈谈你自己头脑中的问题",患者的反应就好像她被剥夺和被排斥了。她认为临床工作者原本可以提供直接的帮助,但由于某种原因拒绝了她。另一方面,如果临床工作者确实提供了一个建议,新信息出现很常见,这表明它是错误的。例如,如果临床工作者说:"嗯,你似乎星期六的时候喜欢他。"患者可能回答:"是的,我很高兴你这么说。我不太确定,因为我的室友说他占城里每个女孩的便宜。"临床工作者现在就在这样的位置上:他是否要收回他的评论,探索患者对关键信息的隐瞒,或者仅仅保持沉默?没有一个选择是令人满意的;第一个选择让患者怀疑临床工作者是否感到不舒服,第二个选择被体验为攻击,而第三个选择则造成患者接受临床工作者的建议并进一步使危险升级。

这种模式揭示了患者的依赖感和她的愤怒之间的密切关系。她想要一些东西,但她事先假设她不会得到它,结果就是愤怒。当挫折真正发生时,这只会证实她的感受。另一方面,如果她的愿望得到满足,她仍然有困扰。她感到更加依赖并为她的孩子气感到羞愧。接受她所渴望的,就是放弃自己是一个独立的、有能力的人。而且,她怨恨任何她在某种程度上是临床工作者的延伸的暗示,这种关系类似于她与她的家人之间的关系。

患者经常发现挫折和排斥比满足更令他感到舒适,因为当他的愿望被满足时,他的愤怒就会表现出来。一位抑郁的女性在星期日的下午在家里打电话给临床工作者,说她非常沮丧,问他是否能马上见她。令她吃惊的是,他同意了。当她来到他的办公室时,她感到懊悔和歉意,担心她打扰到了他,这不是真正的紧急情况。她内疚的是假设他不会帮助她,比她原来的担心更突出。她的反应也是基于她对责任的恐惧:如果一个人接受了另一个人的照顾,那别人就拥有了你的灵魂!

随着时间的推移,临床工作者必须诠释这整个模式,指出满足的结果是被奴役,以及患者的资源与潜在的依赖性满足的沮丧和失望的风险。然而,在这种诠释成为可能之前,临床工作者通常要多次重复这个程序,最后指出两难的困境。也许治疗抑郁最关键的方面之一,是用理解而不是刺激来回应这种体验。后续部分将进一步讨论此问题。

关于自杀的讨论常常成为患者移情感受的载体。关于自杀的事情一定会引起临床工作者的担心,有时患者可能主要是出于这个目的。随着患者参与治疗,自杀可能成为愤怒或竞争性移情的载体。患者可能知道,挑战临床工作者自尊的最有效方法是证明他在阻止患者自残的行为上的无能。有一位自杀未遂住院的年轻女性,当她的临床工作者不允许她的男友去探望她时,她变得非常愤怒。每次预约时,她都会带刀片或一些安眠药,一再暴露出医院没有能力充分保护她。患者告诉临床工作者,她家里储备了一些安眠药"以防万一",也展示了类似的感觉。这位经验不足的临床工作者感到他的重要性受到了挑战,试图让患者放弃药物或承诺不使用它。患者体验到这是临床工作者试图让她缴械并使她感到无助。任何想自杀的门诊患者以及在这种情况下接受患者的临床工作者,都向分析潜在的移情感觉迈出了一步。

被移情感受激发出的自杀行为的讨论,可能成为一个重要的阻抗。然而,讨论自杀的感受是抵制他们行为的一个更可取的形式,不成熟的诠释可能会激怒患者,证明他真的是这样想的。自杀的患者通常也会以其他方式付诸行动,在被应用于自杀之前,往往会在较不危险的行为范围内进行诠释。

除了患者的依赖、愤怒和内疚的移情,患者经常会唤起临床工作者的愤怒或内疚。他的痛苦本身倾向于使别人感到内疚,而这可能会被诸如"我希望你度过一个美好的周末,有些人可以享受生活,这很好"这样的评论所加重。在治疗的早期,最好不要将这种言论诠释为攻击。随后,当嫉妒和愤怒浮出表面时,临床工作者可能会对他们发表评论。临床工作者在处理抑郁患者的移情感受方面尤为重要。患者的依赖性需求以及他对临床工作者无法取悦他们的愤怒被加剧,他无力控制临床工作者的行为被强调。自杀行为可能变成了控制临床工作者或惩罚他离开的一种手段。这些症状经常被否认,直到临床工作者真的要离开的时候。急诊室的精神科医生非常熟悉在心理临床工作者刚去度假后发生的自杀行为。在度假前几周内,可能需要进行有力和反复的诠释。对于重度抑郁的患者,让患者知道临床工作者在哪、如何与他联系、紧急情况下可以求助谁,始终是一个好主意。

患者的受虐倾向有时似乎会招致临床工作者的讥讽或坦率的敌视的意见。这些都是没有帮助的,尽管它可能是有效的诠释方式,即患者试图激怒他们。

抑郁型患者能够诱发出那些与他密切接触的人身上强烈的感受。共情性抑郁,对于那些在访谈中否认自己的患者来说,可能是一个非常重要的诊断工具。每当临床工作者在访谈时感到自己情绪低落时,他应该考虑是否对患者的抑郁做出了反应。这种反应反映出一个有经验的临床工作者总是能够对他的患者产生认同。

除了这种移情反应,临床工作者可能会以一种不太有用的方式做出反应。例如,上述讨论的依赖性移情可能引出一个互补的无所不能的反移情。患者的行为就好像在说:"我肯定你有答案。"临床工作者则以同意来回应。父母式的或过分保护的风格是这个问题最常见的表现。一位临床工作者建议他的一位中年抑郁的男性患者读一些书,并鼓励他学习打网球作为娱乐。患者起初反应积极,但后来开始抱怨说他没有精力从事这些活动,他觉得临床工作者对他很失望。抑郁型患者最初对积极的兴趣和鼓励感到高兴,但他的依赖欲望总是大于临床工作者可能提供的满足,因而患者经常感到沮丧和被排斥。真正扮演了无所不能的父母的角色的临床工作者发现,难以诠释这些情感的移情方面。这些常见的反移情模式与无所不能的普遍愿望相关,但这只是在他人的眼中。许多心理临床工作者有控制他人生活的异常强烈的愿望。

无所不能的反移情最具戏剧性的表现之一是临床工作者向自杀的患者保证:"别担心,我不会让你自杀的。"这样的声明从来就不会是确定的,患者意识到临床工作者承诺了一些他无法提供的东西。同时,患者可能会感到自己对生命的责任被削弱了。一位患者后来报告说,他对这一保证的内在反应是"我们走着瞧吧!"

抑郁型患者的另一种反移情的模式涉及临床工作者的内疚感和愤怒感。患者隐瞒了他的愤怒情绪,经常通过使用他的痛苦让他人感到内疚来表达。然而,如果临床工作者不理解这一过程,可能会对此做出不同的反应。一位抑郁的男性因一场暴风雪没有来就诊,也没有打电话取消。当临床工作者给他打电话时,患者接了电话说:"哦,我想你会意识到我不会去,但是别担心,我今天会给你寄支票。"这意味着临床工作者打电话是因为他担心诊费而不是他对患者的感兴趣。临床工作者开始为自己辩解,抗议道:"不,不是这样的。"但是患者打断他说:"我不该这么说。无论如何,我下周去见你。"临床工作者感到被误解,开始担心他不应该打这个电话。这种对患者的不明显的攻击的内疚反应是常见的。当这种模式重复几次之后,临床工作者更可能变得愤怒。临床工作者有时会公开表达他们对抑郁型患者的愤怒,往往合理化地反应为试图激励患者或让他表达自己的感受。临床工作者的内疚或愤怒也可能是面对患者无休止的要求而感觉无能为力的一种反应。很难告诉一个无望的、哭泣的患者,本次访谈结束了,患者拖延结束治疗的时间,这是令人懊恼的。

反移情的另一种表现是在治疗抑郁型患者时,通常感到厌烦和急躁。这是对临床工作者隐藏的沮丧、内疚或愤怒感觉的一种防御。它通常发生在几次治疗之后,第一次与抑郁型患者的访谈通常会导致临床工作者较低水平的焦虑。通常,焦虑的降低来自于患者对自己的先占观念,这使他没有对临床工作者产生积极的兴趣。然而,随着患者有限的兴趣和痛苦的感受变得明显,临床工作者最初的舒适迅速转变为无聊。那些希望患者能给他带来愉悦感的临床工作者在治疗抑郁型患者方面几乎没有成功的。漠不关心和无动于衷对治疗的破坏性,远比愤怒或内疚的负性感觉更明显,因为后者反映了情绪方面的关系。它们通常更接近意识并且更容易解决。对抑郁型患者感到厌烦的临床工作者可能会隐晦地将患者排除在治疗之外而觉察不到,而患者的被排斥感会加重他的抑郁甚至会促发自杀危机。

临床上很容易剥削抑郁型患者。他受虐式的顺从,以及他对攻击的缓慢的反应和抑制,使他很容易成为一个受害者。如果临床工作者发现他自己可能轻易更改某位患者的预约,或经常改变其就诊的时间,通常就是针对那个抑郁和受虐的患者。第六章"受虐型患者"中已经详细讨论了这些问题。

药物治疗对抑郁型患者很重要,并为反移情提供了一个主题。临床工作者可能会开始药物治疗或改用一种新药,不是因为他的适应证,而是因为他已经厌倦了患者的症状。患者可以准确地感受到临床工作者的急躁情绪,并通过感觉被排斥和更抑郁做出反应。如果临床工作者认为是患者而不是他的治疗失败,他会感觉舒服一些。

抑郁型患者希望得到照顾,但他们病理的核心方面是他们会赶走他们最渴望的东西。如果临床工作者意识到这种模式的必然性,他就会较少地对患者的需求做出过度的反应,也会较少地拒绝患者对他的需要。这样的姿态能够允许他做出恰当的回应,进行有效诠释,并发挥真正的治疗作用。

五、结论

对抑郁型患者的访谈需要敏感性和理解严重的心理痛苦的共情能力。临床工作者发现很少有这样测试他的基本人性以及他的专业技能的临床情况。然而,代价很大。抑郁经常影响患者的工作表现和健康,但他们潜在的预后良好。治疗可能会强烈地影响结果,在此,临床工作者而不是其他人就承担了传统医疗角色中医者和生命的挽救者的职责。

第八章 焦虑型患者

焦虑是一种普遍的情绪体验，由日常的担心和忧虑所促发。病理性焦虑是精神病学中最常见的临床表现，既可以作为主要症状，又可以作为许多从神经症到精神病的心理障碍的主要伴随症状。焦虑障碍在症状学上与那些难以承受、在现实中似乎没有多少基础的致残性焦虑，在 DSM-5 中被分类为不同的实体。然而，这种分类可能与实际情况有出入，因为"纯粹"形式的这些障碍并不常见，共病研究表明，一种类型经常与另一种类型重叠。与那些抑郁情绪占主导地位的障碍不同，焦虑障碍的分类似乎更像是在焦虑的海洋中那些不稳定的和漂移的岛屿。

有些人将恐惧区分为对意识到的实际危险（系统发生的恐惧-逃离反应）的进化上的适应性反应和神经症性焦虑，后者被认为是对无意识危险的反应。弗洛伊德主要解决了后者，并用术语焦虑性神经症来包含急性焦虑发作（现代的惊恐障碍）、慢性预期焦虑和恐怖症。他观察到，这三种焦虑都可能导致场所恐怖症——为了防止暴露于导致焦虑的情况，使得日常生活受限。他近百年前的分类预测了焦虑障碍现代分类的各个方面。弗洛伊德早期关于神经症性焦虑的成因的理论基本上是一种生理模型，他假设焦虑是来自未被释放的力比多被围堵所致（他实际上所谓的神经症，是因为他认为此基于一个躯体过程）。后来，他形成了一种关于焦虑的心理学理论，认为焦虑是一个无意识的冲突的信号，预示着那些被禁止的、本能的愿望的表达和付诸行动的危险。在此理论中，信号性焦虑代表了性或攻击的愿望与自我和超我的对抗力量之间的无意识冲突。如果那些被禁止的冲动被付诸行动的话，自我调解外在现实的局限性，而超我唤起对报复和惩罚的恐惧。神经症性焦虑的患者往往没有意识到这种精神动力学的机制。

弗洛伊德关于焦虑起源的模型是一种自我心理模式，现代研究也包括了本质因素和儿童发展的客体关系。内在管理日常焦虑的能力被认为高度依赖基于生物性的婴儿的气质倾向。一些新生儿更容易对外在和内在的刺激产生反应和激越。这些高反应性婴儿可能会继续表现出更明显的陌生人焦虑和更持续的分离焦虑。分离焦虑——儿童害怕失去自己依赖的照料者——是发育的普遍现象，在气质上易感的个体的分离焦虑会在他们的儿童期结束以后一直持续。分离焦虑障碍现在在 DSM-5 中被定义为一个独立的诊断实体（表格 8-1）。一些人认为神经心理的易激惹和分离焦虑会持续到成人期，成为惊恐障碍的核心。

表格 8-1 分离焦虑障碍的 DSM-5 诊断标准

A. 个体与其依恋对象离别时，会产生与其发育阶段不相称的、过度的害怕或焦虑，至少符合以下表现中的 3 种： 　1. 当预期或经历与家庭或与主要依恋对象离别时，产生反复的、过度的痛苦；

> 2. 持续和过度地担心会失去主要依恋对象，或担心他们可能受到例如疾病、受伤、灾难或死亡的伤害；
>
> 3. 持续和过度地担心会经历导致与主要依恋对象离别的不幸事件（例如，走失、被绑架、事故、生病）；
>
> 4. 因害怕离别，持续表现不愿或拒绝出门、离开家、去上学、去工作或去其他地方；
>
> 5. 持续和过度地害怕，不愿独处或没有主要依恋对象时不愿待在家或其他场所；
>
> 6. 持续地不愿或拒绝在家以外的地方睡觉或主要依恋对象不在身边时睡觉；
>
> 7. 反复做与离别有关的噩梦；
>
> 8. 当与主要依恋对象离别或预期离别时，反复地抱怨躯体性症状（例如，头疼、胃疼、恶心、呕吐）。
>
> B. 这种害怕、焦虑或回避是持续性的，儿童和青少年至少持续 4 周，成人则至少持续 6 个月。
>
> C. 这种障碍引起有临床意义的痛苦，或导致社交、学业、职业或其他重要功能方面的损害。
>
> D. 这种障碍不能用其他精神障碍来更好地解释，例如，像孤独症（自闭症）谱系障碍中的因不愿过度改变而导致拒绝离家，像精神病性障碍中的因妄想或幻觉而忧虑分别，像场所恐怖症中的因没有一个信任的同伴陪伴而拒绝出门，像广泛性焦虑障碍中的担心疾病或伤害会降临到其他重要的人身上，或像疾病焦虑障碍中的担心会患病。

　　广泛性焦虑障碍、惊恐障碍和恐怖症都具有共同的主题，即可能基于生物学的低焦虑耐受阈值。因此，它们在临床上相互关联并且可能重叠。恐怖症与惊恐障碍尤其密切相关，并且经常是同一个临床综合征的不同方面。惊恐发作的可怕的体验会导致生活受限，回避特定的情境（场所恐怖症）它可能会潜在地导致这样的发作。场所恐怖症现在在 DSM-5 中被定义为一个独立的诊断实体（表格8-2）。场所恐怖症和特定恐怖症可以部分地被看作是患者的一种防御反应，恐怖症的选择及其象征意义有重要的精神动力学因素。

表格 8-2　场所恐怖症的 DSM-5 诊断标准

> A. 对下列 5 种情况中的 2 种及以上感到显著的恐惧或焦虑：
>
> 　1. 乘坐公共交通工具（例如，小汽车、公共汽车、火车、轮船、飞机）；
>
> 　2. 处于开放的空间（例如，停车场、集市、桥梁）；
>
> 　3. 处于封闭的空间（例如，商店、剧院、电影院）；
>
> 　4. 排队或处于人群之中；
>
> 　5. 独自离家。
>
> B. 个体恐惧或回避这些情况是因为想到一旦出现惊恐样症状时或其他失去功能或窘迫的症状（例如，老年人害怕摔倒，害怕大小便失禁）时害怕难以逃离或得不到帮助。
>
> C. 场所恐惧情况几乎总是促发害怕或焦虑。
>
> D. 个体总是主动回避场所恐惧情况，需要人陪伴或带着强烈的害怕或焦虑去忍受。
>
> E. 这种害怕或焦虑与场所恐惧情况和社会文化环境所造成的实际危险不相称。
>
> F. 这种害怕、焦虑或回避通常持续至少 6 个月。
>
> G. 这种害怕、焦虑或回避引起有临床意义的痛苦，或导致社交、职业或其他重要功能方面的损害。

H. 即使有其他躯体疾病（例如，炎症性肠病、帕金森病）存在，这种害怕、焦虑或回避也是明显过度的。
I. 这种害怕、焦虑或回避不能用其他精神障碍的症状来更好地解释——例如，不能仅限于特定恐怖症、情境型的症状；不能只涉及社交焦虑障碍的社交情境；不能仅与强迫症中的强迫思维，躯体变形障碍中感受到的躯体外形缺陷或瑕疵，创伤后应激障碍中创伤性事件的提示物，或分离焦虑障碍的害怕离别等相关。
注：无论是否存在惊恐障碍都可以诊断为场所恐怖症。如果个体的表现符合惊恐障碍和场所恐怖症的诊断标准，则可同时给予两个诊断。

来源　转载于美国精神医学学会：精神障碍诊断与统计手册，第五版。阿林顿，弗吉尼亚州，美国精神医学学会，2013。版权所有©2013，美国精神医学学会。授权使用。

一、精神病理与精神动力学

（一）恐怖症患者

恐怖症的行为可见于许多不同的神经症、人格和精神病性综合征（表格 8-3）。恐怖症和惊恐发作可以区别于广泛性焦虑障碍和创伤后应激障碍，尽管它们有许多共同特征。"鉴别诊断"部分考虑了这些区别。恐怖症的患者通过试图抑制他紊乱的思维和冲动来应对内在的情感冲突和焦虑。当这种抑制失败时，他会将他的冲突置换到外部世界的某个地方或情境中，并试图将他的焦虑限制在这种情境中。现实的外部情境象征性地代表了他内在的心理冲突；如果他能够回避这种情境，就可以减轻他的焦虑并避免惊恐发作的可能。这样的回避就是恐怖症的本质。特定的症状可能是一种象征性的凝结，它包括被禁止的欲望或冲动，以及那些防止直接满足的无意识的恐惧。其他无意识的决定因素可能包括对依赖的威胁和慢性受损的安全感。当患者放弃自由和娱乐活动以避免冲突和焦虑时，恐怖症的防御会导致人格的普遍受限。

表格 8-3　特定恐怖症的 DSM-5 诊断标准

A. 对于特定的事物或情况（例如，飞行、高处、动物，接受注射，看见血液）产生显著的害怕或焦虑。 注：儿童的害怕或焦虑也可能表现为哭闹、发脾气、惊呆或依恋他人。
B. 恐惧的事物或情况几乎总是能够促发立即的害怕或焦虑。
C. 对恐惧的事物或情况主动地回避，或是带着强烈的害怕或焦虑去忍受。
D. 这种害怕或焦虑与特定事物或情况所引起的实际危险以及所处的社会文化环境不相称。
E. 这种害怕、焦虑或回避通常持续至少 6 个月。
F. 这种害怕、焦虑或回避引起有临床意义的痛苦，或导致社交、职业或其他重要功能方面的损害。
G. 这种障碍不能用其他精神障碍的症状来更好地解释，包括：（如在场所恐怖症中的）惊恐样症状或其他功能丧失症状；（如在强迫症中的）与强迫思维相关的事物或情况；（如在创

伤后应激障碍中的）与创伤性事件相关的提示物；（如在分离焦虑障碍中的）离家或离开依恋者；或（如在社交恐怖症中的）社交情况等所致的害怕、焦虑和回避。

标注如果是：

　　根据恐惧刺激源编码：

　　300.29(F40.218)动物型（例如、蜘蛛、昆虫、狗）

　　300.29(F40.228)自然环境型（例如、高处、暴风雨、水）

　　300.29(F40.23x)血液-注射-损伤型（例如，针头、侵入性医疗操作）

　　编码备注

　　　　　选择特定的 ICD-10-CM 编码如下：F40.230 害怕血液；F40.231 害怕注射和输液；F40.232 害怕其他医疗服务；F40.233 害怕受伤。

　　300.29(F40.248)情境型（例如，飞机、电梯、封闭空间）

　　300.29(F40.298)其他（例如，可能导致窒息或呕吐的情况；儿童则可能表现为对巨响或化妆人物的恐惧）

　　注：编码备注是指当存在超过一种的恐惧刺激源时，需要列出所有适合的 ICD-10-CM 编码（例如，害怕蛇和飞行，其编码为 F40.218 特定恐怖症、动物型和 F40.248 特定恐怖症、情境型）。

来源　转载于美国精神医学学会：精神障碍诊断与统计手册，第五版。阿林顿，弗吉尼亚州，美国精神医学学会，2013。版权所有© 2013，美国精神医学学会。授权使用。

术语恐怖症有时会被误用。例如，"肿瘤恐怖症"有强迫性的害怕，或者可能是疑病观念，但不是真正的回避。另一种误用是使用短语"成功恐怖症"，它是一种精神动力学的表述，解释了对成功的无意识的恐惧。"肿瘤恐怖症"的患者可能会避免去医院，"成功恐怖症"的患者可能由于无意识的恐惧而回避职业晋升，但这些并非传统意义上的真正的恐怖症。

1. 恐怖症症状

恐怖症个体特征性地表现为使用回避作为解决问题的主要方法。在经典的恐怖症反应中，神经症症状是患者的主要表现。他的精神生活聚焦于不现实的和痛苦的害怕方面（开阔的空间、高处、地铁、电梯、交通堵塞等）。恐怖症通常涉及患者可能经常遇到的事情。他为自己的恐惧提供了合理的解释，但通常能够认识到，这仅仅部分地解释了他的感受。尽管他经常认为他的恐惧是不恰当的，但因为他有强烈的恐惧，所以他认为回避恐惧的情境是唯一合理的选择。患者认同害怕地铁是不合理的，但他确信他害怕，他别无选择，只能躲开！临床工作者通常可以通过共情式的询问，迫使患者进入想象的恐怖情境，发现隐藏的含义。

一位对电梯等封闭空间感到恐惧的患者记得一段可怕的经历，小时候她与她的姐姐在床上玩耍时，被姐姐用枕头捂住。她认为自己快要死了，以至于尿失禁。当她的姐姐从她的脸上抬起枕头时，取笑她尿床了。她感到被羞辱了。这一事件中所体现的凶残的攻击、恐惧和随后的耻辱感都象征性地包含在她的恐怖症中。

恐怖症的症状经常会进展，从一种情境延伸到另一种情境。一个开始害怕公共汽车的女人，再变得害怕过马路，最后甚至会犹豫是否到户外去。一个害怕在餐馆吃饭的人克服了这种恐惧，却无法乘坐地铁。患者不会轻易自愿说出初始症状的详细信息，并且可能需要进行多次访谈才能发现引起其首发症状的恐惧因素。这种坚持是值得的，因为在初始的背景下，主要的精神动力学会暴露出来。当然，这说明患者倾向于模糊这个问题。

典型的恐怖症患者试图克服他的恐惧心理。在他这样做的时候，象征性的或置换的转移导致新的恐惧取代了旧的恐惧。新的症状可能会减轻患者的痛苦，或可能涉及继发性获益，但它们总是为了避免相同的基本冲突。

2. 恐怖性人格特质

比症状性恐怖更常见的是，使用回避和抑制作为人格的防御。所有患有恐怖症的患者都会出现这种情况，但在其他患者中也广泛存在。恐怖症人格特质的精神动力学与强迫症的相似。在这两种情况下，患者都回避那些代表焦虑来源的情境，但是在强迫症人格中，恐惧通常是无意识的，并且回避通常被解释为偏好问题。通常，兴趣或错综复杂的感觉夹杂着恐惧，代表了被禁忌的愿望的出现，患者羡慕那些可以舒适地进入恐怖症区域的人。例如，一位不喜欢在人前讲话的年轻女性羡慕她丈夫具备这样的能力，并认为这种能力意味着他完全没有任何焦虑。其他患者可能不知道他们回避的神经质基础，但伴随的焦虑症状将揭示潜在的情绪冲突。一位回避所有体育活动的律师是一位报纸和电视广播体育赛事的忠诚追随者。有时，他会在足球比赛的暴力时刻感到心悸和眩晕。阻止他在儿童期参与体育活动的焦虑，在他成人后观看体育活动时，就会直接出现。如果否认是更加广泛的，那么他对整个领域就都没有兴趣了。只有当患者的生活情境暴露出他的抑制是不良适应的时候，才会被认为是一种防御性的回避。例如，一位居住在大城市中心的女性解释她无法驾驶汽车是一个合理的选择，但是当她搬到郊区时仍然拒绝开车时，偏好的神经质基础就暴露了出来。

恐怖症特质可能是人格障碍的基础。个体有对安全的先占观念，或担心任何可能的威胁，当他追求最安全的过程时，不断想象自己处于危险的境地。这样的个体在家度假时，会追求同样的兴趣，阅读同一作者的书，并且年复一年做着同样的工作。他的朋友的数量有限，并且回避新的体验。

一个常见的恐怖症人格特质的例子是，一位与年长男性结婚的年轻女性，她住在她母亲家附近，每天都与母亲通几次电话。她的孩子也出现了恐怖症的症状，并以轻微的躯体不适为借口不上学校的体育课。家庭成员经常需要看他们的全科医生。她看起来比她的实际年龄要小，对男性来说也相当有魅力，尽管没有她的女性朋友那么受欢迎。有时，当她的诱惑力出现在受保护的社交环境中时，她看起来有暴露的冲动。具有类似防御模式的男性患者更关心其自信而不是性能力。他的孩子气经常夹杂着虚张声势，以至于他看起来是鲁莽的而不是害怕的。这种防御性的自信更有可能是针对一个强大的上司而不是同伴，他希望他被当作一个自信而有前途的年轻人，但无意识里不希望被视为成人。

恐怖症的个体通常认为性行为是重要的，主要是因为性行为伴随着温暖和安全感。他通常不愿意发起性行为，因此希望避免承担任何被禁止的冲动的责任。

3. 鉴别诊断

恐怖症的防御常见于那些人格类型主要是强迫或表演型的患者。作为结果的临床表现反映出恐怖症性回避和更基础的人格结构。这种患者的冲突可以通过对他的恐怖症防御的探索而显露出来。患者经常没有觉察到它们的内容，这基本上涉及了依赖、伴有性或攻击的混合。

强迫-恐怖的个体最常考虑的是避免被攻击。他可能害怕使用刀子或驾驶汽车。这些恐怖可能扩展到控制和权力的象征。一位有明显的强迫型人格的成功的女商人拒绝接触任何金钱，这是社会权力的象征。一位强迫型个体每天会花数小时去反刍他的恐怖症，而他持续的先占观念经常比实际症状本身更容易致残。每一个强迫症患者，即使他没有恐怖症症状，也会显露出一些人格抑制，它涉及一些防御性的回避。例如，一个人可能反感竞争性的体力活动，而不是症状性地害怕使用刀或尖锐的物品。在这样的案例中，攻击性的冲突可能通过抑制活动而不是通过与攻击的象征相关的神经症症状来回避。

伴有恐怖症防御的表演型患者的冲突最有可能涉及性或依赖。症状经常是复杂的和戏剧性的。可能需要多次访谈才能确定患者恐怖症的内容。例如，一位女性在初始访谈中描述她害怕独自在街上散步。她否认觉察到她所害怕的事情，只是承认自己可能会变得"沮丧"。几次访谈后，她补充说，她担心一个男性可能会提出性要求。她害怕她可能不会拒绝这种提议，这在经过一年的治疗后才暴露出来。表演型的恐怖症患者会被自己的情绪惊吓到，并回避产生难以承受的情绪的体验。要么她的性反应被抑制，要么她的性行为几乎不存在。有些恐怖涉及与性兴奋相似的躯体感觉，就像在风中倾覆的帆船。

几种冲突象征性地表现为单一的恐怖症是常见的。一位场所恐怖症的女性坚持在她丈夫的陪同下去逛街以避免性诱惑，她的丈夫的存在使她相信，他没有受伤并且可以照顾她。她对其他男性的兴趣以及她对丈夫利益的担心都与她压抑的愤怒和对丈夫的依赖有关，而这种愤怒更直接地表现在她过分的要求上，这也限制了丈夫的生活。她的恐怖症症状使她能够获得婴儿式依赖愿望的满足，同时避免直接表达她的性和攻击的感受。对这些冲动的否认和回避，来自于早年父母对自己不认同和不满意的恐惧。

恐怖症防御只是部分有效，恐怖症的个体会持续体验焦虑。因此，恐怖症的患者通常会体验焦虑的情绪和躯体症状，如心悸、呼吸困难、头晕、晕厥、出汗和胃肠道不适，这与他们的自主神经系统的功能有关。这些可能形成疑病式先占观念的基础，在更严重的恐怖症患者中表现为惊恐发作。

临床工作者对这些躯体症状的精神心理基础的反复确认和简单解释似乎很容易被恐怖症的患者所接受。然而，他很容易继续担心躯体疾病，并且经常在不告诉临床工作者的情况下寻求其他的躯体治疗。当他获得了一种器质性疾病的证据，或当某种躯体治疗导致改善时，他会进一步支持自己的观点，即他的问题确实是躯体性的，他的情绪冲突是不重要的。

广泛性焦虑障碍特征性地表现为一种形式或多种形式的过度担忧，它存在于大多数时间内且难以控制，导致正常生活活动受限。这种担忧的临床表现是多种多样的——担心健康、职业、社交能力、自己或亲人受到伤害的可能性等。它具有广泛的、慢性的特质,不像惊恐障碍的急性发作或特定恐怖症,它渗透到每一件事情中,使患者和他们周围的其他人包括临床工作者的生活变得悲惨。这些患者中有三分之二存在重性抑郁,这表明二者有共同的生物学基础。临床工作者必须共情性地接触这些患者,而不是屈服于对其不合理的担忧所产生的反移情式的易激惹。这些患者所有焦虑的精神动力学基础经常围绕着一个持续存在的预期,即别人将发现他们是不完美的和易激惹的,一个自我灌输的预言可以在移情中得到有效解决。

4. 防御机制

（1）**置换和象征**　为了有效地回避,患者思想中的冲突必须置换到外部世界。患者将注意力从情绪冲突转移到冲突发生的环境中。例如,害怕与同学有竞争关系的儿童回避去体育馆。更具体的置换可能基于象征性的代表。每个象征性的代表的机制都可能涉及,对恐怖症症状的诠释和对梦境的诠释一样复杂。置换也可以基于情感冲突与特定的场所或情境之间的偶然联系。在大多数的临床恐怖症中,所有这些机制都包含了。例如,年轻女性对地铁的恐惧往往可以追溯到地铁象征性的性意义,这是一个强大的载体,能够穿越隧道,在黑暗中振动。

（2）**投射**　通常与置换和投射一样,恐怖症的回避涉及象征性。地铁恐怖症的分析可能首先显示了对攻击的恐惧,然后是对性攻击的恐惧,最后是对性冲动失去控制的无意识的恐惧。患者的冲动被投射到地铁上的其他乘客身上,而这使患者的恐惧变得合理。

恐怖症的防御和投射之间的联系与恐怖症和偏执型特质之间的联系相关。与偏执型患者一样,恐怖症患者使用相对原始的防御,同时否认也起着重要的作用。他具体地想象,聚焦于外部环境而不是内心感受并对临床工作者保密。然而,与偏执型患者相反,恐怖症患者有现实感。相对于外部世界的感受,他更否认内在世界的情绪。恐怖症的患者将他的焦虑置换到环境中,将他的冲动投射到别人身上,但很少投射到任何在情感方面对他来说特别重要的人身上。他保持牢固的人际关系,以确保持续满足他的依赖需求。因此,初始访谈是在良好的祝愿的气氛中进行的。患者抑制他的敌对或负性的感受,通常对于探索他的内在精神生活不感兴趣。他经常对临床工作者减轻他的痛苦的神奇能力表现出婴儿式的信任。

（3）**回避**　对回避的防御性使用是恐怖症个体的重要特征。象征性、置换和合理化的辅助防御,使回避成为可能。只有当焦虑可以被限制在个体能够回避的特定情境中,以至于他的心理冲突不再困扰他时,恐怖症的防御才是有效的。这种对外部情境的焦虑的隔离很难完全有效,因此恐怖症的个体也必须回避思考他的内在冲突。我们很快就会在访谈中明显地发现,恐怖症的个体不愿、不能或不会讨论某些话题。访谈或治疗恐怖症患者的核心问题是引导他,甚至有时是催促他,在他的日常生活中需要行动的方面。必须鼓励患者做一些他不想做的事情,但是临床工作者不能让患者害怕访谈本身。这通常意味着让患者建立依赖关系,然后用它来犒赏患者进入那些令人害怕的情境。

恐怖症患者对焦虑表现出惊人的不耐受,正是这种对焦虑的恐惧促使他寻求帮助。他能够回避令他恐惧的事物,甚至回避思考他的冲突,但他无法避免如果他进入恐惧的情境会发生什么的预期焦虑。他通常的治疗目标是变得对焦虑免疫,即使在那些可能惊吓到他人的情境下。在治疗中,临床工作者不仅要询问恐惧的情境或被禁止的冲动为什么如此可怕,还要询问患者对焦虑的不耐受性。

(4) 恐怖症患者的伴侣 患者对焦虑的恐惧是高度传染性的,特别是对于其他有无意识的恐怖倾向的个体。恐怖症患者的伴侣,每当她在户外或街上时都陪伴她,已经接受了患者的信念,即必须不惜一切代价来避免焦虑。如果患者随着治疗而改善,这个伴侣会成为治疗的主要障碍,因为伴随着他的潜伏性恐怖症会变得更加明显。这个角色的原型是在过度保护孩子的母亲和焦虑的孩子的互动中。诸如:"你确定她已经准备好自己去尝试解决问题了吗?"这种问题是常见的。患者经常试图使临床工作者变成伴侣的角色。她通过戏剧化她的焦虑,暗示临床工作者的帮助是克服这些问题所需要的全部,从而使临床工作者成为伴侣的角色。这种婴儿式的奇迹般的治疗取向可能满足临床工作者无所不能的幻想,但它只会重建制造恐怖的关系模式。

(5) 反恐怖症行为 反恐怖症的模式是一个有趣的发展变异,患者否认他的恐怖症。他的行为戏剧化了他对现实恐惧的忽视,他似乎更倾向于有潜在的灾难性后果的情境。这样的患者也将他的焦虑置换到这些外部的情境中,并通过控制现实中的外部危险来象征他无意识的恐惧。然而,恐怖症的个体避免了外部的情境,但反恐怖症的个体接受现实的危险作为挑战,从而克服了他无意识的恐惧。两种防御模式都涉及奇迹思维。恐怖症的患者通常会选择一种有轻微的现实危险的情境,无论这种危险多么轻微,他都会奇迹般地相信它肯定会发生在自己身上。反恐怖的个体会选择一种几乎从来也不会发生的危险的情境。他奇迹般的感觉是"我完全控制了这里,所以没有理由害怕"。一个害怕与女性相处的个体却参与极限运动,就是一个常见的例子。他享受被人称赞为勇敢、冒险或无所畏惧。

恐怖症和反恐怖症防御的混合是常见的,对反恐怖人群的详细了解经常能够显示出在其他生活领域中的广泛的抑制模式。例如,那些冒着生命和躯体危险赛车的人在公共场合演讲可能感到不自在。像所有其他症状一样,反恐怖症防御可能提供更大的继发性获益和有用的社交。有必要将它们的适应价值与它们的神经症起源分开。患者可能允许相对直接地满足被禁止的冲动,但几乎没有有弹性的或自发性的行为。反恐怖症的个体很少因为这种模式寻求帮助,但他的行为可能会引起其他人的注意。

例如,一位海军喷气式战斗机飞行员恐高,这似乎完全不相称。当有人指出这种不协调的时候,他回答说:"这是关于控制的问题。当我晚上在航空母舰上着陆时,我是在控制。我清楚地知道我要做什么和怎么做。我接受过这样的训练。"临床工作者问:"那么在帝国大厦的观景平台上会怎样呢?你能看地平线吗?"回答是肯定的。"如果直接往下看会怎样呢?"回答是:"还是算了吧。"临床工作者继续说:"让我们把防护墙降低到你膝盖的水平上。"他打断说:"我根本不会去那里!"临床工作者继续说:"你是怕自己会跳下去吗?"前飞行员回答说:"就是这样,你已经发现了。"很难找到一个比这更能说明问题的例子了。我们当中有谁会不害怕在夜间将喷气式战斗机降落在航母上呢？然而，这个人已经分阶段进行了彻底的训练，并对他在这种情况下的自控能力产生了信心。他已经将他的教练内化作为职业身份的一部分。站在建筑物的屋顶上或高的岩石窗台边则是不同的情况。在这里，他最原始像鸟一样轻松飞行的愿望就被刺激出来。他对他控制这个宏伟愿望的能力的信心并没有被建立起来。这就像年轻男性的梦想像超人一样神奇地飞翔。没有多少老年男性仍然有这种梦想，因为随着时间的推移，现实已经消磨掉了他们夸大的感受。对我们的一些精神科住院医生的调查显示，一些年轻女性也有过这样的梦想，但她们报告比起男性所描述的兴奋感，她们更害怕掉下来。

（二）惊恐障碍的患者

在惊恐障碍中（表格 8-4），特征性发作尽管通常持续时间很短（通常少于 1 小时，持续 5—10 分钟），但致残性很强。当发作出现时，没有明显的预兆，个体被突然发生的急性焦虑和伴随的可怕的躯体症状如呼吸困难、出汗、心率加速、震颤、恶心、头昏、窒息、寒战以及濒死感所压倒。惊恐发作往往是反复发生的，并且经常导致继发性地害怕走出家门，因为患者害怕在发作出现时不能轻易离开；因此，他对那些有可能出现惊恐发作的地方或类似的地方变得害怕。

表格 8-4　惊恐障碍的 DSM-5 诊断标准

A. 反复出现不可预期的惊恐发作。一次惊恐发作是突然发生的强烈的害怕或强烈的不适感，并在几分钟内达到高峰，发作期间出现下列 4 项及以上症状：

注：这种突然发生的惊恐可以出现在平静状态或焦虑状态。

1. 心悸、心慌或心率加速；
2. 出汗；
3. 震颤或发抖；
4. 气短或窒息感；
5. 哽噎感；
6. 胸痛或胸部不适；
7. 恶心或腹部不适；
8. 感到头昏、脚步不稳、头重脚轻或昏厥；
9. 发冷或发热感；
10. 感觉异常（麻木或针刺感）；
11. 现实解体（感觉不真实）或人格解体（感觉脱离了自己）；
12. 害怕失去控制或"发疯"；
13. 濒死感。

注：可能观察到与特定文化有关的症状（例如，耳鸣、颈部酸痛、头疼、无法控制的尖叫或哭喊），此类症状不可作为诊断所需的 4 个症状之一。

B. 至少在一次发作之后，出现下列症状中的 1—2 种，且持续一个月（或更长）时间：

1. 持续地担忧或担心再次的惊恐发作或其结果（例如，失去控制、心脏病发作、"发疯"）。

> 2. 在与惊恐发作相关的行为方面出现显著的不良变化（例如，设计某些行为以回避惊恐
> 　　发作，如回避锻炼或回避不熟悉的情况）。
> C. 这种障碍不能归因于某种物质（例如，滥用的毒品、药物）的生理效应，或其他躯体疾病（例
> 　　如，甲状腺功能亢进、心肺疾病）。
> D. 这种障碍不能用其他精神障碍来更好地解释（例如，像未特定的焦虑障碍中，惊恐发作不
> 　　仅仅出现于对害怕的社交情境的反应；像特定恐怖症中，惊恐发作不仅仅出现于对有限的
> 　　恐惧事物或情况的反应；像强迫症中，惊恐发作不仅仅出现于对强迫思维的反应；像创伤
> 　　后应激障碍中，惊恐发作不仅仅出现于对创伤性事件的提示物的反应；像分离焦虑障碍
> 　　中，惊恐发作不仅仅出现于对与依恋对象分离的反应）。

来源　转载于美国精神医学学会：精神障碍诊断与统计手册，第五版。阿林顿，弗吉尼亚州，美国精神医学学会，2013。版权所有©2013，美国精神医学学会。授权使用。

　　在弗洛伊德关于歇斯底里的研究中可以找到后来被称为惊恐障碍的首批描述之一。在"凯塔琳娜（Katharina）案例"中，1890年，弗洛伊德描述了一个患有反复发作的急性焦虑伴有严重呼吸困难的18岁青少年。凯塔琳娜报告："这些症状一起出现了。首先，就像有一个东西压住了我的眼睛。我的头变得特别沉重，有一个可怕的嗡嗡声，我感到头晕，几乎跌倒。然后，有一个东西压住了我的胸部以至于我无法呼吸。"她进一步描述说："我的喉咙像被挤到了一块，好像要窒息了一样。"以及"我总是认为我快要死了——我不敢去任何地方；我认为任何时候都有人站在我身后，会一下子抓住我。"在深入的访谈中（按照现代的标准，也许过于"深入"了），弗洛伊德很快地证实她的障碍的开始是由于她的父亲在她14岁时提出性要求所致。这些症状——她的喉咙的压力等——象征着她的父亲性唤起的躯体压在她的身上。鉴于这些乱伦要求的创伤性性质，凯塔琳娜反复的焦虑发作很容易被归类为创伤后应激障碍，它具有流动性，且与焦虑障碍具有可互换的特征。

　　唐纳德·克莱因（Donald Klein）在20世纪60年代的药理学治疗研究，导致了现在所描述的惊恐发作作为一个不同于广泛性焦虑障碍的临床实体。克莱因使用三环类抗抑郁药治疗惊恐障碍和场所恐怖症，取得了相当大的成功。急性恐慌的症状包括心悸、出汗、震颤、呼吸困难、濒死感以及继发性抑制性场所恐怖，经常被这种药物干预有效地终止和预防。这一治疗发现催生了关于焦虑障碍的生物学性质及其与抑郁障碍可能的遗传学关系的相当重要的临床研究（三分之二的惊恐障碍患者在其一生中会经历重性抑郁发作）。克莱因提出将一种夸大的分离焦虑的理论作为惊恐障碍的心理学核心。

（三）恐怖症与惊恐障碍的发展精神动力学

　　恐怖症症状在儿童中是普遍存在的。事实上，尽管最初它们经常被否认，但儿童恐怖症的存在最终会出现在几乎每一个神经症患者的病史中。儿童普遍的恐怖症症状无疑反映了发育中儿童的原始和奇迹想法的正常倾向。

　　年幼的儿童有明显的冒险或回避伤害的倾向。对于不熟悉的事情的抑制和非

抑制，被发展心理学家用来区分这两类儿童。这些行为模式与在 4 个月大的婴儿中表现出的高反应和低反应的气质倾向相关。高反应的婴儿更容易成为害羞和胆小的孩子，低反应的婴儿更愿意冒险，更善于交际，较少被陌生的事物干扰。这些研究表明，遗传因素可能导致个体容易产生焦虑、高风险和危险的问题，以及对什么是安全持有不同的观点。

在恰当的情况下，焦虑是外部危险的普遍信号。生命中第一个外部危险是一个不是"母亲"的人的存在。在对陌生人的焦虑中，婴儿的程度差异很大。下一步，当与母亲那样的人建立健康的连接后，就会进入有分离焦虑的阶段。这也起到了很大的适应作用，因为它保护了年幼的儿童不会离开母亲的视线和声音。这种机制可以在一个池塘的鸭子家庭中观察到。小鸭子根据孵化后不久就建立的顺序跟着母亲并一直保持。队列最后一只鸭子最有可能被吃掉。这个比喻也适用于婴幼儿。

童年早期自我意识的发展使该情境更加复杂。通过与照顾的、关爱的父母角色的互动，发展中的自我学会了一些取悦照料者以及触怒他们的行为。当照料者在场时，儿童学会了隐藏那些触怒他们的行为。照料者会发现这些并表达不满。这是开始把父母的价值观内化的基本范式。当服从和赢得爱的愿望取代了反抗的愿望以至于儿童失去了对后者的意识时，我们就称之为抑制。这个阶段现在被认为在儿童期，儿童有一种恰当的倾向，可以发展成一种对自己被禁止的冲动和愿望的焦虑，这种焦虑存在于无意识的水平上。

恐怖症的个体在儿童期时，认为世界是一个可怕的和不可预知的地方。他的父母可能会通过他们的胆怯、爆炸性或暴力行为来加强这种观点。在一些家庭中，母亲自己有恐怖症，父亲是不可预知的、易激惹的和愤怒的。这在患者的病史中是一个常见的情况，患者可能在后来发展出创伤后应激障碍作为对现实生活中创伤的反应。全家人都害怕父亲的发作，并试图回避他。其他常见的模式有：父亲可能分享母亲的恐惧，而攻击的威胁可能来自家庭之外的圈子。偏执型患者和恐怖症患者在典型的儿童期体验上有着显著的区别。两者都涉及对愤怒甚至暴力的恐惧，但恐怖症患者的家庭能够提供一些安全的希望，因此儿童能够发展出一种潜在的安全感，尽管焦虑和自信心降低。作为对比，偏执型患者认为他的家庭能够对外部的危险环境提供唯一的安全感涉及完全丧失身份，他们还认为他们唯一的独立和安全的机会在于保持持续的高度警惕。

恐怖症患者会高估外部世界的危险和内在情绪性的焦虑的危险。通常，对外部危险的恐惧是从他的父母那里直接学来的。有时，这种情况可能由于实际的危险增加而得到加强，或是因为儿童容易受伤，如患有慢性疾病，或是因为家庭生活在具有现实危险的环境中。对焦虑的夸大的恐惧与母亲无法感知孩子的情绪状态和她随后的防御性的过度保护有关。婴儿需要充分接触外部刺激和保护他们免受过度的刺激。在这两者之间的恰当平衡是母亲对孩子的痛苦信号的敏感性的功能。如果她不加区别地做出反应，就好像所有的刺激都意味着痛苦，那么孩子就没有机会发展出对焦虑的正常耐受。换言之，母亲的焦虑和随之而来的对儿童的反应不当,可能导致该儿童后来发展出对于焦虑的不耐受。

母亲对孩子焦虑的不敏感或过度强调都会持续到发育的后续阶段中。母亲通过拒绝让孩子离开她的视线对孩子正常的分离焦虑做出反应,她通过限制他与新的人接触来处理他的陌生人焦虑,她教他拒绝那些可能导致与他的父母或他正在发展中的超我发生冲突的性或攻击性的冲动。在每个发育阶段,孩子都无法克服自己的焦虑,必须学会以其他方式处理它。他不仅认同他的父母对世界的恐惧,而且认同他们对恐惧的普遍性的敏感以及他们应对它的方式。这种情况在学校恐怖症中最为明显,母亲的分离焦虑至少与孩子的一样强烈。

恐怖症患者的发展史通常能够显示出他害怕黑暗,害怕晚上独自一人待在卧室里,害怕噩梦和魔鬼。他房间的门是打开的或者他的灯一直亮着。确信他的家人就在附近,会使他感到舒适。他的父母强调了路上交通的危险,操场上的霸凌,潜伏在公园里的坏人,或者是可怕的疾病。他被警告不要过马路或天黑后骑自行车,尽管他的同伴们长期这样做。父母对霸凌的预言是准确的,因为他的胆怯会激起同学们的霸凌行为。如果他不想去露营或害怕上学,他的家人就会对他的这些恐惧做出反应,即允许他回避引起这些反应的情境。

恐怖症患者在他的童年期间经常将他的父母之一作为伙伴。通过陪伴和保护儿童,从而减轻他的分离焦虑,父母不仅鼓励了恐怖症防御的发展,而且揭示了他自己潜藏的恐怖症人格。儿童就会被引导去感受到他自己的适应能力是不够的,对他父母奇迹般的依赖将会帮助补偿这一点。如果他无能为力,他的父母也许能保护他。

惊恐障碍患者经常基于其体质的易患性和家庭环境而具有创伤性的儿童期体验的病史。正常的分离焦虑不能被很好地耐受。这可能反映出一个孩子有生物基础的先天性恐惧反应低阈值——高度的自主神经觉醒。同时,父母或照料者实际的恐惧行为可能导致不安全的依恋关系和安全感的慢性损伤。体质和环境这两者的结合可能导致儿童出现回避不熟悉的情况,并且可以通过体验,特别是在温和的、冷静的和安全的父母在场的情况下来掌控恐惧。一个关于惊恐发作的精神动力学理论认为,对成人期依恋的威胁会导致个体退行到儿童期的体验,并在生理上表现为惊恐障碍的自主神经的恐惧反应。

低自信,对焦虑低耐受,依赖型适应,奇迹想法的倾向,早期暴露给那些使用恐怖症防御的人,以及使用症状和痛苦作为对抗权威人物的手段,这些组合会导致恐怖症人格的发展。

二、访谈管理

在访谈的初始部分,临床工作者很容易与恐怖症和惊恐障碍的患者沟通。他来寻求缓解,礼貌且急切地想讨论他的问题。在访谈的后续部分,则会出现沉默和阻抗,但在良好的愿望的气氛下很容易打破沉默。随着访谈的进展,显而易见的是,只有当临床工作者配合患者的防御机制,患者才会继续进行访谈——也就是说,临床工作者通过不讨论某些话题和提供奇迹般的保护来帮助患者回避焦虑。

临床工作者的任务是将讨论引导到这些被禁止的方面，但同时在痛苦地探索患者心理问题的过程中维持必要的人际关系。

（一）早期合作

恐怖症患者第一次访谈可能经常会由他的家人或朋友陪同前来。如果他一个人来，他会希望有人来接他，或者他的伴侣在车里等他。如果临床工作者有理由怀疑患者是恐怖症，那么最好是单独见患者，然后再与他的伴侣交谈。如果直到他们两人都在临床工作者的诊室时，诊断才变得明确，那么临床工作者应该利用第一个恰当的机会巧妙地让伴侣走开，以便与患者单独说话。伴侣会通过抑制那些引起困扰的想法和感受来保护患者免于焦虑。因为临床工作者想要探索这些想法和感受，如果伴侣不在现场，他更可能成功。此时，没有必要诠释防御，简单地这样说就足够了："当我和你的弟弟说话时，你能等在外面吗？"或"我们能单独谈谈，让你的丈夫在外面等着吗？"这些要求应该对临床工作者感觉不太可能反对的那些个体提出。

一些恐怖症患者非常急切地想表达，渴望将他们的痛苦表现出来，并描述他们无法克服不合理的恐惧。另一些人则为他们的问题感到羞愧，并可能隐瞒他们的症状。临床工作者要通过明显的焦虑以及在患者的生活中和访谈中广泛使用回避，来学会识别后者。不管患者表现出的症状是主诉还是不情愿地显露出来，他都更渴望得到临床工作者的保证，而不是去调查患者自己的情感生活。然而，临床工作者希望讨论患者的问题和症状，从而获得一些对患者的心理冲突的理解。鉴于这些不同的目标，访谈的自然出发点是对症状的讨论。

在访谈的早期，患者可能会问："你能帮我吗？"这个问题的时间点表明，这要求一个奇迹般的保证。临床工作者可以把这个作为一个杠杆来开始对问题进行更详尽的调查，回答说："我不能给你一个答案，直到你告诉我更多关于你自己的事情。"他如果提供未来帮助的承诺，来处理患者当前的焦虑。尽管许多患者在简单谈论他们的问题中就得以缓解，但这一过程使恐怖症患者更加焦虑。他需要一个获益的直接承诺，然后他才会参与治疗过程。

（二）症状的探索

访谈恐怖症或惊恐障碍的患者遇到的问题通常包含在对他的症状的探索中（强迫型和表演型患者也有症状，但他们的讨论很少是阻抗的焦点，尽管强迫症患者经常隐瞒他们的症状）。恐怖症患者的反应则不同。他的特征性防御经常出现在讨论他的症状时，就像它们形成时那样。当临床工作者试图讨论患者的行为时，患者试图将讨论转移到一个中性的话题，或者向临床工作者求助，同时回避暴露他的问题。他将内在冲突置换到外部世界，可能看起来像聚焦于外部世界而不是内在的感受。

恐怖症患者的症状与强烈的焦虑有关，一些恐怖症患者将其作为主诉或在访谈早期提及。临床工作者要求患者详细说明症状、诱发症状的情境,发展的病史以及患者在初始访谈之前自己已经尝试过的治疗方法。

在初始访谈中,一位30岁的单身职业女性描述了她的惊恐障碍的起病:"这真是太奇怪了,它第一次发生在10天前我午餐时。我走进一家快餐店去买一个三明治。餐厅里很拥挤,我不得不排很长的队。我突然感到极度焦虑,变得又冷又湿。"临床工作者问她排队的时候是怎么消磨时间的。

现在我还记得:我在报纸上读到关于一个女人刺伤她男朋友的故事。我的心跳加速。我心想:"我可能心脏病发作了。我必须离开这里。"我逃到街上,用手机打电话给我的办公室,告诉他们我病了,不得不回家。我跑回我的公寓,关上窗帘,吃了一片安定,躺在我的床上。这确实有帮助,但我继续感到这种恐惧感。我回去工作了,但这也并不容易。我的办公室在三十五楼,现在电梯都会把我吓坏了。如果电梯很拥挤,我就不能走进去。有时候我觉得我快要疯了。我去看过我的内科医生。他说我身体很好,但我不是这样。我正处于精神崩溃的边缘。

临床工作者澄清了她所体验的:一种心理障碍,通过可怕的躯体症状来表达。她所体验的障碍的名字——惊恐障碍——表明它是可治疗的疾病。

这种对症状的描述是任何临床访谈的重要组成部分。告诉患者这是临床上已经被识别的综合征,许多人都有这样的状况,它是可以治疗的,这样做是减轻焦虑的一种治疗性干预。患者认为这种体验超出了人类知识的范畴并且是难以理解的,则会加重其焦虑。

上述这位患者在金融界取得了事业的成功,雄心勃勃、工作勤奋。在她的症状出现前2周,她和她的男朋友分手了,因为他拒绝跟她订婚。临床工作者询问起这段恋情:"他是什么样的人? 你们之间的关系如何? 你们的异同是什么?"回答显示,她非常依赖于男友做决定,例如,他们将去哪里度假、他们将如何度过周末。考虑到患者在职业生涯中的直率和独立态度,与她对男友的持续依赖似乎自相矛盾。

这样的故事在惊恐障碍患者中并不少见,它能说明许多这样的患者在他们的亲密关系中都有没有主见的基础性不适。

这位患者的父亲被她描述为,在她的儿童时期是一个可怕的人物。他脾气暴躁,经常发脾气。她把母亲描述为"幼稚的":"她总像一个需要被照顾和宠爱的小女孩。她不太擅长照顾我,我不太确定她竟然是一个母亲。"作为一个儿童,患者是害羞的、恐惧的,并不断地担心。分离焦虑是她早期发育阶段的一个问题。当她要离开母亲去上学时,她感觉很困难,不得不从夏令营回家,因为她控制不住地想家。

临床工作者问起她对男友不愿意与她恋爱以及随后分手的感受。"我很愤怒。我想杀了他。我不太能容忍愤怒的感觉。这种想法吓到我了,然后我感到内疚。同时,我感到非常孤独。我需要他。这个弱点让我感到更加愤怒。这是一个恶性循环。我变得抑郁、内疚和愤怒。"这种富有成效的交流使临床工作者能够探索她对愤怒的恐惧,及其与她儿童时期父亲的脾气爆发所引起的焦虑的关系。她继续说:"当我独自一人而不是在一段关系中时,我感到很不安全。我甚至不太确定这个人是否如此重要。我只是需要有一个人在那里,让我感到舒适舒。这是不是有点病态?"这种自白使得临床工作者能够探索她对母亲的不安全的依恋,对她来说,母亲更像是一个不断提出要求的兄弟姐妹,而不是一个提供保护和安慰的父母,同时探索她在儿童时期想要有一个她可以依赖并且可以安慰她、缓解她的焦虑的人的愿望。这些主题,加上恰当地使用药物,可以进一步探索和发展治疗,使治疗走向成功。

1. 探索细节

为了理解患者的心理重要性,临床工作者会倾听患者对症状描述的方方面面。例如,一位害怕人群的女性可能会强调她担心"别人撞到她",而另一位则会说她"在一群陌生人中"会感到孤独。第一个描述可能表明她对性感觉的担心;第二个描述是从依赖满足的源头分离出来的焦虑。当然,临床工作者直到治疗的后期才能向患者诠释这些。

患者害怕的结果是,如果他进入到恐怖症的情境,可能涉及被抑制的愿望的投射,或担心它的表达以及它可能引起的报复。患者可能更详细地描述他所害怕的东西,并没有觉察到他在描绘一个无意识的愿望。这对于临床工作者来说是有价值的信息,但同样的,它不应该在治疗早期与患者分享。例如,一个害怕上街的女性能够详细地描述她所担心的性事件。然而,许多个月后,她才意识到自己的性愿望。恐怖症的症状代表的无意识的恐惧比被禁止的愿望更加清楚。

一位女性描述了她对餐馆的恐惧,临床工作者问道:"如果你走进一家餐馆,会发生什么?"患者回答道:"我会感到不安",并且希望临床工作者在这一点上停止,不要再问了。相反,他问:"如果你感到不安,会发生什么?"患者感到惊讶并且懊恼地回答:"我可能会晕倒,必须用担架抬出去。"临床工作者继续问:"那会发生什么呢?"现在患者感到愤怒,她回答说:"你希望被抬上担架吗?"临床工作者回答说:"我们都知道,你对这样的情况感到恐惧,这种情况与其他人的困境不同,我愿意在这方面帮助你。"患者放松了,说:"好吧,我的裙子可能会被掀起来——人们可能会注意到我的腿上的红斑,或者他们可能会说,看看那个人,她一定是在去精神病院的路上。"

临床工作者发现患者对自己发疯的恐惧以及对她的外表的羞愧。进一步的探索显示了她有混合的暴露和攻击的冲动,作为对它们的回击,她的自我惩罚需要被控制和被羞辱。

2. 初始发作

症状的初始发作特别重要。一位害怕吃肉的中年女性无法解释这种行为,但能够回忆起,它第一次发生在餐桌上,她的丈夫和女儿的争吵期间。她后来透露,她在儿童时期经常为了周五禁止吃肉的宗教禁令而吵架。这一症状与她害怕公开对当前生活和童年时期的逆反的攻击有关。

3. 生理症状

在描述他们的症状时,一些恐怖症和惊恐障碍的患者讨论了他们对于焦虑的主观感受,而其他人则采取更广泛的否认来强调伴随焦虑的生理反应,如震颤、心悸或胸痛。临床工作者可以通过将这些躯体反应与恰当的主观状态联系起来,为将来的诠释打下基础。他可能会说："当你头晕和眩晕时，一定有什么让你感到害怕。"或"当你感到胸口的紧绷感时，这就是人们焦虑时的感觉。"一些个体将焦虑体验为一种弥漫性的躯体感觉，接近人格解体。如果过度换气，在症状产生中会起到重要的作用，患者可能会松开衣领，抱怨房间太闷，或者要求打开窗户。现在临床工作者需要做出一个艰难的抉择。如果保持沉默，患者可能会觉得临床工作者对他的主诉无动于衷。另一方面，如果临床工作者顺从患者，那么患者会期望得到更多的纵容。如果房间真的很闷，当然可以打开窗户。患者有可能对正在讨论的话题做出反应。通过打开窗户，继续探索不舒适的话题，临床工作者就有机会问："你现在感觉好些了吗？"——但只有当患者继续讨论时才能问。恐怖症患者可能会问"我们能谈点别的吗"或类似的问题。现在，临床工作者可以说："也许你心里有些东西让你感到房间很闷，这个东西是这个话题所引发的。"这是临床工作者与恐怖症患者的害怕之间继续讨论的互动的典型。

恐怖症患者试图忽略的一种常见的焦虑的生理表现是，他的胃部发出咕咕声。当这种情况在访谈中发生时，患者会表现出不舒适，临床工作者可以说："看起来你好像为你的身体发出的声音感到尴尬。"这表明，临床工作者讨论这些问题是舒适的，患者对他的身体的感觉也是访谈中的一个恰当的话题。

4. 认同

如果患者曾经认识有类似症状的人，对这种关系的探索可以提供进一步的自知力。恐怖症的患者经常采用相对原始的认同方式，而恐怖症的症状往往基于特定的模式。通常能够发现有恐怖症的父母或祖父母或其他个体，提供了一种患者认同的恐怖症的模式。此外，患者通常对其他恐怖症的个体有很大的共情，并且可能对另一个个体的症状的动力学意义有惊人的自知力，尽管他在自己的行为中看不到同样的机制。

5. 症状的改变

对于临床工作者来说，症状史的变化和发展是非常重要的。当回顾整个病史的模式时，在任何特定的症状中都难以确认特别的冲突，就会变得很明显。例如，一个男人害怕在餐馆里吃饭。当询问更多的细节时，他透露这是一个最近的症状，他以前一直害怕飞行。病史很快揭示了一连串明显无关的恐怖症症状，所有这些都发生在他与母亲失去联系的情况下。他非常反感地拒绝告诉他妈妈他的手机号码，因为"她非常爱打扰人"。他对母亲怀有极大的无意识的怨恨，他对她的咄咄逼人的攻击性冲动表现为，他有一种她会生病然后无法与他联系的幻想。他所产生的内疚和焦虑就被恐怖症症状控制了。

（三）回避

1. 患者的危险感

在某些时候，访谈会进展到更全面地讨论患者的生活。临床工作者可能会问："你有其他的担忧吗？"或者询问患者处理生活中问题的方式。患者善于将话题转移到让他舒适的主题上,而临床工作者的任务是构建这个问题,以至于患者无法逃避处理真正的问题。当这样做成功以后,当患者说"我不想谈论这个""这让我非常沮丧"或者"我们能改变话题吗"时,回避的机制将被清晰地观察到。这是访谈中的一个关键点,因为它使临床工作者明确焦虑不是回避的有效理由。他可以回答:"我理解这对你来说很困难,但我知道你需要帮助,所以让我们继续进行,看看我们能做些什么。"或者"尽你最大的努力去做。我会尽量让它更容易一些。"以这种方式,他就能够与患者协商,继续保持帮助的承诺,直到患者愿意进入恐惧的区域,至少在他的思想上。

提供必要的保证并且避免傲慢或患者是婴儿的暗示,是很困难的。然而对于病情更重或依赖性更强的患者,临床工作者直接保证他们免于焦虑可能是必要的:"我治疗过有这种症状的其他患者,我不认为你会受到任何伤害。"这是一种奇迹般的策略,它能够鼓励患者的依赖性适应。它使得患者建立能够促进治疗的正性移情。合并症可以在后期处理,但对于一个严重的恐怖症患者来说,用奇迹般的依赖来替代回避,可能是一个重大的进步。

2. 患者寻求治疗

恐怖症患者会积极寻求治疗。他们认为这是一种保险,同时他们可能收集治疗和补救的措施,就像其他人收集保险计划一样。有一种安全感来自临床工作者,似乎正是这种安全感而不是治疗效果激励了患者的探索。

患者经常隐瞒来自其他人的治疗。询问恐怖症患者哪些人知道他在咨询专业的临床工作者,是有帮助的。患者可能觉得,如果临床工作者不知道其他临床工作者在治疗他,他会得到更多的支持和保证。他并不相信临床工作者能提供足够的帮助,所以如果他能够保留其他的渠道,他就会感到更安全。有时患者可能会同时看两位临床工作者,并且彼此保密。因此,对患者先前和目前寻求精神治疗的尝试进行仔细的探索是至关重要的。患者可能已经服用了另一位临床工作者开的药物,而这个信息可能只有当临床工作者提到精神药理学治疗时才会出现。患者可能会因这种双重治疗而感到内疚。然后,临床工作者可以问:"如果你喜欢另一个临床工作者的治疗,你是不是害怕会冒犯我?"

恐怖症患者试图治疗自己。他们会发展出一些奇迹的仪式,能够部分缓解他们的困难,他们经常向临床工作者隐瞒这些,直到他们发现他们的"奇迹仪式"是一个恰当的替代疗法。有必要系统但共情地探讨患者来这里治疗之前所使用的治疗技术。有帮助的问题包括:"当你感到焦虑时,你会做什么?"

患者的自我治疗往往是用一种恐怖症替代另一种,试图最大限度地提高继发性获益,并最小化现实中的不便和继发性痛苦,但仍然能使他们对抗焦虑。他可能非常自豪地说,只要是短途飞行,他就会强迫自己坐飞机,或者只要不是在晚上,就会外出走进人群之中。通过这种与自己讨价还价的方式,他在试图解决他的问题的同时,继续回避他们的心理根源,从而达到了主观感觉上的好转。

临床工作者的假期问题经常给恐怖患者造成两难的困境,如果恐怖症患者先前没有接受过药物治疗,那么他们可能会要求药物治疗。现代的精神科医生通常会在即将到来的休假之前,给恐怖症或惊恐障碍的患者提供药物。这种决定应该在治疗的早期做出,而不是针对患者对即将到来的分离焦虑的反应;否则,将没有机会监测药物治疗的作用和可能的副作用。

3. 继发性获益

例如,当一位女性描述她需要丈夫陪同到社区商店的时候暴露出不适,临床工作者说:"你不愿意让他和你一起去。"患者以进一步表达她的内疚或攻击她的丈夫利用了她对他的依赖,从而合理化她自己的行为。在这两种情况下,这一评论都会导致讨论从明显的行为转向情感的重要性方面。显然,这种症状可能反映了她对丈夫的敌意,但这种被抑制过于强烈,以至于不能在初始访谈中被诠释。强化患者意识层面对症状的继发性影响的不适,是非常有帮助的。这也避免了与朋友和家人的反复的争斗,这种争斗在每个恐怖症患者来看临床工作者之前都发生过,并开始巩固临床工作者与患者自我的健康部分之间的同盟。

继发性获益对临床工作者来说很重要,因为它有助于理解患者的精神动力学,还因为它是改变的最强烈的阻抗之一。临床工作者可以问:"因为你的症状,你不能做什么了?"这似乎是对他的心理功能方面的直接询问,但通常有足够的否认,患者并没有觉察到答案揭示了情绪冲突。其他有用的问题包括:"如果你不能外出,对你的家庭有什么影响?"或者"如果你不能乘地铁,你怎么把事情办好呢?"患者在描述他对家人和朋友施加的影响时常常会感到不适。临床工作者可以利用这个机会同情患者的成熟的自我中窘迫的部分。

那些社交中遇到的熟人能够识别患者困难的心理基础,通常将继发性获益诠释为其基本动机。他们的观点是,患者正在操纵他的环境,以获得一定的利益。患者以受伤的愤怒做出回应,感到他被指责享受那些无法控制的痛苦症状。临床工作者可以通过对患者的行为保持中立的询问立场来回避这种不幸的争斗,试图去理解而不是去评判它。例如,如果患者的家庭成员认为她表现出害怕出门的行为是为了逃避责任,临床工作者可以问:"当她们这么说的时候你感觉怎样?"如果她显露出愤怒,他可以支持这一行为,如果她否认,临床工作者可以说"因为某件你无法控制的事情被指责一定很懊恼",由此允许她表达自己的感受。

4. 访谈中的回避

这种恐怖症症状所特有的防御性回避,也是访谈中的一个关键阻抗。它可能表现为无意的忽略,将谈话引导离开某些讨论的倾向,不允许谈论不舒服的话题,或者完全拒绝。这样的患者经常遗漏生活中重要方面的关键信息,然后否认这一疏忽的责任。一位有恐怖症的白人女性非常详细地谈论她的结婚计划,但只是无意中说到她的未婚夫是亚裔。她解释说:"你从来没有问过我这件事。"这是一个特征性的恐怖症反应。临床工作者回答说:"你觉得我对这件事可能有什么话要说吗?"由此,他接着讨论隐藏在患者的否认背后的回避。另一位患者是一位有恐怖症人格特质的年轻心理咨询师,经过几个月的治疗后,当他的临床工作者一直询问他的疤痕时,才第一次发现他患有先天性心脏病。患者解释说,疤痕是由儿童时期纠正这个缺陷所做的手术留下的。惊讶的临床工作者问道:"为什么我们以前从来没有讨论过这个问题呢?"患者解释说:"我没有意识到它有任何心理的重要性。"临床工作者用直接的对质来回应:"我很难接受这一点,在你的训练背景下,你竟然会觉得这样的儿童期经历是不重要的。"

三、治疗原则

(一) 确认的需要

在了解了他的困难之后,恐怖症患者会寻求确认。他可能会问:"你认为你能帮到我吗?"或"还有希望吗?"其他患者可能会更间接地寻求同样的确认,问:"你曾经治疗过像我这样的案例吗?"临床工作者回应的时候需要解释患者的意思:"我猜你不知道我是否能帮助你。"患者的问题的措辞有预后的意义;更加乐观以及希望在他的治疗中起到积极作用的患者,在治疗中的预后更好。

临床工作者对这些想要确认的要求,可以说:"我们越详细地讨论你的问题,我就越能帮助你处理它们。"这样的回答将治疗的某些责任转移给患者,同时提供了临床工作者的帮助,并且表明患者必须采取的第一个步骤。

恐怖症或惊恐障碍的患者也会特征性地问道:"我是不是疯了?"他对焦虑的恐惧导致他认为他的症状是情绪完全崩溃的证据,同时让他对冲动彻底失去控制。他想让临床工作者接手,然后告诉他,他不会发疯并承担他的情绪控制的责任。关于发疯的问题提供了一个探索患者恐惧的内容的机会。临床工作者问道:"你说的疯了是什么意思?"或者"你觉得疯了会是什么感觉?"他还可以进一步询问患者是否认识疯了的人,如果有的话,那个人的行为是怎样的。最后,他可以提供确认,再加上对患者内在的心理冲突的初步诠释:"你一定很害怕你内心压抑的那些感受。你过去从来没有失去控制过,那么为什么现在会发生呢?"

通常患者不会因临床工作者所说的内容而得到确认,但他会发现临床工作者的镇静和不焦虑。恐怖症患者经常试图引起他人的焦虑,特别是父母的替代者,如精神健康专业工作者。临床工作者处理自己的焦虑的方式和他对患者的态度,将作为患者的榜样,特别是在早期的访谈中,这种方式比任何对患者行为的诠释都更加重要。

(二) 教育患者

恐怖症患者的回避远远超过了他所察觉到的,而早期访谈的目标是探索回避的范围,并对患者进行教育。初始的干预不仅仅是帮助患者提高对他症状的自知力,也扩大对他神经症性抑制的觉知。临床工作者可以说:"你没有说过任何你婚姻中性的方面,这很令人吃惊。"或者"你是否对任何人感到过愤怒?"患者可能会回答说,他在这些方面没有任何问题,他没有什么可说的,或者这些对他的症状没有什么影响,但未来的诠释的基础已经建立了。

治疗的一个目标是促进患者对焦虑的理解。恐怖症患者经常认为其他人没有焦虑,其目标是对自己的焦虑免疫。早期试图诠释这一现象必然是表面的和无效的。随着时间的推移,临床工作者可以指出焦虑是一种正常的情绪,患者的焦虑往往是恰当的,只有与刺激源不成比例的反应才是问题。通常主要问题是患者对未来焦虑的恐惧(所谓的预期焦虑)。

关于患者对他人反应的感受的问题,有助于提高患者对焦虑的认识。

一位患者报告说,在一位朋友开车"差一点"发生事故后,出现了一次惊恐发作,临床工作者问道:"你的朋友当时感觉如何?"患者回答说:"他有点沮丧,但没像我这么沮丧。"这提供了一个探讨患者高估他的焦虑的机会,以及事实是他的反应和他人的反应本质上是相似的。临床工作者回答说"有没有可能只是你对自己的感受比对他人的感受觉察得更清楚呢?而且你没有开车?"患者回答:"不是!他没有我这样的感觉,他不担心自己晕倒或心脏病发作或感觉'失控'。"然后,临床工作者说:"听起来你和你的朋友害怕的是不同的事情,他的焦虑只与危险和潜在的事故有关。"这为探索患者恐惧的无意识的决定因素提供了一个途径。该问题涉及控制以及他几乎失控。如果那时是他在开车,他会感到被责备。正因为他不是,他觉得他是在别人的控制下冒着生命危险。当他还是个孩子的时候,他和他的母亲有类似的感觉,感觉他的安全需要她,但认识到她有时也很鲁莽,这使他感到有危险。

恐怖症患者经常需要帮助来识别他的情绪。这已经在与焦虑相关的部分中讨论过,但其他情绪也是如此。感受被症状所取代,并且随着时间的推移,临床工作者将学会这种模式。当患者描述头疼时,临床工作者可以指出:"最近几次你抱怨头疼,是你当时正在生某人的气。你现在感到愤怒吗?"

(三) 药物

恰当使用药物是有效治疗恐怖症或惊恐障碍患者的重要部分。与抑郁型患者一样,联合使用精神活性药物和心理咨询对治疗焦虑型患者有协同作用。

对任何患者来说,药物治疗的心理意义都不能被忽视。对于焦虑和恐怖症患者来说尤其如此。患者不只是需要药片,他还需要临床工作者提供强大的奇迹般的保证,可以保护他免受焦虑并且提供安全感。矛盾的是,有些患者即使在有明确的治疗指征时也不愿意考虑药物。当临床工作者说药物是治疗的一个重要部分时,一位恐怖症患者说:"这是个软弱的标志。我不想吃药。"对这个问题的探索导致发现患者儿童期经历的一个方面:"我的母亲总是在她沮丧的时候吃药或喝酒。我不想像她那样。"临床工作者可以指出,对她的病情恰当用药并不意味着她会变成她的母亲或她将依赖药物。临床工作者澄清说,药物将抑制她的焦虑,并促进她对恐怖症的恐惧的控制能力。临床工作者评论说:"我们将一起探索它们的心理意义,使用药物将帮助我们做到这一点。压倒性的焦虑,就像疼痛一样,是致残的并且能够控制你的精神世界。我们必须减轻它的强度以便我们处理它的心理起源。"这种干预能够使患者接受药物的使用,在接受心理治疗之后,她最终可以不使用药物,尽管她在手提包里放了一个没有取药的处方,作为保证的护身符。

(四) 诠释的作用

临床工作者早期的活动旨在鼓励患者讲述他的故事,描述症状的细节以及讨论他的个人生活。患者不想谈论他的性、攻击、依赖或竞争性的感觉,但重要的是,应该鼓励他这样做。临床工作者要表明他在生活的这些方面没有恐怖症,他期待患者能够跟随他的线索。

在这些接触的早期阶段,挑战患者在外部世界的回避,很少有帮助,但临床工作者应该很快就会诠释出现在访谈中的回避,例如,遗漏重要信息或拒绝讨论生活的某些方面。关于恐怖症症状的心理意义的过早的直接建议或诠释将增加患者的防御并干扰访谈。临床工作者理解的内容应该比对恐怖症患者诠释的更多。

当分析恐怖症的症状或惊恐发作的患者时,在象征或置换之前要讨论焦虑和回避。患者必须首先意识到自己是焦虑的,并且在他能够开始探究其背后的冲突之前回避了焦虑源。在对其他防御进行彻底分析后,通常会对投射进行诠释。

与患者症状有关的特定的继发性获益,可能为哪些类型的讨论将最有效地让患者放弃他的恐怖症提供线索。随着时间的推移,临床工作者将置换这些继发性获益,但需要一个前提,即患者进入令他感到恐惧的区域。药物,奇迹的保证,以及支持的兴趣和关心可以作为患者从他的症状得到的继发性获益的替代物。例如,如果继发性获益涉及依赖需求的满足,临床工作者可能会发展出一种关系,使患者能够在移情中获得这种满足感。临床工作者也支持患者攻击感受的直接表达,特别是当他们没有提供症状的合理性时。例如,当患者变得愤怒,然后内疚地道歉时,临床工作者可以说:"你似乎感到你没有权利生气。"或"你难道不能感觉愤怒吗?"

当需要将临床工作者的支持和满足详细地与患者需要放弃的症状联系起来时,治疗的讨论部分就会出现。不用说,这是一种只有经过广泛治疗后才能使用的技术。例如,一位恐怖症的男性来就诊时,他说:"我知道我今天不能谈论任何事情,我只是太焦虑了。"临床工作者根据先前的经验知道,该男子的意思就是他所说的意思,他笑了笑,然后回答说:"好吧,我们现在应该停下来吗?"患者变得很生气,但他不想离开,所以他不得不谈论他的感受。

当恐怖症患者寻求他人的帮助时,他经常寻求生活的规则,这些规则将作为抵抗焦虑的模板。这些情况会出现在精神医学访谈中,当患者对那些为一般行为提供的指导感兴趣而不涉及生活细节时。恐怖症患者会问他是否需要更多的休息,或者是否他的问题是他担心得太多。他想知道他是否应该放松,并且遵循临床工作者在这方面的任何建议。临床工作者可以通过诠释患者的回避来回应这些要求。他可以说:"我猜你并不喜欢将你的症状与你自己的想法和感受联系起来。"在其他情况下,患者可能会问:"你认为我应该试着乘坐地铁吗?"临床工作者可以回答:"你想知道,是否我会在你准备好之前强迫你去做吗?"

在详细探讨了恐怖症症状或惊恐发作的意义之后，临床工作者似乎仍有必要在鼓励患者进入恐惧的情境方面发挥积极作用。这个临床问题可能代表患者害怕承担在他新的自知力方面付诸行动的责任——从某种意义上说，他害怕放弃他的恐惧症。他害怕新的和未知的感受，也担心在他的行为方面做出重大改变的成熟的成人角色。通常情况下，患者会指责临床工作者变得缺乏耐心或厌烦他，把自己的自卑投射到临床工作者身上。临床工作者从分析特定症状的动力学到讨论移情关系，以及患者试图通过归因于临床工作者的能力来避免对自己的改进承担任何个人责任。如果这样做是成功的，那么临床工作者的积极干预可能就不必要了。

（五）抑郁

在治疗过程中，恐怖症患者经常变得抑郁。他们害怕放弃症状会导致放弃婴儿式的依赖满足。抑郁可能是治疗有所进展的一个标志，临床工作者应该提供患者在这一阶段所需要的支持和鼓励。这往往是治疗的关键点，因为患者并没有要求临床工作者保护他免于想象的危险，而是帮助他解决他面对现实世界时遇到的问题。

我们中有人治疗过一个中年女性，她碰巧是他任职的医院的董事。她的担忧聚焦于她自己的健康（她是健康的）和她亲人的健康。她就诊过多个专家，并享受她"特殊患者"的地位。她从讨论一个朋友开始了访谈，她形容这个朋友是非常"幸运"的，因为这个朋友有虔诚的宗教信仰，她表示了她对这种安全感的美慕。"我希望我能像她那样，在我没有安全感的时候得到安慰。"精神科医生回应说："你在你的信仰体系中也有类似的事情为你提供安慰；这就是医学，你已经拥有了高水平的医生，他们代表了一个你能够信任和放心的团队。你赋予他们巨大的力量，你倾向于认为他们是无所不能的。像大多数宗教人士一样，你偶尔会质疑他们帮助你的能力。"

患者专心地听着，看起来有些困惑，伴随着惊讶，轻轻地摇了摇头。她说："这是如此明显；这些年来他们就在我的面前，为什么我没有自己弄明白呢？"精神科医生用开玩笑的语气说："我想这就是为什么你得付给我钱。"他们都大笑起来。

四、反移情

恐怖症患者可能引起三个反移情问题：无所不能的理想化（仁慈的无所不能，无所不能的父母），有优越感的幼稚化，有挫折感的愤怒。患者似乎想被当作一个无助的儿童。如果临床工作者继续这样做，则经常会增加他的优越感，反映出他想要被当作儿童的成人的优越感。存在这种反应可能反映了临床工作者难以应对自己的依赖感，但也可能表明他对患者的需求的过度反应。

如果临床工作者最初同意了患者的要求，接受了无所不能的理想化作为现实而不是移情，他最终可能会变得易激惹和愤怒。如果临床工作者随后暴露了这种愤怒，患者将感觉他的移情式的恐惧得到了确认，并且认为治疗是另一个奇怪的和可怕的情境，就像面对强大的和武断的父母时的那种无助。

　　焦虑障碍的患者有更明显的焦虑，经常引起临床工作者的反应性焦虑。这种焦虑往往导致了矛盾的短期和长期目标——立即的安慰和保证的镇静效应以及支持，长期来看可能是反治疗的。感知患者在任何特定阶段所能耐受的焦虑程度和适时恰当的干预问题，对于临床工作者的治疗艺术而言是一个重大挑战。

五、结论

　　焦虑障碍的患者对许多治疗方法有反应。所有的焦虑障碍都是这样。认知行为治疗，精神动力学治疗，以及谨慎地使用药物都能在焦虑障碍患者的治疗中发挥作用。对患者个体的精神动力学的觉知，能够帮助使用这些不同的治疗方法来提高治疗反应。

第九章　边缘型患者

"边缘"是一个古老的概念,反映了临床工作者面对这些心慌意乱的、冲动的、沮丧的和紊乱的患者时产生的困惑状态。他们不是精神病性的,尽管他们有时可能表现出精神病性特征,而且在短暂的时间内变得有明显的精神病性症状。大多数时候,他们看起来很好,被认为仅仅是神经症,但这些特征使其处在"边缘"上。

大多数精神病性综合征都是根据它们表现的精神病理来描述的。边缘型综合征是独特的,因为它是由精神动力学取向的心理临床工作者在办公室里发现的。这一概念源自临床;它第一次被认识到,是因为这些患者在进行密集的心理治疗后似乎变得更糟糕,并表现出比初始评估时更加严重的精神病理。评估时,他们被认为是适应良好的神经症个体,但当精神动力学心理治疗启动后,他们有明显的冲动、自我破坏和苛求行为;移情迅速变得强烈,充满愤怒或不恰当的表达爱或强烈的色情感觉;极端的理想化经常与强烈的贬低交替产生;同时他们拒绝从辩证的角度看待自己,持续地使用外源化和否认。

由于这些患者造成的临床困惑,过去对他们的情况使用了许多混乱的术语:假性神经症性精神分裂症、流动性精神分裂症、精神分裂症前人格结构、"虚拟"(as-if)人格、精神病性人格和歇斯底里样烦躁。这些命名的每一种尝试都捕捉到了边缘型患者的某些方面的特征,但直到20世纪下半叶,才出现了更全面、更具包容性的临床描述。

19世纪90年代,法国人法尔雷特(Falret)发表了一个生动的边缘型患者的临床描述。他使用的术语叫作歇斯底里样精神错乱(*folie hysterique*)。他观察到,这些患者在想法和感受上会出现极端的改变,他们可以迅速从兴奋转向抑郁,他们对某人强烈的爱会快速转变成恨。尽管弗洛伊德的一些案例研究发表于20世纪初,特别是狼人(Wolf-man),今天被视为边缘型患者,但直到20世纪30年代,阿道夫·斯特恩(Adolph Stern)才断言,有一大群患者既不属于精神病性也不属于神经症的类别。他发现用任何心理学方法都很难处理他们。他认识到这些患者在精神动力学导向的治疗过程中就会表现出近乎精神病性的移情。在20世纪40年代,海琳·多伊奇(Helene Deutsch)描述了一群患者,他们与外部世界的情感关系和他们的自我是贫乏的或缺失的。她使用了虚拟这个术语来描述这些患者表面上看似"正常"但缺乏真诚的人格,以至于即使缺乏经验的观察者也能感受到他们的缺失。多伊奇准确描述了边缘型患者的身份障碍和内在的空虚感。大约在同一时期,霍克(Hoch)和帕拉汀(Polatin)描述了一组住院患者,最初被认为是精神分裂症,但他们并不符合这种诊断,因为即使他们有时有明显的精神病性症状,但发作是短期的并且会消失。他们认为必要的临床特征是完全的神经症、完全的焦虑和紊乱的性行为,并分类为假性神经症性精神分裂症。约翰·弗罗施(John Frosch)引入了精神病性人格这个术语。他认为它与描述得很好的神经症人格相对应,在精神分析的治疗过程中出现。尽管精神病性症状很容易在这些患者中出现,但这些症状是暂时的和可逆的。他建议,这种症状学是他们人格结构不可分割的一部分,而不是发展为精神病或来自精神病的一个过程。

在 20 世纪 50 年代,罗伯特·奈特(Robert Knight)认为边缘本身就是一个实体,不再与精神障碍如精神分裂症相关。他认为边缘型患者是正常的自我功能严重受损的个体。在 20 世纪 60 年代末,奥托·克恩贝格(Otto Kernberg)使用术语边缘型人格障碍来描述他所认为的核心特征——一个特定的、稳定的但完全是病理性的人格结构。他的描述基于精神动力学的概念化。像奈特一样,他强调自我的衰弱,特别是不良的冲动控制和受损的挫折耐受力。此外,他还描述了原始的防御机制的使用,病理性的内化的自我和客体关系,以及强烈的没有改良的攻击。再晚些时候,迈克尔·斯通(Michael Stone)因为边缘隐含的因果关系批评了纯粹的精神动力学模式,并认为该障碍有强烈的遗传决定的生物学因素,与双相疾病相关。

早期研究者格林柯(Grinker)和冈德森(Gunderson)整合了症状学研究与精神动力学模式,提出了 DSM-Ⅲ 和 DSM-Ⅳ 中边缘型人格障碍的诊断标准。

DSM-5 中边缘型人格障碍的诊断标准(表格 9-1)旨在提高诊断的可靠性,因此比大多数临床工作者使用的概念的范围窄一些。

表格 9-1　边缘型人格障碍的 DSM-5 诊断标准

一种人际关系、自我形象和情感不稳定以及显著冲动的普遍模式;始于成人早期,存在于各种背景下,表现为下列 5 项(或更多)症状:

1. 极力避免真正的或想象出来的被遗弃(注:不包括诊断标准第 5 项中的自杀或自残行为);
2. 一种不稳定的紧张的人际关系模式,以极端理想化和极端贬低之间的交替变动为特征;
3. 身份紊乱:显著的持续而不稳定的自我形象或自我感觉认同;
4. 至少在两个方面有潜在的自我损伤的冲动性(例如,消费、性行为、物质滥用、鲁莽驾驶、暴食)(注:不包括诊断标准第 5 项中的自杀或自残行为);
5. 反复发生自杀行为、自杀姿态或威胁或自残行为;
6. 由于显著的心境反应所致的情感不稳定(例如,强烈的发作性的烦躁,易激惹或焦虑,通常持续几个小时,很少超过几天);
7. 慢性的空虚感;
8. 不恰当的强烈愤怒或难以控制发怒(例如,经常发脾气,持续发怒,反复斗殴);
9. 短暂的与应激有关的偏执观念或严重的分离症状。

来源　转载于美国精神医学学会:精神障碍诊断与统计手册,第五版。阿林顿,弗吉尼亚州,美国精神医学学会,2013。版权所有©2013,美国精神医学学会。授权使用。

从更广泛的观点来看,各种人格障碍的患者,如表演型、自恋型、强迫型和偏执型,当处于更紊乱的状态时都被考虑为边缘型。此外,边缘型的现象是普遍性的,可以在许多没有被诊断为边缘型人格障碍的患者中发现。

边缘型类别的临床严重性也有连续性。更极端的患者经常出现在精神科急诊室或住院治疗,并因为他们的家庭暴力倾向、物质滥用、鲁莽驾驶和其他冲动行为,经常与法律和社会权威机构发生激烈的冲突。许多紊乱程度较轻的边缘型患者在门诊中,初始表现比较有魅力,很有同情心,基本上是神经症性的。基础的紊乱只会在持续治疗中表现出来,虽然仔细询问病史,就会发现边缘型病理的迹象。

边缘型精神病理多种多样的元素并没有一个主题,除了持续的不稳定的情绪、与他人的关系,以及自我功能和身份。心理结构和功能的许多流动的和多变的状态都导致了惊人的人格改变。被诊断为边缘型患者的多为年龄在 20 岁和 50 年之间的女性。在老年人群中,该诊断相对罕见,表明该疾病的症状可能随着生命周期的进展而衰退。这可能反映了驱动力的强度和情绪的能量在衰老过程中逐渐减少。一些人认为,它也可能反映了临床工作者的不中立和诊断偏见。

一、精神病理与精神动力学

(一)边缘型特征

1. 情感不稳定

在较严重的案例中,疯狂和失控的情绪爆发是边缘型患者常见特征。在一次发作期间,边缘型患者对他人来说可能看起来是可怕的、恶魔样的或令人厌恶的。他似乎是被"附体了"。边缘型患者有一个低情绪点和"过度"的情感,会点燃这些发作。对他人而言是相对无害的小误解,就可能促发患者愤怒的爆发。当被愤怒占领时,边缘型患者就进入了一种改变的意识状态,讲道理、现实感和对他人感受的觉知都不再存在。这些发作类似于一个儿童的暴躁脾气,其发展中的自我被愤怒的挫败感所淹没。边缘型患者的情感不稳定并不局限于脾气爆发,也可以表现在激烈的、往往是没有回应的爱的感觉和性的欲望中。这些可能在关系的早期发生,他人几乎察觉不到。这些强烈的、过度浪漫地对他人的渴望是一种情感上的"饥饿"表现,它困扰着边缘型患者。最初,这种爱事实上没有回报,对这些患者并没有什么影响。然而,患者变得越来越苛求和不耐烦,坚持要有一些相互的爱的表现。在早期关系中性的接触,经常由边缘型患者发起,往往会催化这些强烈的浪漫的感情,并可能被解释为"证据"——证明他们是相互的,作为对对方提出要求的理由。

紊乱较轻的边缘型患者,当没有被这些强烈的情绪控制时,可以体验到临床工作者的相当程度的同情。然而,当真实的或感受到的轻视或色情的依恋发生时,相对稳定的情绪期会被强烈的情绪表现所打断。较健康的边缘型患者能够维持长期的关系或婚姻,尽管经常会被情感风暴和危机打扰。他们也可以有相对高产的职业或职业生活,尽管他们的职业道路往往经常转换,因为他们的情绪爆发和冲动。

除了边缘型患者明显的情绪反应,同时还伴有愤怒发作或亲密的需求,也有更广泛的基础的心境紊乱。抑郁和烦躁的发作,通常病程较短(数天,甚至数小时,而不是数周),可能经常发生在对一些轻微的失望或被察觉的排斥的反应中,例如,朋友约会迟到或朋友、恋人或临床工作者偶尔的评价,患者认为这些人的言语是不敏感的或漠不关心的。边缘型患者可能会对她的健康状况感到极度焦虑,并认为轻度的疾病，如感冒或痛经，是一种危及生命的疾病的早期表现。当这种情况发生时，她会给内科或妇科医生打电话，要求立即就医或其他治疗。医生尝试安慰患者可能是无效的，只会导致她不断地寻找更关心她的照料者。最终，焦虑将消失，但边缘型患者不断要求医生作保证或进一步的医疗评估，医生或是被激怒或是精疲力竭。

边缘型患者在初始访谈中通常比他们在后续治疗中控制得更多，因为他们可能会有情感风暴。这些情绪爆发的特征是强烈的攻击性和对临床工作者的苛求，令临床工作者感到心理上受到了攻击。对这一现象的治疗方法是在治疗开始时为治疗设定明确的界限。关于这个问题，读者可以参考克恩贝格关于持续地治疗性地管理边缘型患者的情感风暴的论文。

2. 不稳定的人际关系

动荡的人际关系是边缘型患者的典型特征。他与别人的互动经常过度戏剧化和具有表演性；表现为正性情绪和负性情绪相交替的情感渗透在他的世界中的每个人身上。表演型患者经常有吸引人的、为了寻求他人注意的情绪，而边缘型患者的情绪爆发是不受控制的情感的表达，对于接受者来说往往是易激惹的。

边缘型患者往往对他人在开始时是理想化的，逐渐则是贬值和诋毁。典型表现为与他人比较表层的接触后就产生强烈的参与感。

"这是我见过的最好的朋友"，一位边缘型患者在和一位大学同学喝了一杯咖啡后说，而她在一天前刚刚遇到对方。"我们有惊人的相互理解和立即的共情。我们是灵魂伴侣。"两周后，这位最好的朋友被认为是肤浅而俗气的。当临床工作者询问这个转变是如何发生时，患者回答说："她一天多时间都不回我的电话，她有我的手机号码。她完全不可靠，对我漠不关心。"临床工作者回答说："看来你的情感经历了很大的改变——从最好的朋友到一文不值。"患者意识到，在儿童时期这样的事经常发生在"最好的朋友"中，访谈临床工作者促使患者思考自己早期好友的经历，那时候的好友令她失望，还有父母在促使她这些发作中所扮演的角色。

边缘型患者的情感饥饿会导致见面后不久对他人的快速理想化。新朋友或恋人是"完美的"、富有同情心并完全参与其中。这种理想化是渴望被他人爱和崇拜的表现，这种体验在边缘型患者的记忆中是缺乏的——童年的回忆通常以被忽视的感觉或情感和躯体虐待为标志。理想化也可以被看作是一个渴望得到理想化回报的表现。当不可避免的缺陷出现在投射的虚构的完美中时，也就是任何关系中不可避免的变幻莫测的一面，理想化就会变成相反的一面，而朋友或恋人则被视为不关心的、恶劣的和排斥的。这段关系就会戛然而止，边缘型患者会对其进行愤怒的指责。边缘型患者很少意识到他的行为、不可能的要求和不切实际的期望，可能导致了这种结局——那些都是别人的过错。边缘型患者经常会显露一段浪漫关系的经历，在他看来，这段关系的失败都是因为他的恋人的不足、不敏感或令人失望的行为。这些体验被患者视为被遗弃或被排斥。

在更加紊乱的边缘型患者中，愤怒会迅速升级为躯体暴力。与伴侣的打斗或因未成年人的违法行为而对儿童进行残酷的殴打，可能会涉及法律和社会机构的纠纷,也可能会出现在精神科急诊中。在严重的边缘型患者中,延迟满足或抑制冲动性愤怒的能力显著受损,并成为其紊乱的人际关系的核心。有时,在严重紊乱的边缘型患者中,这些愤怒攻击可能会导致杀人行为。

3. 性活动

边缘型患者经常非常有性吸引力,很容易吸引伴侣。性行为是不被抑制的,就像表演型患者那样,边缘型患者可能更主动、更容易获得高潮。边缘型患者经常是引诱方面的主角。这一过程从较长时间的眼神接触或公然调情开始。夸大的性活动可能会在一段时间内稳住伴侣,因为强烈的躯体激情会抵消情感风暴的影响。一个年轻男性评论他边缘型的女友:"我的朋友们对我与她在一起感到愤怒。她就是个疯子,他们告诉我说她是一个疯狂的女人。他们是对的,但她在床上太完美了。我不想放弃她。"临床工作者回答说:"她让你放松的能力似乎比让你感到爱与幸福的关系更重要。"最后,他还是放弃了她,当这失控的一幕发生时,她的愤怒升级到令人恐怖的程度,她撕毁了他的文件并毁坏了他的财产。边缘型患者的性活动,像他们关系的其他方面一样,是客观的,尽管性质上是原始的,被理想化和贬值的交替所影响。在会诊或治疗早期出现的对临床工作者的强烈的色情感,是临床工作者处理边缘型病理的线索。理想化和贬值也发生在自恋型患者中,但自恋型的个人参与更少,终止关系更容易,愤怒更少,不满更多。对方是可以被牺牲的。自恋型患者的依恋更浅,因此更容易转移到一个新人身上。

4. 身份紊乱

不稳定的身份是边缘型患者的特征。大多数人都有一种稳定的内在的自我感受,即使面对心境的波动、情绪的压力和个人的丧失等,在日常生活中也会保持稳定。这种持续的个人身份,在儿童早期形成并在整个青春期持续,而在边缘型患者中是不稳定的。正如一位患者所说:"我从来就不知道自己是谁。"边缘型患者可能感觉自己和他人每一天都是不同的样子。例如,一位患者在第一次访谈中是攻击的、苛刻的、愤怒的和自以为是的,在第二次访谈中是哀伤的、被动的和幼稚的,他说他感到很绝望。这个易受伤害的脆弱的"儿童"与在第一次访谈时令人害怕的形象完全不同。

边缘型患者经常根据他人的反应寻找身份。这就好像其他人的反应提供了一个临时的代表性结构,在那一刻巩固了患者的身份。这种需要外部世界提供精神结构,是边缘型患者不断渴望从其他人的反应中产生情绪的根源。因此,边缘型患者在结构性访谈的情况下,表现得比在非结构性访谈中更健康,后者似乎更紊乱和困扰。

这种不稳定的自我感往往会延伸到性和性别方面。"我是同性恋还是异性恋?我不知道。我知道我可以与男人或女人进行性生活,也享受性生活,但我不知道更喜欢哪一种。这非常混乱,让我感到快疯了",一位边缘型患者这样说道。另一位患者在思考进行变性手术,但他没有理解或了解它会造成什么样的后果。几乎是一时心血来潮突然的、冲动的职业变化,出现在边缘型患者的病史中,她反映了这种不稳定的自我感。一位边缘型的临床工作者同时在三个不同的亚专业中进行训练，每当对某个住院医生项目失去兴趣就会放弃那个住院医生的训练。现在他想成为一位精神科医生，希望这次训练能为他的职业身份的困惑提供一个答案。埋藏在这个愿望背后的是一个无意识的希望，解决"我到底是谁"的难题。

身份紊乱的另一个临床表现是，临床工作者在第二次访谈中没有认出患者，因为他看起来像一个完全不同的人。为了更深入地理解这种身份紊乱以及不同状态的意识和行为在同一位患者身上的表现，读者可以参考第十一章"分离性身份障碍型患者"。边缘型患者与分离性身份障碍患者，这两者之间往往存在重叠，两者通常都有反复的儿童期创伤的病史。

5. 排斥敏感性

边缘型患者害怕被排斥，并且对临床工作者的注意力的轻微波动过度敏感。例如，临床工作者感觉累了，打了个哈欠，或看了一下时钟还剩多长时间，边缘型患者都会表现出愤怒。完全失去临床工作者的注意力将被体验为被遗弃，这证实了患者对排斥的不可避免的根本性的恐惧。这种对排斥的恐惧经常是自我实践的预言。边缘型患者的不稳定的和不当的行为经常驱使人们远离他们，证实了他们最害怕的恐惧并使他们陷入抑郁。

边缘型患者通常会用恐惧和混沌来回应孤独。因此，迫切需要另一个人的存在，提供一个外在的堡垒来对抗内心的混乱。对于临床工作者来说，结束治疗和计划假期对于边缘型患者来说都是特别的困难。正常的结束治疗通常会被边缘型患者体验为排斥和抛弃。当治疗即将结束时，这位患者说："我还需要几分钟。我们不能现在就停止，如果我能讨论完这个问题，对我来说会有很大的影响。"当临床工作者准备去度假时，边缘型患者往往会出现越来越多的症状，发出含蓄的或公开的自杀威胁，要求临床工作者度假时与他保持联系。"你要去哪儿？我怎么和你联络？能告诉我你的电话号码吗？"这些是边缘型患者对临床工作者即将到来的假期的典型反应。

6. 冲动性

冲动行为，往往是自我破坏的甚至威胁生命的，是边缘型患者的典型表现。与那些不太熟悉的伴侣进行没有保护的性行为，也是一个例子。虽然边缘型患者可能觉察到这种性行为会有患性病或怀孕的风险，却不会制止这种危险的、冲动的性行为。在危险环境中，放纵地或过度地使用酒精或毒品，是边缘型患者冲动行为的另一个例子。毒品和酒精的使用经常是被通过这些物质诱导的强烈的"活着"或"真实"的体验的欲望所诱发。这些需求的感受更"真实"，被逃避充斥着边缘型患者的强烈的内在空虚感的愿望所驱使。边缘型患者的冲动自然地延伸到他们的人际关系和职业中。朋友可以没有理由地被疏远："我不再关心她了。我无法解释。"可以在没有后续计划的情况下辞职："这工作对我来说不合适。我再也无法忍受它。我没有其他的工作机会，我不知道我将如何生活，但应该会有办法。"通常，边缘型患者期望这样的表现会引起他人的内疚。相比之下，自恋型个体对他人没有进一步的作用。自恋型患者的依恋是剥削性的而非操控性的。当他人不能对他任性的表现做出良好和同情的反应时，这就会变得明显。边缘型患者会因缺乏反应而受伤;自恋型患者会寻找更有效的策略。鲁莽的行为、不计后果的非理性想法,是边缘型患者的典型表现。

7. 自残与自杀

在边缘型患者的病史中,自杀的意图和行为往往很突出,可能会造成严重的风险。当被一个浪漫的伴侣拒绝或对家庭或临床工作者愤怒时,较紊乱的边缘型患者往往会采取可能致命的行动,如服药过量或鲁莽驾驶。这种行为的病史,通常从青春期开始,表明了该障碍的严重性质,迫切需要建立一个与临床工作者的联盟,临床工作者可以提供一个平台,让他们在付诸实行之前表达这种冲动。

自残行为的病史,特别是用刀或刀片割伤皮肤,或烧伤或烫伤的疤痕都是常见的。有这种恶性自残行为的边缘型患者有着不良的预后,未来完成自杀的概率高一倍。有人认为,割伤皮肤及其伴随的疼痛和出血是患者内在精神痛苦的具体表现,也是试图克服精神麻木的感觉。这样的发作经常发生在一种分离状态下——边缘型患者看着自己在这里割伤皮肤,但不觉得是他自己的身体。

矛盾的是,自残的行为,如割或灼烧,经常几乎不伴有躯体疼痛。这些发作提供了一个强烈的感受体验,否则边缘型患者无法体验到。这种自我产生的强烈体验能够抵消内在的没有生机的感觉。他们还能够增强自我与外部世界之间的边界的体验,使一个可能没有边界感的人感到安慰。在精神病医院常见的边缘型患者,会对工作人员隐藏他们的自残,之后某天突然显露出来,然后对工作人员的困扰和惊讶看起来感到满足。当这种行为与患者试图重新控制自己的身体联系起来时,它就被误解为一种操纵;但没有人知道他究竟做了什么,直到他选择告知他们。

8. 偏执型思维和分离

偏执型思维在边缘型患者中很常见。一位有边缘型人格障碍的女性,在大学没有被授予终身职位后抱怨说:"这学校就是个针对我的阴谋组织,因为我是一个女同性恋,且是个敢于表达的教授。"临床工作者从患者早期就诊的经历中得知,其实是她申请终身职位的条件很薄弱,就回应说:"你考虑了其他替代的解释吗?"缺乏对外部世界的认知是对边缘型患者脆弱自尊的打击,并能轻易地导致类似妄想的思维。边缘型患者的信念是,他通过被残酷虐待来防御内在不足的痛苦感。对线索和他人目的的误解是常见的。其他一些平常的行为,如意外地在拥挤的公交车上相撞,会导致偏执的爆发:"你为什么要推我?"真正的外部压力,可能导致偏执的信念。"我的编辑给我这个不可能完成的任务,所以我会失败,然后她可以解雇我",在面对一个紧迫的截止日期时,一位颇有成就的杂志作家总结道。

分离性发作、现实解体或人格解体,在边缘型患者中是常见的。人格解体是失去对自我的现实感,而现实解体是发现外部世界的陌生与不同的体验。人格解体包括把自己的身体看成不熟悉的或改变的一方,或感到比实际情况更胖、更瘦或更矮。这些体验通常是短暂的,并在压力下发生,当临床工作者向患者保证状态是暂时的,并且在可能的情况下可以将其与可确认的促发因素联系起来时,他们通常会做出反应。人格解体通常帮助患者抵抗对这种联系的觉知。一位边缘型患者因儿子未能完成家庭作业而与丈夫激烈争吵。她立即进入一种分离状态并致电临床工作者说:"我的精神成为碎片,我的碎片散落在宇宙中。'我'已经不存在了。我不是任何人了。"临床工作者的反应是与患者一起回顾发作之前的事件,并共情地说:"这是一个非常痛苦的控制你愤怒的方式。"患者然后就能够从碎片化的状态中恢复过来。

(二) 鉴别诊断

将边缘型人格障碍与更严重形式的其他人格障碍区分开来的界限往往并不明确,而且类别可能重叠。更原始类型的表演型、自恋型和偏执型人格障碍经常与边缘型人格障碍融合,可以给予共病的诊断。然而,总的来说,相对缺乏自我破坏、冲动和对抛弃的敏感,能够将边缘型患者与自恋型、偏执型或表演型患者区分开。边缘型和自恋型患者通常理想化,然后贬低他人。他们这类行为的不同对于区分两种人格障碍是重要的,将在后续部分详细讨论。反社会型患者也经常与边缘型患者重叠。大多数边缘型患者是女性,而大多数反社会型患者是男性,符合一种诊断标准的相当比例的患者也符合另一种诊断标准,它们都有极端的攻击和冲动。冈德森(Gunderson)建议,这两种诊断在精神病理学方面是高度相关的,其区别与性别相关。双相谱系障碍很容易与边缘型人格障碍混淆,因为它们都有心境不稳定和冲动性的特征。然而,可以通过仔细地询问病史来区分,它将显示出在双相患者中,有早期的抑郁和轻躁狂发作的病史,以及遗传预制性的阳性家族史。

1. 共病

边缘型人格与抑郁障碍之间存在很高的共病率。抑郁经常与空虚感、没有回报的依赖性需求以及伴随抑郁情绪的愤怒有关。内疚感、个人失败的先占观念以及植物人的症状,在抑郁型患者中是少见的。反复的和潜在的致死性的自杀姿态经常出现在伴有抑郁的边缘型患者中。酗酒和其他物质的滥用是其他常见的共病。与双相障碍的高共病率导致了一种假设,即边缘型障碍可能是轻度的双相Ⅱ型障碍的亚型。双相Ⅱ型障碍的轻躁狂阶段与边缘型障碍共有一些特征,包括易激惹、冲动、鲁莽行为、加剧的性活动,以及对小误解的强烈的情绪爆发的倾向。

2. 边缘型与自恋型贬低

边缘型和自恋型患者都有对他人的理想化和贬低。然而,在他们这样做的方式上存在着重要的差异。边缘型患者像孩子更换最好的朋友一样,在理想化和贬低之间交替进行,而且耐受挫折和延迟满足的能力还没有成熟。边缘型患者也关心他人,但态度会变来变去,导致与他人关系的缓慢恶化。自恋型患者更有剥削性;理想化与对自己重要性的理想投射有关。如果一个人不承认患者的利益是至高无上的,那么这个人就会被抛弃,然后转向一个新的人,期待这个人能够增强患者夸大的幻想。当对他人的操纵和汲取不再可能时,自恋型患者的愤怒更具有鄙视的性质。边缘型患者的触发点通常是对患者的依赖性需求的威胁,而不是对患者的夸大的威胁。自恋型患者的理想化与权力、影响力、魅力和自我夸大的地位有关,几乎没有人文关怀的证据。自恋型患者——在没有得到许可的情况下,"借用"

朋友的车,并认为这是理所应当的;而边缘型患者这样做则是边界的问题,即区分不开"我的"和"不是我的"。

(三) 发展精神动力学

边缘型患者情绪的易变和强度,波动的现实感测试和不稳定的关系的发展起源是复杂的和有争议的。遗传的影响和早期的经历可能都涉及了,包括婴儿表现出易激惹和从出生起的焦虑的变异。易愤怒和低挫折耐受性的倾向,是边缘型患者动荡的人际关系的核心,可能是遗传决定的。紊乱的人际关系也可能是遗传决定的,尽管到目前为止,我们还没有确切的知识证据。

就像父母能够塑造婴儿的行为一样,婴儿也会引发和改变父母的反应,结果取决于两者之间的互动。一个易激惹的、啼哭的婴儿给任何父母都会带来压力。共情的父母有高度的耐受性,作为回应,会提供一个平和的、舒适的环境。这可能导致双方逐渐获得情绪和健康自我的发展。一个稳定的自我感和整合的内在照料者的形象,基于来自父母的持续的共情式的反应。父母必须指出孩子的情感需要。"你饿了""你生气了""你很伤心",当照料者用一种准确反映孩子情绪状态的方式来表达自己的感受和关怀时,会导致逐渐增加的精神方面的内在状态和欲望的代表。通过母爱镜像反映出婴儿的状态,可以整合儿童的现实感和他内在自我的精神意识。整合的照料者的内在形象,对于发展来说是非常重要的。当照料者满足了孩子的基本需求,如食物、舒适、躯体的亲密等,他就会体验为"好的"。当这些基本需求不满足时——孩子内心是饥饿的、不舒适的、愤怒的或害怕的——也没有来自于身外的及时的安慰或同情,照料者则被体验为"坏的"。随着时间的推移,孩子会把充分满足和有"足够"育儿经验、令人满意的"好"母亲,以及令人沮丧的"坏"母亲融合成一个整合的内在形象。

这一发展过程在未来的"边缘型患者"中似乎是扭曲的。这种脱节可能反映了一个高度易激惹和难以安抚的婴儿,一个自我先占的和自恋受损的父母,他或她没有母性的共情或安抚孩子情绪的天然能力,或两者兼而有之。一个爱发脾气的婴儿和一个共情能力有限的父母之间的互动过程,可能导致碎片化的自我感和扭曲的其他人"分裂"的内在形象。在成人边缘型患者的世界中,重要人物仍然保持着"全好"或"全坏",反映在成人边缘型患者对人的看法,经常在最初的"美好"和不久之后的"可怕"之间变化(治疗边缘型患者的临床工作者经常被体验为如此)。边缘型患者的自我感是易变的和不稳定的,反映了外部共情式地认识到,作为儿童,个体内在的状态从来没有被内化过。从本质上说,边缘型患者从来没有信心知道自己到底是谁。有组织的自我感基于共情的父母的镜像体验(参见第五章"自恋型患者",更详细地讨论了父母的镜像)。

边缘型患者通常会提供一个病史,儿童期被忽视和情感上缺失的父母,或有躯体和性方面的直接虐待。被殴打和性虐待的病史经常出现在边缘型患者的儿童期和青春期,表明需要进一步了解他们碎片化的、脆弱的自我感。作为一个受害者,一个在受虐待的家庭中的囚犯，这个主题会持续到边缘型患者的成人世界，经常使治疗情境变得复杂。临床工作者通常会被边缘型患者体验为另一个长期的情感虐待者。

儿童对父母的正常依恋促进了感受自我和他人的精神状态的能力。边缘型患者儿童时遭受反复的虐待，他往往缺乏这种能力。不一致的、虐待性的边缘型患者的父母，通过他的行为会严重抑制儿童这一能力的发展，反映在自我或他人的精神状态上。发展中的儿童无法考虑残酷虐待他的父母的精神状态。只有当儿童体验到来自照料者的足够的爱和敏感并且认同自己，整合自己的优点作为发育中儿童的自我感的一部分时，考虑他人感受的能力才能发展。缺少稳定的、可预测的关系，成为扰乱人际关系的重要因素。

青春期的边缘型患者被无法控制的情绪所困扰，由于青春期开始而加重，他们仍然陷在被疏忽和虐待的家庭中，无法反映自己的精神状态或与他人的连接，因此他们经常从事一些严重的自我破坏的行为。物质滥用、滥交、进食障碍、逃学、轻度犯罪、打架、自残，就像一条红线贯穿在他们青春期的病史中。通常情况下，父母，即使是施虐者，也不全是坏的，也可能提供一些温暖、爱和保护，尽管是不一致的。虐待者随之而来的内疚感，导致他们也表现出温暖、关心和照顾。以这种方式建立了一种将虐待和爱相关的模式。绝望地和不可能地以这种自我破坏的方式来满足他情绪上的饥饿感，在边缘型患者后续的人际关系包括与临床工作者的关系中，是一个一致的特征。

超我在边缘型患者中是扭曲的。患者在儿童期经常遭受反复的虐待和不良对待，这导致了儿童对施虐者的身份认同，施虐者被认为是"强者"："世界虐待我；因此，世界欠我的——我的行为是有道理的，因为我被如此地恶劣地对待过"，是很多边缘型行为背后的潜台词。边界，无论是精神上的还是躯体上的，都经常被边缘型患者的父母所逾越。正是这种逾越、虐待和不一致的行为，干扰了超我发展的正常过程。

作为对比，在自恋型患者的发展中，父母的失败是为了父母自恋式的需要而剥削孩子。"我的孩子是最好的，最聪明的，每个方面都做得最好。"隐含的想法是，这是因为父母的完美（或者无意识地作为对缺少这种感觉的一种补偿）。"当然，你不必排队或等候，因为你是如此特别。"当孩子没有得到别人的承认，父母会说："他们只是嫉妒你的伟大。"当儿童受到重复的挫折。家长为了让老师把 B 级改成 A 级而跟老师争斗。父母在孩子面前夸耀孩子的特殊性。儿童无法理解为什么其他人不像父母那样以夸大的方式看待他。这与边缘型患者所经历的虐待不同，但也会损害儿童温暖和关怀人际关系的能力。

不像自恋型患者，边缘型患者感到内疚，但对她的行为没有太大的影响。边缘型患者儿童期逾越的行为体验往往会导致以后在生活和治疗进展中再次体验，边缘型患者往往会尝试引诱临床工作者。这种想要重温创伤性乱伦经历的无意识的欲望，是被它最初唤起的内疚的快感以及想要掌控这种欲望的愿望所驱动的，想要将被动变为主动，而不是在面对那些没有悔意而刺激的虐待时无能为力。这些发展动力学表现在治疗的情境中，患者可能在与临床工作者的互动中无意识地重述其创伤和困扰的病史。

二、访谈管理

边缘型患者往往是精神健康专业工作者面对的最具挑战性的和费劲的患者。其原因包括疾病的复杂性和严重性，以及边缘型患者所唤起的强烈的、经常是负性的、紊乱的反移情的反应。患者比典型的神经症性人格更紊乱，但没有紊乱到让临床工作者感觉"不同"，能够很容易被临床工作者"客观识别"。

困扰较少的边缘型患者，就像表演型患者那样，似乎很容易接受访谈。对于缺乏经验的临床工作者来说，患者乍一看似乎是一个"完美"的心理治疗的患者：很容易接触到无意识；其冲突和幻想也会自由地被描述。边缘型患者类似于早期精神分析所描述的那些戏剧性的患者——敏感的、复杂的和引人注目的，拥有深刻的心理觉知。在访谈中，他们会丰富多彩地、诱人地描述他们的生活，以及正常和变态的性幻想。通常，对于无意识的障碍似乎是可渗透的。有如此多的有趣的临床资料，他们显然是相当特别的，并且已经准备好了接受密集的心理治疗，特别是对初级临床工作者来说。患者会暗示，以内省力为导向的治疗将为困难的但易于处理的问题提供治疗学的解决方案。临床工作者被安排扮演救助者的角色。

然而，更有经验的临床工作者，将看到在这种轻率的"深度"的心理接触的表现中，有更严重的病理特征。健康的防御不足；太多的情绪化和严重的冲突的问题，在治疗同盟建立之前就渗透到了临床情境中。显而易见，很容易接触到无意识的情况表明，患者缺乏正常的过滤屏障，反映了边缘型个体不稳定的心理功能。这一特点解释了为什么边缘型患者在结构性的环境中看起来比在非结构性的环境中更健康，因为他们看起来更碎片化。边缘型患者看起来在结构性心理测评如韦氏成人智力量表（Wechsler Adult Intelligence Scale）中表现正常，但在罗夏（Rorschach）墨迹测验中显示出精神病性的投射。

（一）探索呈现的问题

一位边缘型患者在初始访谈中声称："我的男朋友是个爱嫉妒的疯子。如果我看一眼其他人，他就指责我想要引诱那人，这种情况经常发生。男人们的确对我暗送秋波，我有时也回应。是的，自从我和他在一起后，我还与其他人上过床，他们太吸引我了——但是，他的嫉妒导致了可怕的打架。他是偏执的，我不明白为什么我还跟他在一起。"

在这种情况下，临床工作者处境很微妙。患者外在的风格和否认挑衅行为的责任需要特别敏感地进行探索。危险的是，临床工作者很容易扮演指责者的角色，这会影响任何治疗同盟中的可能性。临床工作者可以回应："告诉我最近发生的一个例子的细节。"患者可能不会从"事件"开始描述，而是讲述男友的愤怒爆发。临床工作者可以倾听，然后进行进一步的探索。"它是如何开始的？你在哪里，发生了什么事?"然后,患者可能会发现,她在男友面前和别人调情,或者向男友描述了这样的情境。临床工作者可以问:"你期待他有什么反应呢?"患者似乎被难倒了并陷入了沉思。然后她可能会说:"我猜他认为我很漂亮,他很幸运拥有我,他很高兴其他男人也会同意。"现在,临床工作者面临着战术上的选择:他可以什么都不说,等待一会,也可以扬起眉毛,或者是比较不隐晦地回应:"你认为在他面前调情是实现这一评价的最佳方式吗?"也可以等待患者的进一步反应,承认她想确认男友感情的愿望,或承认她的男友以他自己的方式来表达他的嫉妒提供了一种证据,他可能会以她有意识地感到痛苦但无意识地感到满足来表达他的在意。

"男人确实会觉得你很有魅力",是临床工作者对边缘型患者痛恨自己男友的另一种可能的回应。这种回应承认患者经常有一种被认可而不是被谴责的迫切需求。"你觉得我很有魅力吗?"可能是患者的答复。临床工作者可以说:"被发现有魅力对你来说很重要"她承认了这个愿望,但并没有将临床工作者妥协成同意的状态。边缘型患者不断地想确认她魅力的愿望、悲惨生活史、持续地被世界虐待和严峻的个人状况,在初始访谈中,会使临床工作者感到很棘手。临床工作者想维持共情态度的愿望限制了他反驳边缘型患者的世界观,这通常表现为外显、矛盾和否认个人责任。临床工作者对患者讲述的生活事件越来越荒谬感到愤怒,患者认为自己是无辜的,同时认为那些攻击的、挑衅的和苛刻的行为必须谨慎地加以控制。就像对待偏执型患者一样,要共情地认识到她被伤害或痛苦的感觉,但不是加入患者的阵营,而是恰当的和治疗性反应。"我如此被虐待和误解",一位患者说。临床工作者回答说:"这对你来说一定很痛苦,听起来好像生活一直让你失望。"这些干预有助于维持一个共情的同盟,以便能够继续探索和发现。

在初始访谈中,一位有魅力的年轻职业女性透露了被她母亲长期躯体和情感虐待的病史,但在她描述这一创伤性的成长过程中,她保持了相当的冷静。当临床工作者问到她的感情生活时,她开始抱怨。她在大学中第一次恋爱失败,她解释说:"他是我的一切,我的梦想,但我发现他的家人不接受我。在他拒绝我之前,我中止了恋爱——我受到了很深的伤害。"此后不久,她又订婚了。不久,第二个未婚夫因为工作调到一个离患者所在研究生院100英里远的小镇上,她说:"我不能维持长距离感情,太孤独;我现在又开始与另一位同班同学谈恋爱了。"她觉得是未婚夫抛弃了她,就告诉了他自己有了新欢:"他说他会原谅我,如果我愿意解决这个问题,但我可以看到他是多么愤怒,我就与他分手了。"临床工作者评论说:"你对被拒绝的感觉相当敏感。"作为回应,患者叙述了其他更短暂的关系。她在访谈中变得情绪不稳定,当她继续描述她的许多男朋友时,在哭泣和愤怒之间变换。她抱怨说:"他们总是让我失望。他们忘恩负义,仅仅是想跟我有性关系。"

患者出现了一个持续的模式,当患者有更多的情感参与后,她会以决绝的方式结束每一段恋爱关系。尽管她非常聪明,但她看待恋爱关系的问题,像身处在自己生活之外,这表明一般来说她是不信任男人的。她用一种苦涩的语气说:"男人们都像我的父亲,自私、可悲、痴迷于性。"临床工作者问道:"讲讲你父亲的事。"她激动地回答:"当我只有6月大的时候,他抛弃了我的母亲和我。我从此再也没有见过他。你能相信吗？"临床工作者回答说："相信他不想再见你，这是可以理解的痛苦。在你的生活中，所有的男人现在似乎都有他的特质——自私的和不关心的。"患者回答说："太对了。你理解了。你很有见地。"

现在，访谈已经进入了患者临床参与的有风险的阶段。临床工作者扮演的角色是一个完全理解的、患者生活中一直缺失的完人。临床工作者应该保持冷静，不被患者的谄媚所影响，因为随着治疗的进展，将不可避免地走向反面，当边缘型患者因临床工作者没有同情或拒绝破坏临床边界时而变得贬低："你什么都不知道；你不理解我，你是无能的和绝情的。"

一位年轻的边缘型女性在开始第三次访谈时说："我恨你。自从开始看你，我不是变得更好；而是更糟。我很郁闷，不看了。体重也增加了，已经不能穿我的衣服了。"到这个时候，她愤怒地哭泣和叫喊。"我想砸碎你的办公室，打你。"她开始敲打椅子，扭动着身体喊叫："你难道不知道吗？你帮不了我，我想死，我觉得很糟糕。"来自患者的愤怒是如此强烈，引起了临床工作者的焦虑，并担心她确实会做一些暴力的事情。矛盾的是，临床工作者也意识到，他并没有为她的痛苦和想法所感动，心想："我只在这里见过她两次，但她觉得我应该在这里治愈她。"认识到这将是一种讽刺的报复，是对患者指责的一种施虐的反应，临床工作者首先承认患者有意识的影响，然后探究更深的恐惧："你害怕没有人能帮助你。你似乎非常有挫折感和愤怒。你和其他临床工作者之前有过令人失望的经历吗？"然后，临床工作者能够引出一个反复的失望和被遗弃的病史，包括那些先前的临床工作者，病史都出现在当她变得与某人接近的时候。这种干预使患者平静下来。脾气像出现时那样迅速地消失了。在治疗的后期，她意识到了这种不稳定的行为和愤怒的爆发，是如何驱使他人离开的。在获得这来之不易的内省力之前，她认为在一系列激烈的导致她绝望和自杀的恋爱关系分手的过程中，她是没有责任的。

（二）早期对质

由于边缘型患者倾向于冲动和频繁的自我破坏行为，因此临床工作者必须探索边缘型患者生活中危及人身安全的那些方面：例如，鲁莽的、无保护的性接触、酗酒和物质滥用，以及进入危险的社交情境。临床工作者在不责备的前提下，可以发现这样的病史，并且将其放在一个赋予含义的背景中。边缘型患者会说："当我生气和沮丧时，我需要放松。性可以给我这样的效果，我不关心是与谁在一起。"临床工作者可以回应说："你看起来没有充分考虑自己是否安全，或者你是否会怀孕。这就好像你想要冒险。"这种类型的干预使临床工作者与边缘型患者在自我健康方面变成同盟，而不是聚焦在冲动、愤怒和自我惩罚的主题上。

在对边缘型患者的访谈中，详细地询问毒品使用史是必不可少的。尽管许多边缘型患者避免非法毒品，知道使用它们可能会促发不愉快的甚至是精神病性的状态，但仍有其他人寻求它们，因为它们能够提供兴奋。当吸毒时，他们会更强烈地感到自己活着，相比之下，空虚和内在的痛苦往往构成了他们的基线状态。毒品滥用的问题可能需要特定的治疗。这种多方面的治疗方法对边缘型患者经常是必须的。如果想要这种治疗方法成功的话，使滥用毒品的边缘型患者在对他的障碍的多种治疗中成为临床工作者的同盟是关键。临床工作者可以说："你给出了一个明确的病史，定期使用海洛因作为一种抑制你内心痛苦的方法。我们需要处理你的海洛因的使用，因为它已经影响了你的生活，也会威胁你康复的概率。"

边缘型患者确实会自杀！这种危险经常出现在访谈中，并会引起临床工作者的焦虑。边缘型患者会说："我是如此愤怒，我想结束这一切。我吞下了所有我能找到的药片。如果我的室友没有回家，带我到急诊室，我已经死了，而不是现在还在跟你说话。"临床工作者必须直接面对这种情境。他可以回应说："当你真的沮丧时，你会觉得解决办法就是消灭你自己。你和我必须一起努力，寻找处理愤怒的方法，而不是毁掉你自己。"

自残行为在病情较重的边缘型患者中很常见。用小刀或刀片割皮肤，用香烟烫皮肤是典型的例子。这些可能发生在轻度的精神病性发作中。通常，在治疗的早期，患者会轻松地宣布："我今天烧伤了自己。"同时裹着衣服，对临床工作者隐藏这些自我诱发的伤痕。临床工作者可以回应说："我想看看你的烧伤，你能给我看看吗？"在咨询室中，这种干预能使那些隐藏的自虐和色情诱发的行为暴露出来。现在，再没有隐藏的秘密了，可以客观地看待这种对自我的症状性攻击，以及可以探索它的含义。临床工作者询问："当你做这事的时候，你是怎么想的？"或者"什么样的感觉会导致这种行为？"边缘型患者能够观察到的自我现在就开始发挥作用，临床工作者和患者可以开始尝试理解这种行为。"上次我们见面时你说的话让我很生气。你看起来很冷漠和无情。我不相信你真的关心我。这似乎是我唯一能做的事情。"临床工作者可以回答："你觉得你别无选择，只有烫伤自己来引起我的关注吗？你可以告诉我你的感受，不用烫自己来显示我对你来说是如何失败的。"治疗目的是通过想法和言语来表达临床情境，而不是以一种冲动和自我破坏的方式来付诸行动。

这就引出了在与边缘型患者访谈时要建立边界。这是一位破坏临床工作者界限的患者：他从办公室的桌上拿起邮件；在办公桌旁阅读它；从书架上拿出一本书浏览；坐在旁边有椅垫和电话的椅子上；站在窗户旁边，而不是坐在椅子上；或者说"我可以用你的电话吗？"许多年前，我们中有个临床工作者从他的办公室来到候诊室迎接他新的男性患者。他听到患者进入候诊室，却找不到他。突然，他意识到有人在他的浴室里洗澡。"A 先生？"从淋浴房传来答复："我马上出来，医生。我很快就洗完了。"患者设计了这样的场景，在他与临床工作者见面之前就激怒了临床工作者。"希望你不介意"，患者进入办公室时说。临床工作者回答说："即使你认为我可能会介意，你还是决定做了。这是你开始一段关系的方式吗？"使临床工作者如释重负的是，没有第二次访谈了。这结果是不太理想的，包括临床工作者如释重负的感觉，说明强大的无意识的边缘型患者可引起临床工作者的反移情。患者在临床工作者办公室洗澡是挑衅性的，并引起了临床工作者的愤怒反应，这会诱发出直接对质的攻击性行为。如果临床工作者能够自我监控他的反移情，他就会意识到,这样一场戏剧的上演是理解患者的关键。临床工作者温和的、感兴趣的、共情式的反应,更可能使患者再次回来就诊。

男性边缘型患者最常用的是非性的手段来表达他的缺乏界限,例如使用金钱,对股票市场的建议,或对临床工作者来说其他有吸引力的诱惑。一次,一个事件发生在会诊结束时,患者提出支付现金。临床工作者回答说:"我宁愿你用支票付账。"患者坚持并用平淡的证据说道:"我携带这些现金;别人要是抢我现金,我就可能被击中头部和抢劫。""哦",临床工作者说,"那要是我遭到抢劫,被击中头部,会更好吗?"双方都笑了,访谈也结束了。在后续的访谈中,患者表示他对临床工作者不接受现金,也没有与他串通共同收现金感到释然。现在探讨患者含蓄的建议,即临床工作者可以跟他串通来逃税,还为时过早。

在另一个常见的情况下,患者提到他的投资理财能力,以及他如何在短时间内让他的钱翻倍。在临床上,我们可以合理化地询问患者取得这一成就的方式,但这对于有教育贷款、需要负担家庭的年轻临床工作者来说可能是一个陷阱。当临床工作者问:"你说的那只股票的名字是什么?"时,这个陷阱就成真了,患者的结论是,临床工作者更感兴趣快速致富而不是解决他的问题。临床工作者如果利用了这些信息,他就违反了职业道德。相反,临床工作者可以说:"我真的不需要商业信息来帮助你解决问题,但似乎你急于提供给我。这是为什么呢?"以这样的方式,他们就设置了界限和治疗的主题——探索冲动背后的动机而不是付诸行动。

同样的原则也适用于有性攻击的边缘型患者。强有力的诱惑在访谈的情境中经常是突出的。在最初的访谈中,一位有魅力的边缘型女性患者使用临床工作者的名字,并宣布:"我喜欢和你说话。如果我们能出去喝杯咖啡,而不是被关在这里,那就好了。"从这一点上,临床工作者已经预测到他所需要的访谈内容将由患者控制,访谈内容和过程也将游离在色情的边缘。这种情境持续的时间越长,双方就越不舒服。这个例子中的患者已经越过了边界。临床工作者可以回答说:"你刚刚给了我一个最近的例子,你是如何陷入困境结果使你变得不愉快的。我需要进一步解释吗?"如果患者脸红了,坐起来,然后继续,临床工作者很容易跟进:"现在,让我们回顾一些你生活的基本信息。"如果临床工作者被患者的诱惑所吓倒和感到兴奋,那么这场戏剧就会上演。她将显露,她迷你裙里面没有穿内裤,并启动一个性冒险游戏:"我是一个非常好的情人。我相信身体和它所有的部位都应该被用来寻求刺激。"她会讲述许多情人和他们的性偏好的故事,给临床工作者描绘一个近乎幻想的、色情和兴奋的世界。性幻想、色情的情境、许多变态的行为,以及异性恋和同性性接触的混合可能会让临床工作者感到窒息。在内心深处,临床工作者可以承认患者的愿望成功地唤起他的性欲,这种愿望可以从她脱去衣服的状态和她多彩的故事中预见。详细的性的历史可能是引人注目的,但它的背后是一种情绪饥饿,填补了患者的生活,并在访谈中活跃起来。如果患者说:"我们出去喝一杯吧。"临床工作者可以回答:"我感觉你认为我对你的性生活更感兴趣,而不是你害怕独处。你似乎对你的情人感到失望,尽管你愿意给他们你拥有的一切。我很可能也不能满足你,但通过试图理解你的愿望和我不能满足你的原因,我们可能有机会帮助你改变。"临床工作者温和地回答,这种情境是不同的,他不会被引诱,他心中有患者的最佳利益,他会努力理解什么能够带来治疗性改变的希望。

边缘型患者紊乱的人际关系,将会迅速渗透到访谈的情境中,可以帮助确立诊断。边缘型患者的早期愿望是讨论基于梦境的移情,例如"昨晚我梦见我们发生了性关系;它是如此完美",这提示临床工作者正在应对一个边缘型患者。边缘型患者决心谈论色情的幻想和移情反应表明,从一开始他就缺乏正常的边界。很容易表达尴尬的信息,就是一个线索。这是愿望的一部分,是引诱临床工作者以及自我价值感和他人的易变性的表达。边界是容易被渗透的和可以互换的。临床工作者在这种情况下恰当的做法是保持一个中立的、共情的和支持的姿态。基于明显的"见解"的早期信息的深度诠释可能是灾难性的,由于边缘型患者并不具备强大的自我来整合这些诠释,可能产生偏执和愤怒的反应。一位边缘型患者在第一次访谈中描述了她 4 岁时,她的父亲在车祸中死亡后,她与母亲的关系,说:"她经常打我,说他死了是我的错,他出车祸的时候,是去给我买橙汁和牛奶。每次我说我想爸爸的时候,她就不停地打我。"这位患者与躯体虐待和殴打她的男性交往了很长时间。在第二次访谈中,临床工作者把这些方面联系在一起并评论说:"你似乎在你与男人的关系中,再现了你和你的母亲的生活。"患者爆发了:"你是一个十足的白痴吗?我妈妈尽了她最大的努力;她不想让我想起我父亲的死。那是我的错。在许多方面,她都是一个圣人。跟我在一起的男人是一头猪,我认为你也是。"尽管临床工作者的重构可能是合理的,但没有考虑到这样一个事实,即患者绝望地执着于一个内在的安慰形象,即善良的母亲,"圣人",这样她就不必面对虐待她的邪恶的母亲的现实。再加上关于她自己的原始的破坏性的内疚感,潜在地失去这个令人欣慰的"好"的母亲的形象是难以承受的。临床工作者就变成了邪恶无情的父母的代表。

对边缘型患者访谈的早期管理需要共情的、支持的但在许多方面采用非诠释的方式进行。随着时间的推移,对患者持续性的共情反应可能会允许患者认同临床工作者,从而增加他对自己增加理解的好奇心。在与边缘型患者的早期访谈中,即使有明显的驱动患者行为的动力,谨慎的做法是停留在表面上,而不是沉迷于巧妙的、深刻的诠释。当然,患者危险的或自我破坏的行为必须从关系的一开始就直接进行对质。这将被边缘型患者看作是共情式的关怀。然而,基于深层地诠释无意识动机动力学,往往被患者看作是相反的——侵入的、责备的和无情的。

边缘型患者往往是多次尝试精神活性药物治疗的"老患者"。这反映了他们基本障碍的广泛性,包括短暂的精神病性发作、抑郁、焦虑和冲动。精神活性药物的干预可能有助于降低治疗的强烈程度,但药物的讨论超出了本书的范围。读者可以参考一本标准的精神障碍治疗的教科书。然而,重要的是,要注意到这类患者使用药物的关系背景,以及监测这些药物比任何其他患者都更重要,因为没有药物可以治疗不可避免地叠加在这类患者的核心缺陷上的复杂的人格结构。

三、移情与反移情

严重的移情表现可能出现在边缘型患者第一次就诊时:"我没想到你这么可

爱。""多么美妙的办公室,你如此有品位。""你如此杰出。""我终于放松了！我知道自己面对的是真正能够帮助我的人。"这些边缘型患者强烈的移情渴望的开场白,具有诊断意义。患者发展出情感上的饥饿感,是对那些对他的内在生活不感兴趣的父母的反应。边缘型患者坚持直接的情感联系,以缓和他童年记忆中的空虚和缺乏关怀。关于临床工作者的浪漫和坦率的性幻想将在早期进入治疗情境。对临床工作者的快速理想化是常见的,如果从表面来看,它可能是潜在的诱惑性的。"你是如此的善解人意。你一定是个非常优秀的医生,你的患者是非常幸运的"——这种在对临床工作者很少或根本不了解的情况下强烈渴求的表达,表面上是希望被给予特殊关怀和照顾以及被欣赏和培养的愿望。临床工作者不能用轻蔑的"你甚至都不认识我"来排斥这种幻想。相反,他可能会回答:"你真的需要被理解。这是我们共同的任务,试着去理解你,这样我们就可以尝试去改变你生活中那些让你如此痛苦的事情。"

对边缘型患者的移情不可避免地会变得紊乱;最初的理想化通常会变成它的反面,这种情况常常让临床工作者困惑。"你看起来根本不理解我,我不认为你理解了",边缘型患者说,这似乎是一份凭空而来的声明。临床工作者回答说:"我说了什么或没说什么,让你有这样的感觉?""你没有听见,我的母亲不喜欢她的圣诞礼物,这对我来说有多伤人。她总是拒绝我给她提供的东西。你站在她那边说'这是她的方式'。她是个虐待他人、不知感恩的人,你怎么能说'这是她的方式',你怎么能在这里帮她说话,无论我对她多好,她总是一次又一次地伤害我!"临床工作者发现自己扮演了虐待的、不知感恩的父母的角色。愤怒扰乱了治疗情境。突然间,患者将临床工作者视为众多冷漠的、愚蠢的、虐待的人之一。这种从被崇拜到被鄙视的转变,必须被看作是边缘型患者内在世界的一种表现,他没有将他人所有的优点和缺点整合在一起,形成一个整体的形象。这种对临床工作者的理想化和贬低化的交替提供了一个探索在移情中非黑即白的防御机制的机会。一个持续的、共情的、支持性的姿态将在一段时间内提供一种可能性,即随着时间的推进,边缘型患者将体验到一个情感上很重要的人——临床工作者,既有优点,又有缺点。这将有助于减少在完全的好人和完全的坏人之间的快速摇摆,虽然这个过程似乎永远不会停止。

边缘型患者在临床工作者中唤起的强烈的情绪觉醒是治疗体验的中心。这些感觉可以从对患者下一步会做什么或要求什么的敌意的恐惧,到对患者充满色情或焦虑的先占观念,这可以很容易地填补临床工作者觉醒的生活,并出现在梦的世界里。对边缘型患者的反移情反应的自我监控,从初诊时对于维持临床情境的范围就是非常关键的,将避免那些容易出现在这些患者中的破坏边界的情况。反移情可以成为理解边缘型患者精神世界的有价值的工具。被边缘型患者刺激所产生的情感有许多风险,包括被诱惑从事一些含蓄的或直白的边界破坏或不符合伦理的行为。边缘型患者往往拥有细腻敏感的"情感雷达",使他们能够发现临床工作者的弱点。他们经常有厌恶和施虐的冲动,能够在临床工作者中激起不恰当的行为和对治疗的急切需求。"我知道你恨我,因为我凌晨2点给你家里打电话,但我很绝望，我必须要跟你说说话。"因为这类指责有时是正确的，将引起临床工作者的内疚，并可能导致不恰当的行为，如延长就诊的时间，做出特殊的治疗安排，以及对患者让步来适应患者。边缘型患者在童年时往往有性和躯体虐待的病史，加上父母的情感忽视。因此，他可能会以令人信服的方式将自己描述为无助的受害者，而这反过来又会激起临床工作者拯救他的幻想。然后，临床工作者就会产生幻想，认为他能弥补边缘型患者儿童期没有得到的情感，从而消除虐待。由于许多边缘型患者可能是高度诱惑性的和性唤起的，这些拯救的幻想再加上患者不断地要求"真正的亲密感"，在极端情况下，会演变成最严重的边界破坏，就是与患者发生性关系。尽管这种极端形式的边界破坏相对少见，但却代表了访谈情境中最恶劣的结局，而且对于临床工作者和患者来说，都是道德的、心理的和法律的灾难。至关重要的是，临床工作者要诚实面对自己被边缘型患者刺激产生的恶劣的或色情的感觉。这种有意识的情感觉察能够使临床工作者后退一步而不是逃避。当反移情的情绪达到了非常强烈的程度时，寻求一位经验丰富的同事的督导式会诊，往往是有益的。

四、结论

治疗边缘型人格障碍的患者，往往是最困难和最棘手的。患者在治疗情境中所创造的情感起伏，对临床工作者的客观性、同情心和耐受能力提出了极大的挑战。临床工作者将直接体验暴风雨般的脾气爆发，模糊的自我边界，绝望的情感饥饿，色情的刺激，以及变化的折磨和困扰边缘型患者的自我状态。临床工作者所经历的这种内在的旋风是潜在的、有价值的，可以进入边缘型患者的世界中。如果这样理解，而不是做出明显的愤怒反应或含蓄的报复行为，那么临床工作者主观的和痛苦的经历可以成为临床上理解和维持愈合的治疗同盟的工具。在治疗边缘型患者的早期阶段，一种温和的、共情的和支持的态度可以巩固患者自我感的发展，从而导致对其他人更具整合性的内部观点，减少自我破坏性行为，并为更直接的诠释工作开辟道路。最重要的是，它可以为患者带来更好、更少碎片化的生活。从本质上讲，临床工作者必须能够承受边缘型患者自己经历过的情感虐待，而不是屈服于患者带来的绝望和愤怒或乱伦式的诱惑。尽管边缘型患者给临床工作者造成了强烈的精神压力，但成功的心理治疗和药物治疗对这些有严重问题的患者来说是非常可能的，且这种有效的治疗对临床工作者来说是极大的犒赏。

第十章　创伤型患者

创伤在日常生活中很常见。它有多种形式，从意外失去心爱的人到一场严重的车祸，诊断出危及生命的疾病，或成为袭击的受害者。公众的注意力集中在严重创伤的后果上，例如灾难、工业爆炸、自然灾害、恐怖主义袭击、危及生命的战斗、强奸和儿童性虐待。

许多人对创伤性事件有急性应激反应或在短期内增加焦虑，但不需要治疗就能自发缓解。有些人会发展出一种更慢性的创伤性应激反应，这种反应会变得有害和致残。

作为创伤性事件的受害者或目击者，并不意味着病理反应或持续的心理创伤。事实上，接近 90% 的人在一生中会暴露于某种创伤性事件。但根据 2000 年的一项为了确定精神疾病在人群中患病率的显示，创伤后应激障碍（post-traumatic stress disorder，PTSD）的终生患病率为 6.8%。

从一开始，创伤研究的最关键的问题就是，对于创伤有致残性反应的人和那些在面对类似灾难时更有韧性的人之间，有怎样的不同。

创伤性事件及其对人类心理的影响，在当今的精神医学领域占据了中心的位置，人们很容易遗忘，直到 1980 年，PTSD 才被公认为一种诊断。尽管创伤、战争、不幸、丧失、死亡、疾病和苦难一直是普遍存在的，但几千年来，由生活的不幸引起的悲伤和心碎的故事，灵魂的病态和疯狂，命运的变化无常和人类的残酷，大多在诗歌和艺术的领域，而不在医学和科学的范畴。

有观点认为，只有当西方社会的预期寿命增长到一定长度时，对创伤心理影响的科学兴趣才会变得有意义，因为预期寿命的增长所考虑的不仅仅是躯体生存的问题。工业革命带来的更舒适的生活方式，启蒙运动——聚焦于理性——以及作为人类事件解释的宿命论和上帝意志的减少，也可能发挥了作用。然而，直到 19 世纪中叶，精神科医生和神经内科医生开始描述那些起源于患者过去生活中创伤性事件的更有趣的或持续性的症状。

研究创伤对心理的影响不同于研究任何其他精神障碍的原因是，为了使这种障碍存在，必须发生人类精神结构之外的事件。创伤后应激障碍（急性应激障碍）是唯一一种需要临床工作者确定患者是否暴露于"创伤性事件"的诊断。

从美国内战开始，临床工作者系统地报告了更多士兵们在战斗中和战斗后经历了严重痛苦的案例。但是，除非能提出医学的解释，否则军事当局和整个社会都迅速指责患者的胆小。文化道德标准要求男性有能力并愿意为国家和事业而战。拒绝战斗或逃离战场的士兵被控为逃兵并被军事法庭审判。尽管我们非常容易贬低欧洲国家在 20 世纪初对荣誉感的先占观念，它允许不可理喻的战壕中的屠杀，重要的是记住这种类似的想法，刚毅、力量和英雄主义在现代军事文化中发挥了作用，造成退伍军人即使在今天就诊和接受治疗仍然会遇到障碍。在这一时期，在军队医院以外,除了少数研究调查铁路事故受害者和意大利南部地震幸存者的创伤影响外,其他主要的创伤性神经症研究领域是歇斯底里症。患有歇斯底里症的患者,大多数是女性,表现出许多混杂的症状和许多躯体不适。与战争相反,性暴力和虐待儿童都不是文献的主要内容。然而,任何对文化和传统的童话故事、传说和神话的肤浅的阅读,都不能发现对早年生活的丧失、遗弃、忽视的相当准确的描述。当然,这究竟是儿童内心幻想的一种表现和对我们更严重的恐惧的一种投射,还是对我们所知道的普遍事物的一种公正的评价,这是一个有争论的问题。这两种解释不需要相互排斥:幻想不仅可以被投射出来,而且可以被付诸实施,造成悲剧性的后果。19 世纪初,勃朗特(Bronte)姐妹和查尔斯·狄更斯(Charles Dickens)对虐待和忽视儿童的行为进行了一些有趣的描述,在当时相当具有革命性,特别是在一个认为儿童是父母的财产以及男性和宗教的权威不容置疑的社会中。然而,尽管当时的新闻中有一些耸人听闻的报道,而且关于暴力和虐待的更现实的描述的文献有所增加,但社会还没有准备好接受性暴力或虐待儿童的现实作为经常发生的事件。

让-马丁·夏科特(Jean-Martin Charcot)的研究引起了争议,他认为他的患者的歇斯底里症的原因是创伤性事件,很可能是过去的性创伤。夏科特去世后,约瑟夫·巴宾斯基(Joseph Babinski)在巴黎的妇女救济院担任院长,宣布歇斯底里症的病因是先前存在的暗示,当被强迫时可以放弃这些症状。这些原则被法国和德国的临床工作者接受,用极端残酷的程度"治疗"第一次世界大战期间患有战争神经症的法国和德国士兵。"治疗"包括电休克,通常是非常痛苦和残忍的,以至于士兵们宁愿返回战壕。

皮埃尔·珍妮特(Pierre Janet)也是夏科特的学生,她参与了初始阶段的研究,继续相信歇斯底里症是由过去的创伤性事件引起了激烈的情感,创造了一个记忆,无法融入患者个人的意识并演变成分离状态。这种状态无法被自主控制,个体也无法"叙述事件"。这种状态导致了一种"记忆恐怖症",它不能被整合,却留下了痕迹或 idée fixe("固定的想法")。这些固定的想法不断地以强迫症、重演、噩梦、躯体症状和焦虑反应的形式出现。珍妮特还描述了患者对触发物和创伤性事件提示物的过度警觉和反应。直到患者能够将创伤性记忆整合到意识中,他才会有所好转。

西格蒙德·弗洛伊德(Sigmund Freud)曾在妇女救济院与夏科特一起学习,在他早期的著作中,他最初同意对歇斯底里症症状的诠释,认为它是由早期的诱惑或性创伤引起的。然而,随着弗洛伊德开始关注婴儿时期的性行为,他改变了他的观点,重新解释歇斯底里症症状是对诱惑的幻想的反应,因此这是对无意识的愿望和禁止之间冲突的防御反应,而不是对创伤的躯体反应。就战争神经症而言,弗洛伊德认识到第一次世界大战退伍军人的症状与歇斯底里症患者的症状有相似之处。他的假设是,战争神经症的核心冲突是希望生存和希望表现得英勇之间的冲突。弗洛伊德最初设想,一旦战争结束,对士兵生命的威胁消除,他们的症状就会得到改善,解决了此冲突,症状就会消失。

查尔斯·迈尔斯(Charles Myers)和威廉·里弗斯(William Rivers)是两位精神科医生,他们最著名的工作是帮助第一次世界大战的英国士兵。迈尔斯是第一个使用术语炮弹休克(shell shock)的人。两人都主张对士兵采取更人道的治疗,承认他们的痛苦是真实的,而不是懦弱或先前存在的道德瑕疵造成的。

美国精神科医生亚伯拉姆·卡迪纳(Abram Kardiner)曾在 1923 年到 1940 年期间,治疗过第一次世界大战的退伍军人。他仔细地描述了患者的症状。据报道,许多这样的退伍军人被收入精神病院和普通医院,在他们的症状和先前的创伤史之间建立联系之前,被给予了多种诊断(包括诈病)。卡迪纳首先注意到与创伤反应有关的生理过程反应。他描述了患者的过度警觉,易激惹,暴怒和反复梦魇的慢性状态。卡迪纳的描述包括退伍军人报告他们的无力感;他们中的大多数人有社交退缩,并有意避免任何可能的对创伤性事件的回忆。

卡迪纳的工作被一批治疗第二次世界大战士兵的美国和英国精神科医生应用和扩展了。约翰·斯皮格尔(John Spiegel),威廉·门宁格(William Menninger),罗伊·格林克(Roy Grinker)证实了卡迪纳关于过度兴奋状态的许多观察,以及珍妮特关于缺乏叙述记忆的观察,尽管患者保持着那些很容易被触发的创伤的非常精确的躯体感觉的记忆。他们使用催眠和合成类麻醉药来帮助患者消除创伤性记忆。但是,有人指出,这种没有整合的消除并不能导致症状的消失。

对大屠杀幸存者心理症状的研究始于第二次世界大战结束近十年后,并且在 20 世纪 60 年代和 70 年代达到顶峰。幸存者受到各种各样症状的困扰:躯体症状、梦魇、过度觉醒、易激惹、社交退缩和极度的丧痛反应(有时与死去亲人的幻觉的形象有关)。非常重要的是(最后一种症状),它有时被误认为是精神病性症状,如越南战争,这种症状在大规模创伤受害者中相当常见,特别是当创伤与失去亲人有关时。大屠杀幸存者和退伍军人,他们在行动中失去了心爱的同伴,会谈论这些幻觉或鬼魂来访,但是他们不会有其他症状来表明他们患有精神病性障碍。威廉·尼德兰(William Niederland)第一个使用术语幸存者综合征来描述功能下降和那些心理和躯体的不适所致的慢性应激反应。亨利·克里斯托(Henry Krystal),他自己就是一个幸存者,将集中营受害者和遭受巨大创伤的受害者的体验描述为一种"放弃":在无法逃避的恐怖情境中,任何企图激活逃跑或战斗的反应都是徒劳的,思想的反应"是由向不可避免的危险投降而引发的,这种危险包括自我反应性功能的麻木,以及所有认知和自我保护的精神功能的瘫痪"。克里斯托还描述了作为长期创伤结果的述情障碍。

在同一时期,罗伯特·利夫顿(Robert Lifton)进行了一项了不起的研究,访谈了日本原子弹爆炸后的幸存者,发现他们对死亡的先占观念非常相似,以及快乐和亲密能力的麻木。利夫顿将日本幸存者与大屠杀幸存者的反应进行了比较。

与此同时,在美国,伯吉斯(Burgess)和霍尔斯特罗姆(Holstrom)命名了被强奸受害者的症状——噩梦、闪回和过度觉醒——强奸创伤综合征;他们发现这些症状与许多其他已经描述的综合征类似。安德森(Andreasen)等描述了烧伤受害者的应激反应。赫尔曼(Herman)和赫希曼(Hirschman)研究了乱伦和家庭暴力的受害者。肯普(Kempe)和肯普(Kempe)详细地记录了关于虐待儿童问题的有争议的报告。沙坦(Shatan)和李福顿(Lifton)成立了"说唱团体"，由饱受夜袭的越南老兵组成，他们有梦魇、闪回、愤怒和日益增长的疏离感。霍洛维茨(Horowitz)描述了在创伤幸存者中常见的再体验和麻木交替的状态。

当时，美国精神医学学会的委员会正在讨论 DSM-Ⅲ 应该包括哪些疾病，有一些团体建议将"大屠杀幸存者综合征""战争神经症""强奸创伤综合征""儿童虐待综合征"等纳入其中。正如卡迪纳(Kardiner)在 1947 年沮丧地写道：

> ［创伤性神经症］在公众利益方面受到了许多重视。公众和精神医学都无法维持他们的兴趣。因此，这些状况不需要持续研究，而只需要周期性地努力，这种努力不能被很好地定性。尽管精神医学并非普遍如此，但一个可悲的事实是，每一位研究这些状况的研究者都认为自己有神圣的义务，即从头开始研究这个问题，就像以前从来没有人研究过它一样。

事实上，该领域的碎片化尚未达到整合 PTSD 作为 DSM 系统中官方诊断的程度。PTSD 被归类为焦虑障碍（因为高焦虑和过度觉醒状态），即使研究表明，分离在该障碍中起到了重要的作用。关于其恰当分类的争议持续了数十年；领域的研究证据表明手册中应包含不同的诊断标准，关于该障碍的争议仍在持续。建议应该纳入"复杂性 PTSD"的第二诊断，为了解释在大规模创伤幸存者中观察到的系统性的价值和人格结构方面的普遍性的破坏。也有人建议将 PTSD 转移到分离障碍的类别中。在 DSM-5 中，创伤相关障碍是一个独立的类别，在焦虑障碍和分离障碍之间。有一个新的诊断标准，专门针对"认知和心境方面的负性改变"，还有一个选项可以标注该障碍是否伴有分离症状。

创伤研究领域很可能永远都存在争议，因为无论是整个社会还是精神医学领域，从来都不会对全面解决暴力后果的责任问题（原因/责备）感到完全放心。然而，拥有一个诊断类别会使这一领域合法化，并且它提供了一种语言来标准化研究和比较研究的结果。

一、精神病理与精神动力学

(一) 诊断

DSM-5 的 PTSD 诊断标准参见表格 10-1。表 10-1 总结了 PTSD 在 DSM-Ⅳ-TR 和 DSM-5 中诊断标准的不同。

表格 10-1　创伤后应激障碍的 DSM-5 诊断标准

创伤后应激障碍
注：下述诊断标准适用于成人、青少年和 6 岁以上儿童。对于 6 岁及以下儿童，参见下述相应的诊断标准。

A. 以下述一种(或多种)方式暴露于实际的或被威胁的死亡、严重的创伤或性暴力：
1. 直接经历创伤性事件；
2. 亲自目睹发生在他人身上的创伤性事件；
3. 获悉亲密的家庭成员或朋友身上发生了创伤性事件,在那些家庭成员或朋友实际的或被威胁死亡的案例中,创伤性事件必须是暴力的或事故的；
4. 反复经历或极端暴露于创伤性事件的令人作呕的细节中(例如,急救员收集人体遗骸；警察反复接触虐待儿童的细节)。
   注：诊断标准 A4 不适用于通过电子媒体、电视、电影或图片的接触,除非这种接触与工作相关。
B. 在创伤性事件发生后,存在以下一个(或多个)与创伤性事件有关的侵入性症状：
1. 关于创伤性事件的反复的、非自愿的和侵入性的痛苦记忆；
   注：6 岁以上儿童,可能通过反复玩与创伤性事件有关的主题游戏或某方面来表达。
2. 反复做内容和/或情感与创伤性事件相关的痛苦的梦；
   注：儿童可能做可怕但不认识内容的梦。
3. 分离性反应(例如闪回),个体的感觉或举动好像创伤性事件重复出现(这种反应可能连续出现,最极端的表现是对目前的环境完全丧失觉知)；
   注：儿童可能在游戏中重演特定的创伤。
4. 暴露于象征或类似创伤性事件某方面的内在或外在线索时,产生强烈或持久的心理痛苦；
5. 对象征或类似创伤性事件某方面的内在或外在线索,产生显著的生理反应。
C. 创伤性事件后开始持续地回避与创伤性事件有关的刺激,具有以下 1 项或 2 项情况：
1. 回避或尽量回避关于创伤性事件或与其高度有关的痛苦记忆、思想或感觉；
2. 回避或尽量回避能够唤起关于创伤性事件或与其高度有关的痛苦记忆、思想或感觉的外部提示(人、地点、对话、活动、物体、情景)。
D. 与创伤性事件有关的认知和心境方面的负性改变,在创伤性事件发生后开始或加重,具有以下 2 项(或更多)情况：
1. 无法记住创伤性事件的某个重要方面(通常是由于分离性遗忘症,而不是诸如脑损伤、酒精、毒品等其他因素所致)；
2. 对自己、他人或世界持续性放大的负性信念和预期(例如,"我很坏""没有人可以信任""世界是绝对危险的""我的整个神经系统永久性地毁坏了")；
3. 由于对创伤性事件的原因或结果持续性的认知歪曲,导致个体责备自己或他人；
4. 持续性的负性情绪状态(例如,害怕、恐惧、愤怒、内疚或羞愧)；
5. 显著地减少对重要活动的兴趣或参与；
6. 与他人脱离或疏远的感觉；
7. 持续地不能体验到正性情绪(例如,不能体验快乐、满足或爱的感觉)。
E. 与创伤性事件有关的警觉或反应性有显著的改变,在创伤性事件发生后开始或加重,具有以下 2 项(或更多)情况：
1. 易激惹的行为和愤怒的爆发(在很少或没有挑衅的情况下),典型表现为对人或物体的言语或躯体攻击；
2. 不计后果或自我破坏的行为；
3. 过度警觉；
4. 过度的惊跳反应；
5. 注意力问题；
6. 睡眠障碍(例如,难以入睡或难以保持睡眠或休息不充分的睡眠)。

F. 这种障碍的持续时间(诊断标准 B、C、D、E)超过 1 个月。

G. 这种障碍引起临床上明显的痛苦,或导致社交、职业或其他重要功能方面的损害。

H. 这种障碍不能归因于某种物质(例如,药物、酒精)的生理效应或其他躯体疾病。

标注是否是:

　　伴分离症状:个体的症状符合创伤后应激障碍的诊断标准。此外,作为对压力的反应,个体经历了持续性或反复的下列症状之一:

　　　　1. 人格解体:持续地或反复地体验到自己的精神过程或躯体脱离感,似乎自己是一个旁观者(例如,感觉自己在梦中;感觉自我或躯体的不真实感或感觉时间过得非常慢);

　　　　2. 现实解体:持续地或反复地体验到环境的不真实感(例如,个体感觉周围的世界是不真实的、梦幻的、遥远的或扭曲的)。

　　注:使用这一亚型,其分离症状不能归因于某种物质的生理效应(例如,酒精中毒期间的黑矇、行为)或其他躯体疾病(例如,复杂部分性癫痫)。

标注如果是:

　　伴延迟表现:如果直到事件后至少 6 个月才符合全部诊断标准(尽管有一些症状的发生和表达可能是立即的)。

6 岁及以下儿童的创伤后应激障碍

A. 6 岁及以下儿童,以下述一种(或多种)方式接触实际的或被威胁的死亡、严重的创伤或性暴力:

　　1. 直接经历创伤性事件;

　　2. 亲自目睹发生在他人身上的创伤性事件,特别是主要的照料者;

　　　　注:这些目睹的事件不适用于通过电子媒体、电视、电影或图片的接触。

　　3. 知道创伤性事件发生在父母或照料者的身上。

B. 在创伤性事件发生后,存在以下一个(或多个)与创伤性事件有关的侵入性症状:

　　1. 关于创伤性事件的反复的、非自愿的和侵入性的痛苦记忆;

　　　　注:自发的和侵入性的记忆看起来不一定很痛苦,也可以在游戏中重演。

　　2. 反复做内容和/或情感与创伤性事件相关的痛苦的梦;

　　　　注:很可能无法确定可怕的内容与创伤性事件相关。

　　3. 分离性反应(例如闪回),儿童的感觉或举动好像创伤性事件重复出现(这种反应可能连续出现,最极端的表现是对目前的环境完全丧失觉知),此类特定的创伤性事件可能在游戏中重演。

　　4. 暴露于象征或类似创伤性事件某方面的内在或外在线索时,会产生强烈或持久的心理痛苦;

　　5. 对创伤性事件的提示物产生显著的生理反应。

C. 至少存在一个(或更多)代表持续地回避与创伤性事件有关的刺激或与创伤性事件有关的认知和心境方面的负性改变的下列症状,且在创伤性事件发生后开始或加重:

　　持续地回避刺激

　　1. 回避或尽量回避能够唤起创伤性事件回忆的活动、地点或具体的提示物;

　　2. 回避或尽量回避能够唤起创伤性事件回忆的人、对话或人际关系的情况。

　　认知上的负性改变

　　3. 负性情绪状态(例如,恐惧、内疚、悲痛、羞愧、困惑)的频率显著增加;

　　4. 显著地减少对重要活动的兴趣和参与,包括减少玩耍;

　　5. 社交退缩行为;

　　6. 持续地减少正性情绪的表达。

D. 与创伤性事件有关的警觉和反应性的改变,在创伤性事件发生后开始或加重,具有以下 2 项(或更多)情况:

1. 激惹的行为和愤怒的爆发(在很少或没有挑衅的情况下),典型表现为对人或物体的言语或躯体攻击(包括大发雷霆);
2. 过度警觉;
3. 过度的惊跳反应;
4. 注意力问题;
5. 睡眠障碍(例如,难以入睡或难以保持睡眠或休息不充分的睡眠)。

E. 这种障碍的持续时间超过 1 个月。

F. 这种障碍引起临床上明显的痛苦,或导致与父母、同胞、同伴或其他照料者的关系或在校行为的损害。

G. 这种障碍不能归因于某种物质(例如,药物、酒精)的生理效应或其他躯体疾病。

标注是否是:

　　伴分离症状:个体的症状符合创伤后应激障碍的诊断标准,且个体持续地或反复出现下列 2 种症状之一:

　　1. 人格解体:持续地或反复地体验到自己的精神过程或躯体脱离感,似乎自己是一个旁观者(例如,感觉自己在做梦;感觉自我或躯体的不真实感或感觉时间过得非常慢);
　　2. 现实解体:持续地或反复地体验到环境的不真实感(例如,个体感觉周围的世界是不真实的、梦幻的、遥远的或扭曲的)。

　　注:使用这一亚型,其分离症状不能归因于某种物质的生理效应(例如,黑蒙)或其他躯体疾病(例如,复杂部分性癫痫)。

标注如果是:

　　伴延迟表现:如果直到事件后至少 6 个月才符合全部诊断标准(尽管有一些症状的发生和发作可能是立即的)。

来源　转载于美国精神医学学会:精神障碍诊断与统计手册,第五版。阿林顿,弗吉尼亚州,美国精神医学学会,2013。版权所有© 2013,美国精神医学学会。授权使用。

表 10-1　DSM-Ⅳ-TR 和 DSM-5 中创伤后应激障碍诊断标准的比较

PTSD	DSM-Ⅳ-TR	DSM-5
	焦虑障碍的部分	创伤和应激相关障碍的部分
诊断标准 A	包括害怕、无助和恐怖的反应	包括专业急救者;不需要害怕等反应
诊断标准 B	再体验	再体验
诊断标准 C	回避	回避
诊断标准 D	过度觉醒	认知和心境的负性改变
诊断标准 E	病程至少 1 个月	过度觉醒
诊断标准 F		病程至少 1 个月
标注		伴分离症状
标注	伴延迟发作	伴延迟表现

　　PTSD 和急性应激障碍(ASD)现在是一个独立的类别——创伤及应激相关障碍——它们不再是焦虑障碍的一部分。DSM-Ⅳ-TR 中 PTSD 的诊断标准 A 包括

以下内容:"患者的反应包括强烈的害怕、无助或恐怖"。这在 DSM-5 中不再是必要的;然而,从事高风险职业的人所遭受的替代性创伤和职业暴露,被明确地包括在符合该障碍的诊断标准 A 的创伤中。诊断标准 B 和 C 在本质上没有改变,DSM-Ⅳ-TR 中的诊断标准 D 现在是 DSM-5 中的诊断标准 E。DSM-5 中的诊断标准 D 是一组新的症状——认知和心境的负性改变——描述了一种更广泛的功能损害。增加了"伴分离症状"的标注,去除了急性和慢性的标注。

表格 10-2 包含 DSM-5 急性应激障碍(ASD)的诊断标准。

表格 10-2　急性应激障碍的 DSM-5 诊断标准

A. 以下述一种(或多种)方式暴露于实际的或被威胁的死亡、严重的创伤或性暴力:
  1. 直接经历创伤性事件;
  2. 亲自目睹发生在他人身上的创伤性事件;
  3. 获悉亲密的家庭成员或亲密的朋友身上发生了创伤性事件;
    注:在实际的或被威胁死亡的案例中,创伤性事件必须是暴力的或事故。
  4. 反复经历或极端暴露于创伤性事件的令人作呕的细节中(例如,急救员收集人体遗骸;警察反复接触虐待儿童的细节);
    注:此标准不适用于通过电子媒体、电视、电影或图片的接触,除非这种接触与工作相关。

B. 在属于侵入性、负性心境、分离、回避和觉醒这 5 个类别的任一类别中,有下列 9 个(或更多)症状,在创伤性事件发生后开始或加重:
  侵入性症状
  1. 创伤性事件的反复的、非自愿的和侵入性的痛苦记忆;
    注:儿童可能通过反复玩与创伤性事件有关的主题或某方面来表达。
  2. 反复做内容和/或情感与创伤性事件相关的痛苦的梦;
    注:儿童可能做可怕但不认识内容的梦。
  3. 分离性反应(例如,闪回),个体的感觉或举动好像创伤性事件重复出现(这种反应可能连续地出现,最极端的表现是对目前的环境完全丧失觉知);
    注:儿童可能在游戏中重演特定的创伤。
  4. 对象征或类似创伤性事件某方面的内在或外在线索,产生强烈或长期的心理痛苦或显著的生理反应;
  负性心境
  5. 持续地不能体验到正性的情绪(例如,不能体验到快乐、满足或爱的感觉);
  分离症状
  6. 个体的环境或自身的真实感的改变(例如,从旁观者的角度来观察自己,处于恍惚之中,时间过得非常慢);
  7. 不能想起创伤性事件的某个重要方面(通常由于分离性遗忘症,而不是由于脑损伤、酒精、毒品等其他因素);
  回避症状
  8. 尽量回避关于创伤性事件或与其高度有关的痛苦记忆、思想或感觉;
  9. 尽量回避能够唤起创伤性事件或与其高度有关的痛苦记忆、思想或感觉的外部提示(人、地点、对话、活动、物体、情景);
  觉醒症状
  10. 睡眠障碍(例如,难以入睡或难以保持睡眠或休息不充分的睡眠);

11. 激惹的行为和愤怒的爆发(在很少或没有挑衅的情况下),典型表现为对人或物体的言语或躯体攻击;
12. 过度警觉;
13. 注意力问题;
14. 过度的惊跳反应。
C. 这种障碍的持续时间(诊断标准 B 的症状)为创伤后的 3 天至 1 个月。
　　注:症状通常于创伤后立即出现,但符合障碍的诊断标准需持续至少 3 天至 1 个月。
D. 这种障碍引起临床上明显的痛苦,或导致社交、职业或其他重要功能方面的损害。
E. 这种障碍不能归因于某种物质(例如,药物或酒精)的生理效应或其他躯体疾病(例如,轻度的创伤性脑损伤),且不能更好地用"短暂精神病性障碍"来解释。

在 DSM-5 中,ASD 和 PTSD 有两个主要区别。一是时间方面:ASD 症状在创伤性事件发生后立即出现,持续至少 3 天,于 1 个月内消失;PTSD 持续 1 个月以上,可有延迟发作和表现,并有慢性病程。第二,尽管 ASD 和 PTSD 的症状群大多重叠,但 PTSD 中对每个症状群中有多少症状需要满足这些标准有严格标准。在 ASD 中,5 种类型中的任何 9 种症状都可以存在。分离症状是 ASD 诊断标准的一部分,而不像在 PTSD 中那样,是一个标注,而且负性心境只有一个症状被包含在 ASD 中,与 PTSD 诊断标准中的 4 种相对应。

(二) 流行病学

在(美国)全国性共病调查中,PTSD 的终身患病率和当前患病率(过去 12 个月)估计分别为 6.8% 和 3.6%。尽管创伤性事件很常见,但研究表明,对于创伤的反应有保护性和风险因素。资料显示,暴露于人际暴力患 PTSD 的风险,高于暴露于自然灾害。男性一生中经历的创伤性事件较多,但是女性在暴露于创伤后会更频繁地患上 PTSD。目前还不清楚性别是否是一个风险因素,也不清楚创伤的类型是否是一个风险因素。女性更容易遭受性侵犯和人际暴力,她们有高度的无助感。里弗斯(Rivers)首先描述在第一次世界大战退伍军人中,无助感与症状的严重程度之间高度相关。目前还不清楚这是否可能是造成男女 PTSD 患病率差异的一个因素。男性在性虐待和性侵犯后,PTSD 的患病率较高;然而,还有其他一些让对比变得困难的混淆因素。对于非异性恋者,各种性别都会增加创伤性暴露的风险,还会增加患 PTSD 的风险。在美国,拉丁裔、非裔美国人和美洲印第安人与白种人相比,PTSD 患病率更高,而亚裔美国人的患病率最低。双胞胎和家庭研究似乎证实了遗传的易患性。较低的社会经济地位也是一个风险因素。正如已经指出的那样,遭受某种创伤(性创伤、种族灭绝、长期监禁、战斗)更容易导致 PTSD。另一个风险因素是否参与了暴行(无论是否是在胁迫下进行)。有趣的是,在创伤之前,精神障碍的家族史和个人史被认为是风险因素;特别是与冲动和增加创伤暴露有关的外在行为相关的气质,会增加患 PTSD 的风险。一些职业尤其容易有遭受创伤并发展为 PTSD 的风险,如军人、警察、消防员和急救医务人员。

本书的几位作者聚焦于研究保护性因素和韧性。其研究报告中较为一致的因素包括:良好的社会支持和在需要时获得支持的能力,适应性的应对技能,认知和情绪的弹性,乐观主义以及认为自己的生命富有意义的能力。

(三) 精神病理学

对创伤研究的生物学和神经生理学的深度回顾,已经超出了本章的范围。在过去的几十年里,动物模型、神经影像学和神经内分泌研究帮助我们开始了解 PTSD 症状的发生和持续的方式。PTSD 的许多症状是对那些在急性威胁下可能具有适应性的压力的神经生理反应的一部分,但在非威胁条件下持续存在时就会变成不良适应。记忆和觉醒是受影响的两个主要方面。

创伤性记忆是以碎片化的、未整合的方式编码的。患者报告生动的回忆,往往伴有躯体感觉的体验,仿佛他们整个身体和所有感官都被忆起;许多患者会描述"回去了"或"在那里"。这些回忆还伴有强烈的觉醒和通常的负性情感(如焦虑、害怕和愤怒)。需要注意的是,这些记忆并不受意志力的控制,它们经常不能与有逻辑的故事相连,如下例所示:

一位十几岁时被强奸的女性对于该事件只有碎片化的记忆,在初始访谈中,都在回想发生了什么事情。她担心我不相信她,认为她编造了她的故事,因为她给我的细节太模糊。然而,当我询问她时,她承认自己经历过一些让她"感觉疯狂和失控"的发作,在此期间,她会突然回到过去记起更多她想要的信息。她发现自己被攻击了,她的记忆使她产生创伤,并且无法控制。她想要记住,并讲述这个发生了什么事情的故事。替代地,她的回忆不请自来,这让她怀疑她自己是否正常。当她感到平静时,她非常害怕,以至于不能谈论记忆的内容,碎片化记忆继续存在。

这个女性和大多数患者身上都有闪回和强烈的痛苦的创伤性记忆,这种记忆通常可以被外在触发。患者可能不知道触发点是什么,对任何感官刺激的恐惧都可能导致致残性地回避任何互动或活动。梦魇把回忆带入夜间并导致睡眠紊乱,而睡眠紊乱现在被认为在发生 PTSD 的过程中是一个重要因素。一位老兵被他的梦魇吓坏了,他来接受治疗的时候养成了午睡不超过 90 分钟的习惯。

过度觉醒不仅与再体验有关;患者生活在一个时刻保持警觉的状态中。"我一直很警惕",一位越战退伍军人说。"我很容易发脾气;我认为所有事情都是针对我个人的",一个在其他方面很有成就的律师说,他是一个去南非旅行时遭到绑架的幸存者。"我不信任任何人;你永远不知道人们可能想要什么",一位被神职人员性虐待的幸存者重复道。笔者曾经对一位大屠杀幸存者提到,在一次聚会上,我看到他的好邻居在他生病时给他端来了一碗汤(我去他家做家访)。他的回答是:"我在波兰也有好邻居。"他的波兰邻居将他和他的家人交给了盖世太保(Gestapo)。这些患者从来都没有放松过。他们每时每刻都在为不可避免的危险做好准备;每一个角落后面都潜伏着下一个威胁，每个人都是潜在的敌人。过度警觉如果持续下去，会影响人们的生活，可能导致负性的情绪和认知，就像害怕再体验会导致回避一样。

（四）精神动力学

尽管布鲁尔（Breuer）和弗洛伊德的研究一开始是关于创伤的，但弗洛伊德有句名言："歇斯底里的人的痛苦主要来自于回忆。"后来弗洛伊德把注意力转向了内在的精神结构和其中的冲突上。然而，他对战争神经症感到困惑，"超越快乐原则"使他试图理解一些不符合他理论的症状。他推测了死亡的直觉即"所有生物最普遍的努力，就是回到无机世界的静止状态"，导致士兵被困在可怕的梦魇中，这是一种无休止的重复的强迫。

在驱动力理论和自我心理学中，创伤被认为与先前存在的病理有关；外部事件只有在与内部冲突和幻想产生共鸣时才有意义。在没有心理冲突的情况下，任何事件本身都可能引发创伤性反应，安娜·弗洛伊德（Anna Freud）对此表示怀疑。

许多著名的精神分析师研究了创伤受害者，伯格曼（Bergmann）在研究大屠杀幸存者及其家人时使用了超我病理学和对攻击者认同的概念。克里斯托本人就是大屠杀的幸存者，他也谈到了对攻击者的认同、幸存者内疚，以及情感的耐受，这些作为有用的概念，在研究大量创伤受害者时需要考虑。然而，1990 年，在他们介绍其学术工作的文献——几代人的大屠杀（*Generations of the Holocaust*）中，伯格曼和尤科维（Jucovy）指出精神分析似乎"不足以概念化和解释幸存者表现出的令人困惑的一系列症状"。如在这个领域中许多有才华的专家所证明的那样，大多数对创伤幸存者的研究的最具创造性的工作是使用精神动力学的概念，而不是机械地遵守理论框架。每个患者都是独一无二的，他们经历的创伤性事件都有非常个人的和独特的方式，受到他的人格、气质和过去的经历的影响。精神动力学的方法关注患者情感生活的细节，在非人道的创伤经历后，提供了令患者感到再次作为人的价值的机会。内在的心理幻想在一个人如何回应他生命中的事件的过程中起作用；然而，寻找任何 PTSD 患者的精神生活中已经存在的病理会使患者感到不合理和被责备。在过去数十年，儿童虐待和受虐待儿童的成人幸存者治疗的领域受到了广泛的关注，有许多理论性和临床工作已经被用来概念化他们的病理。早期生活创伤的后果更有可能导致人格障碍（参见本书第九章）。依恋理论也考虑早期的生活创伤。依恋创伤的后果之所以非常重要，主要是因为不良的依恋个体（即有不良的社会支持以及没有能力在需要时使用支持系统的个体）在创伤暴露后患PTSD 的风险增加。

（五）创伤和生命周期

对于许多患者来说，PTSD 症状在 3 个月后会缓解，大多数在 6 个月后不再有符合诊断的症状，即使是慢性病程的患者也会出现一段时间的功能改善期。然而，在文献中有越来越多的证据表明，那些患有严重的致残性 PTSD 的患者，特别是经历过严重创伤性事件的患者（如种族灭绝、长期的性虐待或亲密伴侣的虐待、长期监禁、战争），该疾病可在出现正常的或压力性事件作为触发因素时复发。例如，有许多大屠杀幸存者再体验了症状的复发，在急性躯体疾病后，在家庭成员去世或分离后（例如，离婚、孩子上大学、孩子结婚）。衰老可能与增加丧失、致残和依赖的风险有关，所有这些因素都可以导致 PTSD 复发。从事临终关怀的工作对于创伤幸存者来说，会唤醒尚未解决的问题以及导致症状显著恶化。值得注意的是，老年人可能出现与 PTSD 阈下症状有关的患病率升高和低生活质量。

（六）共病

　　PTSD 患者在接受治疗前往往会有不同的诊断，这些诊断都与他们的创伤史无关。他们经常接受多种药物治疗，但没有明确的适应证，其中许多人使用的是令他们上瘾的受控药物。临床工作者有必要进行一次全面的临床访谈，并获得一份详细的、尽管是敏感的创伤史，如果 PTSD 的诊断足以解释临床症状，就不要再给予其他诊断。

　　PTSD 经常与药物滥用共病；患者使用酒精或其他物质来麻木他们的过度觉醒状态，改善他们的睡眠，减轻他们的绝望，在创伤的分离性迷茫和麻木后，感到自己依然活着。滥用物质的患者更可能从事不计后果、自我破坏的行为，需要密切监测他们的自杀可能。

　　慢性 PTSD 经常与抑郁共病；然而，如果同时出现物质使用障碍，只有确定心境紊乱不仅仅出现在物质使用的背景下，才能诊断其他疾病。

　　在诊断焦虑障碍或分离障碍为 PTSD 的共病之前，应该特别谨慎。这不是不可能的，但是在这样的患者中，更可能是大多数的焦虑和分离症状是原始的临床表现的一部分。

　　因为有冲动和外化行为的患者暴露于创伤和发展为 PTSD 的风险会增加，所以人格障碍也可能与 PTSD 共病。

　　严重的 PTSD 患者可能处于这种紊乱的焦虑状态，所以被严重的分离和闪回困扰的患者甚至会出现精神病性症状。暴露于严重的创伤会导致精神病性发作，如果恰当的话，应该除外这种可能性。有慢性精神疾病的患者容易受到剥削，而且往往生活在贫困地区，更容易发生创伤；因此，应考虑这两种状况是否可能共病。

　　值得注意的是，有重度神经认知障碍和过去创伤史的老年人经常有类似精神病性或激越的发作，通常被住院或其他环境的改变促发。这类发作可能是 PTSD 的症状，如下例所示：

　　一位大屠杀幸存者在医疗养老院变得非常激越，并没有明显的理由，直到发现她在餐厅的就餐位置被改变了。患者无法解释问题是什么，也不知道其中有任何关联。当临床工作者考虑到餐厅的布置时，原因变得非常明显，在她以前的位置上，她背朝墙，可以清楚地看到房间的全景，也可以看到进出的任何人；而在新座位上,她背对着门。患者回到了原来的座位上,激越就消失了。

二、访谈管理

　　对创伤型患者的访谈有特定的挑战。暴露于创伤性事件会导致一种失控感,这会影响治疗的体验,并且会引起大多数创伤受害者的易患性。而且,对于有严重且广泛的创伤的幸存者来说,信任和亲密的能力受到损害,可能经过很长时间的努力才能建立治疗同盟。在这种情况下,即使临床工作者维持一种共情的态度,在表达其兴趣和支持时明显是热情的,也会被患者感受为不真诚的或侵入性的。无论多么无辜,无论患者的疾病严重程度如何,都不应该触碰他,如下例所示:

　　15岁的A先生第一次向一位年轻的临床工作者透露,在他10岁的时候,一位牧师对他进行了性虐待。A先生在访谈时非常痛苦。临床工作者把手放在他的肩膀上,可能是为了安慰他。A先生离开了办公室,对临床工作者的意图感到困惑,随后的30年中再也没有寻求过治疗。最有可能的是,在这样的患者中,延迟寻求帮助是由多种因素决定的。然而,这一早期发作是他在后来的治疗中谈起他不信任临床工作者和临床工作者时首先提到的因素。

　　在那些已经感到被剥削和被虐待的患者中,临床工作者需要设定明确的界限,制定访谈的目标,以及对治疗过程的期待,以一种尊重的方式,让患者尽可能地对过程有所控制。需要记住的是,许多严重创伤的患者可能不会在初始访谈中透露他们的病史(甚至在数次访谈中),无论哪种情况,他们都不认为他们的症状是创伤所致,或在他们感到建立牢固的治疗同盟之前,不好意思提起它。详细探索患者的病史,包括事实、不加判断的关于创伤暴露的问题,但仍有一些患者需要更长的时间。

　　作为临床工作者,要鼓励患者谈论个人的、痛苦的、羞愧的秘密和幻想。我们使讨论最困难的话题成为可能,通过使我们的患者感受到我们愿意倾听,以及我们有能力忍受他们说的话而不会不知所措。创伤史也要求我们能够接受。如果患者不愿意,就不应该追问病史的细节,如果患者需要分享,则它们应该永远被忍受,无论多么不愉快,如下例所示:

　　76岁的B先生是大屠杀的幸存者,他被医院的临床社工介绍来接受治疗,他还是一位管理人员。B先生以前从未接受过治疗。在我接受转介的第二天,他打电话来预约,在电话中他表现得很愉悦并且对于日程安排很有弹性。他准时到达,着装得体,看上去比他的年龄显得年轻一些。他态度诚恳,非常专注,谈吐得体,还有点焦虑。

　　初始访谈进行了两次。B先生的主诉是他无法控制自己的脾气。他描述了这是困扰他一生的问题,但他无法解释:"我想我有点脾气暴躁。我觉得有人踩了我的脚,我会发脾气,然后对我的行为感到内疚。我非常容易愤怒。我不喜欢它。我总是这样,对我的孩子们也是这样,在他们成长过程中。我不得不离开家,因为我不知道我该怎么做。还有我的妻子,我不想和她争论,因为我害怕失去控制。这不是一种好感觉。"当被问到暴力方面的问题时,他否认曾经失控,打过妻子或孩子或与任何人发生过躯体冲突。然而,他总是担心这种可能性。另一个主诉是他的睡眠问题:"我睡得不好。从来都不好。但是我已经习惯了。这不会困扰我。我的临床工作者给了我一些药。帮助不大。我整晚都在床上翻来覆去。有时,我醒来发现我的头在我的脚的位置。"当我问他是否曾经做噩梦,或者是否记得他做过的梦,他立刻回答:"什么也不记得了。我该做什么噩梦呢?我过着相当正常的生活。妻子,两个孩子,一份工作。"我没有挑战他的生活是"正常的",于是询问了他早年的生活。

临床工作者:B先生,也许我理解错了,我记得S女士告诉我,你出生在波兰?

B先生:是的,我记得战争期间我年龄很小,什么都不记得。

临床工作者:你能告诉我发生了什么事吗?或者对你来说难以谈论它吗?

B先生:不,我一点也不介意。我从来没想过它。它真的没有影响到我。我记得他们带走了我的父母,但这真的没有困扰我,我年龄太小了以至于不能理解发生了什么。

B先生沉默了一会儿,我等待着。他似乎并不痛苦,却被我的兴趣困扰了。

临床工作者:我能问一下,当你父母被带走时,你多大吗?

B先生:我六岁。

临床工作者:你居然活了下来,真令人难以置信。年幼的孩子非常脆弱,尤其是没有父母的时候。

B先生:我姑姑告诉我,我藏在不同的亲戚家。我记住的事很少。我记得我的舅舅。我知道他救了我的命。他带我离开了犹太人居住区。他是个好人。他是我妈妈的哥哥。他自己没能活下来。战争结束后,我见到了他的儿子。他住在以色列。他比我大几岁。我不知道他还活着。他找到了我。他不想说发生了什么事。我也一样。有什么意义呢?战争结束后,我和我姑姑住在一起,直到我离开波兰来到美国,然后我遇到了我的妻子。她也来自欧洲。她在集中营中失去了她的家人。她去年去世了。

这种恐怖的详述几乎没有什么情感。我表达了对他妻子去世的同情,他却不理会我的关心,说她是个体弱多病的女人,就像讲述她去世的事实那样没有感情。B先生只有在提到他的儿子和孙子时,才表现出一点情感。他有一个儿子、一个女儿和四个孙辈。他的态度变得温情一些,当谈到他们的时候。他对在他们成长过程中没有更多地参与他们的生活表示遗憾;他责怪他的工作,他害怕自己的脾气会使他们疏远。他现在更多地参与了孙辈们的生活。他意识到有些紧张,特别是与他的儿子在一起时,他感到儿子有些怨恨,因为B先生是一个"缺席"的父亲。他的女儿住在别的州,她希望他搬家,离她更近一些,但他无法想象没有工作的生活。在第二次访谈时,B先生描述了他父母"被带走"的细节,他和其他孩子在犹太人居住区的街道上玩耍时,B先生看见他的父母被德国士兵带走了,他还记得士兵们指着孩子们问他的父亲:"哪一个是你的孩子?"他的父亲没有看B先生一眼,回答说:"我们没有孩子。"B先生没有追他的父母,从此再也没有见过他们。他生动地描述了这段记忆,但声称他没有任何感觉。不知道这是对所发生的事情的记忆,还是对不同事件的浓缩记忆。然而，我们可以推测，B 先生可能目睹了他的父母被捕，他们很可能努力保护了他们的孩子。在第二次访谈结束时，我总结了访谈的结果，并向 B 先生解释他的症状和困难中有多少符合慢性 PTSD 综合征的阈下症状。我补充道："然而，你告诉我，战争没有影响你。但你会比我更清楚你的感受。所以也许在你的案例中，你的问题有不同的解释，我们可以一起探索它。"B 先生一开始是犹豫的，问我是否计划强迫他一直谈论战争的事情。当我同意 B 先生，当他感到恰当的时候再谈论，B 先生就更愿意考虑失去父母的经历可能比他想象的更有意义。

有些情况下，早年的创伤性事件可能会决定后期的行为，导致再次创伤。我已经提到了将问题归咎于受害者的争议，特别是亲密伴侣暴力和性虐待的受害者。然而，不幸的现实是，在受虐家庭中长大的女性确实更有可能与施虐的男性结婚或生活在一起，那些受到乱伦伤害的男性和女性可能无法保护他们的孩子免受类似的虐待。可能导致这些行为的动力学因素过于复杂，无法在这里详细探讨；然而，对临床工作者来说，了解这些可能性以及在访谈中偏袒一方的缺陷是很重要的，如下列所示：

C 女士是一位 40 岁的法律秘书，因服药过量而住进了住院部，因为她发现她 15 岁的女儿刚刚生下的孩子的父亲是她 55 岁的男朋友。C 女士在初始时泪流满面，对男朋友和女儿都很愤怒，她相信女儿同意了这种性关系。C 女士不断地回想她女儿告诉她的关于"关系"的事。她坚持说，她不知道这件事已经持续了一年多，不明白女儿为什么生她的气，而她也不明白为什么女儿说她"强迫她"，可是女儿并没有更早抱怨。倾听了患者的抱怨后，临床工作者才意识到难以与她共情，临床工作者自己的愿望是患者停止否认在女儿受害过程中所承担的明显的责任。临床工作者意识到她自己的攻击性冲动，决定将访谈的焦点从目前的主题转移到当前的危机这个敏感的话题上，来试着理解 C 女士。临床工作者说："对你来说讨论这些事情是很痛苦的，这是可以理解的。我们先休息一下，看看能不能讨论一些我们还需要的其他信息。到时候我们再谈，也许你会觉得更好一些。"临床工作者惊讶地发现，C 女士 13 岁时，被她的继父反复强奸。她怀孕了，她母亲强迫她离开家，和她的姨妈住在一起，而她的母亲继续和继父生活在一起。C 女士把孩子送给别人收养，并设法回到了学校。在经历了与她女儿的父亲的虐待性婚姻后，她和她现在的男朋友生活了 3 年。她的丈夫和她现在的男朋友都没有工作，而且酗酒成性。C 女士在工作中相当成功，她对自己养家的能力感到非常自豪。C 女士一直梦想着她的女儿有一个光明的未来，她的女儿有一个"充满爱和支持的母亲"。C 女士觉得女儿背叛了她，她无法发现在她自己的创伤性青春期与她女儿生活中的悲剧之间的平行关系。[C 女士和临床工作者都面临着这样的难题，在这一悲剧的重演中，C 女士强烈认同受害者（女儿）和攻击者（母亲未能保护孩子）。]临床工作者："听起来这是一个可怕的情况。你希望你的女儿会有不同的生活；相反，你发现自己又回到了你开始的地方。"C 女士大哭起来，这是她第一次毫无争议地将愤怒指向她的男朋友。"他怎么能这样做呢？她才 15 岁，他是个男人，他应该知道得更多。"临床工作者说："你是正确的。她是一个孩子,他是一个成年人。就像你是个孩子,而你的继父是个成年人。"

下述例子说明在早期冲突中,在那些涉及创伤信息的领域中,有必要避免过度解释含义,即使这可能是准确的,而且患者看起来是高功能的且有自知力。尽管心理冲突和幻想发生在我们的思想中,但作为临床工作者,我们的一部分工作就是使我们的患者对他们的内在过程、创伤特别是人际创伤的性质感到舒适,我们将向受害者、目击者和攻击者证明,感受和思想不可能永远被控制。作为临床工作者,我们应该更加谦逊,努力使创伤受害者确信他能够控制自己,感受没必要转化为行为,因为他们已经看到了当不这样做时会发生什么。

现年67岁的D先生是一位成功的会计师,从未结婚,由他的内科医生转介而来,因为担心他对苯二氮䓬类药物的成瘾加重,以及在过去两年内酒精的过度使用。D先生感到有些沮丧,他和内科医生的关系很好,但拒绝继续为他开苯二氮卓类药物的处方,除非他接受转介。到他来看我的时候,他每日服用6毫克阿普唑仑、30毫克替马西泮、10毫克每天两次按需服用的地西泮。由于他的社会地位,四处寻找另一位临床工作者令他感到不舒适,做出这种尝试让他感到窘迫。所以,即使他明确地告诉我,他对治疗不感兴趣,但他还是不情愿地来会诊了。他承认"每天晚上都喝几杯,而且周末喝得更多"。他不愿透露更多具体的数量,但他说他通常喝啤酒或葡萄酒,他从来没有过醉驾(DUI)或其他法律问题,没有黑矇或癫痫发作,不在早晨喝酒,没有戒断症状,也没有参加AA(酗酒者互诫协会)或其他治疗项目。他否认他的酗酒是个问题："我每天都去上班。我的工作压力很大。我不是一个流浪汉。我很成功,从来没有惹过麻烦。"他确实也不认为他滥用苯二氮䓬类药物是个问题。他声称他也没有使用任何其他消遣性的或处方药物,现在没有,过去也没有。D先生起初没有把过去讲述得很清楚,在这个过程中也不是特别积极参与,有些被动和防御。他打扮得相当优雅,穿着非常时髦,谈吐得体,似乎不愿谈他早年的生活。他对"临床工作者浪费时间寻找童年所有罪恶的根源"做了许多讽刺的评论。在两次访谈结束时,他呈现出一个父亲酗酒、虐待孩子,母亲依赖的贫困家庭的童年。

D先生一直是个很聪明的学生。他上了天主教学校,希望自己能摆脱贫困和一无所有的背景,但他的家庭既负担不起也不鼓励他完成高等教育。在一次绝望的逃跑尝试中,D先生加入了美国海军陆战队,他在越南完成了三次派遣任务。经历了两次没有生命危险的受伤后,他获得了表彰归来。他决心利用海军陆战队的机会完成他的教育。他选择了很难的课程,收获了许多人脉,以优异的成绩毕业,并被一家著名的公司录用。他现在是一家成功的财务公司的高级合伙人。

D先生说不清他是什么时候开始喝酒的,也说不清他是什么时候开始喝得更多。他对苯二氮䓬类药物的依赖早在几十年前就已经形成,原因是睡眠不足和梦魇。他不认为自己患有战斗诱发的PTSD,认为这种想法是"小题大做"。最初,他一直与家人保持着联系。他提供了非常必要的经济支持,而且他也成为他的母亲和妹妹的情感支柱,直到有一次,他和喝醉了的父亲发生了躯体冲突,他被自己想杀人的愤怒吓坏了。他离开了，再也没有回去，连他父母的葬礼都没有参加。他仍然在经济上支持他的妹妹，她从来没有离开过他们的家乡，她的成就非常一般。他已经十几年没和她说过话了。

　　D先生与公司的合伙人关系良好；他喜欢传统音乐，经常和两个朋友去听音乐会，他从大学起就认识他们了。他喜欢旅行，经常独自旅行。他约会的对象大多是他能在经济上、社交上给予帮助的贫困家庭的女性，但他从来没有"认真过"。当关系变得很亲密时，他就会分手。我问："你能告诉我是什么原因分手的吗？""我不愿意觉得我需要任何人"，D先生说，"如果她们需要我，那很好，我需要保持独立。"在过去的两年里，他与一位年轻女性有不稳定的性关系，她显然比他更能喝酒。她能力不强，不能胜任工作。D先生支持她，试图"帮助她重新开始生活"。我问："如果我说错了，请纠正我。如果我理解的时间是对的话，自从开始这段关系，你喝酒就更多了。这两者之间有联系吗？"D先生起初否认了这一联系，沉默了一会儿，然后说："也许，也许吧。我们在一起的时候我通常喝很多酒。我试图让她停止……"我说："你觉得你能帮上忙，这一点很重要。""如果可以的话，我愿意帮忙，"D先生说。我说："这是值得表扬的。然而，如果你自己都有问题，你就不能帮助任何人了。你可能需要考虑一下。"他说："我觉得你说得有道理。"D先生同意参与治疗，但只是为了减少苯二氮䓬类药物的使用，他同意每个月来访谈一次。

　　这个案例呈现出了多重复杂性。D先生来自一个贫困的受虐待的家庭，他渴望保护他的母亲免受他父亲的虐待。可能是一个未解决的俄狄浦斯冲突，在他反复与那些需要被拯救的女性交往中起作用，且他不允许自己结婚。为他建立这种连接是很有诱惑力的。然而，D先生还去过越战，在那里他受到了极大的创伤性情境；他目睹他的许多朋友被杀，他多次面临生命危险，受伤两次，也多次杀敌。这些事件对心理的影响是不可低估的。当他是个小男孩时，他对自己有一些希望。他相信他可以不像他的父亲；他相信他能把自己的事业做得更好，他曾梦想着逃离。越南战争剥夺了他的希望。当然，即使没有战争，我们也可以推测，他的一部分会和他的父亲以及他对父亲的恐惧联系在一起，他可能做出同样残忍的行为。然而，战后，他不仅对他父亲所做的事情不满意，对自己能做的事情也不满意。

　　2001年9月11日袭击发生时，E先生31岁，他在一家咨询公司担任财务分析师，办公室在纽约世贸中心的一座塔楼里。他结婚了，有两个女儿，一个5岁，一个6岁。十年后，警察发现E先生试图爬上一座桥的栏杆，因此被送到了急诊室。在访谈中，E先生显得很分离，对周围的环境和评估过程都没有反应。他否认感到悲伤或焦虑，说："这有什么意义呢？"经过一番努力，他终于能够解释清楚，除了绝望，他还被一种无处不在的无意义感所困扰。9月11日上午，E先生大女儿的学校有一场特别的演出，他打算晚点去上班。这是为什么他还活着，而他公司的其他同事几乎都死了。他没有感到幸运，也没有感激之情，他感到麻木。从此，他再也没有任何感觉。

　　第一年，E先生"为了生活而忙碌"，找到了另一份工作，看起来他已经重新开始了。他从不寻求治疗因为他找不到这样做的原因："对我来说，什么也没发生；

我不在那里,甚至不在附近。"可是,他不能直视妻子或女儿的眼睛;他对她们几乎是愤怒的。然后他就"疯了"。临床工作者问 E 先生他究竟是什么意思,E 先生列出了一系列他曾经从事过的自我破坏的活动。他开始酗酒、吸毒,对自己的妻子不忠,他丢了工作,醉驾时出了车祸。由于一时冲动,他为了一个他几乎不认识的年轻女性离开了家庭。他的妻子跟他离了婚。过去的五年内,他到处游荡,和女儿们几乎完全疏远,几乎不能胜任一份工作。他觉得自己没有什么前途,也不认为应该努力。他无法解释发生在他身上的事。

在 9 月 11 日之前,他的生活是很美满的。他有一份理想的工作,美满的婚姻,两个他深爱的孩子。他不需要更多的东西了。即使在那个不幸的日子里,他也很幸运;每个人都这样告诉他,大家都祝贺他,祝贺他的好运气。他就是不能解释它。袭击前他没有物质滥用的病史,没有精神疾病的病史,也没有明显的问题。"我过去很快乐",他不停地重复,看起来很困惑,"我不明白为什么我还活着。"

临床工作者:你说得好像你认为你不应该活着。

E 先生:嗯,我不应该活着。其他人都死了,我也应该死去。

临床工作者:但是你没有死。

E 先生:为什么不呢? 我该做些什么呢? 我觉得我应该做点什么。你知道有多少人在我们公司工作吗?

临床工作者:有多少人?

E 先生:200 多。

临床工作者:是很多人。

E 先生:192 人死亡;其余的要么生病了,要么在度假或做类似的事情。

临床工作者:所以,你活了下来,你就要对那 192 个人的生命负责。你是这么想的吗?

E 先生:我不对他们的生命责任,但我还活着而他们没有。我应该有所作为;我应该值得活着。相反,我觉得自己死了。我真的感觉我也死了一样。如果总是这样的感觉,我觉得我应该死去。

临床工作者:你认为有什么事情能使你感觉好一些吗?

E 先生:太晚了。

临床工作者:你能解释一下你的意思吗?

E 先生:我真的很想让我的孩子们知道我在乎她们。我想让她们知道我不只是一个失败者。但我想她们现在恨我。

临床工作者:你认为值得为你的孩子做一些改变吗? 有一个父母自杀了,是件非常不好的事情。你确定你希望以这种方式被记住吗?

最后一个例子说明了,访谈一位多次被告知"他很幸运"的患者是一个挑战。也许临床工作者也有这种感觉,觉得很难合理化患者的绝望和不断加重的自我破坏的行为。然而,"幸存者内疚"是这样一种情况,它在大屠杀的幸存者、老兵甚至在儿童的案例中,被描述过,当他在一个特别残酷的成长环境中,却比其他兄弟姐妹都做得更好时。它的破坏性影响不应该被低估。它的意义是可以辩论的。对一些患者来说,这是与为了保持对死者的记忆的欲望有关。这是一种不温和的和充满愤怒的悲伤。对另一些患者来说,这是一种绝望的试图寻找自己生存的隐藏含义,已经到了无法忍受的地步。一些患者感到他是被选中的——被给予了第二次机会——是振奋人心的和值得庆贺的。然而,临床工作者不能将这些令人振奋的含义归因于这样的经历。

三、移情与反移情

正如上述最后一个例子所说明的,创伤经历都蕴含着含义。含义可以是个人的、社会的、政治的、种族的、基于性别的、宗教的和历史的。也许在精神医学的其他领域,我们可以保持这种幻觉,让现实感隐藏起来,但在处理创伤时不能如此。不仅不能解决内在的心理冲突——我们自己的和患者的——与那些创伤性再体验所创造出的动力学产生共鸣,也不能与我们和患者在社会中所认同的角色和在重演中所发挥的作用一致,在访谈中改变治疗性互动和随后治疗的含义。

任何创伤的受害者都能够内化,特别是在人际间暴力的过程中,认同事件中的主要人物。非常重要的是要记住,在受到威胁的情况下,我们大脑所学会的东西都不会被轻易遗忘,这是生存的基本法则。暴露于创伤的年龄越小,越会破坏性地影响发展中的人格,创伤再现对大多数人际互动的影响就越普遍。然而,即使是那些成年后经历过创伤的人,再现的冲动几乎也是不可避免的。物质滥用和从事其他类型的自我破坏的行为(如醉驾、高风险运动、虐待、自杀行为)都是再现的例子。选择一些高风险的工作也可能属于这一类型。

如果做一个图示的话,我们可以说,重现的角色通常是相对确定的。在大多数创伤情境中会有以下角色:受害人、攻击者(在人际暴力的案例中),可能有目击者(也许是中立的旁观者),希望有施救者。即使其中一些角色在现实中并不存在,它们通常也会在幻想中存在,无论是在事件发生时还是在重现时,有意识或无意识地存在于患者的思想中。因此,当患者来接受治疗时,大部分时间他们是在重新扮演这些角色。我们可以假设大多数患者对每个角色至少有部分的认同,对于临床工作者来说,在这个过程中偏向某一方是不明智的。患者在访谈的不同时间,将临床工作者体验为攻击者、目击者、中立的旁观者或施救者,这也是常见的。当然,作为健康专业工作者,临床工作者会对施救者的角色感到更舒适,但临床工作者的愿望很可能是拯救患者,这是最危险的反移情的一种,临床工作者需要注意,如下例所示:

如前所述,A先生10岁时,在他的母亲去世后被送到孤儿院,在那里他遭到了牧师的性虐待。他的父亲是个虐待性的酗酒者,不能照顾他。A先生是8个兄弟姐妹中最小的一个,他们都比他大很多;然而,没有人能够照顾他。尽管遭受了多年的虐待、忽视和暴力,十几岁的时候,在一位导师的帮助下,A先生得以重返校园,最后他成了一位消防员。A先生从未结过婚,也没有孩子。他和他的侄子、外甥们保持了一些关系,他曾帮助他们完成学业。他所有的哥哥姐姐都已去世。他十几岁就开始喝酒,而且这是他一生的问题。他与其他几个消防队员成为朋友,还有几个酒友。

　　当 A 先生第一次来访谈时,他因为非常严重的工伤刚从公司退休。他当消防队员已经 25 年了,并为自己的职业感到骄傲。他无法想象他自己一个人待在家,喝酒也越来越多。值得注意的是,在初始访谈中,他没有提到性创伤或青少年时期的其他事情。A 先生表面上是配合的、愉悦的、几乎是顺从的,然而他避免任何更深层次的互动。他绝望的程度几乎是显而易见的,但我觉得 A 先生并没有认为共情式的评论是令人欣慰的。相反,他似乎认为任何接近都是侵袭性的。他说他只需要一些"帮助我入睡的东西",而他"从来就不是一个爱说话的人"。我试图向 A 先生解释他所有的症状,包括回避症状、PTSD 方面,并提供治疗作为可能的解决方案,这可以改善他的生活,并在增加社交方面提支持。我感到 A 先生非常热情;我发现他聪明、大方、有韧性、讨人喜欢。他已经有了一些稳定的社会关系,退休前工作稳定,有明显的潜力。然后,我意识到我的施救幻想并决定退后一步,重新评估这种互动。当我自己的角色在重演中变得清晰后,我可以更清楚地看到目前形势的危险:A 先生严重酗酒,社会支持有限,有明显的痛苦症状,他刚刚失去了应对他的问题的最佳策略(他的工作)。我说:"A 先生,你度过了一些相当艰难的时光,但你没有在过去丧失勇气。然而,我认为这次可能会有所不同。你的工作和你的骄傲对你来说意义重大。我不确定解决办法是否仅仅是给你一些催眠药。我觉得问题比这更严重。"他在椅子上不安地挪动着身子,看上去显然很不自在。尽管他已经否认有自杀倾向,我还是问他:"你有没有想过自杀?"他第一次直视着我,毫不犹豫地回答说:"我不得不告诉你,我想过。但我认为这是懦弱的,我的朋友们会失望的。这不是我想走的路。但是,如果我出了什么事,我也不会介意。"

　　被我们自己的概念化所束缚的风险,以及失去了记录事实的正确顺序,在 A 先生的案例中是非常明显的。重要的是要记住,当我们产生施救者的幻想时,我们通常不会帮助到患者。为了帮助患者,我们需要警惕幻想的来源。在这个案例中,A 先生可能已经向临床工作者投射了他渴望变成关爱别人的母亲的角色,但他也很生气,因为他的母亲抛弃了他。承担施救者角色的风险在于,在 A 先生的生活中并没有真正发生,每一个施救的幻想注定会失败:他的母亲死了,他的父亲和哥哥姐姐抛弃了他,牧师虐待了他。这个故事没有快乐的结局。在那个时候,我甚至不知道这个故事,因此我失败的风险要高得多,我重演了一个不知道剧本的角色。我对幻想的贡献是我自己的自恋性需求,在治疗绝望和无助的创伤性患者时感到有力量。为了能够提供现实的、有同情心的帮助,我需要在我的觉知范围内保持我的自恋性和我的易患性:

　　F 夫人还是个十几岁的小姑娘时,和她的家人一起被送到奥斯维辛集中营。F 夫人在波兰的一个小村庄里出生和长大,村子里的居民大多数是亲德国的犹太人。F 夫人自己成长在一个非常保守的大家庭里。她排行老二,也是家里唯一的幸存者。她的母亲、五个弟弟妹妹,她的姐姐及其孩子都被送进了毒气室。她与父亲和姐夫在到达时被分开了;解放时,她发现他们两人都死于 1945 年 1 月的"死亡旅行"。战后,F 夫人在一个难民营里遇到了她的丈夫;他们结了婚,搬到了以色列。20 世纪 50 年代,他们唯一的儿子出生后,他们移民到了美国。F 夫人 82 岁时丈夫去世,数月后,被转介接受抑郁治疗。

在访谈中,F 夫人非常直率地提供了她的创伤史的细节:她描述了她的童年,用理想化的语言描述了她的家庭,她把自己描述成一个非常无辜的女孩,经历了可怕的灾难,但仍然保留了她的宗教信仰。她为自己的宗教信仰感到非常自豪,她非常强烈地相信,她父母杰出的道德教诲让她幸存下来。此时,临床工作者为 F 夫人感到难过,也被她创伤在思想上的麻木感到困扰,也觉得无法与她产生连接。临床工作者觉得 F 夫人并没有真正在房间里。临床工作者试探着说:"我无法想象,有任何事情能让你对自己的丧失和遭受的痛苦感到正常。不过,我很高兴听你说,你感到你的信仰给了你承受它的力量。"F 夫人说:"我很幸运,我的父母把我养育得很好。你不了解我看到的事情和经历的事情。"临床工作者问:"你想告诉我吗?你的意思是什么?""其他女孩为了食物所做的事情……你知道女孩们会做任何事……她们什么都愿意做……跟牢头,甚至跟德国人。我们一直都很饿。"F 夫人带着轻蔑的口吻说着这一切,同时快速看向临床工作者寻求赞同。"我永远不会做这样的事。我的成长环境不同。我的父母把我教育得更好。"F 夫人显然很自豪地总结道。临床工作者试着同意和赞扬 F 夫人的高尚道德标准,但感觉有些不适。临床工作者说:"F 夫人,我觉得我没有权利批评任何人为了生存所做的任何事。"F 夫人说:"你的意思是你不认为那些人是坏女孩。我认识一个女孩……她只是为了一块面包就那样做。"临床工作者感觉自己越来越不适,重复说:"我真的觉得我没有权利评判。"F 夫人用挑战的口吻问:"我的意思是,如果你不确定的话,你会这么做吗?"临床工作者感到很有挑战;她不愿意怀疑自己的道德力量,此时,她重新获得了足够的反省,去理解道德的力量与这种互动没有太大关系。临床工作者突然意识到,应该重现患者带其进入的角色,患者是惩罚性的、严厉的、侵袭性的,来羞辱受害者,责备她自己被贬低的状态,临床工作者在受害者的角色中不能区分善恶。我们可以推测出,刻板的教养,内化的惩罚性的父母的角色,无法解决的冲突,等等。然而,人们可能会设想,即使是最有爱心的父母的形象,在青少年成长的思想中,也不会有很大的空间,因为大屠杀的恐怖和施虐的威权的形象以及无法逃离的死亡威胁的内化。临床工作者恢复了正常状态,回应说:"我不知道一直饿着是什么感觉。我不知道整体被威胁杀死是什么感觉。我不知道失去一切是什么感觉。我不知道我会做什么。我不确定奥斯维辛是否适用正常的规则。"F 夫人哭了起来,并且默默地哭了几分钟。当她再次开始说话的时候,她改变了话题,再也没有提起这件事。不可能知道她是否在谈论她自己,是否她就是那个用性交换一块面包的女孩,或者是否有其他的"她"为此责备了自己的行为。然而,访谈的其余部分不再有道德方面的长篇大论,感觉更真诚和亲密。

上述访谈中还有一些其他方面值得反思。首先,临床工作者没有讨论性剥削的问题,当 F 夫人改变话题时,应该由患者决定分享故事的多少细节。作为临床工作者，我们要促进创造一个有逻辑的有意义的故事，我们不需要让患者坦白，访谈不应该变成审问。另一方面，临床工作者会倾向于同意 F 夫人对受害者行为的评判，因受害者的不幸而责备受害者。理解这种倾向的原因是很重要的。一方面，这样做我们可以回避痛苦的信息（甚至可能保护患者，维持防御）；然而，这是不明智的做法，因为即使这样做能在短期内阻止暴露，但从长远来看，我们与"内化的攻击者"结盟，我们将会被受害者永远视为危险的和不值得信任的。在这种互动中，认同另一种起作用的机制也很重要：试图维护"无辜的受害者"的幻觉，这是受害者和施救者共同分享的。许多创伤的受害者感到被他们为了生存所做的事情污染了，或是被攻击者强迫，或只是因为他们处于非人道的条件下。在他们重新进入文明社会之后，他们感觉变了，不再有价值。他们对攻击者的认同，责备他们自己的行为，而不是创伤的环境或攻击者。许多幸存者都会创造出一个故事以符合公众的需求，在某种程度上已经处理了在极端条件下常见的但在正常的社会环境中很难接受和容忍的行为。然而，真正的故事，真正发生的事情，会折磨着受害者。他们觉得无法分享它，确信它们会引起恐惧，这种恐惧和责备是他们自己诱发的。不幸的是，这与在受害者群体中创造圣人的事实不相符，例如大屠杀幸存者或退伍军人：他们被视为现代的圣人，他们是英雄，不能被批评。社会希望相信他们的故事更容易被接受的版本，这使得故事具有二维性。然而，正如索尔仁尼琴（Solzhenitsyn）所说："但愿一切都是如此简单。但愿恶魔隐秘地制造了阴险的行为，只需要他们从我们之中分离出来，消灭他们。但是善与恶的分界线，会穿过每一个人的心脏，并消灭一部分心脏。"治疗需要恢复故事的深度和复杂性，因此，非常重要的是，临床工作者不能陷入期待受害者是"纯粹的"这一陷阱。作为临床工作者，我们需要了解每一个人（包括我们自己的），需要保持自恋性的幻想，我们不是易患的和无所不能的，只是为了好好地活着。与创伤受害者的每一次访谈，都是对这种幻想的挑战。非常重要的是要认识到，对于每一个反移情的患者来说，每一个挑战都是以特定的方式在表达自己。F 夫人的挑战在于，在面对灾难时，自恋型的幻想能够保持道德的优越性。在其他案例中，可能会幻想躯体没有易患性。在另一个案例中，临床工作者发现自己无法关注一个女性在她的儿子于婴儿期死亡后的哭泣，只是在临床工作者与她的督导讨论后，才意识到这个事实，她自己家中有一个 6 个月大的婴儿。

G 先生是一位 90 岁的英国人，与他结婚 60 年的妻子患阿尔茨海默病 10 年后去世，随后他来接受治疗。在初始访谈中，G 先生谈到了他早年的生活：他 1915 年出生于伦敦。第二次世界大战期间，他曾在英国皇家空军服役；他曾在欧洲各地执行过许多任务，曾被击落、受伤，一位法国的农民救了他。他与这位农民的女儿有了外遇。随后他返回了伦敦，他的女友在那儿等他。他们在 1945 年结婚，1960 年他移民到美国，因为他得到了一份工程师的工作，之后他们有了三个孩子。他的余生大部分都是这样平静，直到他的妻子患病。临床工作者发现自己被 G 先生早期的生活深深吸引，听起来很浪漫，但是她不得不承认 G 先生没有表现出任何 PTSD 的症状。他平静地讲述了他的战争经历，不愿意谈论更多。他想谈谈失去妻子的事情：一个更平凡的话题，这正是他来访谈和后续治疗的原因。

　　这个案例表明，在倾听创伤性的故事时，我们需要警惕临床工作者特权性窥视的风险。事实上，我们询问患者创伤暴露的病史并不意味着我们应该把它作为治疗的重点，如果这不是患者的意愿，特别是如果没有明显的临床指征的话。而且，即使一些创伤性的故事听起来像小说或电影情节，我们的患者所经历过的恐怖、疼痛和痛苦的灾难永远不会被忘记。当我们开始把创伤型患者视为娱乐的来源时，我们感到我们的兴趣和好奇得到了满足，我们需要问自己：在互动中，被重演的是什么。不应该询问创伤的细节来满足临床工作者的好奇心，因为这将重新创造受害者创伤的客观条件。对临床工作者来说，同样重要的是注意患者对可怕的细节的耐受能力和这样做的必要性。一些患者事实上从事这样的重演，用他们经历的这些不必要的痛苦的细节来折磨他们的听众，他们没有觉察到他们的施虐性。这不应该被容忍，即使没必要直接对质患者的施虐性。然而，如果探索他们行为的防御性动机，可能有助于治疗。

四、结论

　　治疗创伤型受害者很有挑战性，需要耐心、技能和弹性。患者故事的恐怖性，就像柯勒律治（Coleridge）的《老水手之歌》一样，能够引起临床工作者的注意，在患者的故事结束后，感到：

　　　　……就像一个被震惊的人，

　　　　然后失去了所有的感觉……

　　临床工作者不仅要密切关注患者的病情和悲伤的情绪，还要关注自己为了处理危险的创伤性重演的应对和反应，以及确认那些替代性的创伤和防止职业倦怠。然而，当信任关系建立后，心理治疗可以是有效的，对患者和临床工作者都是有回报的。

第十一章 分离性身份障碍型患者

分离性身份障碍(DID,旧称"多重人格障碍")在精神医学上有着悠久的历史。该诊断有时被怀疑,被认为是临床工作者通过催眠或暗示诱导出来的,因此其起源是医源性的,不是"真正的"疾病,而是"歇斯底里症"的表现。然而,频繁的附体和恍惚的分离状态,在许多不同文化中被人类学家观察到。经常被发现的附体状态是文化历史学家罗纳德·诺克斯(Ronald Knox)称为"激情的"宗教的内在部分。这些意识状态的改变,被体验为一种或另一种形式的附体,可以发生在群体环境中,通常涉及跳舞、有节奏的歌唱,有时还会使用毒品,但它们也可以在个体中自发发生。18世纪的英国艺术家威廉·布莱克(William Blake)是一位虔诚的教徒,他把自己描述成一位"充满激情、孕育希望的梦想家",他的绘画和雕塑都反映了他反复出现的分离体验。无论是群体诱发的还是自发的分离状态,都在跨文化中普遍存在,以及过去35年里的大量研究都说明了这是一种真正的综合征,现在被编码在DSM-5中。

19世纪法国神经内科医生让-马丁·沙可(Jean-Martin Charcot)对描述器质性的神经病学做出了许多开创性的贡献,他在37岁时被法国的萨尔佩替耶(Salpêtrière)医院聘为临床工作者。在那里,他对神经病患者所表现出的歇斯底里症的抽搐发作很感兴趣,他描述其为"歇斯底里"癫痫。他最早认识到先前的精神创伤是"歇斯底里"发作的核心。在他的临床会议中,患者在催眠状态下会表现出"歇斯底里"癫痫发作,因而变得很有名,欧洲各地的临床工作者都来参加,其中就包括年轻的西格蒙德·弗洛伊德。沙可在他的患者中使用催眠来接触和展现丰富的分离现象。后来,约瑟夫·布律尔(Josef Breuer)在与弗洛伊德的合作中,在心理治疗的情境中解释分离现象,最著名的是安娜·欧(Anna O)的案例。在这个案例中,布律尔注意到她存在两种完全不同的意识状态,而且它们互相交替,患者在一种状态下是抑郁和焦虑的,然而在另一种状态下是"淘气的"、生气勃勃的和虐待的。这个状态似乎是由她经历的敬爱的父亲突然去世的精神创伤促发的。弗洛伊德对分离现象的兴趣迅速消退,因为他开始发展力比多的理论来解释神经症症状的起源。然而,他是个非常聪明的症状学家,1910年他宣称:"催眠现象的研究已经使我们首先困惑地意识到,在同一个人身上可以有许多精神组群,它们彼此或多或少地保持独立。"这就预示了现代的观点:分离障碍涉及意识、记忆、身份、感知和行为的正常整合功能的紊乱。

1932年,精神分析学家桑德尔·费伦齐(Sandor Ferenczi)指出:"几乎所有创伤经历的幻觉的重复,都是始于我们日常生活的积累。"在他的许多患者中,他都强调了儿童期创伤的现实性,特别是性创伤,不同于弗洛伊德所认为的幻觉是大多数患者在临床情境中创伤记忆的根源。此外,费伦齐还观察到创伤可以导致人格分裂。

从我们当前的命名系统来看,传统的歇斯底里症被分布在一系列DSM-5的诊断中。然而,歇斯底里症最显著的特征是分离和躯体化(转换)症状。"双重意识"和歇斯底里症的关系持续存在于 20 世纪的精神疾病的命名中。例如,在 1968 年,DSM-Ⅱ 中的"歇斯底里神经症"包括两种亚型:转换型和分离型,延续着与先前的大歇斯底里症的关系。然而,在 DSM-Ⅲ 中,"歇斯底里症"不再被认为是一种恰当的精神疾病;分离障碍与躯体化障碍之间的关系也被切断了,分离性身份障碍的诊断标准以一种几乎与当前标准相同的形式出现了。在 DSM-5 时代,分离病理学的创伤性起源已经很好地被确立,以至于有建议将分离障碍包含在创伤相关的障碍中;然而,最终这种关系被相邻的章节安排所替代(创伤及应激相关障碍一章后,紧接着分离障碍,再之后是躯体症状及相关障碍),分离亚型被作为创伤后应激障碍(PTSD)的一个标注。

今天,DID 被认为是一个不同于其他精神病理的实体,它根源于儿童期的创伤。DID 以令人惊讶的频率在门诊出现,对于这一经常致残的障碍,需要精确的诊断和治疗。

一、精神病理与精神动力学

DID 的 DSM-5 诊断标准直接列在表格 11-1 中①:DID 是一种患者表现出两种或两种以上人格障碍的疾病,它们交替控制她的行为伴有记忆空隙(失忆)。在更详细地描述临床表现之前,我们必须首先解决慢性和严重创伤性的儿童期的症状的起源。分离既是对创伤的一种自发性反应,也是对躯体上无法逃离的创伤情境的严重的心理反应的防御。两个重要的原则是:第一,整个多重人格系统是围绕着回避创伤性记忆和情感来构建的,所有与患者的互动都是基于这些知识;第二,DID 患者从来不是孤立地患有 DID 症状,而是展现出多个其他与创伤相关的症状——至少是 PTSD,并伴有对自己和世界扭曲的观点,充满负性的信念或想法。这一组症状经常被认为是复杂性的 PTSD,治疗 DID 患者的临床工作者应该熟悉这个实体,因为它对这些多种症状患者的治疗提供了一个统一的概念化。实用的结论是,在治疗 DID 患者时,临床工作者应该预期会面对广泛的共病的精神病理,特别是 PTSD、边缘型人格障碍(BPD)和抑郁,所有这些都被涵盖在极端负性的认知中,如绝望、期待被剥削,特别是自我憎恨。

表格 11-1　分离性身份障碍的 DSM-5 诊断标准

A. 存在 2 个或更多的以截然不同的人格状态为特征的身份瓦解,这可能在某些文化中被描述为一种附体体验。身份的瓦解涉及明显的自我感和自我控制感的中断,伴随与情感、行为、意识、记忆、感知、认知和/或感觉运动功能相关的改变。这些体征和症状可以被他人观察到或由个体报告。
B. 回忆日常事件,重要的个人信息和/或创伤性事件时,存在反复的空隙,它们与普通的健忘不一致。

---

①　因为临床人群中 80%—90% 的分离性身份障碍型患者为女性,所以为方便描述,本章将统一使用单数的女性代词(她)。

C. 这些症状引起有临床意义的痛苦，或导致社交、职业或其他重要功能方面的损害。

D. 该障碍并非一个广义的可接受的文化或宗教实践的正常部分。

　　注：对于儿童，这些症状不能更好地用假想玩伴或其他幻想的游戏来解释。

E. 这些症状不能归因于某种物质的生理效应（例如，酒精中毒期间的黑矇、行为）或其他躯体疾病（例如，复杂部分性癫痫）。

　　来源　转载于美国精神医学学会：精神障碍诊断与统计手册，第五版。阿林顿，弗吉尼亚州，美国精神医学学会，2013。版权所有ⓒ 2013，美国精神医学学会。授权使用。

　　除了共病的症状，DID 综合征本身也包括不同的人格状态系统，并且伴有各自的遗忘状态系统。人格状态通常代表不同的年龄、不同的性别、不同的记忆（特别是创伤的记忆）以及不同的情感和态度。当不同的人格状态控制着患者的行为时，往往有一定程度的遗忘——也就是说，每一种人格状态通常都会被记住，当这种状态处于控制期时发生了什么，但不记得其他人格状态的活动（通常被称为部分或亚型）。患者的体验有相当大的变异，从患者觉察到不同状态的存在并且可以描述它们（那是露丝，她是容易愤怒的人，她通常在我父亲在场的时候出来），到患者对她的疾病一无所知，除了紊乱的"隐形"的体验以外，然后被告知他们做了一些他们完全不记得的事情。遗忘的程度也是变异的，当它很严重时，没有记忆的行为对患者来说是非常痛苦的——例如，发现她不记得怎样造成的伤口或接到一个男性的电话要求与她再发生性行为但她完全没有记忆。

　　尽管 DID 经常在成人期被诊断，但它实际上始于儿童期，在严重创伤的背景下，例如在极端的、慢性的、躯体的和/或性的和/或情感虐待的条件下。在 19 世纪，皮埃尔·珍妮特（Pierre Janet）和弗洛伊德观察到从创伤性经历中分离出来的现象（分离性遗忘）；后来，急性应激性遗忘在第一次世界大战和第二次世界大战的战场上的士兵身上反复出现。在 DID 的发展过程中，儿童开始都有一个相似的使自己远离创伤的过程，仿佛它是发生在别人身上，或是让自己不觉知它。然而，当创伤被慢性重复时，创造内在的分离屏障的过程就会反复出现，这些屏障就变成了具体的心理结构，患者的自我意识就会慢慢分离。这种防御起初是为了保护她免受不可忍受的创伤性经历，但最终其他的心理问题如愤怒或性的冲突，也被分离解决了，患者的人格变得"多重"，一些人格状态能够记得创伤，一些人格状态则拥有某些情感，另一些人格状态则会执行某些功能如工作或育儿。患者需要付出失去内在一致性和持续的自我感的代价，但会帮助她从儿童期幸存下来；后来，作为一个成人，分离性身份和不连续的记忆的负性后果就会变得明显。尽管在 DID 患者的人格系统中有许多变异，但我们只描述其中一些常见的情况。

　　在 DID"系统"中，人格状态的平均数是 8 个，这个数字在定义的最小的 2 个到"碎片化的 DID"之间变换。最常见的人格状态的类型几乎存在于每一位 DID 患者身上，包括愤怒/暴力型、"被害"型、自杀型和儿童型。其他常见的类型有青春期型（经常叛逆和愤怒）；性/滥交型；快乐型，他们可能会使用物质，倾向于否认情感上的痛苦；性格沉稳、建设型，有着广泛的人格系统的知识（有时被称为内在自助型）；

日常工作型（工作、育儿、做妻子）；虐待父母型，以虐待的父母为榜样；安慰型，代表了幻想中的慈爱的父母；相反性别型。理解 DID 患者的人格系统要求不仅熟悉各种人格状态，而且要了解患者的哪些部分在治疗中出现，哪些部分反对治疗；哪些部分倾向于互相团结或彼此反对；哪些部分在什么情况下容易"出现"；最后，每一种人格状态关于其疾病的觉知水平——特别要询问这些人格状态是否觉察到这一现实，它们共享一个躯体以及都是一个个体的不同部分。

此外，患者的心理不仅是分离的，而且通常有一系列不良适应的态度（如自我憎恨）和不良适应的行为（如自杀）。患者内在的现实是非常痛苦的、混淆的，不同的部分以截然不同的态度表达（例如，害怕被触摸与无差别的性活动），伴有创伤后对过去和现在的混淆，就像时间被冻结在被虐待的闪回中。被害型人格是一种人格状态，她表达了与自己面对面的态度，例如"她是一个懦弱的人；她让自己遭受那样的虐待作为惩罚！"——这种态度被用来合理化诸如自我割伤等行为，被害型人格状态可能会觉得自己是在割别人的身体，而不是她自己的身体。许多更"负性"的人格亚型表达了对临床工作者的敌意和不满。其他的人格亚型可能表现出以下行为，如物质滥用、滥交，或强烈的愤怒，或被动地受害。这些人格状态被安排在一个稳定的系统中，患者试图以允许有基本功能的方式来补偿碎片化和记忆空隙，当它们对近距离的观察者隐藏其 DID 时。

最后一点值得扩展，并有助于解释为什么许多研究发现，DID 患者在精神健康系统中多年却没有被诊断。尽管 DID 的诊断被描述为身份碎片化和遗忘，虽然这些症状可能会在患者初次就诊时被报告，但患者通常能够把症状隐藏起来，不让外界知道，可能她们自己也只是模糊地意识到这些症状，所以，DID 患者通常主诉为抑郁、焦虑或自杀倾向，而不是遗忘或不同的人格状态。隐藏其症状对 DID 患者来说是最优先的事情，她花费多年来时间来隐瞒她的性虐待，她也一直在努力隐藏自己的分离体验。听幻觉在 90% 以上的 DID 患者中出现，代表了其他人格状态进入觉知的一种侵袭，通常从儿童期就存在，但患者从未显露它们，因为害怕被认为是"疯子"。患者的人格状态系统和遗忘屏障，经常在进入治疗阶段后才出现。DID 患者通常都很聪明，她比患有这些症状的个体的功能更高。

（一）精神动力学

在理解 DID 时，我们会遇到几个历史上或临床上重要的精神动力学问题。DID 是过去传统的"大歇斯底里"的现代术语，许多核心特征在布律尔和弗洛伊德关于歇斯底里症的基础研究中有所描述；他们的概念化又强烈地受到皮埃尔·珍妮特和让·马丁·沙可的影响。珍妮特的著作近年来被研究分离的学者复兴，作为早期分离现象的描述，至今仍然是相关的。在 1883 年到 1889 年之间，珍妮特仔细研究了几个歇斯底里症的案例，描述了"心理的自动化""双重意识"和"双重人格"，所有这些都预示着我们理解分离状态是 DID 的核心。著名的神经内科医生让·马丁·沙可，在他 1889 年最后的著作中（这本书被弗洛伊德翻译成了德文）讨论了意外后歇斯底里性瘫痪的案例：假设突然的创伤可能会引起"神经休克"，并且伴有催眠样的精神状态，这种状态导致歇斯底里症状的形成。这种歇斯底里的创伤模型也是我们当前理解的核心。

布鲁尔和弗洛伊德在 1893 年对歇斯底里的"初步沟通"部分包含了大部分今天的 DID 模型的要素。他们认为几乎所有的歇斯底里都是由心理创伤引起的；作为发生歇斯底里的第一步，强调了"催眠样状态"的重要性（作为创伤的反应体验到的意识的催眠样改变）。在临床综合征中描述了两种人格状态互相交替，每一种只记住了与它相关的病史；并且认为从创伤性记忆和情境中分离是病理性的，其重新整合最终是治疗性的。

我们确信意识的分离在已知的"双重意识"的典型案例中非常明显，它在每一个歇斯底里症中都基本存在，这种分离的倾向出现在不正常的意识状态中，是神经症的基本现象（这些都应该归在术语"催眠样"中）。

然而，在上述同一本著作中，布鲁尔和弗洛伊德描述了歇斯底里症的两个不同的路径。第一种，类似于我们目前理解的分裂障碍，创伤性记忆没有被觉察到，"因为它们发生在严重的麻痹的情感中"，我们称之为伪创伤性分离。然而，明显的分歧是，作者还描述了另一种不同的路径，仍然聚焦于从觉知中排除那些痛苦的记忆，但强调心理的防御而不是催眠样的状态——"患者希望忘记很多事情，因此有意识地从想法中抑制它们"。弗洛伊德很快就看到了两个模型——由于创伤的麻痹情感导致分离性"催眠样状态"和双重意识，相对于对心理冲突的防御，利用抑制、双重情感被看作是附带现象——是矛盾的。

读者知道第二种路径——冲突的抑制——最终在弗洛伊德的概念化的精神病理中占了上风。布鲁尔和弗洛伊德最初对歇斯底里症的观点是它起源于创伤（"诱导理论"），与目前对 DID 的看法相似。然而，最终弗洛伊德开始相信每一个看起来是催眠样的歇斯底里症从根本上是一种防御性的歇斯底里症——现在，心理的冲突和抑制，在解释上优先于创伤性分离。在这个模型中，儿童期真实的性创伤不如儿童期的性愿望重要。儿童期性愿望之所以被排除在意识之外，不是因为创伤性麻痹性情感产生的分离，而是因为患者"希望忘记"它们。

现代 DID 的研究者还有另一个优势来看待这场辩论。非常强烈的创伤和分离之间的关系已经被建立起来了，没有任何疑问。在 DID 中，我们现在知道，我们不需要在创伤/分离模型和冲突/防御模型中进行选择，因为这两种机制都明显在起作用。暴露给急性创伤确实能够诱发催眠样状态，我们现在称之为创伤性分离；然而，分离显然也可以作为一种防御。当儿童对创伤性虐待产生分离性遗忘时，遗忘起源于催眠样状态，但也作为防御的目的——尽管防御是针对不可忍受的情感，而不是冲突的愿望。而且，后来在一个典型的 DID 案例中，发现它可以明显地被观察到，分离性人格状态的产生不仅仅是对创伤的一种反应，也是消化冲突性情感的需要，如愤怒和性。创伤性歇斯底里和防御性歇斯底里症的症状学共同存在，在 DID 的患者中是重叠的。基础性的理解——DID 患者作为对难以承受的创伤性情感的反应而出现分离，以及这种分离作为患者核心和广泛的防御，应对创伤性记忆和冲突的冲动——形成了所有的治疗模式并指导了所有的临床行动。

从 20 世纪 80 年代初开始，人们对 DID 重新产生兴趣和研究，关于 DID 的发生，我们依赖于含两个因素的解释模型：暴露于严重的早期创伤与个人内在的分离倾向相结合并产生病理性分离。近年来，纵向的研究数据显示，婴儿期测量出来的紊乱的依恋关系是后来的强力预测因素，独立于创伤暴露。这一信息，结合临床观察，已经使我们从两个因素的模型发展为三种因素的模型，这也包括依恋的精神动力学。

约翰·鲍比(John Bowlby)的依恋理论认为，人类从出生开始就有一种倾向，在孤独或受到威胁时会对照料者形成一种依恋。这在进化上是生存所必需的，成功创造与至少一个照料者的依恋关系，对于人健康的情绪和社会发展是必不可少的。当在婴儿期测量依恋时，紊乱的依恋是指婴儿的一系列行为，其中缺乏连贯的努力来寻求和维持依恋。有证据表明，父母自身的依恋困难或过去的创伤表现在不同的行为上，如父母感到害怕、无助或愤怒，这就会惊吓到婴儿，使婴儿处于一种两难的情境，她害怕应该寻求安慰的人——导致紊乱的依恋。对依恋问题在形成 DID 过程中的确切作用的理解，不如对创伤理解得深刻。我们可以清楚地说，同样的儿童期环境充满了创伤和虐待，对于让儿童找到安全的依恋来说，将会频繁地提供一个存在极大困难的背景。正如一个儿童面对明显的创伤（如性虐待），当她努力寻找父母的情感共鸣，但对那些反应迟钝或没有明显反应的父母感到非常失望时，她可能会产生分离性退缩。父母的虐待或忽视可能源于父母自身的精神疾病或物质滥用的困难，使他们极少能够建立可靠的情感联结。更糟糕的是，儿童必须把她对依恋的需要转向虐待她的父母。人们很容易想象，基于他人的爱和虐待的特质，将客体一分为二的心理防御的优点；人们也可以想象，对儿童来说，将她自己对两种父母角色的截然相反的依恋反应整合起来的困难。分离性分裂偶尔会隐藏起来，就像寻求安全，对爱的希望会反复失望——有时将这种希望寄托在特定的人格状态中。这些压倒性的依恋的需求和对依恋的不安全感，成为大部分 DID 患者接受治疗的核心角色。这种情况在儿童型患者中表现得尤为明显，她们带着对照顾的热切渴望求助于临床工作者，同时它也出现在被害型患者中，它的敌意和虚张声势抵御了一种强烈的但未被承认的对临床工作者的照顾的渴望。

（二）鉴别诊断

根据与 DID 共有的一种主要症状，导致与 DID 诊断混淆最多的两种疾病是精神分裂症和双相障碍。绝大多数 DID 患者都体验过来自于分离性人格状态的听幻觉。根据定义，这些都是"精神病性症状"，因为它们违反了共识的现实，但基础的病程不是精神病性的：没有思维障碍，其他伴随的精神病性症状也不存在，而且这些症状对抗精神病性药物没有反应。这些症状与 PTSD 中那些生动的闪回类似，因为它有一段时间与现实脱离——其他人不能看到这些被再体验的创伤性情境，但是这些症状是由 PTSD 引起，不给予精神病性障碍的诊断，也不使用抗精神病性药物作为治疗手段。因为 DID 中的听幻觉往往是反对的声音,或鼓励从事危险行为如伤害自己或他人的声音,它们与精神分裂症或精神病性心境障碍极为相似。事实上,很多研究已经重复发现 DID 患者会表现出更多的精神分裂症的施耐德(Schneiderian)一级症状(例如,不同的声音彼此交谈,有"制造"出来的行为或感受)。区分这两种疾病可能比较困难;存在或缺少其他阳性症状,特别是思维障碍和阴性症状是一个有用的线索,就像临床"概貌"(例如,患者报告,她从 6 岁起就开始听到声音,是在创伤性儿童期的背景下,但她的整体功能水平远远高于始于儿童期的严重的精神分裂症,则患者可能患有 DID)。最终,临床工作者必须确定声音是否代表了个人化的实体(例如,患者描述听到了一个熟悉的声音,是一个天使,她总是说我有多蠢,并且继续报告说这个天使是一个金发碧眼、穿着朋克服装的少年),以及这个实体是否控制了患者的行为[例如,当患者感到愤怒时,听到了"肯尼亚"(人民)的声音,有时声音会变得非常大,然后是患者的一段遗忘性发作,患者出现攻击行为]。这种鉴别诊断有时很简单,但经常是非常困难的,临床工作者可能需要忍受很长时间的诊断不确定期,可能包括试验神经阻滞剂治疗。

　　快速循环的双相障碍与 DID 都有情绪状态之间的戏剧性变换,例如,抑郁的、负责任的而不是滥交的、使用物质的、享乐主义的人格。如果这些改变归因于 DID,那么这种转变就是立即的而不需要数小时或数天;可能对一些活动有遗忘;不同的状态可以被描述为不同的名称或躯体特征;伴随的植物神经症状一般不会像双相障碍那样明显;诸如夸大妄想之类的症状通常是不存在的。

　　诊断 DID 的难度已经得到了很好的证实,多项研究证明,典型的 DID 患者在精神健康系统中往往需要 7 年以上才能诊断——这就提出了一个问题,在患者被诊断为 DID 之前,被给予了什么诊断。因此,诊断精神分裂症和双相障碍不仅代表了鉴别诊断的可能性,而且也经常被视为对有听幻觉或有交替的戏剧性的不同人格的患者的错误诊断,其真正的诊断应该是 DID。第三种鉴别诊断,通常也很难区分,是与 BPD(边缘型人格障碍)相鉴别。然而,虽然诊断精神分裂症或双相障碍相对于 DID 通常是非此即彼的问题,但 BPD 和 DID 提出会同时存在,80% 的 DID 患者也有 BPD 的诊断,而 50% 的 BPD 患者符合分离障碍的诊断(DID 可能在 BPD 的患者中占 10%—30%)。考虑到这两种疾病的创伤性起源,这并不奇怪;我们认为是"边缘"的症状,如自杀倾向和情绪失调,在 DID 中也非常普遍,大多数 DID 患者也符合额外的 BPD 的诊断。重要的问题是,当评估一个已经被诊断出患有 BPD 的患者时,在 BPD 患者中的身份紊乱和分裂是否达到了人格状态的水平并伴有遗忘,若达到,则应该考虑 DID 的诊断。

　　DID 特征性的遗忘,必须区别于不同病因的记忆紊乱。当筛查的问题"你是否有一段时间记不起来?"如果答案是"是"的话,那么两个最常见的非 DID 的病因就是物质使用和癫痫障碍,确认的病史会相对容易地获得。相对于 DID 来说,另一个重要的鉴别诊断是正常的遗忘和正常的人格改变。当患者承认记忆紊乱时,大多数人实际上是"我不记得我丢了钥匙"并伴有正常的遗忘,相对于报告"有时候我发现自己身处某地,却不知道自己是如何到达那里的",后者更像是 DID。同样的,人们可能报告说在特定的环境下感觉像一个"完全不同的人",但他们通常并不意味着一个人有不同的名字、年龄、性别或躯体特征,他们通常也不会遗忘这个"不同的人"的活动。

诈病或做作性 DID 与实际上发生的情况相比被过多地怀疑了,但存在明显的继发性获益的线索,患者的报告所强调的症状可能是在媒体上获得的,因此更有可能是伪装的(显著的或戏剧性的人格状态,童年创伤),它忽略了一些不太为人所知但实际上在流行病学上同样常见的症状(如听幻觉、侵入性想法/情绪/冲动/行为、人格解体)。

二、访谈管理

在对 DID 患者的访谈管理中存在的问题在不同的治疗阶段有很大的不同,我们将举例说明访谈是如何随时间而变化的。这种差异尤其明显,当早期访谈中诊断不明确时,以及晚期访谈中诊断得到确认且患者和临床工作者一致认可患者存在一个不同的"部分"时。我们首先来看一个在早期治疗中保持这种微妙的探索的例子。

(一)早期阶段

DID 患者很少清晰地描述不同的人格状态,而是报告一般症状,如抑郁、焦虑或自杀。她们通常都有一段显著的儿童期创伤的病史,尽管患者可能会回避这个话题,弱化其严重性或者可能说:"我不知道——可能——我真的不记得了。"临床工作者可能会因为患者描述了遗忘发作而怀疑 DID("丢失了时间")或在行为上有戏剧性的变化,患者自己也感到困惑——或者因为临床工作者注意到患者对事件发生的那段时间或治疗的内容的记忆有明显的间隙。临床工作者困惑"这个患者可能有 DID 吗?"然后就寻找存在的症状,例如"内部有其他人"的感觉,交替的人格状态有时会控制她的行为,记不住她的行为——也要询问是否存在慢性的听幻觉,代表了不被允许的人格侵入了她的觉知。患者理解这些症状的倾向是高度无意识驱动的。DID 患者的症状在儿童期发生,在严重的持续性虐待的背景下,这种虐待是秘密发生的,或者虐待停止,DID 就有可能被避免。因此,患者的症状是在一种隐藏的、害羞的背景下出现的秘密,暴露症状可能与暴露虐待有相同的负性的情感反应。患者深深地相信,当临床工作者开始进行诊断性询问时,这种信念就会被激活,暴露这些长期隐藏的秘密(即他们的虐待和不寻常的内在体验)是非常危险的,因此会受到严格的内部禁止。此外,DID 患者通常会体验他们的症状作为他们很"疯狂"的证据,多年来一直试图通过隐藏它们来"表现得正常"。任何诊断性询问都有可能打破这一脆弱的平衡。因此,当临床工作者开始探索 DID 症状时,她必须非常谨慎,预期会遇到暴露它们的强烈的阻抗。临床工作者缓慢而谨慎地进行,并且准备好在患者出现警觉的迹象时暂停,如下例所示。

一位二十多岁的单身母亲因为企图自杀,住院后来接受治疗,她具有显著的儿童期创伤史。临床工作者首先注意到患者从来没有详细描述这次自杀企图,说"它非常模糊",然后开始意识到对话中隐晦的不连续性,在这种情况下,聪明而机警的患者显得对正在讨论的内容感到困惑。之后,临床工作者询问患者是否还记得刚刚讨论的内容,患者回答:"当然",但当临床工作者要求她重新叙述之前几分钟讨论的内容时,她承认自己不记得了。然后,临床工作者询问患者记忆的症状,患者承认症状但明显不舒服,事实上这是一个令人苦恼的经常发生的现象,她对先前的事件没有记忆。临床工作者要求患者举一个例子,这甚至包括她发现自己与一个陌生男人在床上,但她不记得是如何到达那里——在没有物质中毒的情况下。此时,临床工作者怀疑她患有DID,但并不想吓到患者,于是很小心地使用了"存在"或"不存在"的语言,来表达两种诊断可能性。这种语言的例子包括:"你自己的一部分"或"你人格的不同方面";也可以使用这种措辞来询问:"有时候你的一部分控制了你吗?""有时候你会觉得自己与众不同?"或"你对此有强烈的内部冲突——就像内部有战争吗?"这种语言可以让患者扩展她的内在体验而不必大胆地宣布存在DID,以及无须临床工作者过早地判断诊断问题。临床工作者继续询问患者是否听到声音;患者似乎很犹豫,一开始说:"我不这么认为",但是在得到临床工作者确认这些是常见的诊断问题之后,承认有这一症状,并补充说她以前从未告诉过任何人。当临床工作者询问更多关于声音的细节时("他们说什么?""你熟悉他们的声音吗?""这些声音感觉像是你身体的另一部分在和你说话吗?"),突然发现患者看起来非常害怕。临床工作者很快假设诊断的询问已经足够深入,然后问:"你是否得到了内心的反馈,认为你不应该谈论这个问题?"患者显然对这种关于她内在体验的精确描述感到惊讶,并点头表示同意。此时,临床工作者知道要提供安慰和精神健康教育,说:"这是完全可以理解的,讨论这些年来你一直藏在心里的事情,将是不舒服的",并解释失去时间感和听到声音等症状不意味着一个人疯了,事实上,这些经常发生在那些经历过儿童期创伤的人中。临床工作者补充说,尽管他认为对患者来说,进一步探索这些东西可能最终会非常有用,但选择权将完全在她手中,他不会强迫她谈论一些她不想讨论的事情。

在典型的DID患者的治疗中,这样的访谈会逐渐展开,以一种显著的"停止—再开始"的方式,更清楚地了解患者对自身其他方面的内在体验的概貌。她可能会从先前的描述中退却,说:"我真的不太确定我跟你说了什么",也可能需要反复确认,临床工作者不会负性地评价她或者认为她疯了。精神健康教育可能需要重复给予,以及没有必要急着去探索这些问题,临床工作者愿意并感兴趣将所有的治疗工作都建立在患者舒适的基础上。通常,需要一次或多次较长时间的讨论"值得挖出所有这些东西吗",临床工作者需要合理化患者情绪上的害怕,也要解释其潜在的益处。

在治疗的早期阶段,如果患者表示有兴趣继续探索她迄今为止未被检查到的内在体验,那么临床工作者就要提出许多探索性的问题。临床工作者试图在过于好奇、惊吓患者,与不主动询问之间找到平衡,随之而来的风险是,患者的恐惧将以被动阻抗的形式出现,她只是避免提及这些事情。

(二)接触人格状态

临床工作者治疗 DID 的过程中,一个明确的选择是触及患者交替的人格状态(通常在文献中被称为亚型,但在与患者交谈时通常被称为部分)。这个主题已经被详尽地回顾过了,我们不在这里重新讨论。我们简单地总结一下,尽管患者在理解和探索病情的能力方面有很大的差异,但是根据定义,DID 患者长期生活在主观上独立的人格状态中。这些不同的状态,有它们自己的身份,有它们自己特征性的情感和行为,有它们自己创伤性的记忆,被患者体验为不同的人("分别的妄想",然而,这不是一种精神病性症状,对抗精神病性药物没有反应)。对于 DID 有效的心理治疗,涉及临床工作者直接以它们自己的条件与各类型的人格状态沟通,进入它们分别的主观体验,同时持续地传递信息,事实上它们不是分别的人而是人的各部分,患者在治疗中的需要将这些部分逐渐变得不那么分离——在部分之间改善沟通和合作,导致较少的遗忘、较少的混淆和改善功能。临床工作者应明确"整合"的特定目标(即所有内在的分离的屏障被消除,将所有的人格状态融为一体)会被一些患者接受,但这是有选择的——然而,如果患者希望病情好转的话,改善内部合作和沟通的目标是必需的。

从一开始,当临床工作者怀疑 DID 诊断时,他必须意识到尽管他是与一个人交谈,但在背景上,可能有患者的多个其他部分在倾听对话,形成自己的观点和判断,以及选择是否参与心理治疗。这种疗法的成功最终取决于找到一种方法,使患者人格的其他部分参与进来——因为如果不参与,这些部分所代表的常见问题(如愤怒、性、不信任、自我憎恨)可能在治疗中被限制,治疗对其只会产生较小的影响。

一位 22 岁的大学生接受了几个月的治疗后,有证据表明她患有 DID;然而,临床工作者还不能通过直接与她的亚型接触来确认诊断。诊断的证据包括重复的遗忘和失忆的行为以及患者非常熟悉的听幻觉("这是杰西,她总是生气。她不喜欢被人强迫。她总是叫我争斗。")。一天,在治疗时,患者感到她生气地、粗鲁地对她的一位大学老师在说话("她一定认为我是个十足的泼妇。现在我不可能通过那门课的考试了!")。临床工作者问她是否清楚地记得这件事(她不记得),并继续问:"你觉得那是你的另一部分做的事情吗?"患者想了想,最终回答说:"可能吧。"临床工作者问她是否知道是她的哪一部分。经过长时间的停顿,患者回答说:"也许是杰西。"临床工作者试图进一步探索("你为什么这么认为?"),但在更长的停顿之后,患者回答说,"她说我不应该和你说话"——然后又说杰西希望现在就离开,因为"她总是把我的事情搞砸!如果我能摆脱她,事情会好得多!"临床工作者问患者是否愿意听听他对杰西的想法,患者表示同意,临床工作者提供了重要的信息:"首先我知道这会让你不开心,但你摆脱不了她。我知道杰西像是一个不同的人,我知道这难以理解,但你和杰西实际上是同一个人的两个部分。如果我能够跟她说话,她也会像你这样说——她可能会生你的气,说如果没有你的话,她的生活会更好。然后,我也会跟她说我对你说的话,你无法摆脱她;你们是同一个人的两个部分。"患者回答说:"那就乱套了!"临床工作者继续说:"你知道别的事情吗?即使你可以摆脱她,没有她你也不会过得更好。因为你知道所有那些她生气和打架的时候吗?她实际上是为了你在做这些事。这是她真正擅长的方面:强势,在你需要生气的时候愤怒——这是你觉得很难做到的,对吗?"患者承认她在这方面的困难,临床工作者接着说:"是的,我知道有时她似乎反应过度。但我同意,有时她可能有点太过分了。但我告诉你,我知道一些你小时候经历的事情,我百分之百可以肯定的是,她有合理的理由愤怒。我可以肯定,如果她告诉我她感到愤怒的那些事情,我也会愤怒。所以,也许她有时有点过度愤怒了,但她实际上是你身上很有价值的一部分,她承载着你的很多愤怒和力量,没有她你不会过得更好。如果你的这两个部分能找到一种合作的方式,而不是一直处于战争的状态,那就更好了。"患者回答说:"那是不可能的!"临床工作者继续说:"我知道,看来你们俩现在离得很远。但是我知道你想要感觉好一点,我也很确定她也想要感觉好一点,我们需要找到让你们俩都感觉好一点的方法。"

临床工作者可能会选择在这一时刻进行额外的阻抗分析:"还有一件事情,她说你不愿意和我说话,我能理解。我认为,当你还是个孩子的时候,你就学会了最好对发生的事情保持沉默,如果你不这样做,坏事就会发生,对吗?所以,她发现最安全的方法是不告诉别人这些事情。当然,当她看到你和我说话时,她就告诉你不要这样。你知道吗?我觉得这些年来她一直都很聪明,不跟别人说话。但我想对她说,尽管这是过去最好的方法,但不会永远是最好的方法。杰西可能看着我说,'我为什么要相信那个人呢?和他说话是不安全的。'所以我要邀请她来看着我,听我们正在进行的谈话,不要因为过去的谈话是危险的,就认为现在也是这样。她真的是一个很好的监护人,确保你不会因为信任任何人而受到伤害,对吗?所以,我也不介意她在这里当监护人,她可以非常仔细地观察我,如果发现我看起来像在做坏事,她可以警告你,并且问我想做什么。因为如果她真的是一个很好的监护人,如果我们真的谈论一些事情的话,那就会让我们在治疗上更安全。"

在上述对话中,临床工作者一直在追求几个目标。在整个治疗过程中,临床工作者温和而坚定地应对患者分离的体验,相信看似独立的个体实际上是一个人的不同部分;类似地,我们也要坚定地相信,尽管它们看起来不同,但要解决这个问题,不是让它们分离("摆脱"),而是让它们联系("和谐相处、一起工作,朝着共同的目标努力")。而且,所有这些对话("你认为你的一部分应该为愤怒的爆发负责吗?")目的是帮助患者在不同的部分之间制造连接,而不是简单地认为它们是陌生的或超出患者的理解范围。在这里,患者的愤怒情绪和行为已经从她通常的合作态度中分离出来,而她自己的这些部分彼此之间是敌对的状态;临床工作者要合理化患者这两个方面的重要性,并努力逐渐减少分离。临床工作者要树立公平和平等的典范("我对她说的,和我对你说的一样"),并将自己定位为一位中立的经纪人,为未来各部分之间的谈判做好准备。临床工作者根据过去的经验将有问题的攻击性行为重构为可以理解的行为——引入儿童期的想法、态度和行为,这些在过去是合理的,但现在需要在患者的成年生活中加以改变。临床工作者传达的信息是,患者愤怒的部分是"有价值的"——通常是对患者非常重要的干预,因为她可能有慢性的、严重的无价值感。临床工作者温和地示范情绪调节和非黑白观点的可能性("她有充分的理由愤怒,但有时可能过度了")。临床工作者正在建立一个关系的基础,这最终将被用来直接与愤怒的类型沟通——尽管患者的这一部分还没有与临床工作者对话,临床工作者假设他说的话会被患者所有的部分听见,所以,他传达了尊重、合理化、理解、愿意协商的信息以及以平等的态度治疗愤怒的部分与合作的部分——所有这些都是希望能够使得愤怒和不信任的部分愿意直接与临床工作者在治疗中沟通。最后,临床工作者可以直接讨论阻抗(不信任),将其重构为儿童期的模式也许不再需要了,邀请患者根据现在的情况来检验它,允许患者保持不信任作为治疗继续进行的方式。可以预见的是,这个患者的治疗将包括数十次类似的对话。

(三)晚期阶段

在治疗的晚期阶段,患者和临床工作者都会更熟悉患者交替的人格状态系统,可能会逐渐使用管理访谈的其他技术。下述 35 岁已婚有两个孩子的伊莎贝尔的例子,发生在近一年的治疗后。患者 DID 的诊断已经完全确立,患者承诺接受心理治疗式的探索;随着治疗的进行,患者逐渐觉察到一些其他亚型的感受和行为——其中几个直接与临床工作者对话,在治疗中合作,而另外几个则选择不接受治疗,并且表达出怀疑和敌意。

伊莎贝尔对她创伤性的过去和其他人格状态的探索,有时极度焦虑,但她最终开始释放自己的这些秘密感到放松,并建立了良好的治疗同盟。从乐观的角度说,她已经克服了恐慌和自我怀疑,在缺席 10 年之后又返回工作中。她在工作中表现得很好,她的领导正在考虑提拔她。然而,因为她的癫痫发作,她开始缺勤,多年来它虽然得到了很好的控制,但又开始出现症状,包括有一次她在上车时癫痫发作。此后,患者告诉她的临床工作者,她非常困扰地发现,她用来记录用药的药盒显示她并没有服用抗癫痫药物——这与她平时仔细的行为相比发生了戏剧性的变化。作为对临床工作者询问的回应,她说她"不知道发生了什么",临床工作者问她是否认为她身体的其他部分一直选择不吃药。在长时间的停顿后,她非常紧张地承认这可能是真的:"我有一种奇怪的感觉,它可能是无名小卒。"——"无名小卒"是一个人的名字,她对参与治疗不感兴趣,并贬低患者是"毫无价值的垃圾",应该自杀。患者补充说:"我不能告诉你更多事了。她不跟我说话了。"

临床工作者通常不要求与一个特定的部分说话,哪一部分、在哪一天参与治疗的选择留给患者来决定,当它们准备好了,有足够的信息需要讨论时,再参与讨论。然而,在这里,临床工作者选择打破这个规则,因为这种行为不仅威胁到患者的工作,也威胁到她的安全。他问:"你介意我跟无名小卒说话吗?"患者表示同意。临床工作者说:"无名小卒,我想和你谈谈。我知道你以前不想和我说话,但看起来你一直在确保伊莎贝尔不吃药。我猜你这么做是有非常重要的理由——我很想听听你的担忧是什么。"停顿了一会儿之后，患者用一种有点生硬和男性化的声音回答："当然了，我有理由！你才不在乎呢！"（临床工作者记下了最后一句话作为开场白——患者允许自己说出，对感受到的不满意的失望，进而承认希望临床工作者关心她。）临床工作者回答说："也许你会惊讶地发现，我真的在意。我认为你的意见，像伊莎贝尔或其他人一样，是重要的和有价值的。"患者停顿了一下，然后说："我想你是站在伊莎贝尔那边。你可能认为我就是个垃圾，试图把事情搞砸。"临床工作者回答说："我不确定你是否把事情搞砸了，我只知道你看起来很生气，你不太信任我。也许你听到我告诉伊莎贝尔一些事情，我确定你有很好的理由生气和不信任别人，对吗？"患者回答说："是的，这就是我出来找你的原因。今天，你只有一次机会！"

作为对临床工作者反复陈述的真诚的回应，无名小卒开始解释："伊莎贝尔是一个白痴，试图工作——难道她不知道，他们会让她做越来越多的工作吗？他们知道她处理不了那么多工作，然后她就会把事情搞砸，每个人都会知道她是个多么愚蠢的人！"无名小卒承认："作为对工作的负性反应，我决定采取行动。我每天晚上都在她该吃药的时候出来。我把药盒关起来，她以为她吃过了。"在无名小卒的计划中，患者的癫痫会复发，她不得不辞职。"如果她出了车祸，那也是应该的，因为她很愚蠢。"这与无名小卒的慢性自杀感是自我一致性的。

临床工作者有两个目的：确保安全和促进治疗。两者都可以通过共情式地与无名小卒沟通来实现。临床工作者与患者讨论（此时，仍然自我确认是无名小卒，但临床工作者从来不介意他与患者的各个部分沟通），表示理解她的担忧，说他没有意识到患者在工作中所面临的灾难性的期待。他建议，与其使用诡计解决这个问题，无名小卒应该直接向伊莎贝尔表达她的担忧。这个建议遇到了一个悲观的反应："为什么这样做？她从不注意我。没人在乎我怎么想。我是无名小卒！"临床工作者回答说他绝对致力于让每个人都被倾听，然后问："例如，我现在不是正在听你讲话吗？"患者有些惊讶的承认，她的话被他听到了。临床工作者继续说，他既不支持她的立场，也不支持伊莎贝尔的立场，而是支持她们两人的合理的担忧。他说："例如，她真的很想工作，但你不想让她工作，并感到被羞辱。也许有一个中间状态，让每个人的担忧都能被尊重——她工作但没有很快接受太多新的工作？"他指出，无论选择什么解决方案，重要的是患者的各个部分要相互尊重、学会合作。他还指出，尽管无名小卒是一种毁灭性的力量，但她的行为证明她实际上是出于对患者的关心而付诸行动，并试图防止出现负性的结果。

在访谈快结束时，无名小卒说："好吧，我要离开这里了。但也许我会再和你谈谈。这也没那么糟糕。"患者转换，伊莎贝尔再次出现，临床工作者问道："你听到了刚才这段对话吗？"如果她说没有，临床工作者会简短地告诉她。如果患者一直在听，她可能会说："我不敢相信她一直在扰乱我吃药，但现在我知道她为什么这样做了。"临床工作者以安全的检查作为结束，确认患者如果没有吃药的话不要开车。如果患者声称因记不住自己的行为而感到无助（"我是怎么知道有没有吃药呢?")临床工作者会强调患者个人的责任——直到现在患者还没有意识到这种行为,所有的部分都有责任记录这些危险的行为,遗忘不能使她逃避责任。基于他对患者听到这种诠释的反应的判断,他可能补充说:"她能把你蒙在鼓里的一个原因也许是,你部分同意她的做法——你也对工作感到紧张,所以也许你不介意你的另一部分破坏你的工作,所以你并没有仔细地观察。"

这个案例说明了在处理 DID 患者时的几个重要的原则。临床工作者在与患者的所有部分建立同盟时会感到痛苦,要以他们自己的方式(他们主观的分离体验)接触他们,最终的目标是消灭这些内在的分离。当无名小卒愿意冒险直接参与讨论时,他先前合理化的被害类型无名小卒的工作就都得到了奖励。临床工作者需要接受患者的人格状态并通过临床工作者的存在逐渐建立连接。

首先,要意识到:不熟悉分离状态的临床工作者,不知道是否需要询问患者的另一部分可能不记得的行为。其次,临床工作者需要克服他自己寻求与类型直接接触的阻抗,并意识到进入患者长期存在的分离性人格结构的必要性,或者放弃接触未经过滤的患者的重要部分——特别是直接处理患者对临床工作者和她自己不信任和敌意的机会,否则这些就会受到约束。临床工作者希望如果不信任被充分地解决,对抗依恋的渴望的防御将会出现。这位临床工作者应该在好斗的人格状态和阐明无名小卒看似破坏性的行为背后的自我保护意图之间保持平衡——需要继续治疗来减少人格的不同部分之间的分离,指出更复杂的现实是:即使是表面上支持工作的伊莎贝尔也有混合的感受。亨氏·科胡特(Heinz Kohut)认为在患者的"自我——或者更确切地说,是自我的一部分中可分析性是存在的——至少在寻找恰当的反应性自我客体中是潜在的"。这一概念化在治疗分离性患者中得到了戏剧性的阐述,治疗的成败往往取决于临床工作者能否接触到隐藏在敌意的表象之下的对依恋的渴望。

临床工作者要充分承认患者分离的现实,同时进入它并改变它。当患者的一部分对不良行为不愿意承担责任时("我不知道这些事"),临床工作者要强调整体的患者必须对她的行为负责。面对安全问题时,这是非常重要的,这在分离性患者中是常见的。临床工作者可能发现安全性评估是困难的("跟我对话的一部分说她不会伤害自己,但是我怎么知道其他部分会怎样呢?")在这种时候,对非分离型患者的评估通常是有用的。例如,一个边缘型患者承诺会保证安全,但临床工作者可能会担心,当她处于另一种情感状态时,这些承诺可能无法持续。在这两种情况下,临床工作者最终判断患者是否安全代表了他衡量患者在不同的心境状态和认知情况下所有方面的力量,包括危险性的和保护性的。

有时,DID 患者可能代表着非常明显的传统的精神动力学理论的表现。例如,伊莎贝尔的精神动力学的概念化认为,尽管患者想要成功,但又无意识地害怕成功——更进一步的观察发现她其实是害怕失败——因此她无意识地破坏在工作上的努力。当应对 DID 患者时,临床工作者必须有机会与这些假设的"无意识"的患者的自我部分会面和交谈,如破坏者"无名小卒"。然而,不像通过传统的抑制的"水平分离"逐渐挖掘治疗性信息,在这里,冲突的感受是个体化的,被"垂直分离"

分隔开,也就是说,埋藏在自我状态中的感受会立即出现到意识层面,然后突然离开觉知。

三、移情与反移情

(一) 移情

在对 DID 患者的治疗中存在着大量的移情问题——伴有潜在的无限的反移情错误。典型的 DID 患者经历过创伤性儿童期,包括严重扭曲的与照料者的关系,形成了非常负性的移情期待的基础,以及建立了一系列强烈的负性认知模式(如不可爱、不信任)。这种创伤背景意味着患者通常患有复杂性 PTSD,包括严重的创伤后症状以及经常在边缘型患者中遇到的问题,如情感失调和自杀。因此,我们预计会遇到很多在边缘型患者和创伤型患者的章节中所描述的相同的移情和反移情问题,以及处理许多对 DID 患者来说更特定的问题。

在 DID 患者的治疗中,讨论移情的问题,是发生在创伤性移情的概念下,如勒文施泰因(Loewenstein)所指出的,其包括两个不同的组成成分。他使用术语闪回移情一词来指那些特定的现象,即在心理治疗的情境下触发儿童期创伤的再体验。有时,患者能够清楚地表达这一点("当你以一种特定的方式坐着时,当你在椅子上向前倾,把手放在腿下时,让我感到非常害怕"),并且能够解释与特定的虐待体验的关系。然而,闪回样现象可能在临床工作者没有觉察到时发生得更频繁,或者是患者知道它正在发生,但恐惧或羞愧阻止她谈论它,或因为闪回是在她意识之外触发的,她没有注意到任何事,除了增加焦虑。因此,临床工作者必须随时准备好询问无法解释的焦虑(或分离或认知紊乱),或轻微的治疗关系的疏离。这可能是相当具有挑战性的,因为闪回的触发因素的范围从可预期的(例如,临床工作者具有与过去的施虐者相同的性别、年龄和外貌)到模糊的(例如,地砖上的格子、窗外的狗叫声),因为患者帮助解释正在发生的事情的能力可能是有限的。

创伤性移情这一术语的另一个含义是指患者带进治疗情境中的更普遍的负性的人际预期,其详细的阐述和成功的转变,往往是治疗结果最重要的决定因素。这些移情从有意识或无意识地害怕被临床工作者攻击,到含蓄地期待临床工作者不关心她、将谴责她或不相信她,或者把她的需求放在第二位——这些可能性的清单很长。经过几年的治疗,患者的病情稳步好转,看似建立了信任的治疗关系,临床工作者可能会了解到,患者每次来就诊都担心有一天临床工作者将最终提出性方面的要求。患者的心理通常受到一系列负性认知模式的支配(例如,"我不可爱,实际上是令人厌恶的""我的命运是有一个可怕的生活,所以任何正性的发展只是为了更失望而发生"),在治疗关系中,这些先前存在的模式被转化为移情,临床工作者被认为持有同样的负性观点,或者是有这些负性观点的人。

探索这些移情,以及患者在治疗的情境中最终体验消除它们,通常作为临床工作者在患者走向健康的过程中最有力的同盟。与患者对质看似不可动摇的负性信仰，临床工作者的态度是至关重要的。这里我们改编了杰伊·格林伯格（Jay Greenberg）关于后弗洛伊德时代中立性意义的演变，临床工作者应该调整他获得最佳关系的反应，为了探索在那一时刻的相关信息。例如，在我们看来，当患者开始深信她受的性虐待是她的过错，使她无可挽回地变得"肮脏"，我们必须在相反的方向施加压力，临床工作者必须清楚地说明他认为性虐待从来不是孩子的责任，也不是患者的错误。这种观点是必要的，以提供一个环境，使患者可以开始质疑她长期以来持有的信念。当临床工作者陈述他关于患者没有过失的观点时，临床工作者不要认为患者会因此立即改变她的观点，临床工作者也不能排除详细地探索为什么患者责备她自己，但她试图改善这种严重不平衡的竞争，即在患者长期以来的负性信念与她可能接受的伤害较小的观点之间的竞争。我们认为，如果患者知道临床工作者不同意她的观点，那么她成功摆脱病态自责的机会就比她从不陈述自己的立场更大。尽管一开始看起来像是偏离了冲突的中立性，但这种公平的竞争环境最接近于治疗中必要的"中立"框架。

创伤性移情也可以作为最严重的治疗阻抗出现，根据科胡特的观点，这里的"阻抗"表现为害怕再创伤。患者的普遍不信任，她期待临床工作者最终会成为另一个剥削者，并相信临床工作者对她的评价正如她对自己的评价一样糟糕，所有这些都影响了她暴露重要信息和参与治疗关系的能力。这些移情的感受需要反复探索。

除了创伤性移情的总体概念，一些特定的移情现象也值得在这里提及。根据定义，DID患者表现出多重的、主观的、分别的人格状态。例如，患者会对临床工作者有混合的信任和不信任的感受，最终会出现"分离"的模式：患者的一些部分感到信任，而另一些部分则完全不信任，它们以这种完全相信或完全不信的模式交替。在这种时候，如果临床工作者问："这个患者信任我吗？"正确的答案应该是"一些吧"——临床工作者要记住相反的移情的观点，患者不会试图整合这些体验为来自不同人的观点，实际上是一个人的变化的和进化的移情的各个部分。然而，在实践的基础上，在长期的治疗中，临床工作者不可避免地要处理多种不同移情的复杂性，就好像他或她在治疗不同年龄、不同性别和不同态度的不同的人，有时在一次治疗中就需要在多种移情之间转换。

通常，上述反移情还有另一面：尽管患者害怕并期待再创伤，但她也非常强烈地渴求她被剥夺了的那些正性依恋。弗洛伊德在提到力比多投注时指出："应该允许患者的需要和渴求在她身上持续存在，这样它们就可以作为一种力量，促使她去做出改变。"

DID患者希望能与一个更好的父母（临床工作者）重新开始她的儿童期，作为治疗的动力，但也存在一种强烈而潜在的有问题的移情。患者常常产生不切实际的愿望，希望临床工作者是她的父母——特别是当患者是儿童型的时候，通常是这种情况，这会导致患者寻求临床工作者来扮演真正的父母的角色，或者患者的治疗会陷入僵局，因为她享受这种终于有了一个关心孩子的父母的角色，这会阻止治疗方面的进展。这种情况被描述为"想要被爱，然后才能变得健康"。当这种移情遇到理解的、关心的母亲式的反移情时,亲子的照顾关系就可能使治疗脱轨(这将在本章后面的反移情的错误部分中进一步讨论)。然而,如果处理得当,患者与关心的角色建立关系的强烈欲望,有助于激励她参与困难的治疗工作。当临床工作者对质所谓的被害类型时,这一点尤其重要,它可能会表示出憎恨患者本人和临床工作者。毫无疑问,对临床工作者的贬低涵盖了一个更强烈的愿望,就是认为临床工作者有价值并希望临床工作者认为她也有价值。

DID患者有很高的再次受到伤害的风险,在充满创伤的儿童期后,她们经常发现自己在成人期也会反复受到伤害。DID患者被它们的临床工作者性伤害已经被频繁报告,以至于查德·克鲁夫特(Richard Kluft)将其称为"坐鸭综合征"。再伤害是一个复杂的、多因素决定的现象,非常重要的决定因素是,DID患者对于什么是伤害缺乏恰当的参照系,她难以在完全不信任和过度信任之间保持恰当的立场。对于一个性类型来说,提出与临床工作者发生性接触也是常见的。这种情况也经常发生,因为她的移情是指性接触是得到任何形式的关心的必要的先决条件;在其他时候,这种动力是一种从被动变成主动的方式:患者预期最终被伤害,所以她发起这个活动是为了获得某种控制感。这就成为对临床工作者受贿的一种考验,而当临床工作者通过拒绝性活动来"过关"时,这可能提供了一个机会挑战患者的负性模式。当然,如果临床工作者没有通过这个测试,尽管它最初可能被描述为反移情,但它超出了临床工作者自恋的病理范畴,并且会对患者产生严重的伤害。

(二) 反移情

在治疗DID患者时遇到的移情是多种多样的,其感受是变化的、转移的和强烈的、愤怒的、不信任的、恳求的、与性有关的。它们如此强烈,以至于治疗DID患者的初级临床工作者有时会感到不知所措,不可避免地会被带入到强烈的反移情的状态中。有经验的临床工作者通常能够较早地识别这些,不会太深入地参与其中,并使自己更优雅地退出,希望能够利用它们作为学习和成长的重要机会。以下回顾了一些常见的反移情的错误。

许多错误根源于临床工作者在治疗DID时面临的许多最基本的问题。面对患者的多种人格时,要保持合理的态度。如前所述,矛盾的是需要以它们的条件进入患者的多种自我状态的世界,这是参与患者的记忆、感受和冲动的所有的分离方面的唯一方式,同时在整合方面提供持续的反作用力,稳步地使患者承认所有这些部分都是她自己的部分。

有经验的临床工作者在治疗DID患者时,有必要或多或少地以他们自己的条件直接与各部分互动。例如,一位名叫露易丝(Louise)的中年女性患者,表现为一位名叫路易斯(Louis)的男性青少年。在治疗中,非常重要的一点是临床工作者要与这一部分对质,患者事实上是一位女性而非一位少年;然而,一般来说,临床工作者不会选择这种共情失败的方式,或通过常规地拒绝称呼路易斯或反复对质她的年龄和性别的真实性所导致的可能的医源性治疗失败。然而,很容易看出,这变成了一种平衡的举动,当临床工作者参与患者的现实感时,就非常容易具体化路易斯的体验,以至于好像真的与叫那个名字的另一个形成了关系。保持这种辩证看法(患者根深蒂固的多种人格的体验相对于一个人的现实),在动力学的紧张状态下是所有 DID 治疗必经的一部分,并不代表是有问题的。然而,会有与分离的主题有关的各种缺陷,包括临床工作者在患者的不同部分争论时偏向一方,或者和患者一起逃避对负性行为的责任,如表面上是由患者的一部分造成的自我伤害。这两种错误通常都是由于临床工作者倾向于喜欢患者人格中更令人同情的部分,或者公开寻求更健康的而不是更具有破坏性的部分。不幸的是,这种倾向最终会加剧这些部分之间已有的分离效应。

在治疗的艰难时刻,简(Jane),"宿主"的人格状态,报告说她在面对其他人格状态时感到无助,因为他们决定要服下过量的药物。临床工作者与患者陷入困境的这一部分形成了同盟,共情她的感觉,她不能控制其他人格的危险行为。简感到自己得到了临床工作者的热情支持,但她仍然在面对自杀的冲动时感到无助,就像他们属于别人一样。临床工作者非常担心患者的安全,寻求督导。督导提醒临床工作者,实际上所有的人格状态都代表一个矛盾的人的态度和行为。在下次治疗期间,临床工作者指出,尽管其他部分可能感到很陌生,但他们代表了那些必须被理解的感情和冲动并且他们属于患者。临床工作者认为患者作为一个完整的人,必须触及患者的每一个部分,要对诸如用药过量等行为负责并必须参与解决问题。当简说:"是的,我很抑郁,但是我不想自杀。我只是担心阿曼达(Amanda)会服药过量,我控制不了她。"临床工作者现在就可以回答说:"我知道你不想服药过量,但更准确地说,关于这件事你感觉很犹豫,而这种犹豫为阿曼达打开了一扇自我伤害的门。我相信如果你百分之百地决定你不会允许自我伤害发生,它就不会发生。"因此,患者被迫承认她自己的情感状态和行为与那些被认为是"其他人格"之间是有显著重叠的,其中一部分的行为与另一部分的行为交织在一起。当她这么做时,会发生两件事:患者被要求承担安全责任,感到自己有能力这样做;同时她开始,哪怕只有一点点,体验到她并没有完全与她自己的其他部分分离。

当处理儿童型患者时,治疗部分的反移情错误是,好像他们是不同的人。患者的这些部分,自我描述为带有来自于创伤性儿童期感受(孤独、恐惧、渴望爱,经常伴有保存下来的儿童式的信任和无辜的碎片化)的儿童,经常以一种持续的、闪回样的方式混淆过去和现在,以至于在 2015 年患者可能感到每天晚上都被她的父亲强奸,事实上,她的父亲已经去世十年了,他在 1990 年强奸了她。谁不同情这样一个儿童,谁不愿意把她从这样一个噩梦中解救出来呢?当儿童型患者在治疗过程中出现变化时,临床工作者可能更倾向于提供像父母一样溺爱孩子的反应,如果患者从成人的冷酷和抑郁转变成更轻微一些的状况。临床工作者很容易开始有选择地关心这些儿童型的问题,患者和临床工作者在短期内都对儿童对成人照顾的感激之情感到满足。

尽管事实上,治疗患者的儿童型的一个重要步骤是表达和分析负性认知,例如,期待不关心的反应,但最终会改变他们,认为通过简单的重新养育内在的孩子就可以实现,是一种常见的反移情错误——即临床工作者相对于患者渴望"通过爱变成健康"的相应部分。这可以看作是拯救幻想的一种特殊类型,这种幻想在任何治疗中都可能发生,但当患者表现为一个需要爱的有创伤的儿童时,这种幻想的力量会成倍增加。在成功的治疗中,临床工作者的共情反应并不是终点,而是用来帮助患者重新评估其认知,最终悼念她从来没有过也永远不会有的充满爱的儿童期,但不是试图现在给她儿童期。同时,通过与临床工作者的正性的共情互动,患者学会了同情式地回应自己儿童期的或非儿童期的内在情感需求。

正如临床工作者发现,自己会选择与儿童进行令人满意的温暖的互动,而不是其他更困难的治疗工作一样,临床工作者经常试图从患者过去痛苦的创伤中退缩。这种退缩可以有多种形式,与患者自己经常回避这些现实的愿望一致。在治疗中,临床工作者可能花许多时间在高能量的亚型身上,倾向于创伤性信息,然后在治疗接近结束的时候,才意识到其他问题被优先做了,而创伤性工作却从未进行;也可能发现自己对在创伤讨论过程中的沮丧感到不适,在时机不成熟的时候就给予了安慰。为了避免这种反移情,可能需要加强自我审视或督导。

克鲁夫特(Kluft)和其他人指出,DID 是一种疾病,它来自儿童期被破坏的边界,使得它与其他疾病相比,更需要建立有持续性边界的安全治疗框架。然而,克鲁夫特建议,"采取积极、温暖、灵活的治疗态度"。积极和弹性是必要的,因为 DID 患者高度负性的人际间期待,所以传统的、被动的、较少的人际间反应式的分析态度,可能会被 DID 患者体验为批评的或克制的,甚至可能是虐待的。然而,在弹性和严格的边界之间取得平衡,往往是一场来之不易的胜利。DID 患者可以表现为一系列的临床挑战,包括自我伤害和自杀,性方面的付诸行动,受害的情境,经常忘却,以及不同部分之间的分歧或直接的斗争。临床工作者试图坚持一个严格的不变的规则时,肯定会发现自己被逼到死角,使自己看起来很无能。另一方面,许多DID 患者生活中的混乱以及她们有时令人绝望的临床需求经常导致更多的边界破坏,最常见的是关于治疗室之外接触的频率或类型,直到治疗的框架被扭曲到使临床工作者感到不舒服并且难以改变。

在治疗的早期,患者会暗示有她自己也羞于讨论的可怕的虐待。特别是儿童的部分,恳求有机会通过电话而不是面对面来讨论虐待:"这样我就不会看到你盯着我了。"临床工作者希望帮助这个儿童部分,并希望越过治疗障碍,同意增加打电话的时间。渐渐地,其他部分也希望在电话里交谈,并暗示如果他们不能,他们会觉得自己没有儿童部分那么受关注。随着时间的推移,临床工作者发现除了面对面治疗,每天都有电话联系;他开始感到越来越气愤,直到有一天他愤怒地与患者对质她的"操纵",造成了严重的治疗性破裂。

通常要努力获得一个安全的、持续的、满足双方需求的框架,以及反移情需要严格的控制,或建立充分的边界的反移情的困难,每一种都会导致不良的后果。患者参与治疗的可能性越来越大,它始于真正的临床需要,但最终导致无法支持的过度参与,随后接着痛苦的矫正,这早在约瑟夫·布鲁尔(Joseph Breuer)治疗安娜·欧(Anna O)的过程中就被观察到了。

最后,关于反移情围绕着"特别"性质的问题,它倾向于 DID 诊断,包括正性的和负性的。关于 DID 诊断的悲观和怀疑的态度,有时会在精神健康专业工作者中遇到,构成了严重的负性的反移情——如果临床工作者开始就怀疑这个诊断不存在,那么对于 DID 患者的有效治疗似乎就是不可能的。另一个极端是,该障碍在媒体中的戏剧性描述以及有时丰富多彩的临床表现,可能会导致对该障碍症状学的过度感兴趣(有时表现在渴望写一本关于治疗的书),这会以不同的方式扭曲治疗的框架。然而,当临床工作者开始治疗第三个 DID 患者时,这种兴趣会更直接地被治疗该障碍的复杂性和艰巨性所替代。

四、结论

DID 患者的治疗对临床工作者和患者来说都是曲折的和高要求的,需要具备治疗 PTSD 和 BPD 时经常遇到的问题的应对能力,以及需要能够触及多重人格状态和遗忘的特殊技能。然而,这也可以是最具犒赏性的需要治疗的疾病,因为,如果处理得当,将探索性心理治疗作为主要的治疗手段,DID 是一种可以获得显著改善的疾病。

第十二章　反社会型患者

反社会型患者会给访谈带来特殊的问题。患者普遍有操纵、撒谎、欺骗、冲动行为、偷窃、要求特别的关注，伤害他人、不感到内疚的倾向，种种表现使临床工作者感到困扰。过去适用于它们的术语叫——精神变态者和反社会者，带有轻蔑性，反映了反移情和他们的人格病理引起的社会的不尊重。

现在该障碍被称为反社会型人格障碍，是人格障碍中第一个被描述的。这发生在19世纪，精神病学的关注点聚焦于定义所谓的犯罪人格的心理归因。在20世纪初，克雷佩林（Kraepelin）描述了各种各样的精神变态人格，但他描述的病理范围比目前反社会型人格障碍的定义宽泛得多。在第二次世界大战期间，一些服役军人因行为不当而被解除职务，对他们频繁给予的一种诊断是"慢性精神变态性自卑者"。克莱克利（Cleckley）在1941年的专著《理性的面具》（*The Mask of Sanity*）中，提供了第一个反社会型人格障碍患者综合性的临床描述。他使用术语精神变态者描述了撒谎、自恋、不良的客体关系，不负责任，对暴力或残忍的行为缺乏内疚，是极端的反社会型患者的特征。他认为这些个体完全与现实脱离，基本上是精神病性的。他的术语精神变态者，一直使用到20世纪50年代，接着被反社会者所替代，反社会者又被反社会型人格障碍替代。这些名称的每一次改变都反映了试图回避对这个类别的偏见，但是因为这些社会偏见是基于这些患者行为的不变的核心特征，因此它不可避免地会回归。斯通（Stone）批评DSM-Ⅳ对反社会型人格障碍的诊断标准是非常狭隘的行为方面的，并假设黑尔（Hare）定义的精神病理的精神动力学概念有几个优势。黑尔对精神病理的定义包括外表富于魅力，花言巧语、夸大、病理性撒谎、情感肤浅、缺乏共情、超我的缺陷（如缺乏悔意或内疚，不能对自己的行为承担责任）。斯通认为黑尔的精神病理可以被认为是在反社会型人格障碍的框架下更严重的亚型。这个亚型包括危险的和暴力的惯犯、连环杀手、刺客、纵火犯等。并不是所有的反社会型人格障碍的患者都符合黑尔的精神病理的核心标准。在斯通看来，反社会人格障碍是一个广泛的概念，并不是所有这样的个体都缺乏悔意或同情；因此，它比黑尔的精神病理更具异质性。

一些人建议反社会型个体应该被视为罪犯而不是患者，因为他们的行为属于司法系统而不是精神健康工作者的办公室。一些患有严重的反社会型人格障碍的患者可能是任何目前的精神医学方法都"不可治愈"的，使用精神医学方法只是另一个剥削和操纵他们进一步的冲动欲望的机会。然而，"反社会"并不是一个简单的实体，而是代表了一个连续的精神病理。一些反社会型个体可能对临床干预有反应。临床工作者访谈反社会型患者的任务之一，是评估治疗与不治疗的可能性，同时检测患者的行为和态度引起的道德愤怒感，它们很容易破坏临床的客观性。

遗传和生物因素在反社会型人格障碍的病因中是重要的（表格12-1）。表现为注意缺陷/多动障碍（ADHD）的儿童，几乎都有神经生物学基础，具有较高的风险在成人期发展为反社会型人格障碍。ADHD 的儿童也很有可能在青春期和成人期出现物质滥用问题。物质滥用障碍经常伴随反社会型人格障碍,可能会控制患者的行为,因为对毒品的持续渴求导致抢劫、偷窃等行为以获取金钱来购买毒品。这个循环往往是重复性的,同时有物质滥用的反社会型患者经常被监禁。他们在监狱人群中占有相当大的比例。

表格 12-1　反社会型人格障碍的 DSM-5 诊断标准

A. 一种漠视或侵犯他人权利的普遍模式,始于 15 岁,表现为下列 3 项(或更多)症状:

　　1. 不能遵守与合法行为有关的社会规范,表现为多次做出可遭拘捕的行动;

　　2. 欺诈,表现出为了个人利益或乐趣而多次说谎,使用假名或诈骗他人;

　　3. 冲动性或事先不作计划;

　　4. 易激惹和攻击性,表现为重复性地斗殴或攻击;

　　5. 鲁莽地不顾他人或自身的安全;

　　6. 一贯不负责任,表现为重复性地不坚持工作或履行经济义务;

　　7. 缺乏懊悔之心,表现为做出伤害、虐待或偷窃他人的行为后显得不在乎或合理化。

B. 个体至少 18 岁。

C. 有证据表明品行障碍出现于 15 岁之前。

D. 反社会行为并非仅仅出现于精神分裂症或双相障碍的病程之中。

来源　转载于美国精神医学学会:精神障碍诊断与统计手册,第五版。阿林顿,弗吉尼亚州,美国精神医学学会,2013。版权所有© 2013,美国精神医学学会。授权使用。

ADHD 儿童的冲动、易激惹和低挫折耐受性成为催化后来的反社会型人格的基础。然而大多数有 ADHD 的儿童并不会发展为反社会型人格障碍。品行障碍(表格 12-2)见于儿童 15 岁之前,是反社会型人格障碍的基础。

表格 12-2　品行障碍的 DSM-5 诊断标准

A. 一种侵犯他人的基本权利或违反与年龄匹配的主要社会规范或规则的反复的、持续的行为模式,在过去的 12 个月内,表现为下列任意类别的 15 项标准中的至少 3 项,且在过去的 6 个月内存在下列标准中的至少 1 项:

攻击人和动物

　　1. 经常欺负、威胁或恐吓他人;

　　2. 经常挑起打架;

　　3. 曾对他人使用可能引起严重躯体伤害的武器(例如,棍棒、砖块、破碎的瓶子、刀、枪);

　　4. 曾在躯体上残忍地伤害他人;

　　5. 曾在躯体上残忍地伤害动物;

　　6. 曾当着受害者的面夺取(例如,抢劫、抢包、敲诈、持械抢劫);

　　7. 曾强迫他人与自己发生性行为。

破坏财产

　　8. 曾故意纵火企图造成严重的损失;

　　9. 曾蓄意破坏他人财产(不包括纵火);

欺诈或盗窃

　　10. 曾破门闯入他人的房屋、建筑或汽车;

　　11. 经常说谎以获得物品或好处或规避责任(即"哄骗"他人);

续表

12. 曾盗窃值钱的物品,但没有当着受害者的面(例如,入店行窃,但没有破门而入;伪造);严重违反规则

13. 尽管父母禁止,仍经常夜不归宿,在 13 岁之前开始;

14. 生活在父母或父母的代理人家里时,曾至少 2 次离开家在外过夜,或曾 1 次长时间不回家;

15. 在 13 岁之前开始经常逃学。

B. 此行为障碍在社交、学业或职业功能方面引起有临床意义的损害。

C. 如果个体的年龄为 18 岁或以上,则需不符合反社会型人格障碍的诊断标准。

标注是否是:

312.81(F91.1)儿童期起病型:在 10 岁以前,个体至少表现出品行障碍的 1 种特征性症状。

312.82(F91.2)青少年期起病型:在 10 岁以前,个体没有表现出品行障碍的特征性症状。

312.89(F91.9)未特定起病型:符合品行障碍的诊断标准,但是没有足够的可获得的信息来确定首次症状起病于 10 岁之前还是之后。

标注如果是:

伴有限的亲社会情感:为符合此标注,个体必须表现出下列特征的至少 2 项,且在多种关系和场合中持续至少 12 个月。这些特征反映了此期间个体典型的人际关系和情感功能的模式,而不只是偶尔出现在某些情况下。因此,为衡量此标注的诊断标准,需要多个信息来源。除了个体的自我报告,还有必要考虑对个体有长期了解的他人的报告(如父母、老师、同事、大家庭成员、同伴)。

缺乏悔意或内疚:当做错事时没有不好的感觉或内疚(不包括被捕获和/或面临惩罚时表示的悔意)。个体表现出普遍性地缺乏对他/她的行为可能造成的负性结果的考虑。例如,个体不后悔伤害他人或不在意违反规则的结果。

冷酷-缺乏共情:不顾及和不考虑他人的感受。个体被描述为冷血的和漠不关心的。个体似乎更关心他/她的行为对自己的影响,而不是对他人的影响,即使他/她对他人造成了显著的伤害。

不关心表现:不关心在学校、在工作中或在其他重要活动中的不良/有问题的表现。个体不付出必要的努力以表现得更好,即使有明确的期待,且通常把自己的不良表现归咎于他人。

情感表浅或缺乏:不表达感受或向他人展示情感,除了那些看起来表浅的、不真诚的或表面的方式(例如,行为与表现出的情感相矛盾;能够快速地"打开"或"关闭"情感)或情感的表达是为了获取(例如,表现情感以操纵或恐吓他人)。

标注目前的严重程度:

轻度:对诊断所需的行为问题超出较少和行为问题对他人造成较轻的伤害(例如,说谎、逃学、未经许可天黑后在外逗留,其他违规)。

中度:行为问题的数量和对他人的影响处在特定的"轻度"和"重度"之间(例如,没有面对受害者的偷窃,破坏)。

重度:存在许多超出诊断所需的行为问题,或行为问题对他人造成相当大的伤害(例如,强迫的性行为、躯体虐待、使用武器、强取豪夺、破门而入)。

来源 转载于美国精神医学学会:精神障碍诊断与统计手册,第五版。阿林顿,弗吉尼亚州,美国精神医学学会,2013。版权所有©2013,美国精神医学学会。授权使用。

最后,应该指出的是,反社会的机制在每个人身上都存在,即使是那些明显有良

知和道德感的人。它们的表达基于环境、机会以及那些超出自我和超我所能控制的欲望等。当这种机制成为主导时,我们才能说这样的行为是反社会型人格障碍。

一、精神病理与精神动力学

当基本动机的满足过度重要时,行为就是反社会的。反社会型患者自我的控制和调节功能是有缺陷的,他们追求立即的满足而很少考虑精神心理功能的其他方面,以及他人的愿望或感觉、道德规范或约束或外部现实的要求。反社会行为的主要目标是回避当冲动得不到满足时所致的紧张,回避挫折迫在眉睫时出现的焦虑,以此保护自我免于不足的感觉。

反社会型人格的特质是为了确保满足冲动并缓解安全与紧张。反社会型人格患者极少考虑良知的要求,情感肤浅,几乎没有忍受焦虑的能力。反社会型患者不能发展出充分的自我防御,这使得他们能够逃避挫折和焦虑,相比而言,神经症的患者拥有控制焦虑的精神机制,同时对恐惧的冲动提供部分满足。反社会型个体回避责任,避免那些暴露他的情感缺陷的情境。

反社会型个体对周围重要的人没有什么不同,除了他们能为他做些什么事情以外。他不关心他人的安全、舒适或愉悦。他的驱动力被体验为紧急的和难以承受的,延迟或替换似乎是不可能的。满足他的驱动力所产生的感受有一种缓解紧张或满足的性质,而不是更复杂的幸福感,并伴有对他人温暖的感觉和标志着神经症个体的自尊心增加。

尽管反社会型人格的正式诊断涉及明显的社会行为,但基础的精神动力学问题是该综合征必要的和整合的部分。反社会型患者不会遵守社会规范,会参与违法或不道德的活动,但反社会并不仅仅是一个社会不良行为的技术术语。这意味着某些发展的体验和精神动力学的模式会导致固定的行为紊乱,它在个体的成长过程中是与社会基本道德规范相对立的。然而,在某些时候和情况下,看似反社会的行为可能在精神动力学上是正常的。因此,在评估精神病理时,了解患者的年龄和文化背景是很重要的。例如,正常的青少年会尝试看起来是反社会的行为;事实上,缺乏这种体验可能表明是一种精神病理。被剥夺和压迫的亚文化成员可能被主流文化视为具有相似的倾向,因为他们缺乏机会来解决冲突,更多地与表面上看起来是反社会的行为机制有关。在犯罪和反社会的家庭中长大的人,可能会认同家庭的目标和价值观,伴有犯罪行为的模式而没有心理异常——这种模式曾经被称为"逆社会反应"。这样的个体可以感受忠诚和爱,并能控制自己的冲动以符合他们自己的亚文化的要求。在这些情况下,明显的反社会行为并不一定表明个体有反社会型人格障碍。

(一)临床特征

反社会型个体不能发展控制他的基本需求的表达,维持着相对原始的冲动作为他的基本动机。不能耐受痛苦的情感,成熟的快乐和正性的情感都是受损的。

不能发展出成熟的自我功能,这与早期生活中不充分或病理性的客体关系有关,成人的客体关系严重紊乱。因此,以反社会机制为主的患者可能表现出缺陷,不仅在他的基本冲动和处理它们的方式方面,也在他们的情感方面,包括焦虑、内疚和爱的能力。他的客体关系是浅薄的、不关注的,导致他的行为模式的紊乱。

1. 冲动

冲动是需求和动机的精神代表,它形成了所有行为背后的驱动力。一些反社会型患者体验他们的冲动是自我一致的——也就是说,他们觉得他们想要采取行动——但其他人有一种主观的紧迫感和强制的外部驱动力的感觉。这些态度的组合很常见。例如,一个物质滥用者解释他对毒品的渴望是因为毒品能带来的愉悦体验,但当他了解到长期使用的危险时,他既没有兴趣也没有能力去延迟这种快乐的体验。如果我们剥夺了毒品,他的需求会变得更加紧迫。因他无法延迟这种满足,因为他觉得每一个机会都是他最后的机会,他必须抓住它。这种立即满足的哲学是与缺乏担心他行为的后果联系在一起的。

反社会型个体是没有耐心的和享乐主义的,但他的行为通常与他人的快乐联系在一起的,可能只给他带来短暂的张力的缓解。这些快乐的体验具有一种原始的口欲期的性质,并且更多地与生理反应而非人际关系相关。饮酒、"兴奋"、性满足的机会,或获得财产只能提供追求满足的短暂的缓解。他的精神心理没有长期的转移,他对自己的感受或与他人关系的看法也没有改变。那些从事快乐的性关系的神经症患者对伴侣发展出了新的态度,增强了他自己的自尊心并丰富了他的生活,这比躯体上的性行为所持续的时间要长得多。反社会型患者更有可能把这样的事件看作是躯体需求的一种缓解。

患者无法控制或调节他的冲动所导致的攻击爆发。这些可能是主动的,也可能是被动的,尽管它们可以被相对轻微的怠慢引发,通常涉及对挫折的反应。患者在共情和对他人的关心方面的缺陷可能导致极端的残忍和虐待,作为特征,在事件结束后,他对自己的行为几乎没有什么情感反应。

2. 情感

(1) **焦虑**　反社会型患者通常被描述为很少或没有焦虑。事实上,他们对焦虑的耐受非常低,而且很多反社会的机制被用来预防、防御或减轻非常微小的焦虑。哪怕是最轻微的威胁,一旦他的需求不能得到满足,也会导致无法忍受的不适。他将竭尽全力保证他的安危,当然不可避免地频繁受挫,结果就是持续的、弥漫的紧张。常见的防御是否认,外表的镇静导致了错误地认为这些患者不会感到焦虑。患者很可能不仅否认他的焦虑,还否认他内在需求的强迫性质。然而,这种否认只有在持续满足的情况下才能维持。当无法得到满足以及这种否认失败时,焦虑、抑郁、愤怒和冲动的行为就会很常见。

(2) **内疚**　在讨论反社会型患者时,内疚的作用是另一个有争议的话题。一种观点认为,患者对内疚的耐受性降低,但在另一种情况下,则是相对缺乏内疚。在我们看来,这两者特征都是存在的,它们被整合在患者的早期发育阶段中。反社会型患者体验更多的是内疚、原始的前体。他可能会感到羞耻,害怕公众反对他那些不可接受的行为,或者如果他的行为暴露了,他可能会变得抑郁。然而,他还没有发展出一套自动的内化的行为控制系统,这种系统在没有威胁被暴露的情况下发挥作用,并且在它们导致明显的行为之前提供对冲动的调控。

(3) **肤浅** 反社会型患者的情感反应有非常肤浅的性质。这可能在与他第一次接触时并不明显,即使是的话,缺乏经验的临床工作者可能会认为是他而不是患者缺乏连接。患者可能通过所有的行为,甚至带有戏剧性的天赋,但他的感受不是令人信服的。当患者虚假的或外在的情感被穿透时,人们通常会发现患者描述的感受是抑郁,但看起来更像是没有表现出来的焦虑,夹杂着空虚以及缺乏与他人的连接。这些患者寻求外部世界的刺激来填补内心的空虚,任何体验都比他们试图逃避的紧张和孤立的感觉好。

3. 客体关系

反社会型患者的情感投入是自恋式地聚焦于自己。其他人在他的生命中都是过客:他们来来去去,或者被其他人替代,没有什么失去的感觉。他最关心的是他人如何满足自己的需求,他处理人际关系的主要风格是逢迎的、汲取的和剥削的。

施虐—受虐的关系通常存在于患者与他的一方或双方父母或其替代者之间。当患者结婚时,这种态度就会置换到配偶身上,他们就会成为受害者,并在患者的反社会行为中变成沉默的伴侣。作为受害者,患者父母或配偶会直接或间接地受到伤害。例如,一个侵占公款犯的妻子,因为丈夫的行为而有经济上的困难。常见的故事是,这位妻子通过信件或电子邮件与一位白领罪犯在他被监禁时相识了。在罪犯出狱后,他们结婚了,她相信自己对他的爱会阻止他进一步的犯罪。当他离开监狱时妻子让自己的父亲带他进入家族企业。他很快就开始滥用信任,从公司盗用资金。反社会型患者惩罚他所爱的人是普遍的现象,患者很少意识到他以这种方式释放愤怒的程度。

患者倾向于回避那些有争议的问题,如果他感觉到临床工作者对某个问题的看法,他会模拟出相似的观点。他几乎没有自我意识,因此也没有欲望采取一种让他感到孤立和孤独的态度。

反社会型的个体害怕在人际关系中处于被动地位。他的许多攻击行为都是为了回避服从感,就如同许多反社会的暴力犯罪事件都是被直接的或象征性的威胁所触发,这些威胁使患者感觉被动。反社会型囚犯往往被强制性的监狱生活的被动性而不是他的社交关系被破坏所干扰。

因为他只对他能从别人那里得到什么感兴趣,反社会型个体会寻找有权力或地位的人。他不关心弱者或没有权力的人,除非他能通过展示这种兴趣赢得别人的帮助。他经常与异性互动,他表现出的冷静、自信让他在性方面更有吸引力。他迷人而令人兴奋的外表有点像浪漫的民间英雄,他非常吸引那些寻求刺激或迷人的浪漫关系的人。然而,他的主要兴趣是汲取,他的情人注定会失望。

有时,患者似乎在玩一个游戏,而"似乎"一词,被用来形容这种角色扮演的质量。这种轻度的形式表现为在鸡尾酒会上,一位男性通过扮演迷人和令人兴奋的角色使自己显得更有吸引力。一位患者会在酒吧里接触女性,并非常夸张地描述他的工作、社会关系和过去的生活,他会改变故事内容以满足每一位新的女性的兴趣。最极端的例子会出现在冒名顶替综合征中,患者有意识地以假身份付诸行动。通常,这些都涉及有地位的或浪漫的角色,如科学家、探险家或企业家。我们中的一位作者见过一名英国教授,他过着这种双重身份的生活,每年夏天都要去欧洲旅行,并说服那里的熟人相信他是一位核科学家,正为政府的秘密项目工作。

患者有时可以模拟心理健康的角色。当一个个体被深度访谈时,似乎没有任何情感或心理冲突,甚至没有正常生活的压力和紧张,那么可以怀疑他有基础的反社会型障碍。仔细观察可能会发现他在情感和客体关系方面的缺陷。患者在访谈中可能扮演的另一个角色是精神疾病患者。这通常表现为他声称有主观的痛苦。然而,并没有关于内在痛苦的沟通,而是试图将话题从患者与环境互动的更不舒适的话题上转移开。

4. 行为模式

(1) **反社会行为**　反社会行为包括各种各样的紊乱,如病理性撒谎、欺骗、贪污、盗窃等以及物质滥用。这些行为的动机背景包括无良企业家表面上合理的金融操纵,以及纵火狂怪异的和高度性冲动的纵火。

反社会型个体通常寻求逃避惩罚,但可能受到惩罚的威胁对于他的行为往往不能起到有效的威慑作用。患者无法延迟满足、无效的冲动控制、缺乏内疚以及对焦虑的不耐受,都促使他无法考虑他行为的后果。同时,普遍的社交限制对于反社会型个体来说也不那么重要,他的客体关系的肤浅和缺乏温柔或温暖的情感使他对失去社交关系无动于衷。

患者经常觉得他有权做他所做的事,尽管他可能意识到其他人不会同意。他认为他在过去受到了不公正的对待,他现在的行为有助于获取平衡。例如,一位海洛因成瘾者因为盗窃被警察逮捕时说,他早年的生活被打上了痛苦和剥夺的烙印,他觉得他不应该再遭受更多的痛苦。他解释说,他有权从比他有资源的人那里拿东西,他这样做感到很舒适,因为这是社会亏欠他的。

(2) **资源**　反社会的机制也可能导致有用的人格特质。缺乏神经症的焦虑可能与镇静的自我控制和大胆的行为有关,它在表面上类似于勇气和勇敢。反社会型个体可能会发展出完成任务的技能,它在其他人身上可能引起相当大的焦虑。例如,反社会的特质在追求危险职业的个体中很常见。这些技能是非常明显的,只需要一次性的聪明就足够了,而不需要以目标为导向的长时间的努力。缺乏耐心和对冲动的随境转移的敏感性会造成追求长期目标的困难。

反社会型个体的社交技能和镇静的魅力可以使他善于与人交往,在操作他人方面是位艺术大师。对于不知情的人来说,他似乎并不反社会。他经常有一种社交的方式和礼仪,达到了从"聪明"到真诚迷人的程度。尽管是反社会型个体可能利用反社会行为,当他觉得有必要获得个人的满足时,通常他利用他的社交技巧是为了控制临床工作者,使访谈变得友好和舒适。

5. 防御和适应技术

相对于神经症患者来说,在反社会型患者中,焦虑会直接导致行动,其精神过程被用来控制和约束焦虑或代替象征性的行动。然而，反社会型个体会使用一些特定的心理防御，包括尝试否认焦虑的方法，如隔离、置换、投射和合理化，这些能够减少他可能感到的内疚和社交不适。

（1）**防御焦虑** 反社会型患者试图转移自己的焦虑给他人。如果他成功了，他自己的恐惧就会减少。恐惧症患者也试图引起他人的焦虑，但如果他们成功了，他们自己也会变得非常焦虑，因此通常会寻求镇静的、他们不能轻易打扰的伴侣。作为对比，反社会型患者更喜欢反应激烈的人，因为他似乎能从对方的不适中得到一些安慰。反社会型患者的挑衅可以从访谈的开场白开始。我们中的一位临床工作者治疗过一个反社会型患者，患者第一次访谈时提到他认识临床工作者的医学院的同学，直到后来，患者不再讽刺他所掌握的有关临床工作者早期生活的信息。一种常见的引发焦虑的方法是发现临床工作者的一些弱点，然后把注意力集中在它上面。一位患者问及临床工作者在椅子上的坐立不安，询问他是否感到紧张。这种行为也发生在访谈之外。一个医学院的学生会问他的同事，关于考试前的模糊的细节，暗示他对这些信息很熟悉，如果他不熟悉的话，可能会遇到严重的麻烦。

除了使临床工作者焦虑外，患者还会否认自己的焦虑，以及之前描述的脱离的表现。反社会型个体在隐藏明显的情绪表达方面相对比较熟练，临床工作者可能会错过一些基础焦虑的线索。

（2）**内疚的心理控制** 反社会型个体通过一系列的防御来应对他的冲动性行为带来的不适。最简单的例子是，患者声称"不是我做的"，然后否认他明显的行为。这是非常常见的，例如，在酗酒的患者中，经常说他们喝得很少，没有酒精造成的问题。

稍微复杂一点的是，患者的看法被描述为："我认为这挺好的。"他承认这种行为，但是否认其社会意义。这种态度在不良青少年中很常见。

一种相关的防御也代表这种思想："其他人都是这样做的"。这涉及将患者的冲动投射到其他人身上。反社会倾向的个体通常会觉得每个人都有一种手法，所有人都是汲取的和剥削的，只是为了自己的利益。他很快地把这个观点传递给临床工作者，或多或少地直接建议临床工作者这里有一个不错的交易。这通常是在一种勉强的、崇拜的语调中完成，伴有阴谋的协助。患者可能会说他可以用现金支付给临床工作者，暗示临床工作者逃税。

接下来的步骤是特征性感受为"没有人在意我"。患者觉得别人对他的行为漠不关心。这个患者可能声称这是他人的期待。例如，一个大学生想从检查中得到病假条即使他没有生病。他解释说，他的教授知道发生了什么，但是想要一封官方的信件。患者经常使用这种机制来应对应该支付给第三方或应由第三方支付的费用，如保险公司。为了省钱，他们企图得到临床工作者的帮助来制造虚假信息，并坚持说："我们都是系统的一部分。"

这个系列的终极防御可以被自恋型患者声称的"我很特别"来代表。患者可能将临床工作者包括在他的"特别"的类别中，说"你和我与其他人不同"。他对这种特权地位有不同的解释：他是有才华的或聪明的，他的需求在某种程度上是与众不同的，他比别人更敏感，或者他的早年经历使他有资格得到特殊对待。

（3）**防御低自尊** 反社会型患者发现他人不认同他的行为。尽管他可能对特定的其他人几乎没有依恋,但一些来自于外界的尊重对他来说是重要的,最好是以能够外在表现的社交认同的形式。例如,一个强大的犯罪组织的成员在教会中非常活跃。如果他不能通过其他人获得尊敬,他就会感到逐渐增加的孤独和低自尊。这些感觉会导致防御性和修复性的行动。

最简单的防御就是把他的罪恶当作美德来对待。这个患者表现出冷酷、冷漠或无情是令人赞美的特质。不良青少年经常运用这种机制。此机制轻度形式存在于那些吹嘘自己有短暂的性关系的个体中。情绪的隔离是用来保护患者免受抑郁的痛苦。当与临床工作者的关系明显变得更加发展以及这种防御减少时,患者会变得明显抑郁,这对于患者来说是常见的。

（4）**酒精和物质滥用**　环境因素可能涉及了反社会的行为模式,以及它们的继发性效应,可能强烈地影响了临床表现。最常见的例子是酒精和物质滥用。患者的生活围绕着获得能使他提升心境和自尊的毒品来进行。因为这些影响是暂时的,他会体验周期性的需求、消耗、满足和新的需求。他通常声称满足的状态就是他渴求的理想状态,他的行为是为了在失去这种体验之后重新获得。与这样的个体接触能够表明,这整个循环是他人格不可分割的一部分,对他来说,渴求和寻求满足以及由此产生的满足的状态和欣快感是非常必要的。

社会不赞同吸毒成瘾者,法律和社会制度对待他们也是非常严厉甚至到了残酷的地步。通过发现神奇的化学物质来寻求快乐,成瘾者将普遍的无意识的基于口欲期需要的奇迹般的满足幻想付诸行动了。任何公开付诸行动这些秘密的和被禁止的愿望就会被他人排斥。这些社会的态度在访谈中会成为问题,患者通常会认为临床工作者扮演了警察或法官的角色,而不是临床工作者。

（二）发展精神动力学

反社会型个体在其早年生活中就不信任他人。"正常"婴儿的感受是,其需求得到满足是基于他早期与母亲或其他主要照料者的关系,以及重复体验的挫折和延迟,尽管是有压力的,随之而来的也是满足感和安全感。尽管儿童可能对每次挫折都用焦虑和抗议来回应,但这都发生在内心重复满足的背景下。而且,儿童学会了不仅其需求不会得到满足,而且,即使在对不能满足他需求的客体即他的父母愤怒和抗议的情况下,也不会得到满足。事实上,如果不成功,这种抗议行为就会消失,儿童发现哭泣没有任何帮助,最终会停止哭泣,静静地、被动地躺在那里。

由于几个原因,未来的反社会型个体可能不走这种路径。早期的体验可能导致这种感觉,没有一个人是可信任的,并且安全感来自于一些资源而不是非常亲密的人际关系。这可能是由生物学因素决定的,能够增加来自基本的驱动力的压力,或者是对挫折的耐受下降,就像在 ADHD 的儿童中观察到的那样。

当儿童被父母遗弃或经历过许多寄养家庭和托儿机构,那么这种类似于成人反社会行为的综合征就可能在生命早期出现。有很多公开的情感表达但没有真正的感受,缺乏大多数儿童和陌生人在一起时感到害羞和抑制的体验。儿童善于从成人那里汲取爱和关注,但如此迅速建立起来的关系并不重要,如果有更有回报的父母角色出现，他们很快就会断绝这种关系。这些儿童可以在托儿机构里观察到，他们即时的和吸引人的魅力会迅速指向每一个出现在现场的新的成人。对这种生活非常明确的高度适应的模式，既能保护儿童免受重复分离的痛苦，又能使他迅速适应新的社交情境。

严重的自我病理来自于患者的生命早期，会进一步在良知和超我阶段变得复杂。患者的自我与重要的客体认同的能力没有发展起来。此外，剥夺与生命最初几年生活有关的父母的角色为认同提供了病理性的模式。同样一在母亲，她从未获得基本的信任，她可能具有社会和道德的态度，当被儿童整合后，就会导致一种扭曲的对错感。儿童会无意识地将可能反社会的父母的被禁止的愿望付诸行动。

这些良知形成方面的缺陷也可以出现在严重的基本自我病理中。"超我腔隙"的概念用来描述那些在他们的人格方面有孤立的、特定的紊乱的个体。例如，我们当中有人认识一个男性，他在他所属的社区中是非常重要的人物，也是他所在教会的长老，但他生意上的成功依赖于向穷人出售高价的商品，他们不理解分期付款的计划。他的女儿因向高中同学贩卖毒品而被捕。尽管她父母表面的行为符合社会最高的道德标准，但儿童觉察到父母隐藏的或无意识的态度，并把它们付诸行动。如果一个不良青少年的家庭能够参与仔细的访谈，我们可以经常发现父母早年的行为模式的病史类似于儿童目前的困难，这一点明显地对儿童隐瞒了，但在父母的态度和行为中表现了出来。

反社会型个体对紧张和焦虑的特定态度，可能来自于与照料者的早期经历。儿童的需求有时被忽视，但有时他的抗议迅速被放纵所消灭，照料者试图缓解他的愤怒并让他保持沉默。他越来越害怕在与他的需求有关的紧张中成长，因为他的满足是不稳定的，也不是由爱所激励的。同时，得到他想要的东西的过程就等同于贿赂，他觉得他有权拿走他可能得到的一切，因为他感到被剥夺了最重要的东西：爱和安全感。当这种模式一直延续到成人生活中，我们看到的是自我一致的和没有内疚感的反社会型个体的积极特质。

有明显的反社会倾向的个体进入青春期时，他的困难往往比同龄人少。身份和忠诚的转变对他来说不是问题，他也不会被作为对背叛反应的内疚所困扰。他的熟人都很尊敬他，羡慕他在社交和个人生活上的安逸。他没有亲密的朋友，只是一个被许多人羡慕的个体。在后来的几年里，这些朋友都很惊讶地发现，先前在校园里那个曾经的大人物最后变得没有朋友，成了一个失败者。

患者的成人生活，特别是老年生活，会出现很大的问题。婚姻通常是不成功的，当它持续时，通常与配偶的关系也是疏远的和不亲密的。如果有孩子的话，他们被视为竞争对手或潜在的满足感的来源，很少会形成亲密的家庭关系，或者他们可能成为反社会和犯罪中的伙伴。他们的生活是孤独的和空虚的，可能从使用毒品或酒精中获得安慰。

（三）鉴别诊断

严重的自恋型人格障碍会与反社会型人格障碍相重叠。两者都有剥削和对他人不共情的倾向。克恩伯格（Kernberg）认为，反社会型人格障碍仅仅是自恋型人格障碍的一种非常原始的类型。边缘型人格障碍也可以与反社会型人格障碍融合，前者通常较多地与客体相连，尽管是以一种原始的方式。

反社会型患者必须与偏执型患者相鉴别，他们难以控制自己的愤怒，经常有不良的现实感。这种组合可能导致爆发性的暴力发作。然而，当考虑到偏执型患者的妄想性的世界观，他的行为则是可以理解的。偏执型患者在愤怒发作后，可能感到内疚和悔意，他可能试图辩解他的行为，或者他可能不承认自己的责任，但通常他需要很长时间才能冷静下来。作为对比，反社会型个体的愤怒爆发会在刚开始时就突然消失，患者可能会在发作后保持安静，几乎到了不感兴趣的程度。他不能理解为什么其他人认为他的暴力如此严重。

表演型患者在人际关系方面也具有操控性和汲取性，根据社交线索，在价值或行为方面有巨大的变异。然而，表演型患者能够与他人建立重要的关系，与他人建立不好关系的情况下会感到苦恼。反社会型个体认为他人是获得满足的一种工具，不太担忧特定关系的破坏。表演型患者也表现出虚假的情绪和角色演练。然而，这些表演型患者所扮演的角色是戏剧化的无意识的幻想，有一致的主题，与患者的内在冲突相关。角色是表达和解决冲突的工具，它本身并不是结果。它可能有操控性或汲取性的功能，在亲密的人际关系的背景下，但这只是一个继发性的问题。表演型患者试图成为另一个人，因为他排斥自己的某些方面；反社会型个体也试图成为另一个人，因为他觉得自己什么也不是。

强迫型个体通常期望不被认同，而反社会型个体则需要别人的尊重和羡慕。强迫型个体更倾向于强调自己对权威的叛逆，否认他的恐惧和顺从。反社会型个体强调他的技能或得到他想要的东西时的机敏。

二、访谈管理

尽管反社会型患者的访谈行为与强迫型患者或表演型患者的访谈行为不一致，但在访谈过程中也存在着一些特定的问题，这与患者对反社会机制的使用有关。这些都发生在反社会型人格和其他反社会型特质的人中。

下面描述几个主要的主题。患者可能是有魅力的、讨好的、表面上合作的，尽管同时他是逃避的和不诚实的。这在初始表现中是常见的。之后，作为对临床工作者直接对质的反应，他可能变得不合作或明显愤怒。如果患者被强迫去见临床工作者，这种态度最初可能就会出现。随着患者试图用不同的方法来追逐他的目标，这些已经建立的模式可能是交替的。

反社会型患者从第一次接触临床工作者的那一刻就开始研究他。他悄悄地寻找证据，以帮助他决定临床工作者是否是欺诈的，以及临床工作者是否在精神上显示出任何缺点或不确定的迹象。虽然临床工作者经常感到要提高警惕，但他很难确定这种感受的来源。他可能会对患者产生负性的反应，或者他可能过度热情、产生拯救的幻想，但他不确定这些反应的原因。

对于反社会型个体来说，行动远比反思或沉思重要。访谈技巧中的一个主要问题是，患者倾向于在说话之前采取行动。他看不出和另一个人谈话有什么用处，除非那是达到某种具体目的的手段。

（一）开始阶段

1. 访谈前的行为

反社会型患者在第一次接触时就会采取主动。当临床工作者在候诊室问候他时，他可能会问："你今天好吗？"他经常一边走向诊疗室一边聊天。

反社会型患者对临床工作者的兴趣和态度很敏感，但不像表演型患者。表演型患者更感兴趣的是建立一个允许和接受的气氛，而不是引发一个特定的情绪反应。他可以对墙上的一幅画发表评论，或对临床工作者书架上的一本书提出政治观点，目的是揭示一些关于临床工作者的地位或位置的信息。"你这里布置得很好。"或"你在这间诊疗室多长时间了？"这是一个通常的开场白。一位患者注意到墙上挂着一张哈佛大学的文凭，他说："我看到了，你是在波士顿受的训练。"识别临床工作者的地位是轻度的伪装，但很明显。

2. 前几分钟

随着访谈的继续，患者开始对临床工作者持续地挑剔，并倾向于聚焦于任何可能出现的缺点。例如，一位患者第一次接受访谈时评论道："我注意到你候诊室里一本杂志上的一篇文章。"他接着指出自己同意这篇文章的政治观点，然后补充道："我想你一定是太忙了，没时间真正参与那种事情。"这个信息很清楚：临床工作者不仅是成功的，而且他沉湎于自己的成功，不顾及别人的需要。这些评论为临床工作者提供了重要的信息，但任何试图在访谈早期回复它们，都将让患者感到愤怒、不适和防御。

患者看起来是沉稳的、愉快的、互动的，有时他可能温和而有魅力。他说话自由，但在一种泛泛的水平上，有时会让临床工作者觉得自己迷失了方向，漏掉了一些关键的信息。尽管如此，患者每句话都是清楚的、相关的，没有思维紊乱的证据。他赞美临床工作者对于他提出的问题给予了有见地的评论或回答。患者似乎在说："我们会相处得很好。"临床工作者可能会感到高兴和被奉承，或者他可能感觉到这些赞美有些极端，或者有些事情不太正确。然而，作为一个规则，任何关于这一点的评论都会遭到患者愤怒的否认，患者表示自己是最真诚的。此时与患者对质，是不明智的。患者不信任临床工作者，任何不信任的建议只会使事情变得更糟。患者的虚假奉承是他需要欺诈临床工作者的产物，他是基于他的不信任，这是治疗的核心。不信任可以最有效地被诠释，当它公开被讨论时，不成熟的对质很可能鼓励患者去隐藏他的负性情绪。最好忽略他欺诈临床工作者的企图，直到患者能够完全暴露他的怀疑。

3. 主诉

临床工作者必须确定反社会型患者就医的原因，这是一个与引发神经症患者的主诉不同的过程。反社会型患者的主诉听起来与那些神经症患者很相似，但他们很少解释他为什么现在来寻求帮助。他可能描述冲突和焦虑,但很少直接表现出这些感受。如果他抱怨抑郁,他会很快将他的沮丧和愤怒转向一个失去的爱的客体上。患者体验了比临床工作者所看到的更多的焦虑,最好是在最初就接受患者对自己感受的描述,而不是对质他肤浅的情感反应。

反社会型患者通常会寻求一些相对具体的目标,希望能得到临床工作者的帮助。如果他是被法庭转介来的,他希望能够无罪释放或从轻判决;如果是被学校转介而来,他希望他的不良行为能得到宽恕或免于一些责任。也许最常见的情况是,患者在与配偶或其他家庭成员的斗争中需要同盟。在所有这些情况下,患者也会经历痛苦的内在体验,但他很少带着帮助解决他的内在痛苦的希望来找临床工作者;他只是在与外部世界的斗争中寻求帮助。临床工作者被认为是一个能够帮助患者的人,而不仅仅是一个移情的角色。

(二) 探索患者的问题

1. 隐瞒和保密

反社会型个体经常被另一个人或机构转介而来,因此,临床工作者通常有一些关于患者的信息。患者常常不提他是有困扰的,从而给临床工作者提出了一个问题。如果临床工作者允许访谈以通常的方式展开,那么将不能讨论重要的信息。另一方面,如果临床工作者介绍信息,他将难以理解患者情绪上的含义。而且,这种行为很可能会被患者感受为评判或批评。如果患者知道临床工作者有相关信息,问题会变得更加复杂。临床工作者经常得知他从转介机构收到的"保密"信件已经被患者看过了,而患者心里的疑问并不是临床工作者知道什么,而是他是否会公开。和其他患者一样,很重要的是临床工作者能否保守秘密。因此,临床工作者会以通常的方式引用这些信息,并要求患者进行讨论。下述例子最能说明这一问题。

一位青春期的高中男生被他的学校转介而来,因为他在学校的书店偷书被当场抓住。他来访谈并讨论了各种学术问题,没有提及偷窃的物品。听了一会儿后,临床工作者说:"我知道你在书店遇到了一些困难。"患者很有特点地回答说:"关于这件事,你知道些什么呢?"此时,临床工作者没有详细说明,但回答说:"我猜你和我谈论这件事会觉得不舒服。"患者不愿意讨论这件事。患者坚持知道临床工作者已经知道的内容,临床工作者接着说:"我猜你并不完全信任我。"这种方法把访谈从试图找出书店里发生了什么——一个没有结果,并且基本上不重要的问题,转向讨论患者对待他人的方式。

反社会型患者经常发起询问而不是精神医学访谈。他似乎在隐瞒或明显地说谎,也可能会变得公开抵制或不合作,而这些信息可能暗示着反社会或犯罪行为。临床工作者试图通过机智的或强制性的提问将真相拼凑起来。访谈不能在患者身上获得更多的内容,非常重要的是赢得他的信任和尊重而不是弄清楚事实。向患者诠释这一困境可能会有所帮助,说:"我对你的问题很感兴趣,但我觉得没必要进行审问。你似乎让我扮演了地区检察官的角色。"患者建立一种关系模式,是基于他过去与权威人物打交道的经验。他试图让临床工作者扮演多疑的、不信任的父母的角色，不公正地指责和利用他。如果患者成功了，他会感觉他隐瞒他的行为是正当的，并试图操纵临床工作者以至于他能实现自己的目标。这就是患者与他人打交道的方式，也是他感到的别人对待他的方式。

随着时间的推移，对于大多数其他类型患者来说，临床工作者都会了解到他们内在的精神生活。典型的反社会型患者则不是这样的情况，他们不愿意或不能分享这些信息。事实上，他甚至不愿意告诉临床工作者他的日常生活事件，更不用说他的幻想了。这就阻止了临床工作者获得必要的信息，就像他与其他患者能够使用的在理解治疗过程中的精神动力学方面的必要的心理信息。其中一些缺失的信息可能由其他信息源提供，例如，来自患者亲属的电话。临床工作者接受这些信息，并告诉患者每次的电话内容。临床工作者不能以任何方式违背患者的保密条款，这一点是强制性的。但是，临床工作者不是必须告诉患者他所知道的关于他的一切，如果这会疏远患者的亲属的话。临床工作者可以利用这些事件来讨论患者的隐瞒所造成的困难。

2. 澄清和对质

随着访谈的进行，临床工作者会将注意力转移到患者的生活方式和他与一般人尤其是临床工作者的交往方式上。临床工作者必须从讨论患者自愿提出的问题，转移到他努力回避的痛苦的感受上。这通常需要一定的直接对质。尽管措辞和选择时机都很谨慎，但还是经常产生负性影响。患者和临床工作者之间会有利益冲突。患者想利用临床工作者来引出一种情绪上的反应，或在追求一个具体目标时获得一些帮助；临床工作者则想要建立一种关系，这种关系允许探索患者想要什么以及他如何去得到它。

最初的对质应该探索患者的行为或阐明他的防御，而不是不攻击他。例如，一个年轻男性因为抑郁而寻求咨询，每次他被性伙伴抛弃时，躯体症状就会加重。在访谈中他似乎有些抑郁，但是在讨论他会诊的原因时，他强调了他严重的焦虑。患者似乎对了解临床工作者的信息更感兴趣，而不是讲述自己的问题。在开始对话时他这样说："我知道你是我们医学院的员工。你花很多时间在那里教书吗？"这些评论颇有社交魅力，不难想象患者作为人力资源经理的成功，这是他自己选择的职业。几分钟后，临床工作者打断说："我猜测你更愿意谈论我，而不是讨论你在个人生活中遇到的困难。"这是一个支持性对抗。在访谈早期，更直接的对质会妨碍与患者的交流。例如，这个问题："如果你对自己的问题感到如此不安，为什么你花这么多时间谈论我呢？"就会引起愤怒或退缩反应。

3. 患者的愤怒

反社会型患者的愤怒可能被掩盖在一些合理化的表象之后。他将提供详细的解释，为什么他的行为是有含义的，而不是很明显的原因。这试图阻止临床工作者理解其含义，同时维持在访谈中看起来是友好的状态。

一个学生在一次重要考试中作弊被抓住，之后被转介到高校精神科医生那里，他坚持说他只是在一张纸条上做了笔记，监考人员认为那是一张"要点概览"。他接着详细解释了这张纸来自于包含与课程相关的信息的课堂笔记。精神科临床工作者说:"我猜系主任没有完全相信你的解释,否则他就不会让你来这里了。你认为他是怎么想的呢?"这个学生进一步声明他是无辜的,并解释为什么他认为管理人员可能歧视他。临床工作者接着说:"很明显你是唯一知道考试时发生了什么的人,但是我不确定这是否真的那么重要。不管发生了什么,你现在有麻烦了。你想过怎么办吗?"

当合理化既详细又透明时,临床工作者经常表明,如此复杂的解释一定是在掩盖什么事情。这是一个相当直接的对说谎的指责,不管患者是否说谎,都不会改善沟通。当临床工作者确实想要对质患者一个明显的谎言时,可以这样评论:"我发现很难相信你说的是真的。"这就有了一种可能性,讨论为什么患者的陈述令人难以置信,即使他坚持认为这是真的。

患者对临床工作者的对质可能反应为不悦的退缩。他控制着自己的愤怒情绪,扮演着受害者的角色,从而引起临床工作者的内疚或同情。这可以从频繁就诊于不同医院急诊室的患者身上观察到,他表现出多种躯体不适以获得镇痛药物。他会谎报以前的医疗状况来获得处方。以前见过他的一个实习临床工作者认出了他,并严厉地质疑他的病史时,他拒绝说话,坐在那里盯着地板,先是撅着嘴,然后大哭起来。实习临床工作者不知道发生了什么,马上变成了更温暖、更支持的态度,于是患者又编造了另一个病史。

对于临床工作者的对质,另一种不同的反应是先接受然后重新谈判。当患者更了解临床工作者时,他采取了一种新的治疗方法,经常公开承认先前发生的事情是"托词",暗示他现在是严肃而直率的。当患者称赞他的能力和洞察力时,临床工作者可能会感到被奉承。这是患者操作的风格,是他随时准备使用然后抛弃的一种方法,而不是任何特定的策略,这是最重要的一点。

一位临床工作者得知最近住院的患者,参与了广泛的赌博和行贿的关系网,涉及几位医院的员工。当对质时,患者迅速做出判断然后说:"好吧,你很聪明,你是对的。我被参与者带成瘾了。整个员工的情况真的很腐败,但我可以帮你找出幕后黑手。"患者想做一个交易来保护自己和安抚临床工作者。

4. 患者的亲属

反社会型患者的问题通常涉及其他人,临床工作者经常直接接触患者的亲属。这可能通过信件、电子邮件、电话,包括或不包括患者的访谈的形式。非常明显的患者的反社会的机制,经常以更微妙的形式在其他家庭成员中被观察到。我们中的一个人治疗过的下述患者的案例能够说明这些观点:

患者为一位青春期男性,因学业问题和使用大麻与家庭产生冲突而入院治疗。他把他的父母描述为"中产阶级和物质主义",他们离婚了,住在另一个城市。治疗开始不久,临床工作者收到了患者父亲的一封信和一些保险公司的表格,他对治疗计划表示支持。他的父亲已经填完的部分表格表明,他的父亲利用自己名字和他儿子名字的相似性,领取了一份实际上并不涵盖他的儿子的保单。这个问题变得更加复杂,当患者错过治疗时,他坚持他是否就诊是他的特权信息,不能和他的父亲分享。如果他的父亲知道自己在为那些没有效果的治疗付费的话,他会变得非常愤怒。因此,患者让临床工作者参与针对父亲的阴谋,让父亲支付整个治疗的费用,而他的父亲再通过临床工作者的帮助,从保险公司获利。

最后,临床工作者告诉患者:"我不是来这里拿报酬、看杂志的。"患者回答说:"你说过,这里发生的事情是保密的,你不能告诉他我没有来。"临床工作者回答说:"没错,但如果我认为你没有接受治疗的动机,我们就应该停止。如果那样的话,我就不得不告诉你的父亲,我认为进一步治疗是无效的。"同时,临床工作者探索了患者对他的父亲与保险公司这件事所感到的愤怒。最后,患者和他的父亲一起来就诊,临床工作者发现了家庭模式,每个成员都这样做,同时抗议其他人的类似行为。

非常重要的是,要让患者知道临床工作者与患者亲属的每一次接触,尽管只有临床工作者自己知道其中的细节。如果临床工作者收到一封信或电子邮件,他可以给患者看;如果他打电话,他应该在下一次访谈中讨论这个问题。如果临床工作者会见亲属,通常建议患者在场。

亲属经常使用含蓄的手段诱使临床工作者背叛患者的保密条款。例如,一个十几岁孩子的母亲打电话给临床工作者说:"我想迈克告诉过你,这个周末关于那辆汽车发生了什么事情。""是"或"不是"的回答都背叛了患者。相反,临床工作者可能回答说:"迈克告诉或不告诉我的任何事情都是保密的。你想说些什么吗?"

5. 付诸行动

反社会型个体更喜欢行动而不是语言或思想。当他感到焦虑时,他很可能会去做一些事情,而不是去讨论事情。如果他和另一个人的关系会引起不舒适的情绪,这些将出现在他的行为中,而不是在他内在的精神过程中。例如,一位年轻的女性反社会型患者,在她的临床工作者休假之前,沉迷于滥交,尽管她坚持否认这是对他离开的情绪反应。正是这种采取行动的倾向,使得这位患者很难接受普通的心理治疗技术。

术语付诸行动,严格来说,是指那些基于出现在移情关系中的感受的行为,然后置换到患者日常生活中的人物身上。目的和结果是使这些感觉的表达远离临床工作者。这种行为在所有患者中都是一种常见的阻抗,但在有反社会倾向的患者中特别容易有问题。神经症患者也可能会置换他移情的感受,但他更可能抑制其伴随的活动。反社会型患者的行动阈值较低,对其冲动的限制也较少。结果在治疗过程中产生的感觉可能直接导致在外部世界中的不恰当的和不良的行为。

移情感受的付诸行动也可能出现在没有置换到其他人身上的情况。正是这些移情中的付诸行动,会在访谈中产生最困难的技术问题。反社会型患者可能不遵守坐在他的椅子里谈话这类简单的规则。如果临床工作者离开房间去接电话,他会经常试着读临床工作者的邮件或阅读他桌上的文件,甚至打开他的电脑。这些行为通常在初始访谈中是隐蔽的,除非患者的防御能力不足或挑战来得太快。

一般来说,临床工作者的角色是把付诸行动的行为与基础的感受连接起来,然后指出发生了置换。在治疗的早期制止这种行为并不太有用,如果在制止之前没有进行诠释。当该行为直接影响到临床工作者的权利或利益时,才是例外。这时,就像与精神病性患者打交道一样,允许患者滥用医患关系是没有帮助的。不能给自己设限的患者,需要别人帮助他这样做。

(三) 诠释的角色

理性地洞察作为病理性行为基础的精神动力学机制,在反社会型患者身上的价值显然是有限的。这些个体可能非常迅速地理解临床工作者的诠释,而且他们经常在治疗中恰当的时候重复和扩展它们。这样的患者经常被初学者误认为是很好的治疗案例。

尽管反社会型个体可能善于操纵抽象的事情,但只有具体的事情对他才有情绪上的重要性。对这个行为或事件的最简单的评价,也比对患者生活中的人或行为无关的无意识模式的自知力更有力量。患者将提出许多具体的要求,要求开止痛药、代付停车费,推荐附近的餐馆,或继续使用另一位临床工作者的处方。最初,临床工作者会对这些做出直接的反应,接受或拒绝它们。在某种程度上,当患者至少接受了部分的治疗模式,临床工作者会表明这些要求具有基础的心理意义。患者或者接受,或者否认,但很少有情绪反应。然而,如果临床工作者把他的诠释与他自己的行为改变联系起来,不再满足他现在诠释的那些要求,那么患者将会有戏剧性的反应,有时甚至是剧烈的反应。

(四) 结束阶段

当访谈接近尾声时,反社会型患者感觉到了临床工作者将要停止的想法。他可能会抓住机会去寻求一些赞同或许可,规避充分讨论的必要性。例如,一位有成瘾倾向的患者在其精神疾病门诊的评估过程中,到综合医院急诊室就诊。他告诉急诊室的临床工作者,自从上次就诊和讨论他的家庭问题以来他的焦虑。临床工作者回顾了患者的困扰,证实他曾在门诊的随诊预约。就在他起身要结束这场访谈的时候,患者说:"还有一件事,临床工作者。我的安定刚刚吃完了,我需要一个新的处方。"急诊室里非常拥挤,临床工作者也非常忙碌。患者希望向临床工作者施压,迫使他答应他的要求。非常显然的是,在这种情况下,没有时间去探索或诠释,但临床工作者可以这样回答:"你为什么不在早晨的时候给你的临床工作者打电话,和他讨论一个新的处方呢? 我会让他知道我们今晚的谈话。"患者被迫去与他的主诊临床工作者探索他的行为。

访谈的结束为临床工作者提供了一个机会,消除患者与他建立非个人关系的倾向。像边缘型患者一样,与反社会型患者培养和维持真正的关系,对临床工作者来说是有帮助的。访谈结束时短暂的社交活动——周末的计划或评论天气,在神经症患者中通常被看作是一种形式的阻抗。反社会型患者难以建立人际关系,而临床工作者不仅是移情的客体,也是一个潜在的重要的人,他可以安全地与他一起体验强烈和真实的个人情感。患者经常以近乎夸大的形式发展社交技能,但这些技能与恰当的主观感受无关。虽然在治疗早期很少有冲突,但当患者对临床工作者做出真诚的社交姿态时,应该鼓励他。

三、移情与反移情

临床工作者对施虐-受虐关系的需要，很快就会出现在移情中。最常见的表现是给予临床工作者治疗即将成功的希望。这在一定程度上是由于患者深层的不信任在治疗早期并没有表现出来；相反，患者往往会假装信任，扮演一个好患者的角色。随着治疗的进展，很明显，这些问题并没有奇迹般地消失，临床工作者很失望。尽管临床工作者充分意识到神经症和精神病性症状不会很快消失，但他似乎期望在这个患者身上能够消失。这种态度一定会使他失望。必须记住，欺骗是这个人的一种生活方式，它可以被认为像任何其他的人格特质一样。

在反社会型患者中，自恋病理很普遍。作为结果，临床工作者这个人对患者来说并不重要。他可能会忘记临床工作者的名字，或者并不关心换一位新的临床工作者。反社会型患者会对临床工作者表现出防御性的兴趣，并可能对他的地位或他的治疗技术表现出好奇，但奇怪的是，他对临床工作者更人性化的属性方面不感兴趣——他的家庭或个人生活。当临床工作者问问题的时候，患者会把注意力转移到临床工作者身上，吸引他或让他感到不舒服，而不是去了解他。

尽管如此，如果与临床工作者的重要关系确实得到了发展，患者就很难（如果不是不可能的话）用其他人来替代他。当临床工作者最终成为这个患者的全部客体时，他就是一个真正的客体，患者只是在幻想中、在他的余生中维持这种关系。如果患者开始认识到临床工作者是一个真人，他的信任问题将以不同的方式表现出来。例如，他可能会告诉他的朋友一些临床工作者提供的关于他的个人信息。此时，临床工作者可以评论说："你似乎不认为我们之间发生的事情是隐私。"或"你背叛了我的信任。"这个反应向患者表明，临床工作者与他的父母确实不同。

患者倾向于将临床工作者视为不是一个真人，以一位长期旷课而去看临床工作者的青少年来举例说明。患者将治疗视为获得更多特权以及解除他父母试图控制他的行为而对他的自由施加限制的途径。他来看临床工作者，但只是在表面上参与了。他的兴趣从未离开过他什么时候可以再使用家里的车或不被关禁闭这些问题。他可以讨论他的感觉或讨论当天的事件，但他的注意力总是集中在他的目标上。当他再次获得了失去的特权时，他突然停止了治疗。

在治疗的早期，尽可能明确患者的担忧是有价值的。例如，当患者说："我感觉自己被拴在家里了。"临床工作者可以回应："你是不是对于不能开车感到很沮丧？"这就把访谈导向了患者的思想中最重要的问题。后来，临床工作者可以补充说："在你父母允许你再次开车之前，我想你大概知道他们想要你做些什么。你认为那是什么呢？"当讨论转向父母的要求和患者对这些的反应时，临床工作者就可以帮助患者理解他的欲望和他父母的行为之间的联系，使他们之间的关系对于患者及其父母而言都是恰当的。探索父母对患者行为的鼓励是非常必要的。父亲为什么要买一辆豪华跑车？母亲欣赏男人身上的哪些特质，患者可以使用哪些方法来模仿这些特质？同时，临床工作者必须避免偏袒某一方。他既不能责怪父母，从而免除患者对自己行为的责任感，也不能责怪患者而忽略了与父母的含蓄的沟通。

如果临床工作者能够解决这个两难的困境，与患者的关系就从竞争对手变成了同盟的治疗关系。

反社会型患者会引发临床工作者严重的反移情问题。临床工作者会面对怀疑、不信任和逃避，有时甚至是直接的欺骗。如果直接对质的话，患者对这种行为没有表现出任何内疚或焦虑，并愤怒地予以否认。此外，临床工作者感觉到患者试图操纵他。最常见的反移情模式是临床工作者无视患者的行为；临床工作者扮演愤怒的父母的角色，对患者的行为进行威胁和警告，这与临床工作者自己不可接受的冲动有关；临床工作者比患者更有动力继续治疗。他的治疗成功使其感到骄傲，但这个美梦是短暂的，因为患者不可避免地会使他失望。临床工作者可能会像患者的父母那样对他的失望做出反应。矛盾的是，反社会的行为可能会激发临床工作者无意识的崇拜或嫉妒。患者的行为被认为是令人满意的或愉快的，但对其他人来说是矛盾的或被禁止的，这些行为没有受到惩罚。临床工作者无意识的嫉妒经常伴随着一定程度的对患者的认同，而对这些患者夸大的负性反应可能代表了临床工作者对自己类似的、不可接受的冲动的排斥。

缺乏经验的临床工作者特别容易接受患者的自我表现是有效的，忽略了更隐晦的反社会行为的动力学。临床工作者期待相信他的患者，而且更加舒适地依赖患者提供的临床信息，而不是他自己模糊的、主观的、经常自相矛盾的反应。

一位住院医生正在对一位被法庭转介而来的男子进行评估，他因开空头支票而第四次被捕。临床工作者被患者描述的早年生活的匮乏，他渴望获得另一次机会，以及他的教育和职业培训计划所感动。然而，诊所的管理者不支持临床工作者关于法院撤销指控，以及把患者转到职业康复中心的建议。在分歧得以解决之前，患者放弃保释金后消失了。住院医生愤怒地解释了患者的行为，是因为诊所没有提供支持和帮助的结果。当得知患者在初始访谈期间继续开空头支票的情况后，这个观点被改变了，尽管患者对住院医生声称自己已经改邪归正了。当患者返回时，他表示更倾向于去看那位他在某次会议中见过面并发展出良好的治疗关系的资深临床工作者。患者意识到临床工作者之间的分歧，认为去看一个理解他的临床工作者会比一个被他的托词欺骗的临床工作者更舒适。

反社会型患者对于访谈有他自己的想法和目标。他展示了一个他想要表现的自己的形象，他担心如果这种形象被挑战的话会导致被羞辱。他会竭尽全力、经常撒谎来阻止暴露，不喜欢被分心或干扰。他对早期对质的反应通常是负性的。这可能以几种形式进行，最简单的是愤怒的否认。患者坚持他不知道临床工作者在说什么，他就是被误解了，很明显，他对于临床工作者的不理解而感到很受伤。患者可能是坚持的和有说服力的，对于初级临床工作者来说，经常在困惑和内疚中退却，为他的评论道歉并让患者继续控制访谈。

一位护士因过度使用治疗腹部隐痛的麻醉剂而被转介来会诊。在她描述了她的症状和她使用的药物后，这位临床工作者评论道："在我听起来，好像你已经成瘾了。"患者很生气地说，之前的几位临床工作者对她的痛苦表示同情，并处方了麻醉剂。他重新给患者贴上成瘾的标签，反映了他的一种有偏见的看法，他很快就变得焦虑起来，不知道当她觉察到这种感受并做出反应时该如何回应。他道了歉，开始更详细地讨论她的躯体症状。他打断她的攻击，说："你的反应好像是我在指控你犯罪。也许听起来是这样，但我相信你知道使用麻醉剂可能会成瘾，我不知道你是怎么处理的。"

这个例子说明了几点：第一，在做出诠释之前，详细地取得信息的重要性；第二，寻找一些话语，能够给患者"面子"，以及允许一个舒适的反应（例如，他可以说："使用了这么多的麻醉剂，你肯定担心你会成瘾吧"）；第三，临床工作者的反移情造成的问题。

临床工作者经常被患者在个人关系上的冷漠无情，或违反社会和法律的舒适感所震惊。这种反应可能会被那些访谈的主题之外的信息诱发，但揭示了患者对待他人的一般态度。女性患者会显露出这样的人格特质，她一开始是表现得无动于衷，然后在临床工作者的候诊室里对一个友好的儿童感到懊恼。临床工作者的自发反应是，患者的行为中缺乏人文精神。例如，临床工作者有意识地没有觉察到他的敌意，询问一位因性侵儿童被捕后来做评估的患者："你有过正常的性感觉吗？"在海洛因成瘾者的早期访谈中，另一位临床工作者问道："你在社会中承担了任何有用的角色吗？"这样的言论暴露了临床工作者的感受，并起到了阻碍与患者建立关系的作用。

临床工作者变得不恰当的愤怒和评判，可能使用了惩戒而不是治疗的态度，可能代表了大多数对这类患者的反移情反应。这可能跟随着刚才描述的反应，当临床工作者觉得自己被蒙骗了，会从盲目接受变成了盲目排斥。患者已经习惯了外部世界的类似的反应，他经常试图激怒他临床工作者。如果这些反应出现了，他就知道了自己的态度：他的不信任就合理了。患者通常让临床工作者承担询问者的角色来激起反移情的排斥，就是一个常见的例子。

反移情的最后一种形式，是鼓励付诸行动，在反社会型患者的父母中也是一种常见的模式。临床工作者可能会欣赏患者的行为，尽管可能大声地谴责它。他的快乐常常体现在，他与其他临床工作者讲述患者的所作所为的过程中，或者通过他对患者的所作所为的机制或行为的细节感兴趣显露出来。一位临床工作者会用他的患者的性征服来取悦他职业领域的朋友。另一位临床工作者会探索他的患者偷税漏税的技术；患者感觉到发生了什么，会花很长时间来指导临床工作者非常复杂的会计方法。反社会型患者能迅速觉察到这种情况下潜在的阴谋。

四、结论

反社会的行为只能部分地用精神动力学的概念来解释。这是一个不幸的推论，许多临床工作者在访谈这些患者时忽略了精神动力学的原则，而是采用了一种更适合执法人员的或试图理解外来的和不熟悉的文化的人类学家的方式。对反社会型患者的访谈提供了一个机会来探索行为的某些方面，这些方面在神经症患者中往往隐藏了多年，在精神病性患者中可能过于碎片化或紊乱而无法被理解。核心的精神病理往往很难治疗，但其中一些患者能够从心理治疗中获益。

第十三章　偏执型患者

偏执型患者由于普遍存在被虐待和被误解的感觉，以及过度警醒和对现实或想象的轻视敏感而感到痛苦。他怀疑别人的动机，可能不信任他最爱的人，也可能不信任他最依恋的人。患者对那些他感觉有可能欺骗他或利用他的人，有巨大的愤怒和怨恨。当他的朋友、熟人和同事被他的敌意、猜疑和对他认为自己遭受的侮辱或心理创伤的持续愤怒所疏远时，他对不被喜欢、不被欣赏或不合理对待的持续恐惧和痛苦，就变成了一种自我灌输的预言。

偏执型患者持续地寻找着他正在遭受虐待、忽视或侮辱的证据。他会找到一些微妙的线索来证实被故意虐待的信念。一个旁人无意或轻微的社交失误会让他相信，他是被故意忽视或侮辱的。他可能不是妄想的，但他误解了事件或社交互动的意义，使他确信他是一个被诋毁的对象。这种先占观念的自恋方面是明显的，事实上，偏执型思维经常出现在更紊乱的自恋型患者身上，他们觉得自己没有得到夸大的自我形象所需要的认同。对偏执型患者来说，这个世界是一个恶毒的地方，企图伤害他。最终，患者会因为现实感的扭曲而遭受他最害怕的被排斥、被厌恶和被回避。

偏执型人格障碍的 DSM-5 诊断标准包含了更明显形式的认知损害（表格 13-1）。然而，较轻的类型出现在许多其他人格障碍类型或诊断的患者中。紊乱较少的个体，会被朋友或熟人评价为言语不敏感的或愚蠢的，即使他是无辜的，也会感到强烈的冒犯。他将以内在的愤怒和自以为是的被他人故意贬低的感受作为反应。与此同时，他经常对别人非常挑剔，又通过投射的机制使自己免于内在的批评。他人总是迟钝的、粗心的，或说了伤害他的话。他无意识地获得了相当大的满足感，由于拥有非常高的道德标准——其他人是挑衅的或麻木的，他从来不会这样。这些偏执的主题经常出现在强迫的、受虐的或自恋型患者中。更极端的偏执的主题会在边缘型患者中被发现，伴有原始的被控制、被操纵的幻觉或以某种被侮辱的方式被利用。精神病性偏执会发展成一种妄想性的信念，认为别人是故意迫害他，因为有一个针对他的阴谋。

表格 13-1　偏执型人格障碍的 DSM-5 诊断标准

A. 对他人的普遍的不信任和猜疑以至于把他人的动机解释为恶意，起始于成人早期，存在于各种背景下，表现为下列 4 项（或更多）症状： 　1. 没有足够依据地猜疑他人在剥削、伤害或欺骗他/她； 　2. 有不公正地怀疑朋友或同事对他的忠诚和信任的先占观念； 　3. 对信任他人很犹豫，因为毫无根据地害怕一些信息会被恶意地用来对付自己； 　4. 善意的谈论或事件会被当作隐含有贬低或威胁性的意义； 　5. 持久地心怀怨恨（例如，不能原谅他人的侮辱、伤害或轻视）； 　6. 感到他的人格或名誉受到打击，但在他人看来并不明显，且迅速做出愤怒的反应或做出反击； 　7. 对配偶或性伴侣的忠贞反复地表示猜疑，尽管没有证据。

> B. 并非仅仅出现于精神分裂症、伴精神病性特征的双相或抑郁障碍或其他精神病性障碍的
>   病程之中,也不能归因于其他躯体疾病的生理效应。
>
> 注:如在精神分裂症起病之前已符合此诊断标准,可加上"病前",即"偏执型人格障碍(病
> 前)"。

偏执型的机制在每个人身上都能找到,并且在临床上,在许多精神病性、器质性和神经症性患者中表现明显。尽管精神病理的范围很广,然而精神动力学模式和防御机制对所有患者来说都是常见的。偏执越严重,越难以访谈,因为偏执型患者会抗拒建立治疗性工作关系。患者通常会抱怨一些事情而不是他自己的心理困扰,或是被别人强行带来看临床工作者。偏执型患者不容易被别人喜欢和接受,而且临床工作者也可能对他有负性反应。

一、精神病理与精神动力学

(一)偏执型人格特质

1. 怀疑

偏执型患者是紧张的、焦虑的,基本上没有自信。他不信任别人,怀疑他们的意图,寻找他们行为中隐藏的意义和动机。他很少有亲密的关系,虽然他可能和很多人有联系,但是他觉得自己是一个孤独的人。首次见面时,他可能令人印象深刻甚至很有魅力;然而,随着人们对他了解的加深,会变得越来越不喜欢他。

偏执型患者认为自己是宇宙的中心,以事件对他的影响来看待事件。他人所有的行为、态度和感受,都是根据与他的关系被理解和做出回应。偏执型患者对自己攻击性冲动缺乏觉知,但害怕他会受到那些他认为不可靠和不信任的人的攻击或不公平的对待,从而认为自己神秘的和孤僻的行为是恰当的。

2. 慢性的怨恨

患者难以与他人交往,使他在社交场合感到尴尬和不适。每一个轻视都被解释为个人的排斥。他收集不公正的证据,他对这些经历的生动的记忆永远不会被忘记。他好争辩和争论、在那些他人都能控制自己的情境下常常表现出不耐烦和愤怒的情绪。不恰当的愤怒反应发生在交通阻塞或排队或被人群推挤和碰撞时。偏执型患者,就像自恋型患者一样,对自己不被世人爱和欣赏表达出怨恨。然而,偏执型患者会更进一步把恶意的动机归咎于那些不欣赏他的人。他经常把这些感情聚焦于那些他觉得不喜欢他的个人或群体中。自恋型患者带着一种傲慢的态度说:"人们就是这样。"然而,偏执型患者会带着愤怒的怨恨说:"他就是要迫害我。"

3. 正义和规则

正义和公平是偏执型患者的主要先占观念。为了维护自己的权利,他可以学

习自卫的艺术,如拳击或空手道,他可能拥有枪支、刀具或其他武器。对诚实和执着的冲动性担心是掩盖愤怒的一层伪装。对规章制度的字面诠释和机械强调的背后,是偏执型患者的不信任。同时,他无法欣赏规则的精神,而倾向于机械地诠释它而不考虑他人的感受。

他还利用这些规则来控制自己攻击性的直接表达。例如,一位患者描述了他是如何花了很多时间仔细研究法律,以准备他的个人所得税申报单。他得意地报告,他可以省下邮寄表格的邮费。他决心在不违法的情况下拿回所有欠他的钱。有时,患者自己轻微的违规行为会导致夸大的被发现的恐惧,但与此同时,他又会找出漏洞,允许他在否认自己行为严重性的同时表达自己的攻击性。

在强迫症患者身上也发现了类似的机械性,但强迫型患者更有可能为了朋友而变通规则。强迫型患者担心规则所代表的权威和地位问题——谁有权制定规则,就有权违反规则。规则激发了他服从与反叛的冲突。因为偏执和强迫的特质经常共存,所以在同一位患者身上发现这两种机制是很常见的。

4. 夸大

偏执型患者给人一种有能力和独立的印象,不需要也不接受他人的帮助。他固执己见,认为自己永远是对的。他的不圆滑、优越感、傲慢和夸大令人反感。这些特质使他很容易成为不真诚的、被奉承的和被表扬的对象,这种认识很快就会重建他儿童期夸大的无所不能的感觉。当他没有得到立即的欣赏时,偏执型患者对他人怀有怨恨。然后,对方就会被认为是愚蠢的、卑鄙的和无能的。患者经常报告,在他通过充分的努力赢得它之前,就已经得到了承认。他描述这种体验为被拯救的感觉,他的表现实际上改善了这种不劳而获和无条件地接受。

因为偏执型个体相信他的目标和能力是为了人类的福祉,他真诚地相信他的目标证明他的手段是正当的。他经常有传教士般的热情,期望把世界变成一个更完美的地方,但他在实现自己目标的同时却忽略了如何对待他人。偏执型人格可能会被某些极端组织吸引;他更关心机械地应用这些系统的思想而不是其中所包含的原则。他是个革命者,但即使他的革命成功了,他的幻想也总是会破灭。

5. 羞愧

偏执型患者经常报告,他在儿童早期经常被虐待,有重复的羞愧和侮辱的体验。患者的许多问题都由于他不能控制和调节自己和环境而感到被侮辱。当他意识到自己的缺陷时,他的反应就好像他在公共场所大便失禁,每个人都在嘲笑他。

他发现很难为自己的过失道歉,同样也很难接受他人的道歉。偏执型患者把道歉和承认错误混为一谈。一位患者体验了现实的来自临床工作者的轻视,她在描述这个问题时说:"如果我原谅你,那就意味着我错了。"

6. 羡慕和嫉妒

羡慕是一种显著的偏执型人格特质。偏执型个体更担心他人得到特权和满足,而不是他自己被剥夺和情感贫瘠的现状。他的先占观念是他自己所定义的公平。他没有自恋型个体那种对权力和地位的永恒追求。他无法信任他人,这妨碍了他爱他人或允许他人爱自己的能力。他渴望信任他人,但背叛的先占观念阻断了任何爱的关系。如果他开始信任另一个人,他会想象背叛的迹象,并且指责他的伴侣欺骗了他。

偏执型个体因为没有爱的能力和强烈的自恋需求而极度嫉妒。他强烈渴望被爱,也同样强烈地恐惧背叛。这些将在下述"偏执的精神动力学理论"中详细讨论。

7. 抑郁和受虐

偏执型患者可能有潜在的抑郁倾向。在临床上,当偏执型的防御不再有效时,抑郁的感觉就可能使患者难以承受。自杀在急性偏执型患者中是常见的。偏执型个体相信自己不被人爱,没有被爱过,也永远不会被爱。他觉得自己受到了迫害,认为自己是一个失败者,因为其他人,他的一生都生活在痛苦中(根据他的观点)。即使是有夸大妄想的患者也会感到失意,因为他不可避免地要面对现实,而这些妄想并没有成真。许多这样的患者现在被认为是有双相Ⅱ型障碍。偏执型患者永远是悲观的,总是做最坏的打算。他诠释他的不幸、失望、挫折不是偶然的,而是他人恶意的结果。他不能直接要求爱,只能通过痛苦、自我牺牲和被侮辱来获得。他的要求过高,肯定会失望。由于无法体会到被爱的真正的满足感,他只能用报复的幻想来代替。他的快乐大多来自于观察他人的不幸和失败,而不是自己的成功。

对于偏执型患者来说,成功是困难的。他期待他人对他的成功报以强烈的嫉妒,他也会很快成为他们报复性愤怒的受害者。因此,他接受成功导致了恐惧和对惩罚的期待。他不能享受成功,他喜欢扮演失败者的角色。他不相信或不欣赏他自己的成功,以避免感觉他超越了他的竞争对手。

夸大的偏执型患者更能接受成功,特别是当它与一些理想主义的原因有关时。他的成功总是为了增强"原因"而不是为了个人获益。在他的私人生活中,受虐的一面变得更加明显,禁欲主义是一个显著的特征。

强迫-恐怖人格也害怕成功,但是精神动力学的冲突更明显地与患者为了得到相反性别的父母的爱,而与相同性别的父母竞争有关。偏执型患者的冲突处于更早期的发育水平上。

(二) 鉴别诊断

像其他严重的人格障碍一样,主要的鉴别诊断包括:边缘型人格障碍、强迫型人格障碍、自恋型人格障碍、受虐型人格障碍、反社会型人格障碍和双相障碍。在某些方面,偏执型患者和受虐型患者都是自恋型人格障碍的延伸,他们无意识地相信他们是宇宙的中心,尽管是扭曲的宇宙。鉴别偏执型人格的主题是一种错位的信任,对背叛的恐惧和爆发的愤怒。偏执型患者渴望爱的关系,但他的不信任或信任错误的人排除了爱,成为自我灌输的排斥的预言。未来的自恋型患者,作为一个儿童,感觉自己是特别的,而未来的偏执型患者的儿童期以隐晦的或明显的方式受虐,后来经常虐待他人。这种虐待他人的行为与反社会型人格重叠。未来的偏执型患者,作为一个儿童是不快乐的,经常生气的,通常是一个孤独的人,也可能是一个受害者或恶霸。无论是在病史上还是在表现上,偏执型患者都比自恋型患者有更明显的攻击性。偏执型患者经常对他自己的精神动力学敏感，他充满着猜疑和敌意；因此，与自恋型患者相比，他对他周围发生的事情非常不敏感。他似乎只会考虑一件事情，那就是潜在的被虐待和被背叛。偏执型愤怒被描述为"疯狂的愤怒"，是一种激动的并有可能变成暴力性爆发。这与被冒犯的强迫型患者的"冷静的愤怒"形成对比，他的自我控制抑制了他的攻击，但他会愤怒地计划"冷酷"地报复那些冒犯他的人。潜在的或真实的爆发性攻击是偏执型患者的主题，会令临床工作者感到困扰。

偏执型患者的夸大表现不同于躁狂或自恋型患者。偏执型患者的夸大围绕着他的信念展开，他相信自己是宇宙的中心，那些恶意的势力因为他的特殊性而责难他。他对攻击和背叛总是保持警惕。相对于偏执型患者的症状，躁狂型患者更加扩张和兴奋。躁狂型患者可能把自己看作是一个应该被认同的"天才"，尽管他也可能变得偏执，当他被指责、冒犯或不被承认的话。自恋型患者只是觉得自己比任何人都重要，可以慷慨地把他的荣耀分享给他周围的人，所有人都应该认为他是伟大的。与自恋型患者相比，另一个鉴别因素是贯穿于偏执型患者的强烈的攻击性方面。

（三）偏执的精神动力学理论

弗洛伊德对偏执本质的概念是基于他对德国著名法学家施雷伯（Schreber）的回忆录的研究。施雷伯患有一种迟发性精神病，伴有复杂的被害和夸大妄想。弗洛伊德认为，基本动机的核心与无意识的同性恋有关。在施雷伯的案例中，弗洛伊德假设无意识的同性恋倾向被否定、反应形成和投射所阻止。"我爱他"的感觉被否认了，通过反应形成了"我不爱他；我恨他"，然后通过投射转移为"并不是我恨他；而是他恨我。"患者再次体验了恨的感觉，但现在他合理化为："我恨他，因为他恨我。"根据弗洛伊德的观点，这一系列的防御策略参与了被害妄想。在夸大妄想的形成中，同性恋冲动的否认是这样的过程："我不爱他；我不爱任何人——我只爱我自己。"

弗洛伊德认为无意识的同性恋也是嫉妒妄想的基础。患者嫉妒的先占观念是他的自我尝试阻止这种威胁的残余。通过投射机制，患者无意识的愿望会归因于他人。患者说："我不爱他；她爱他。"偏执的患者怀疑他的妻子爱的"另一个男人"，实际上是一个让患者感到被吸引的男人。这种情况是常见的，当患者的妻子对临床工作者说："我其实对别的男人感兴趣，但并不是他所怀疑的那些人。"偏执型男性经常为了吸引其他男性的注意而拥有美丽的女性。他的自尊心会通过其他男性被他的"花瓶式的女性"吸引而得到提升，就像他的阴茎被崇拜一样。这种现象也出现在自恋型男性中。异性恋的不忠的冲动也可能投射到配偶身上，导致病理性嫉妒。

弗洛伊德认为自恋性退行也导致了无意识的同性恋的愿望，偏执型患者不再对他人感兴趣，开始聚焦于他自己。他爱自己和恨自己的矛盾情绪，会在他被无意识地代表了他自己的他人迷恋时表达出来。他不可避免地会转而反对这些爱的对象,像他恨自己那样去攻击他们。这个过程是一样的,无论爱的对象是一个真实的人还是一个妄想的人物。激烈的对同性的兴趣激起了无意识的色情感,以及对同性恋的恐惧。患者自恋的愿望满足了他自己的躯体和各个部分,在外部世界中反映为某些临床信息。患者可能会发现,在他们的妄想世界里那些人的身体的一部分,使他们想起了自己身体的一部分。当然,臀部包含在这些想法中。在偏执型患者中,肛门的先占观念的频率往往反映了他们的强迫性冲突和对亲密的被动的顺从的渴望。

在偏执型患者中,尽管关于同性恋的冲突在临床上很常见,但弗洛伊德关于无意识的同性恋是病因的核心的观点不再被接受。一些学者声称相当多的偏执型患者并不担心这个问题。检验弗洛伊德的理论是很困难的,因为同性恋患者通常是隐秘的,会对临床工作者保守关于同性恋冲突的信息。例如,一位患者最初否认与他被投毒的妄想有关的同性恋的担忧。最后他承认"毒药"就是"激素",然后他承认这是"性激素"的问题。最终,他透露了自己的想法,他正在使用女性性激素。一些偏执型患者在透露这些信息之前,已经经过了多年的治疗。然而,现代精神分析师强调偏执型患者的低劣和卑微的先占观念,蔑视地认为同性恋在我们的文化中是一个具体的标志,特别是对异性恋的男性来说。对于一些女性偏执型患者来说,被指责滥交或是一个妓女扮演了同样的角色。

1. 防御机制

原始的否认、反应形成和投射是偏执型患者的基本防御。它们在明显的妄想型患者中最为突出。这些防御在访谈早期就会遇到,当患者表示他没有问题并且不需要成为患者或不需要住院时。偏执型患者利用反应形成来保护自己不被攻击者觉察到他对依赖的需要,以及温暖的或有感染力的感受。这样他就不会被他人背叛和排斥。一位患者报告说:"如果我说我不在乎你,那你就不能打击我。"

偏执型患者利用否认来避免觉察到现实的痛苦。幻想支持了这种否认。这种机制是夸大妄想和其他无所不能的感觉的基础。尽管偏执型患者有时会详细地报告自己的体验,他经常完全否认自己对具体事件有任何情绪反应。偏执型患者对他人身上那些他自己否认的特质非常敏感,他对他人来说不是一个好的观察者,除了在他自己那些高度警觉的狭窄的领域。

偏执型个体充满了愤怒和敌意。他不能面对或接受他愤怒的责任,将他的怨恨和愤怒投射到他人身上。然后,他依靠规则来保护自己免于幻想的攻击或歧视行为,这代表了他自己的投射型的冲动。这样的患者否认他自己行为的攻击性的重要性,对他人的影响不敏感。如果患者有被害妄想,他就能认识到自己的一些愤怒,认为这是对他的妄想世界中被迫害的恰当反应。有夸大妄想的患者更容易感到他人怨恨他,因为他觉得自己如此伟大。当然他认为他自己超然了愤怒的感受。投射的机制使患者能够想象他被那些吸引他的人所爱,他也可能用投射作为一种防御来应对那些他自己无法接受的无意识的冲动。后者的案例就像一位75岁的未婚女性想象一个男人带着性企图闯入她的公寓。她的妄想不仅暴露了她受挫的性愿望,也是她对男性的有敌意的投射。

　　投射的另一个方面,例如,一位患者的超我的批判会被投射,当否认和反应形成的投射无法控制他的内疚感时。再如另一个例子,一位患者相信迫害他的人指责他不诚实。许多妄想都是批判的或恐惧的,从而暗示了超我过程的投射。而且,偏执的机制往往会被强烈的内疚感所触发。

　　偏执型患者所利用的外化的防御,在起源上与投射类似。患者在人际关系的情境中不承担任何责任,因为强烈的羞愧和无价值感。任何出了问题的事情都必然被认为是他人的错误。很明显,偏执型患者通过持续地将自己的错误或失败归咎于他人,从而导致他人与自己疏远。

　　偏执型症状包括功能退化到早期水平。这种退化影响到整个人格,包括自我和超我的功能。超我的退化是通过回到良知形成的早期阶段,即患者害怕被父母监督的时候。

　　每一个偏执型患者被投射的基础的感受,都是他不完满和无价值的自我形象。在男性异性恋的患者中,这可以被同性恋的自我指责所象征。在女性偏执型患者的妄想中,这种投射性指责往往涉及卖淫或害怕被异性攻击和剥削,而不是同性恋。这种差异的形成可以追溯到女孩早年与父母的关系。当她转向她的父亲寻求她无法从母亲那里得到的母爱时,她开始发展出对异性的欲望而不是同性的愿望。这些后来由于害怕强奸或对卖淫的幻觉指责而遭到否认和投射。在男性和女性患者中常见的主题是:患者被贬低,并且是毫无价值的性玩具。

　　偏执型男性在儿童期与权威人士的争斗,可能也导致了他对同性恋的恐惧。同性恋的想法和感受反映了这种权力冲突的不完全消解,从而发展出不恰当的顺从态度和退化到依赖性的适应模式,它们被同性恋象征性地代表。像“被搞坏了”或“被扭曲了”这样的短语象征性地说明,在我们的文化中,同性恋被归因为一种被迫屈服于不公平的待遇的情况。因为对这些愿望有着强烈的矛盾心理,偏执型患者在一种情境下抵抗正常的合作,而在另一种情境下顺从不合理的要求。

　　奥金克洛斯(Auchincloss)和韦斯(Weiss)发展出了对偏执型患者的精神动力学的进一步理解。他们注意到任何人都可能会变得偏执,当他的安全感或与其他重要人物的连接性受到严重威胁时。例如,这可能出现在士兵在恐怖的战争中,或频繁发生在第一次世界大战的残酷的战壕战中。这表明,偏执型患者与他人相比,经常有客体恒常性的失败——即维持另一个人的精神形象的心理能力,即使在那个人不在场的时候。患者与他人的联系总是受到威胁,即使在没有明显的外部威胁存在时。偏执型个体不能维持对另一个人的内在精神代表的持续的爱的依恋。面对强烈的挫折或愤怒时,他经常被分离所触发,用奇迹的、具体的方式思考。例如,偏执型患者确信他“知道”临床工作者在想什么,以及临床工作者如何试图控制自己的思想或行为。通过这种病理机制,偏执型患者保持他的连接,经常感觉他在不断地被临床工作者考量。相对地,当面对患者偏执性的自我指称时,临床工作者可能会忍不住说:“你并没有那么重要,并不是每个人都时时刻刻地想着你。”偏执型患者只有通过不断思考才能感觉到与另一个人的连接,即使以一种敌对的方式,从而保持一种连接感。对漠不关心的不容忍和不被持续地思考,是偏执型患者精神病理的核心因素之一,反映了客体恒常性的问题。这不能保持对另一个人持续的精神代表,在面对分离或共情的失败时,偏执型患者会促发防御性的幻想:他被秘密地控制、操纵或不公平地利用了。

(四) 偏执综合征

1. 疑病

疑病不是一种疾病实体,而是一种复杂症状,被发现在偏执型疾病、精神分裂症、抑郁、焦虑或器质性精神病以及一些人格障碍中。偏执型患者可能抱怨失眠、易激惹、虚弱或易疲劳,以及在眼睛、耳朵、鼻子、口腔、皮肤、生殖器和肛门附近的奇怪感觉。这些区域代表了患者的身体被其他人穿透或侵犯的主要路径。

偏执型的疑病常常伴有与他人情感交流方面的退缩。婴儿的自我发展能够把自己的身体与外部世界区分开来。直接观察婴儿表明,最初发现自己的身体是一个愉悦的过程。然而,在疑病的患者中,重新发现身体是非常痛苦的。当患者的兴趣都聚焦在他躯体的自我上,他体验到了对伤害和死亡的恐惧。这可能象征着去势焦虑,或者它可以直接反映出一种即将发生的心理紊乱。当患者象征性地试图定位或抵抗他躯体某一部分的分解过程时,精神病性的威胁可能会得到防御。

在患者看来,他的社交退缩是由他的躯体痛苦造成的。他为自己的痛苦找到了一个器质性基础,这使他感到放松。如果他的抱怨找不到器质性基础,他可能会去别处寻求医疗帮助。在更严重的案例中,观察者会对疑病的症状做出反应,就像他对妄想的反应一样,这将在后面进一步讨论。其他类型的疑病反应可能在抑郁、焦虑和自恋型患者中被发现。

与疑病有关的负性或痛苦的感觉反映了患者敌意的对抗的感受,这些感受从他人那里退缩并转向自己。尽管这些患者总是经历一些社交孤立,但他们进一步从他人身上退缩的速度正在加快。患者可能会报告说,自从他开始关注躯体以来,他已经辞掉了工作,也不再去看望他的几个朋友,现在他把所有的时间都花在与他的疾病有关的事情上。

特定的症状选择可能代表了患者对父母或父母替代者的矛盾认同。例如,一位患者对他的肠道疾病有着先占观念,透露他的父亲死于直肠癌。对症状的探索揭示了认同的正性方面和对父亲的敌意的竞争感,这种感觉现在转向了内在。通过对患者疑病症状的仔细研究,临床工作者可以更加了解患者的精神动力学。

2. 偏执型精神病

偏执型的主题在精神病中很常见,尤其是在精神分裂症中,但也在妄想障碍、情感障碍(包括躁狂和抑郁)和器质性脑综合征中出现。尽管这些疾病的病因不同,但在访谈中的问题本质上是相同的。

偏执型精神分裂症通常是逐渐起病的。从患者不愿与他生命中的人有感情上的接触开始。常见的顺序是疑病、迫害妄想和夸大妄想。尽管关于妄想的性质有一些争议,但一种精神动力学的观点是它们提供了一种修复性功能。患者的先占观念从对他自己身体的兴趣上转移,并试图与那些从他身边退出的人重新建立连接。他做不到这些,世界似乎是混乱的和紊乱的。他不能理解他人的行为,他急迫地寻找线索来解释他人的行为。产生妄想的概念代表患者努力自我组织和重建与现实世界的关系。卡梅隆(Cameron)使用了术语假性社区来描述一群真实的和想象中的患者,他们团结一致(在患者的思想中),目的是针对患者采取一些行动。当患者在他的假性社区中变得更加活跃时,他就会表现出更明显的精神病性行为。妄想的幻觉世界是为了保护自我免受现实的痛苦。

妄想是一种固定的信念,通常是错误的,但更基本的是它不受正常参照组的证据、原因或说服的影响。它通常基于否认、反应形成和投射。它反映了自我和外部世界之间的某种程度的混淆。妄想思维的本质不仅是缺乏与外部现实的联系,而且是患者固定的信念,以及患者无法根据证据改变自己的想法。妄想形成的能力而不是妄想的具体类型,是患者的基本病理。在妄想型人格中,也存在着同样机械的被害妄想,对非理性的行为没有反应,但这个患者并不一定是妄想。

与妄想性思维密切相关的是,偏执型患者对超感官知觉、心灵感应等类似的神秘现象非常感兴趣。偏执型患者对这些奇怪的沟通方式的亲和性与他退化到儿童期的奇迹幻想有关。该过程是防御性的,因为它合理化了患者修复性的扭曲,使他确信他是正确的。它还反映了他基本的社交失调和对人际关系缺乏理解。因为患者已经把情感上的投资从别处撤回而只聚焦于自己,与他人交往的能力受损。这些不同寻常的沟通方式代表了他试图通过那些仍然存在的原始技术重建与他人的关系。

患者妄想的内容是由他的精神动力学的冲突,他所在社会的一般文化价值观,以及他被养育的家庭特征所决定的。临床工作者可以通过仔细研究患者的妄想来快速理解患者的精神动力学冲突。防御机制和妄想的精神动力学已经进行了讨论。以下将描述不同类型的妄想。

(1)被害妄想　被害妄想是偏执型患者最常见的妄想。迫害者代表的不仅是矛盾的爱的客体,也是患者部分的投射。偏执型的投射通常有一定的现实基础,尽管会被患者明显夸大。患者扭曲现实的倾向会进一步地被他人无意识的动机和情感的敏感加重。然而,他无法将他们无意识的感觉与他自己的感觉区分开来。

被害妄想通常反映了患者所在的文化中所关注的社会问题。政治阴谋、现代科学(例如,计算机、网络空间、基因工程)、种族主义、性态度和有组织的犯罪,都是今天偏执型的美国患者最常见的主题,而60年前常见的主题是关于日本人和德国人的。

(2)夸大妄想　伟大的艺术家、发明天才或成为救世主的感觉,是夸大妄想最常见的内容。然而,它们在躁狂患者中更常见。从鉴别诊断的角度来看,躁狂患者中这样的妄想伴有心境高涨的状态——一种偏执型患者中不存在的欣快的夸大感。患者可能意识到,也可能没有意识到,他幻想的能力没有被世界上的其他人所理解。有时,被害妄想先于夸大妄想。患者可能为了避免痛苦的被害感,于是告诉自己,他一定是一个非常重要的人才会受到这样的对待。代偿性夸大能够帮助投射来使自我免于那些无意识的冲动进入意识,以及抵抗不充分感。

(3) **色情或被爱妄想** 色情妄想最常出现在女性患者中。这个基本上是夸大的妄想系统以一个人为中心或聚焦在某个人身上,通常是一位年长的男性。患者相信这个男人已经爱上了她,并且正在通过各种秘密的标志和信号来传达这种爱。

较轻的、非精神病性的这类问题最常发生在女性学生和年长的男老师中,通常是英语或法语老师。学生做额外的功课,放学后留下来协助老师,很快就成了他的"宠物"。老师被浪漫地赋予了奇迹般的无所不能和无所不知。老师的关注和兴趣被她误解,当她试图弥补自己对同龄男孩缺乏兴趣的感觉时。这种状态不知不觉地进入精神病性的状态中。在一个女孩的案例中,她觉得她的老师选择的诗歌与她有关,它们含有一些隐晦的他的爱意的信息。

色情狂患者可能对妄想的客体产生强烈的愤怒。这种反应可以独立于这个个体任何真实的拒绝,或者它们可能是对轻微的侮辱的反应。男性患者可能会产生与女性流行歌手或演员有关的色情妄想。如果他追求她,他通常会因为骚扰而被关进监狱。他会变得很危险。

(4) **躯体妄想** 躯体妄想的患者比先前讨论的疑病患者有更严重的病理。他们的先占观念已经聚焦于他们身体的一个特定部位,达到了妄想的程度。最常涉及的躯体部分和心理机制与上述"疑病"部分所讨论的内容相同。特定的症状选择往往具有精神动力学的意义。

(5) **嫉妒妄想** 尽管所有偏执型患者都极端地嫉妒,只有当患者构建出有组织的系统时,这些才能被认为是妄想。患者的伴侣经常是这种嫉妒妄想的目标。

3. 物质所致的偏执状态

可卡因、麦角酸、大麻、苯环利定和安非他命很容易诱发急性偏执状态,当物质停止使用后能够逆转。有的职业运动员、健美运动员和健身爱好者使用合成类类固醇,在一些个体中也会导致严重的、愤怒的偏执状态。一位有文采的运动员描述他的情况如下:

这就像我总是在慢慢燃烧,随时准备跳出我的汽车,与那些在路上离我太近、开得太慢或在我前面打转的任何一个打扰我的人对质。我会对任何人瞬间发脾气——如果餐馆的服务不够快,如果电梯停在了另一层,如果我妻子迟到了30秒的情况下。我的引爆点太低,我可以被任何事情触发。现在我已经不再吸毒了,真不敢相信自己在吸毒时的样子,我变成了随时可能爆发的怪物。

(五)发展精神动力学

虽然遗传、生物和文化因素在偏执型紊乱的发展过程中也很重要,但这一部分着重于心理冲突的作用。关键点是临床观察,而不考虑它们在病因上的重要性。尽管如此,我们希望这些观察结果将为临床工作者提供与这类患者访谈时进行调查的指南。

　　梅勒妮·克莱因(Melanie Klein)认为每一个人在早期发展过程中都会经历偏执-分裂样状态。在她看来,婴儿特别害怕"坏的"——即挫折感——母亲,或被这种挫折感诱发出的攻击投射的母亲。这种投射的机制联合了"好的"内投射或"令人满意"的母亲。于是母亲的形象就分裂了,这个投射和投入的过程就继续发展,直到"好的"和"坏的"母亲的形象被整合进一个单一的父母的代表,它具有两种精神特征。这些机制被客体关系学家认为是边缘型患者分离机制的核心,对他们来说,一个重要的人可能从被理想化到以令人困惑的方式被诋毁,他们的临床工作者经常会有这样的体验。客体关系学家认为,将"坏的"投射到外部人物上的机制是偏执-分裂样状态的残留,是偏执型患者的精神病理的核心。根据克莱因的观点,婴儿害怕来自外部世界的、恶意的客体会侵犯并摧毁他。不管这个理论是否正确,这种无意识的幻想可以在成人偏执型患者中被观察到。

　　从发展的自我-心理冲突模型的角度分析,偏执型患者会经历与母亲建立温暖而信任的关系方面的困难。他被排斥的感觉导致在早期的共生关系中难以发展出身份感。无价值感与代偿性的矛盾的夸大的无所不能的感觉交替出现。在感受到他的母亲是排斥的后,未来的偏执型患者会寻求他的父亲作为一个替代。在男性中,这会导致对被动的同性恋愿望的恐惧。父母担心他们年幼的儿子主要从父亲那里得到爱和亲密感,这加重了他们的焦虑。在女性中,当她向父亲寻求她无法从母亲那里得到的情感时,就会产生对性方面的恐惧,从而导致退化到早期的同性依恋。这些恐惧后来被诠释为俄狄浦斯情结,结果女孩对母亲的攻击的恐惧被强化了。当她乱伦的欲望通过投射来抵抗时,她产生了对男人攻击的继发性恐惧。

　　这个患者在早期生活中就知道,他的父母会被那些不是爱和亲密的感受所激励,他们的行为与他们的言语不一致。因此,未来的患者不得不依靠自己观察,并且从字里行间读出隐含的意义。施虐型父母的攻击在一方或双方中都很常见。父亲可能是机械的、冷漠的和施虐的,或软弱的和无能的,或完全缺席。强迫型患者通常会得到父母的爱和认同,只要他是顺从的。而偏执型患者服从权威仅仅是为了逃避攻击,以及得到极少的和不一致的爱和温暖作为回报。患者认为他的父母的攻击等同于一种形式的强奸,这一点在他后来对"插入"的恐惧中表现得很明显。这种恐惧也是他对父亲被动、顺从的情感的一种防御,这种情感源于他对父亲的爱的渴望,以及对父亲的愤怒的一种防御。强烈的愤怒和憎恨情绪会发展,并通过否认、反应形成和投射来处理。在他的现实生活行为和幻觉结构中,对攻击者的认同成为一种重要的防御机制。

　　在这样的家庭中,母亲往往控制欲强,而且经常是诱惑性的,将儿童暴露在她自己直接的或兄弟姐妹间接的性刺激中,并且完全否定这样的刺激的意义。如果母亲是施虐型父母的形象,她就是可能有明显的偏执型特征。她的夸大导致了她感觉她总是正确的,而儿童总是错误的。在这种环境下,儿童几乎没有价值感和个性,替代地,儿童否认自己的矛盾心理并试图与自己无所不知、无所不能的母亲结盟。儿童越拒绝与自己的攻击者认同,越有可能在后来发展出被害的态度。因为他可以通过认同一位无所不能的攻击型父母来获得自尊，他感到他应该自动地、立即地被外界承认而不需要证明自己的价值。患者的母亲经常企图通过挫折和退缩的威胁来支配和控制她的后代。因此，亲密感和紧密感变得危险。儿童与母亲偶尔的亲密体验通常会导致羞辱或排斥。作为结果，害怕亲密感在偏执型患者中变得明显，他们不惜一切代价以避免亲密感。因此，未来的偏执型患者也学会了否认他的温暖、柔情和性感。儿童期望所有的亲密关系都需要放弃独立性和采用被动、顺从的态度，当他人不屈服于他的时候，他会重新唤醒他的愤怒，以此来表达对他人的爱。他的防御是认同攻击者。

就像他的父母没有足够的社交能力一样，偏执型患者也无法获得在其环境中被他人接受所必需的应对机制。他的父母缺乏对他作为一个人的权利的考量，导致他缺乏理解自己或他人的权利。他通过增强他的夸大来补偿他的隔离和孤独。这种态度反过来又会导致再次遭到他人的排斥，进一步加深了他的被害感。

尽管强迫的、恐惧的、抑郁的、表演的和自恋的症状在儿童期和青春前期很常见，但偏执的症状在青春中期之前并不常见。偏执型精神病性患者与精神分裂症患者相比，倾向于表现出较少的退化或恶化，这一现象似乎可以部分被较晚的发育年龄来解释。虽然这不是很好理解，现象可能与完全的偏执型综合征所需要的被排斥的环境而不是患者的家庭有关。另一个因素是，高度发展的逻辑思维能力与妄想的产生有关。

偏执的行为，在某种程度上，是一种习得的行为，是基于父母的态度。这个患者可能在青春前期有亲密的同伴关系；然而，他的父母警告他不要信任他的朋友，不要泄露自己或家庭的秘密。青春期，伴有强烈的性冲动，会给偏执型患者制造困难。他无法从青春前期过渡到青春期，伴随着情绪上的兴趣从同性转向异性。他自尊心的衰退和对性冲动的恐惧引起他与异性保持距离和疏远。年轻的男孩子怕女人，所以和别的男孩子比较合得来。他的担忧，包括对支配的恐惧和对拒绝的恐惧。他对女性的回避需要他加强对同性恋的防御。类似的问题也发生在女孩中，她害怕施虐型攻击或排斥或不感兴趣，就像她从她父亲那里体验到的那样。

1. 促发压力

有两类压力会促发偏执型反应。第一种情境与促发抑郁发作的类似。这些包括真实的、幻想的或预期的失去爱的客体。与之密切相关的是，体验自尊的丧失，如失业或学业失败，与之相关的期望是重要的他人会排斥患者。矛盾的是，成功和失败都可能促发偏执反应，这是来自患者幻想的嫉妒的竞争者的报复。促发偏执反应的第三种情境是包括患者被迫、被动地接受真实或幻想的攻击或羞辱。这些伤害的范围从意外事故或人身攻击所造成的伤害，到患者被迫在其职业中处于被动、服从的角色。在后者的案例中，患者可能投射他的愿望是被动的顺从，导致他幻想他被控制或攻击了。竞争的经历可能会让偏执型患者感到他必须顺从，或者激发出强烈的攻击感。在同性恋情感被强化的情况下，例如，和其他男性一起被关在军舰或商船的封闭空间里，会导致急性偏执反应。在所有这些案例中，偏执的反应可能被强烈的内疚感或羞耻感所起始。他可能会因为自己的失败、成功或被动顺从的愿望而感到内疚。

二、访谈管理

偏执型患者的愤怒在初始访谈中是一个显著的特征。这可能表现为负性的退缩、愤怒的拖延战术、攻击或不合理的要求。一旦访谈开始,患者强烈的不信任就会带来额外的问题。他的极度敏感和对排斥的恐惧使得诠释和对质变得极其困难。然而,当心理治疗取得成功,一种信任的治疗关系慢慢发展时,临床工作者就成为患者生命中最重要的人。

(一) 开始阶段

1. 愤怒和沉默

被强迫接受精神疾病治疗的患者经常通过拒绝说话来表达愤怒。但是,与紧张症或严重抑郁的患者不同,愤怒的精神病性偏执型患者并不会与周围的环境疏远。他的退缩不仅是对愤怒的一种防御,也是表达这种感觉的一种方法。患者欢迎任何机会发泄他的愤怒和憎恨。临床工作者可以与患者建立初始的治疗关系,通过识别这一点并评论说:"被带到这里来似乎违背了你的意愿"或者"我想你是被迫来这里的"。临床工作者没有同意患者的诠释,但是表现出了解这些的兴趣。通常这样的表达会使长时间愤怒的患者允许临床工作者与他互动。如果患者已经住院,那么这种方法不能诱使他开口说话,而这样说才是有帮助的:"我认为你出于某种原因来住院,在我有证据证明这些理由不正确或不再有效之前,你必须留下来。在这种情况下,跟我说话能增加你出院的概率。"临床工作者必须让患者明白,尽管讨论可能让他最终出院,但不能承诺会有立即的行动。这种诚实的方法通常会使沉默的精神病性偏执型患者接受访谈。

临床工作者可以同情患者被虐待的感受。例如,一位住院的精神病性偏执型女性在当天的早些时候,被几位不同的临床工作者访谈过,她说:"我已经把我的故事告诉了很多医生,我累了,受够了,我不想和你说话!"当临床工作者对患者以这种方式被利用的不公正的感受表示同情时,患者生气地继续说:"是的,而且一个有工作的男性患者可以找借口去工作而不需要接受这些访谈。"这个关于男性患者的特殊对待的补充说明,提供了一个给予同情的回应的机会,并在 2—3 分钟内患者就会和临床工作者自由交谈了。

病情较重的、有可怕的幻觉和妄想的精神病性偏执型患者,能被更好地激励与临床工作者沟通,以获得他的保护;然而,访谈的模式很快就变成了与其他偏执型患者一样了。

2. "偏执性凝视"

偏执型患者观察临床工作者行为和周围环境的每一个细节。他的"偏执性凝视"让许多临床工作者感到不舒服,他们可能会转移视线,不看患者的眼睛。如果在整个访谈过程中,临床工作者都密切地观察着患者,那么患者会感到放心。他把这当作感兴趣而不是不信任的证据,这样他会确信临床工作者是关注他的而不害怕他。

3. 冗长的辩论

对偏执型患者的访谈可以被描述成一场冗长的辩论,而不是两个参与者之间的互动。这种冗长的辩论通常在访谈开始和结束阶段最为明显。因为偏执型患者,就像强迫型个体一样,难以建立情感联系,一旦接触到另一个人,就难以与他分离,很容易理解这种症状性行为的适应价值。在访谈开始时通过不允许别人说话,患者控制着他在这段关系中的参与度。当他建立起情绪上的关系时,就必须抵抗即将发生的排斥的危险。为了达到这个目的,他首先拒绝临床工作者,用言语与他保持距离,但同时继续对话来"保持"关系。

深层的无价值和不充分的感觉是患者企图通过他的长篇大论支配临床工作者的基础。为了获得互动,临床工作者必须允许患者讲述自己的故事。但是,如果这种冗长的辩论被允许贯穿在整个访谈中,那么将不会与患者有任何接触。尽管人们可能在初始访谈中,偶尔对质这种防御,说:"我有一种被带入冗长的辩论的感觉",这一技术往往会使患者疏远。通常更可取的说法是:"我喜欢听你故事的细节,在我们的治疗过程中,我当然会这样做。然而,有一些问题我们必须现在讨论,以便我能帮助你。"另一种方法在不激怒患者的情况下限制患者的长篇大论,就是问:"我怎么才能帮助你解决这些问题呢?"以这种方式,临床工作者表明他不会被患者支配,他会有一些控制。在访谈过程中,可能有必要重复类似的申明,如果患者尝试重新建立冗长的辩论的话。

4. 否认

偏执型个体经常拒绝接受患者的角色,这是一种形式的否定。对他来说,接受这个角色意味着耻辱性地失去尊严。如果临床工作者试图强迫个体承认他是患者,这将进一步威胁到患者已经非常脆弱的自尊的平衡。另一方面,如果他不坚持,患者往往会通过进一步证明他的精神病理来回应,再一次邀请临床工作者强迫他扮演患者的角色。即使临床工作者认识并理解了这个循环,也不应该在治疗的早期阶段向患者诠释。

患者否认自己的问题,想要讨论他的妄想性抱怨,但他是自愿来医院的,这提供了一个容易互动的机会。倾听患者 10—15 分钟后,临床工作者可以说:"既然你来到医院咨询精神科医生而不用咨询警察,你一定想到了精神科医生对你有什么帮助。"因此,患者的注意力就从他妄想的内容上移开了。他可能表示他已经向警方咨询过了,他们嘲笑他或者说他疯了。如果临床工作者对患者的病前状态共情,就能促进情感关系。例如,他可能会对患者说:"受到那种方式的对待,肯定感到被羞辱了。"

5. 不信任

对患者的不信任和敌意的管理是访谈中的关键问题。在患者的敌意背后是对亲密、信任关系的深切渴望和恐惧。然而,任何接近偏执型患者的企图都会导致患者的恐惧和不信任以及进一步的敌意。这是因为患者害怕被动,坚信紧随亲密关系而来的就是拒绝，这也是他想先拒绝临床工作者的原因。当患者对临床工作者没有公开的敌意和愤怒时，他将是不信任的和怀疑的。临床工作者应该避免让患者相信他是一个朋友，他来这里帮助他，或者是患者可以信任的盟友。相反，他可以同意患者的观点，他是一个完全陌生的人，确实，患者没有恰当的理由立即信任他，把他当作盟友。临床工作者对患者的痛苦可以表达他的同情，但不是成为患者亲密的朋友。他与患者的关系是真实可信的，但也是职业的而不是个人的。

偏执型个体很难确定自己可以信任谁、不能信任谁。临床工作者认识到患者的不信任表明他对问题的理解。如果患者指责临床工作者给患者的房间装上了窃听器，患者可以被给予自由去寻找和检查。然后临床工作者可以询问患者的感觉，即人们不应该被信任的原因，让他讲述他被背叛的经历。

具有偏执型人格特质的非精神病性患者会以更隐晦的方式表达他们对临床工作者的不信任。所涉及的精神动力学问题与在更严重的紊乱的患者中发现的一样。有些患者访谈一开始就表现出怀疑。一位患者可能用坚定的语气说："我只是好奇，你把那本杂志放在文件的上面，所以我就能看见你的封面故事，是吗？"或者"我想你把那张照片挂歪了，是作为一个测验！"临床工作者被建议在提供答案之前应该进一步研究这些想法。他可以回答说："我希望从这个测验中了解到什么呢？"患者回答说："哦，你可以看出我是不是那种攻击性的、到处摆正别人照片的女人。"由于患者克制住了自己的冲动，她觉得自己通过这个测验，因此没有这样的问题。临床工作者没有质疑自己的观点，而是在自己的评估过程中记住了这一事件。

有的患者则通过比临床工作者"高明"来证明他们的怀疑和恐惧。例如，患者说："我敢打赌，我知道你为什么问我这个问题"或者"我知道你想做什么，你想让我生气。"如果临床工作者探究了患者赋予他的动机，他会揭露这个权力的冲突和患者对被控制的恐惧。有偏执型人格特质的个体倾向于不愿透露前任临床工作者的名字，甚至是他们在访谈中讨论的朋友。患者通常会问："你为什么要知道这些呢？"临床工作者可以探索患者害怕伤害他人和害怕自己被临床工作者背叛。如果临床工作者试图强迫患者透露这样的信息，只会加重患者的恐惧。如果临床工作者能诠释患者的不信任将更有帮助。

6. 要求行动

有时，偏执型精神病性患者可能会在访谈开始的时候，不仅仅否认任何情绪问题，而且基于他的妄想提出一些古怪的要求。例如，一位患者来到急诊室抱怨他的后背中枪。当实习生找不到伤口的证据时，建议他做精神科会诊。然而患者回答说他被一颗看不见的子弹射击，需要做磁共振（MRI）。试图满足古怪的要求来与这样的患者建立关系的想法注定会失败。患者的部分自我觉察到要求的不合理，临床工作者对患者幽默，会让他后来感到羞辱。相反，临床工作者可以指出患者的感受是合理的，但他的诠释是不可能的。例如可以这样说："你感到后背受伤了，这是很可怕的，但是有几种可能的解释。我不考虑给你做核磁共振，没有看不见的子弹。"缺乏经验的临床工作者通常期望此时患者会愤怒地离开急诊室；然而，如果临床工作者能够用他的语调表达他真正的兴趣,访谈就会继续进行。

类似的情况发生在一位患者来到急诊室要求对他的头骨进行 X 射线检查,声称:"我脑子里有个手机。"患者产生了幻觉,临床工作者表明他是真诚地想要帮助患者,但不能接受患者对这个体验的诠释,这加强了他们之间的关系。

临床工作者应该限制他关于妄想和患者对临床工作者的要求立即进行不合理的行动进行早期对质。这些要求可以通过探索患者的感觉来应对,如果 X 射线检查没能证实他的信念。这有时会提供一个机会,用于讨论患者试图否认的妄想问题。患者就可以表达他对声音的恐惧可能是一种幻觉,因此表明有精神疾病。

临床工作者有时有必要同意偏执型患者一些不合理的要求,以建立初始治疗关系。例如,一位偏执型患者进入临床工作者的诊室,他立刻抱怨说,他不能毫无根据地讨论他的问题,除非临床工作者拉下窗帘,因为他正被隔壁大楼里的人监视。临床工作者答应了他的要求,但是很明显,尽管窗帘被拉了下来,他仍然没有讨论他的问题。当这一点被指出时,患者一开始很生气,但随后就开始显露他的困难。在一些情况下,患者的要求并不像早些时候描述得那么奇怪,临床工作者为挑战患者的合理性而同意他的要求。一位偏执型患者拒绝在一个隔断没有到天花板的房间里接受访谈,尽管他被告知隔壁房间里没有人。患者对隐私的更高的要求被同意了,换到了一个不同的房间。

患者提出了一个难题,除非临床工作者答应不让他住院,否则拒绝访谈。很明显,这种给予了笼统的承诺。临床工作者可能回答说:"我不想强迫别人接受违背他意愿的治疗。而且,那些无法控制冲动要伤害他们自己或他人的人需要到医院接受治疗,直到他们恢复自我控制。"这通常会使患者在深层次上确信,从而使他们的情绪稳定下来,让访谈继续进行。如果患者是自愿来的,但进一步的访谈使临床工作者相信,患者最好在医院接受治疗,他应该努力说服患者接受住院治疗,但必须经患者本人同意,如果患者仍不同意,可以拒绝治疗。如果患者是由其他人带来的,而这些方法失败了,患者坚持在说话之前要得到承诺,那么临床工作者可以说:"如果我没有从你那听到问题,我就只能根据你的朋友和亲属告诉我的情况做出决定。"

(二)建立治疗同盟

1. 挑战妄想

每个初级临床工作者都倾向使用逻辑来与精神病性患者争辩他的妄想系统。这个任务的不可能性,很快就会变得明显。如果临床工作者这样问患者,是非常有帮助的,谁要为这种迫害负责——为什么人们要反对他,他可能做了什么冒犯了他们。临床工作者既不需要同意这种妄想,也不需要挑战它们。然而,患者通常会诠释临床工作者的兴趣作为一种默契的迹象。临床工作者在访谈中不能为了获得患者暂时的信任和信心做虚假的陈述,这对于后来的关系是非常必要的。

如果患者直接询问临床工作者是否相信他的话,临床工作者可以这样回答:

"我知道你的感觉和你说的一样,你告诉我的是你所看见的真实情况;然而,你归因为你的感觉的含义,需要进一步澄清。"临床工作者可能快速感受到患者试图使临床工作者相信他的观点的准确性的焦虑,而且指出需要时间来评估这些问题。一般来说,妄想的内容越古怪,临床工作者就越需要公开、直接地质疑患者对其体验的诠释。这样做有助于临床工作者阐明自己的态度背后的逻辑基础,但要避免与患者辩论。通常,这涉及挑战患者的夸大。例如,临床工作者可能说:"我毫不怀疑你描述的绿色的车全天都在行驶;但是我没有理由相信,车里有外国特工或任何人,对你比对其他都感兴趣。你告诉我的一切都不能说明,为什么外国特工会把你看得如此重要,以至于让你的生活变得困难。"

临床工作者经常指出患者的亲属不同意他的妄想系统,他们相信他们的观点就像患者相信自己的观点一样坚定。然后,可以问:"为什么我要相信你是正确的,而你的亲属都疯了呢?"任何怀疑或患者情绪上的波动都为重新建立治疗关系提供了基础。在治疗的后期,增加或恢复的妄想的信息应该能够追踪到特定的触发压力。

2. 鉴别妄想和现实

偏执性妄想往往包含一些真实的成分。当妄想是可能的时,初级临床工作者经常试图确定患者的表现中有多少是妄想的、有多少是真实的。这是一个错误,因为哪里是妄想、哪里是现实的起点和结束并不重要,一个人永远无法真正做出这样的判断。更重要的是,通过承认妄想中可能的成分来建立融洽的关系。妄想最重要的方面是患者对它的先占观念,他非理性地确信这是真实的,并用它来解释他的沮丧、失望和失败。临床工作者应该向患者表明,他对妄想的先占观念妨碍了他建设性的和有用的生活。这样,他就可以避免争论妄想中真实的程度。

临床工作者询问患者是否曾经基于他的妄想系统采取过行动或设想过的行动。重要的是,不要用一种建议患者应该采取行动的语气来询问这些问题。患者采取的任何行动的性质,都应该有助于临床工作者评估患者的判断和冲动控制。

3. 制订治疗计划

非常重要的是,患者应该积极参与制定治疗计划。否则,他可能会感到被动和顺从,然后通过不听从临床工作者的建议来表达自己的怨恨。为了避免这个问题,临床工作者必须激起患者接受帮助的动机。有妄想的患者可能不认为需要对其妄想进行治疗,但可能愿意接受针对他的易激惹、失眠或注意力不集中的帮助。他可能承认他的社交生活或工作中的问题,这些可能需要心理治疗。一旦患者认识到他需要治疗的问题,临床工作者可以对治疗提出初步的建议。例如:"这些是我们可以一起解决的问题"或"我相信我可以帮你找到解决这个困难的方法",强调患者在治疗中起着积极的作用,而不仅仅是顺从临床工作者。如果临床工作者过于热心于提供治疗建议,患者更有可能抗拒它们。

当需要把一个偏执型患者转介给另一位临床工作者时,临床工作者应该能够预测到困难。患者经常会质疑被转介的临床工作者的资质。临床工作者可以回顾这些资质,然后问:"你认为我会把你送到一个不合格的人那里吗?"患者通常会赶紧向临床工作者保证他没有这样的想法。临床工作者可以接着说:"也许你会因为我这样做而感到受伤或生气,因为我自己没有时间和你一起工作。"如果患者承认这样的感受,临床工作者就不需要是防御性的,转介更可能顺利进行。如果患者否认这样的感受,临床工作者可能会接到来自患者的电话,说由于许多原因他不喜欢新的临床工作者。一般来说,临床工作者应该建议患者回到其他临床工作者那里,与他讨论这些感受,而不是把患者再转介给另一个临床工作者。

精神病性偏执型患者对自由的限制或被动的情境过度敏感。他不会轻易接受药物治疗或住院治疗。临床工作者应该等到他与患者建立起信任的关系,才能讨论这些内容。当需要住院治疗时,应该尽一切努力说服患者接受自愿住院治疗,避免躯体或社交方面的强制执行。精神病性偏执型患者害怕他人将对他的行为施加影响,最后延伸到药物治疗的领域。临床工作者给患者开处方,说:"根据说明书来服药,几乎不会成功。"相反,临床工作者可能告知患者药物的名称、治疗作用和可能出现的副作用。然后,他可以问患者是否有任何关于处方的问题。患者现在就是治疗计划的合作者,治疗则更有可能成功。

4. 保持开放性和一致性

临床工作者的工作是与患者的自我中健康部分建立治疗关系。不是患者的妄想系统,而是制造恐惧和愤怒的个体需要治疗。坚定性和稳定性是临床工作者态度的特征。临床工作者不应该给予患者特殊照顾或特权,在任何时候都必须保持最谨慎的诚实。临床工作者行为的准时、可预测性和一致性,对于使患者建立信任关系是非常重要的。当偏执型个体在门诊接受治疗时,需要讲明治疗的规则、缺席治疗的费用等,这些有助于防止误解,否则可能会威胁到治疗。例如,这个患者很容易通过不尊重临床工作者的个人权利或财产而使其感到愤怒。

临床工作者允许患者侵犯他的私人生活或滥用他办公室的家具,这并不能帮助到患者。临床工作者可以直接同情患者,憎恨虚伪、不一致性和不可预测性。应该强化正确的感受,包括对临床工作者的看法,即使这些可能是负性的。在任何时候,临床工作者都必须坦率地谈论不同意,例如对患者说:"我们可以同意不同意的部分。"这样的陈述强调了患者和临床工作者各自的身份。临床工作者要尽可能地共情和支持患者自主决策的权利和能力。

5. 管理临床工作者的焦虑

有些临床工作者对偏执型患者有强烈的厌恶或恐惧,在这些问题得以解决之前,他们不应该治疗这类患者。如果临床工作者害怕患者潜在的攻击,他就应该只在助理在场或存在其他恰当的安全措施的情况下进行访谈。

偏执型患者倾向于破坏他与临床工作者的关系,就像他过去破坏与生活中另一个重要人物的关系那样:首先他感到焦虑,然后再把他人的反应看作是排斥。临床工作者必须理解在患者的抱怨中存在一定的合理性。偏执型患者需要一个安全型的临床工作者,他的自尊不会被愤怒或准确的批评所挑战。

当患者表达出敌对、批评的情绪时,需要被喜欢和被欣赏的临床工作者就会感到受伤,并以愤怒或退缩作为反应。当患者表达正性的感受时,临床工作者将承担患者所赋予的慈爱的父母的角色,从而增强临床工作者的自我,并使患者幼稚化。

临床工作者可能会告诉偏执型患者,随着时间的推移,他将不再怀疑临床工作者,但这并不意味着将终止治疗关系。相反,它是一种探索,是改善沟通以及更好地相互理解临床工作者和患者的感觉的标志。因为患者对排斥的极端敏感,临床工作者的休假或缺席都必须提前很长时间做好准备。

临床工作者需要极大的耐心,才能容忍患者对他持续的不信任和怀疑。患者对批评的敏感,以及被动性的奉承和防御性的攻击的交替,经常会激发临床工作者的愤怒。

6. 避免幽默

偏执型患者认为自己很有幽默感。事实上,他缺乏反省、放松和接受真正的幽默所需要的含蓄和模棱两可的能力。他讽刺的笑声反映了他在施虐或攻击的情况下的快乐,但是他无法理解更复杂的幽默。因此,临床工作者应该避免诙谐或幽默的言论,特别是如果它们都是针对患者的,因为这样的个体对于自己的事情没有任何幽默感。他对这种尝试毫无反应,无论临床工作者表现得多有技巧,都好像是在取笑他。讽刺和隐喻也是危险的,因为患者的具体化思维使他很可能会错过其中真正的含义。

临床工作者最常开的玩笑是夸大偏执型患者多疑或不信任的倾向。如果将偏执型患者"聪明"和讽刺的言语回应给他,患者会感到受伤和误解。例如,一位偏执型患者关于临床工作者在午餐时间安排她的访谈,可能会做出讽刺的、幽默的评论。临床工作者误解了患者的"笑话"的含义,开玩笑地说道:"下一件事,我知道,你会指责我想让你挨饿。"不久之后,患者就产生了一种妄想,临床工作者在策划让她挨饿。这位缺乏经验的临床工作者表现出了他的焦虑,以及对说出这样的言语的患者无意识的敌意。

7. 避免不恰当的安慰

临床工作者有时会在理解患者具体的恐惧之前,做出不恰当的安慰。例如,一位明显的精神病性偏执型患者开始访谈时询问住院医生说:"你觉得我疯了吗?"住院医生回答说他不知道,因此希望建立一种支持性的治疗关系。尽管通过这种方法可以建立一些初始的关系,但临床工作者很快发现患者有很多疯狂的想法和感受。通过允许自己被操纵,临床工作者被患者看作是天真的和愚蠢的。最好这样说:"是什么让你问,你是否是个疯子?"或者"让我们谈谈,看是不是有什么疯狂的事情。"患者在测试临床工作者,以确定他是否愿意承认不确定的情况。尽管有做出不真诚回应的压力,但临床工作者不虚伪并尽量做出真诚的回答,是更恰当的。

(三) 使用诠释

1. 理解时机的重要性

诠释对患者的生活而言是侵袭性的,偏执型的个体不能容忍被侵袭。在治疗早期，可以提供澄清或解释，但诠释必须推迟到建立信任关系之后再进行。

对明显的精神病性偏执型扭曲的精神动力学诠释，必须等到精神病性症状改善之后。然而，刺激患者在他的思想中对他的妄想系统产生怀疑和不确定性，是非常必要的。教授患者考虑他的行为的替代解释，会减少他的投射性防御。例如，一位患者报告说，有人在街对面的公寓中正在给他录像。临床工作者同意也许真的有人在街对面录像，但是表明对录像的内容可能有其他的解释。当患者争辩说，录像的目的是为了获得关于他的性行为的证据时，临床工作者可以询问是否患者对自己的性生活感到尴尬和害羞。事实上，这启动了对一个主要问题的讨论。

针对患者造成他自己的不幸的角色方面的诠释必须是缓慢的、温和的和试验性的。这个主题很容易引发严重的焦虑，自尊心完全丧失和难以承受的抑郁，对偏执型患者来说是一个持续的问题。当患者获得对他的行为的自知力时，他会体验到一种强烈的恐慌感，感到他的问题必须奇迹般地、立即地、永久地被解决。例如，一位临床工作者诠释说，患者对男性权威人士的恐惧，导致他在行为上挑衅他的老板。在下一次的会诊中，他报告说："我现在已经解决了害怕我父亲的问题。"因此，进一步的探索就被停止了。这使得对偏执型患者来说，任何"发现"的心理治疗方法都很困难。患者无法达到他的理想自我，每当这种差异引起他的注意时，他就会感到强烈的羞愧。

在治疗的早期，临床工作者可以提供诠释性的言语，目标是减少患者的内疚感，即使患者否认任何内疚感。偏执型患者会被无意识的内疚感所折磨，这样的评论会减少他投射自己的不满到他人身上的需要。一些早期的澄清，患者对亲密关系的持续寻找和强烈恐惧可能是有作用的。探索患者对同性恋的无意识的恐惧，最好不要在治疗的早期或中期进行，如果患者没有提到这些的话，以及如果患者否认这种信息的重要性的话。

2. 诠释移情

在治疗的早期阶段，当患者产生关于临床工作者的幻想的信息时，如果提供恰当的现实的信息，然后研究患者是如何得出自己的结论的，是有帮助的。在分析偏执型患者的移情性幻想的同时，临床工作者想要保持其隐匿性，则注定会失败。

随着正性关系的发展，偏执型患者通常会不切实际地过度估计他的临床工作者是无所不知和无所不能的。临床工作者偶尔要说一些关于他自己的特定信息，以减少患者夸大的投射，以及挑战患者理想化的扭曲。例如，一位偏执型患者表示，临床工作者总是公正、合理的。临床工作者提醒患者，他曾经听到临床工作者不耐烦地与门卫说话。另一位患者提到了一本历史性的小说，临床工作者说他并没有读过那本书。患者立即为临床工作者的无知进行辩护，但临床工作者说："你发现了一个我不是很了解的领域，你似乎不愿意接受我的不足。"这种技术可以刺激紊乱的幻想，但必须谨慎使用，不要在治疗早期使用。

临床工作者可以向偏执型患者表明，他对轻视的反应可能是相当准确的，但他对动机的诠释可能是相当错误的。偏执型个体把世界看成是，虽然人们没有无意识的动机，但所有的行为都是故意的。患者的指责可能与临床工作者的动机有关。

我们中的一位曾有一位患者,当他发现临床工作者忘记不锁候诊室的门时,他非常愤怒,说这就是临床工作者不想要他来的证据。临床工作者的回答是,承认他离开时锁上了候诊室的门,支持患者有权利愤怒,但补充说:"你当然有资格分析我,如果你希望这样做的话;然而,不公平的是,你发现了我认为发生了什么,以及我对于我的动机的感受。"这样,临床工作者不仅向患者表达了患者有理由感到不满的感受,而且也建立了分析患者投射性防御的基础。对患者来说,每一个扩大他觉知的机会,在没有充足的信息时他如何对他人的动机做出结论,都有治疗效果。后来,临床工作者解释说,当他正在给前门开锁时,电话铃响了。他着急去接电话,因此门半开了,但还是锁上的。一个过路的人锁上了门,然后不久,患者就来了。临床工作者向患者呈现他生活中与患者无关的其他因素,它们有时可能影响他的心境和对患者的治疗,这对偏执型患者来说是有帮助的。

临床工作者必须容忍患者对错误和缺点的过度反应,这种态度与患者父母的态度正好相反。对患者来说,收集一系列的微小的抱怨并暂时不让临床工作者知道,是很常见的。他经常在很长一段时间后,与临床工作者对质,使用那些患者错误地诠释为侮辱的事情,引用临床工作者的原话。当患者不公开自己所受的伤害时,他可能会觉得自己比临床工作者高尚。患者有保守怨恨的倾向,这使探索和理解都变得不可能。

偏执型患者试图通过预测临床工作者的行为和诠释来维持领先的地位,并防御自己不受临床工作者言语背后动机的影响。患者最终觉察到他基础的夸大,以及作为防御无价值感和不充足感的防御,它仅仅是个开始。它允许探索导致这种防御的发展问题。将现实感引入治疗的过程,提供了一个重要的治疗手段。然而,从现实的角度讨论患者的妄想系统时,临床工作者必须保护患者免于有受到羞辱的感觉。

(四) 危险的患者

在许多方面,对杀人风险的评估与自杀风险评估相似。就像有自杀倾向的患者一样,临床工作者会询问患者是否制定了具体的计划实施谋杀,以及他对于实施这个计划是否已经采取了任何行动。临床工作者可能询问他过去是否有过类似的感受,以及他是如何在那些情境下克服它们的。谋杀或施虐性殴打的家族史是重要的。询问患者过去对攻击性冲动失去控制的发作,并提供这些发作的结果,是重要的信息。过去的复仇史,破坏性行为表明,患者可能需要外部控制。在这方面,临床工作者可以询问患者是否曾经造成任何人的死亡。儿童期虐待和杀害动物的病史,与杀人风险评估有关。这种行为经常在杀人者的病史中被发现。在理解破坏性冲动的发生方面,触发性压力是重要的。当发现特定的压力时,临床工作者有更大的机会推荐对患者的环境有益的操纵。陪伴患者的个体,包括警察,应该始终被访谈。通常,这种行为的杀人意义会被患者的亲属和专业人士否认。

临床工作者应该意识到谋杀任何人都是有可能的。确定有杀人冲动的患者不太可能被临床工作者访谈,或者至少他不会提到这些感受。如果患者提出这个问题,这证明他还没有完全决定谋杀,因此可能会受到这一过程的影响。临床工作者可以诠释患者感到恐惧,对成为杀人犯的可能性感到沮丧,并评论患者使自己陷入了困境。临床工作者帮助患者理解他想谋杀的欲望背后的原因,帮助患者获得额外的控制以限制他的冲动。后者可以使用药物或暂时住院治疗,直到患者觉得有能力控制自己。如果临床工作者发现有杀人意图的证据,例如,如果患者说他打算为了什么原因而杀某人,无论是否是妄想,那么访谈的保密原则都不再适用。在法律上,临床工作者有义务将该杀人意图告知假定的受害者和司法部门。患者应该被告知我们采取的这一行动,因为它是法律规定的。

　　一位17岁的青少年被父母送到急诊室,因为他变得孤僻而拒绝上学。有人看见他从互联网上收集枪支的信息,有时他会把自己锁在房间里好几个小时。在访谈时,他是沉闷的和退缩的,当被问及暴力或攻击性冲动时,他总是闪烁其词。他母亲报告,他有纵火和虐待动物的病史。有一次,他差点掐死了另一个男孩。他一再否认需要任何治疗,并要求允许他回家。临床工作者告诉患者说:"我有一种不安的感觉,你可能正打算杀人。"患者没有回答,只是把目光从临床工作者身上移开了。临床工作者继续说:"在这种情况下,在我确信你已经康复之前,你应该继续住院。"在另一次访谈中,临床工作者要求让他感到不适的患者住院,会促进面谈。他可能对患者说:"如果你想吓唬我,你成功了。如果你把我放在这样的位置上,我是不能帮助你的,因此,让我们来看看你为什么这么需要这样做!"

　　值得记住的是,患者威胁临床工作者生命,经常是因为他害怕。意识到患者比他更焦虑时,临床工作者就有了明显的优势。例如,发生了一个可怕的事件,我们中有一个四年级的医学生,在产妇母亲的家中给她接生孩子。孩子的准爸爸突然冲进房间,喝醉了,挥舞着手枪。他喊道:"孩子最好没事,医生!"医学生开始收拾他的设备,说:"如果你不放下枪,我就马上离开你的妻子,不再接生孩子了。"那男人放下了枪,离开了,没有造成进一步的麻烦。

　　虽然偏执型患者在初始访谈中可能会有攻击性,但他很少对他的临床工作者有杀人的冲动,直到治疗有所进展。当患者宣布他正在制定一个计划,要杀死临床工作者或他的家人时,人们很容易感到恐慌。如果临床工作者出现恐慌,在患者背后报警,强制他住院,对患者来说可能是毁灭性的。住院治疗的安排必须公开讨论,必须持续观察患者,直到计划被实施为止。如果患者表明携带了武器,临床工作者应该要求患者放下武器,直到患者重新建立信心,他有能力控制自己。临床工作者可能记得,患者害怕自己因为强烈的杀人冲动而被排斥。尽管有这些感受,临床工作者还能够接受患者,经常会使他们迅速得到改善。

三、结论

　　如本章所述,偏执型患者对临床工作者有多重挑战。随着心理治疗的逐渐进行,这些患者可以对自己的态度和行为如何影响了他人有一定的了解。当他们学会了信任临床工作者的支持和情感时,他们就会理解生活并不总是非黑即白的,即使他们不是宇宙的中心,人们也会真诚地关心他们。

第十四章　精神病性患者

精神病性患者对临床工作者提出了特殊的挑战。有急性精神病性症状的患者可表现为激越、无逻辑的和恐惧的，或情绪高涨的、攻击性的和妄想的。对于这种程度的精神紊乱的患者临床经验不足的临床工作者会产生相当大的焦虑，在某种程度上，会体验到患者正在经历的感受。在内心承认这种主观状态的同时，临床工作者会对精神病性患者的紊乱或情绪高涨采取高度共情的反应，这种反应是建立在试图理解的基础上的。患者在经历什么？他是怎么理解的？这对他意味着什么？在一定程度上，临床工作者必须扮演一个外在自我的角色，以共情的态度与患者建立联系，并承认席卷患者的人格受损和情绪风暴。

患有慢性或隐匿起病的精神病的患者会出现不同的问题。他可能多疑、不合作和退缩。临床工作者必须高度共情，耐心地试图进入患者隐藏的世界。对临床工作者来说，应对急性或慢性精神病性患者，最直接的反移情风险是客体化患者为"疯子"或"不是我"。这是由于临床工作者无意识的恐惧产生的防御性反应："我也会变成这样。"正如沙利文（Sullivan）观察到的那样，精神病性患者比非精神病性患者"更有人性"。持续地意识到沙利文观察的有效性，对于建立与精神病性患者的治疗关系是至关重要的，它能确保访谈具有治疗作用。

从 20 世纪 40 年代到 50 年代，哈利·斯塔克·沙利文（Harry Stack Sullivan）和他在华盛顿精神病学院的威廉·阿兰森·怀特（William Alanson White）研究所的同事以及切斯纳特·洛奇（Chestnut Lodge），都对精神病性患者特别感兴趣。由弗里达·弗洛姆-赖克曼（Frieda Fromm-Reichmann）、哈罗德·瑟尔斯（Harold Searles）和其他人发表的论文，强调了共情的方法对这些患者很有帮助。他们非常敏感地倾听，以便帮助精神病性患者理解内在的混乱。许多精神病性患者能够对他们的临床工作者试图理解他们做出反应，并给他们的内在混乱在一定程度上带来秩序性。

这些患者能够认识到临床工作者的努力，但这并不能"治愈"他们的精神病性症状。到 20 世纪 50 年代中期，利血平和氯丙嗪被用作抗精神病性药物，它们产生了巨大的治疗效果，尤其是对急性起病的患者。60 年代晚期，碳酸锂成为双相障碍的标准治疗。从那时起，更新、更好的抗精神病性药物不断地被制造出来。不幸的是，这种正性的治疗反应导致对理解精神病性患者个体的主观体验的关注度的显著减少。越来越少的临床工作者感兴趣理解患者奇怪的行为和特别的沟通方式，除非是为了诊断和神经生物学研究。在临床情况下，精神病性症状被简化为患者神经化学紊乱的表现。虽然我们认识到神经生物学研究的巨大价值和潜在的治疗重要性，并相信精神病性障碍有一个"器质性"的病因，但本章主要阐述与精神病性患者建立深层次连接的心理学方法。我们并不认同二元论的这种观点，即认为精神病性症状仅仅是一种"脑疾病"，与患者的精神心理问题、神经症性冲突和日常生活中的问题无关。精神病性症状是通过个体患者的人格来表达的;因此,患者的心理、个人史和特殊的人格行为结构决定了精神病性体验的许多方面,应该在访谈和正在进行的治疗中得到识别和解决。

和其他人一样,精神病性患者也有神经症性冲突。这些可能会被精神病性症状所致的正常心理功能的严重紊乱所掩盖或夸大,但它们应该被识别,因为它们是与恰当的精神活性药物治疗同时进行的心理治疗的基础。精神动力学洞察该障碍的个人意义,以及患者与他人特别是与临床工作者依恋的能力,构成了心理治疗的必要的基础。这让初始访谈变得至关重要。与共情的、连接的、无所畏惧的、能够在急性或慢性期接受患者所有可怕或奇怪症状的临床工作者进行访谈,后期会被患者作为一种正性的、至关重要的疗愈体验而记住。有时人们会产生一种错误的观念,即只有在药物治疗后,才能对急性、无组织的精神病性患者进行访谈。一位初级精神医学住院医生告诉他的上级临床工作者:"我还没有访谈过这个患者。我在等抗精神病性药物发挥作用。"他们一起去看望患者,上级临床工作者访谈了这位患者,患者平静下来,在访谈中有所反应,尽管药物尚未起效。

通常,初级临床工作者并不能完全理解患者进出精神病性状态的能力,特别是在访谈中。在现代抗精神病性药物出现之前,一个正在康复的患者经常会说:"谢谢你花了那么多时间和我坐在一起。我觉得你在乎我,尽管我完全无法参与访谈。"尽管精神动力学的机制很容易在精神病性患者中被观察到,但它们并不会引起该疾病。而且,它们能够揭示患者无意识的心理冲突。

在缺乏特定生物标志物的情况下,精神病性疾病仍然是一种症状学的诊断。这反映在DSM-5中。精神病性疾病代表了一系列急性和慢性障碍的谱系,读者可以参考DSM-5中能够鉴别它们的诊断标准的描述。临床工作者对精神病性患者的初始访谈和持续的心理治疗的最大贡献,以及恰当的躯体治疗,是深思熟虑的、敏感的、重要的、高度共情的姿态的主要特点,它本身就有疗愈的作用。本章聚焦于精神病性症状对访谈的影响。

一、精神病理与精神动力学

(一)急性精神病性患者

1. 阳性和阴性症状

急性精神病性患者通常表现为严重的思维、情感和行为紊乱。患者可能表现出严重的精神紊乱和行为不当。临床工作者应该理解,遇到的是意识状态发生了巨大变化的患者:精神分裂症的患者有恐惧的、变化不定的主观体验,躁狂或双相障碍的患者通常有一种情绪高涨和欣快的体验,急性精神病性双相患者可以表现为极端的不快乐和激越。在急性精神病性双相患者中,常见的表现是严重的心境状态的增强,无论是欣快的、烦躁不安的、还是混合的,伴有思维奔逸和精神运动活动的增加。

急性精神病性症状的概念有三组主要的决定因素。首先,神经生物学的紊乱导致增强的觉知和正常感觉体验的增强,伴有感知和认知功能的异常。一位患者用下述文字描述了他的起病:"我感觉到阳光充满了我的身体,那光正从我身上散发出来。我光芒四射,是一个与上帝直接接触的特殊的人类。"最初的兴奋体验是短暂的,很快就被被害和虐待性的听幻觉所替代,这些听幻觉指责他是邪恶的。第二组决定因素是个体化的,反映了患者的人格、病史和神经症的冲突。这些决定了精神病性体验的特定内容。"我的父亲是这个世界上最危险的人,必须被消灭",一位精神病性年轻男性患者宣称,他害怕他父亲的财力和影响力。最后,患者当前生活的社会心理环境决定了初始的临床表现。一位大一新生在前两个学期非常想家和焦虑,在春假结束重返校园后,他表现出精神病性症状。他青少年时期就习惯了拥有自己的卧室,但不得不与男性室友合住,让他感到特别不安,这种情境让他有强烈的自我意识和不适。当他回到校园时,他坚信整个大学都将被核武器毁灭,每个人都会死去。"我正在穿过一个覆盖着灰色灰烬的巨大墓地。"这个患者对药物和心理治疗的联合治疗反应良好,他后来结婚了,事业有成。

阳性症状——幻觉、妄想、思想障碍、有焦虑的激越——在精神分裂症和精神病性双相障碍的患者中出现,和通常只在精神分裂症的患者中出现的阴性症状之间是非常有用的临床区别。阳性症状可能反映了正常心理过程的夸大和细化,与个体患者的精神动力学相关的内容,它们通常是有"意义"的。阴性症状,包括情感迟钝、思维贫乏、冷漠和生活缺乏乐趣(快感缺乏),可能反映了常见心理功能的丧失。这种正常心理体验的减少,通常与慢性或隐匿起病的精神分裂症有关。尽管对普通人来说,这些阴性症状没有那么戏剧化,也没有那么"疯狂",但它们与不良的预后有关,对治疗有更多的阻抗,并在患者的生活中造成更大的痛苦。

2. 思维和情感的紊乱

（1）**躁狂患者**　急性躁狂的精神病性患者经常是激越的或兴奋的,就好像心理的"恒温器"被调高了。来自患者的滔滔不绝的言语、想法与外界的刺激没有直接的相关性,可能会让临床工作者产生一种难以承受的感觉。这种情感状态可能是情绪高涨的和扩张的,可以导致患者过度消费和滥交,以及坚持声称自己是天才的和有创意的。这种扩张的心境状态有一种"热情"的特质,在患者的观念中,每一件事都是"美妙的""特殊的""不可思议的"和"原创的"。躁狂患者无休止的能量和夸大的体验,对周围的人来说都是消耗性的,包括临床工作者。睡眠障碍很常见,通常表现为睡眠需求急剧下降。躁狂患者会通宵不眠,给朋友、熟人和公共机构打电话,向他们灌输各种想法、计划和不合理的方案。情绪高涨和欣快可能与强烈的易激惹交替出现。当受到挑战或挫折时,他可能对那些质疑他过分的声张和行为的人,变得愤怒和大发雷霆。精神病性的躁狂患者似乎有一种心理风暴:剧烈的、疯狂的和狂风般的。这似乎是一种大脑的"放电"现象,用愤怒压倒了周围的心理结构。双相的患者描述他的精神病性的剧烈发作如下:"从一开始,这种体验似乎是一种超越。普通的自然美具有了一种超乎寻常的性质。我感觉如此接近上帝,被他的精神所激励,在某种意义上,我就是上帝。我看到了未来,组织了宇宙,拯救了人类。我既是男人又是女人。整个宇宙都存在于我的内心之中。"这种神秘的情绪高涨的状态是短暂的，随之而来的是一种深深的、危险的抑郁，自杀的冲动不断地进入他的意识。

躁狂现象的精神动力学概念表明，它可以与睡眠相比较。这就像儿童的梦一样，他希望能够实现自恋性的、快乐的自我。这一观点假设躁狂患者高涨的心境，重新经历了与母亲的乳房接触的非语言性的体验，是应对生活中痛苦的挫折和失望的一种防御。一位躁狂患者描述她的体验如下：

在高潮时，我融入另一个人。这很难描述，但感觉与另一个人是一体的，我的身体消失了，就好像我是他的一部分而没有我个人的身份，但在他身上，我是一个更大的整体的一部分。在其他时候，我是主导的个体，他是失去的个体，所以我成为完美的整体——当他似乎进入我时，我获得了他的属性，例如，他的审美品味，这比我的要好。我仿佛被他使我意识到的美吸引住了。

描述性体验的第一部分，与伴侣合体的感觉，是在正常自我退缩的范围之内，这可能发生在做爱中。精神病的元素与第二部分有关，在第二部分，自我的界限被打破，个人身份丧失。

（2）**急性精神分裂症患者**　急性精神病性、伴有躁狂的患者的继发性过程通常仍有功能，尽管是以一种加速和不现实的形式；而急性精神分裂症患者可能是闷闷不乐的、退缩的、沉默的或木僵的或摆出奇怪的姿势，或者他可能显得激越和语无伦次，以及有被害性的听幻觉指责他是邪恶的，表现为无逻辑的言语，使临床工作者很难听懂他想说什么。认知方面更完整的急性精神分裂症患者，常有启示录样的世界末日的幻想。这通常是患者内在精神灾难的一种投射。妄想的想法可能会渗透到他的思维中。"现在我知道发生在我身上的事了"，一位急性精神分裂症患者说。"权力部门把我作为目标，是因为我有特殊的改变世界的知识。"这种幻想带有自恋的功能，让患者相信，他内在的心理混乱有一个目的，他是独一无二的，肩负着光荣的使命。这种防御性幻想通常无法使患者平静下来。它们可能会变成机械的、持续的、影响患者主观体验的妄想性解释。当这种症状消失时，患者会变得更加焦虑和激越。这样的幻想能够建立一种"意义"——一种人类普遍的需求——这些毫无意义、难以承受的东西，在这个案例中指的是精神病性的体验。例如，"为什么这件事会发生在我身上？"被"我很幸运，因为我有特殊的才能"所取代。

3. 妄想和幻觉

如前所述，发生在躁狂和精神分裂症的患者中的妄想，可能有修复的功能。它们可以代表一种心理修复的尝试，并为已经发生的心理灾难提供一种解释。躁狂患者和精神分裂症患者的妄想之间的区别在于，精神分裂症患者的妄想形式是固定的、明确的、不变的。这与躁狂患者的妄想的流动性形成鲜明的对比，后者的情绪一直在改变。躁狂患者一边有妄想一边制造妄想，妄想的内容在不断变化；一种妄想消失时，另一种妄想就会出现。

投射和否认的自我防御机制是理解妄想和幻觉的精神动力学的核心。弗洛伊德推测在儿童期被遗忘的幻觉和妄想回归，并强迫自己进入意识。对弗洛伊德来说,其本质是,不仅在方法上是疯狂的,也有历史性的真实——即尽管是以扭曲的形式,但妄想包含着个体病史的元素。这个概念化对于临床工作者来说是相关的,我们不应该简单地认为妄想的结构就是"完全的疯狂",而是应该探究它实际的意义,哪些与患者的生活相关的现实和历史被包含在精神病性症状的描述中。这对于在患者不再有精神病性症状后需要探索的领域,是有帮助的。

弗洛伊德首先注意到了在妄想的形成中,否认和投射的防御机制的运用。(更详细的弗洛伊德关于妄想形成的概念,读者可以参考第十三章"偏执型患者"。)后期,弗洛伊德认识到攻击在妄想形成过程中所起的重要作用。精神动力学在理解听幻觉和妄想的进一步发展方面,强调了精神病性患者超我的投射。迫害者监视和批评患者——也就是说,迫害者代表了患者坏的良知的投射。患者可能会觉得他的性欲望受到了控制、监视和批评,被认为是肮脏的或被禁止的。一位精神病性患者说:"我的思想是肮脏的和邪恶的。我将为此受到上帝的惩罚。我应当为自己的性欲望在地狱里受迫害。"

然而,妄想并不都是简单的迫害。也有疑病妄想,认为身体以某种方式腐坏和患病;虚无主义妄想,认为世界已经或即将被毁灭;夸大妄想,认为自己是新的救世主或改变世界的拿破仑式的人物。

(二)非急性期精神分裂症患者的表现

精神分裂症是一种慢性疾病,大多数与精神分裂症的临床接触都发生在非急性期。而且,许多精神分裂症患者是隐匿的和逐渐起病的。这样的患者一般不像先前描述的,以急性激越的形式呈现给临床工作者。患者从世界中的退缩和逐渐增加的社交隔离,以及隐瞒妄想的想法,可能会导致病情难以治愈,需要临床工作者数月或数年的干预。

这些患者的家属有时以某种形式一致地否认,将患者不断增加的孤僻和古怪的行为描述为"怪异"。在这种家属否认的案例中,只有当患者的行为达到了无法忍受的程度时,才会寻求帮助。

精神分裂症患者与神经症患者或正常人有一样的问题或冲突——关于家庭、工作、性、衰老、疾病等。精神分裂症患者是一个对于我们所思考、感受和谈论的同样的话题,有着不寻常的思维方式和感觉方式的个体。临床工作者通常可以通过认识到这一点并把患者作为一个独立而重要的人来发挥他最有价值的作用。

1. 情感紊乱

精神分裂症患者可能在他的情感或情绪的调控和表达方面表现出紊乱。临床工作者通常依赖患者的情感反应作为一个指南,来了解患者如何与他沟通,因此他必须适应患者的情感模式沟通。精神分裂症患者的主观情绪体验可能会变得减少、迟钝或没有反应。此外,患者可能难以表达和与人沟通他意识到的情绪反应。患者更微妙的感受的层次感丧失,表现出的情绪可能显得有些夸张。温暖和正性的感受是断断续续的和不可靠的;患者有时害怕它们,仿佛如果他对另一个人温柔，他的继续独立存在就会受到威胁。当情感的确出现时，它常常指向一个不寻常的客体。精神分裂症患者可能会对他的宠物，或很少与他们有真正的接触的人，或社会地位远低于他的人，有正性的感受。一位年轻的成年精神分裂症患者声称不关心她的家庭，却和她的猫亲密无间。

一些精神分裂症患者抱怨说，他们感觉好像他们只是在扮演一个角色，或认为别人似乎是演员。这个现象有时也会在人格障碍的患者中观察到。演戏的感觉来自于患者的防御：作为对紊乱的环境的一种防御，在情感上孤立自己。以这种方式，他总是与自己和他人的感受保持距离。这在边缘型人格障碍的患者中很常见。那些有表演型或反社会型人格障碍的患者似乎也在演戏，但这很少被患者本人描述；而是被临床工作者观察到的，他能感受到患者那些虚假的自我。

情感的生理和躯体部分在精神分裂症的患者中是非常重要的。这些情感成分，当然也存在于每个人中，尽管它们经常在没有主观意识时频繁出现。患者通常会完全意识到它们，但是会否认它们的情感意义，并把它们解释为对躯体刺激的反应。因此，焦虑的精神分裂症患者可能解释说，他额头上有汗珠是因为房间太热，或一位悲痛的患者擦去他的眼泪，解释说有些东西进入了他的眼睛。

临床工作者可能会觉得难以共情或不相信他自己对患者的共情反应。他期待在患者中发现的情感并没有出现，正常情况下，帮助他理解患者的感受的迹象是不可靠的或否认的。一个成功的精神医学访谈总是涉及情感上的重要交流，如果患者似乎没有什么情感，那么问题就是要唤起和诱发这种情感，同时容忍患者的感受水平，避免批评或挑战患者的防御能力。一些临床工作者使用戏剧性的或不寻常的方法，来与相对缺乏情感的患者发展情感互动。他们意识到他们必须在患者愿意互动之前用自己的感受作为刺激源。这个方法优于被动的情绪中立技术——它要求访谈在没有情绪的情况下进行，但是临床工作者必须持续地监控，患者回避了什么和患者不承认什么之间的区别。

初学者不愿意以如此积极的方式来使用自己的感受。他害怕他会制造麻烦或干扰患者，以及担心他会不经意地透露出太多有关他自己的事情。他确实可能犯错，那些先前不存在的情感互动，优于那些安全的但情绪平淡的方法。

患者的感受可能与表现出的思维内容、访谈的情境，或对两者来说都是不恰当的。然而，情绪反应对于患者的内在体验来说总是恰当的，虽然这可能对临床工作者来说是隐藏的。在确定患者的情绪后，临床工作者的任务是引出和识别与之相关的思维。患者经常对那些在临床工作者看来微不足道的或不寻常的事情有反应。如果临床工作者在患者体验它们的时候，阐明患者体验的含义，那么就能更好地理解患者。面对精神分裂症患者，临床工作者不应该期待平常的情绪反应；患者可能会感觉到这种期待，并通过隐藏他的真实情感来做出反应。例如，如果一位熟人谈到他母亲最近去世了，人们自然的反应会是同情，并表示愿意分享悲伤的体验。临床工作者对大多数患者的反应是类似的。然而，这可能会干扰一个精神分裂症患者，因为他要表明临床工作者期望的反应不同于患者的实际感受。患者会反应为逃避和退缩，无法纠正临床工作者的错误。他的真实感受就不会流露出来。

关于他的感受的开放式询问,能够允许患者在他的反应方面有更大的自由。

2. 思维紊乱

精神分裂症患者常常难以按照逻辑和现实的通常规则来组织自己的思维。他的想法可能以混沌的和使人困惑的顺序出现。每一个想象的组织方面都可能存在潜在的缺陷,例如,联想松弛、离题、病理性赘述、不相关、无条理等。

思维和沟通的紊乱不是随机的。尽管这些困难的病因可能最终得到生物学的解释,但紊乱的过程最好还是用精神动力学的框架来理解。紊乱可能是模糊的和混沌的,当患者体验到焦虑时,它就会出现。患者的混沌掩盖了一个令人不舒服的主题,起到了防御的作用。

这些认知缺陷也有继发性的人际关系的影响。这些病理性赘述和离题可能会使倾听者感到距离感和懊恼,因此可能成为表达敌意的载体。明显的无条理和联想松弛会激发同情,尽管强调患者与其他患者的区别的代价是加剧了他的社交隔离。这些影响可能会被患者利用,通常是无意识的。一般来说,患者的这些行为不应该在早期治疗中被诠释,因为它们只能获得最小的继发性获益,来补偿较大的损失。然而之后,它们可能成为必须克服的阻抗的重要来源。

精神分裂症患者可能在语言的象征性方面存在困难,表现为不恰当的具体的或抽象的思维。不仅词语之间的联系是紊乱的,而且词语本身可能具有不同于一般人所接受的意义范围,它们本身可能变得重要,而不是作为基础思想的象征。患者会经常以一种古怪的、具体的方式来诠释临床工作者的话,例如,当患者被问到是什么使他来到医院的,他回答说他是坐公共汽车来的。有时也会出现相反的情况,例如,一位最近有精神病性症状的大学生担心地说:"我的行为破坏了那些必要的事情"。几个小时后,他才透露担心自己手淫的冲动。他把自己的内疚感转变为处理对错的抽象的哲学系统的反刍。当他去看临床工作者的时候,这些哲学体系而不是性的想法,成为他的先占观念。那些通常自主的语言功能可能参与了性或攻击性的感受。似乎普通的词语都有特殊的含义。一位患有精神分裂症的年轻女性在看到"腿"这个词出现在自己面前时,感到非常尴尬,因为她觉得这个词有性的含义。

除了难以组织思维和保持恰当的抽象水平以外,精神分裂症患者还可能强调模糊的特征而忽略核心问题。例如,一位住院的、有偏执型妄想的男性曾是一方律师,他参与了一场希望美国退出联合国的运动,他给总统和国会议员写信。与此同时,他对恢复正常工作甚至更传统的政治活动都不感兴趣。另一位精神分裂症患者,是一位邮局的员工,患有哮喘,花了好几年的时间收集证据来证明他在受雇期间处于充满粉尘的环境中。他索取一笔相对较小的伤残赔偿金时,在健康、家庭和职业方面的现实问题被忽略了。当他的坚持终于获得了一些补偿时,他变得更加紊乱了。

精神分裂症患者可能会把大部分时间都花在幻想的先占观念上,它在内容上是不寻常的,但对患者有特殊的意义。如果患者对临床工作者有足够的信任,它们可以为他的情感生活提供有价值的洞察力。然而,患者常常害怕把自己的幻想告诉他人。精神分裂症患者，像其他任何人一样，幻想代表着一种从现实中的退缩，试图通过构造私密的世界来解决问题。然而，幻想的这种普遍功能可能对患者不那么明显，因为他个性化地使用这些象征和自己奇怪的思维方式。而且，他不确定幻想在哪里停止。有时，他外显的行为只能用他内在的现实来理解。幻想的特殊性质可能使临床工作者的注意力从精神动力学的意义上转移开。一般来说，心理治疗对幻想的精神动力学起源的诠释，最好推迟到治疗后期，因为过早地聚焦于患者的幻想生活可能会进一步损害他与现实的接触。患者幻想生活的心理功能可以通过这个例子说明，一位年轻人描述他花了很多时间计划去其他星球旅行，并发展了与外星人沟通的方法。他在地球上的生活是孤独的，他难以掌握与朋友和家人沟通所需的世俗的艺术。

　　精神分裂症患者可能会发展出更复杂的思想系统，如果详细描述他的幻想的话，则完全是他自己的世界。当现实感完整时，这些都局限于他的精神生活，但如果患者无法区分幻想与现实的话，幻想就会变成妄想的基础。这些想法的性质通常是宗教的或哲学的。当患者与自己存在的性质做斗争时，这种斗争就可以泛化成关于宇宙意义的问题。宗教化是一种常见的症状，而精神分裂症患者经常在他寻求直接的治疗之前，研究宗教或存在主义哲学。不太复杂的个体可能会深度参与正统的宗教活动，通常强调神学的基本问题，而不是宗教的日常活动。上帝的存在的先占观念就是一个典型的例子。严重妄想的患者可能相信他从上帝那里得到了信息，或者与上帝有特殊的关系。

3. 行为紊乱

　　伴有明显的阴性症状的慢性精神分裂症患者，可能缺乏主动性和动机。他似乎不在乎发生了什么，也不感兴趣做任何事，害怕做任何事都会暴露出他是一个不足的或无能的人。他明显的问题给家庭或临床工作者带来的痛苦，似乎远远超过他们自己的痛苦。例如明显的情感缺乏，表面上没有目的或动机可以为患者提供避免不恰当的继发性获益。然而，它经常导致他人的挫折和绝望，进一步增加了患者的孤立。偶尔，临床工作者可以通过寻找患者仍能认识感知感受到的领域来克服这种防御，同时，探索他生活的其他方面抑制他兴趣的恐惧。

4. 人际关系紊乱

　　慢性精神分裂症患者可能难以与他人沟通。动力性心理治疗利用探索移情作为的一种主要工具，以帮助神经症患者理解他的冲突和改变他的行为模式。这是假设患者与临床工作者有非神经症的关系，能够允许他客观地看待他的移情感受。人们曾经认为精神分裂症患者不能建立移情关系，因此不能用精神动力学的方法来治疗。事实上，他经常很快就建立起一种强烈的移情，但由此产生的感受可能会威胁患者和临床工作者之间的基本同盟。因此，最大的问题是如何维持治疗同盟，根据这一点，对移情的神经症起源的诠释必须聚焦于那些能够增强治疗同盟的方面。

　　精神分裂症患者的近亲经常寻求职业帮助，为了更好地理解他们的女儿、儿子或配偶：

　　一位 60 岁多岁的男性有一个患有慢性精神分裂症的 40 岁的儿子。他向他的会诊临床工作者抱怨说,他邀请他的儿子去了一个高档餐厅。儿子为了取悦他的父亲,试图表现得得体,然后父亲责备他穿了一双脏兮兮的运动鞋和蓝色的西装。他补充说,他感到非常羞辱,被他儿子的行为激怒了。会诊临床工作者问他如何理解他儿子的行为。他回答说:"他这样做是为了让我懊恼。我告诉过他,这是一个讲究着装的地方,需要穿西装。你认为我对他太严厉了吗?"临床工作者回答说:"你的儿子没有工作,他出生后也没有与世界的其他联系,除了通过你。他试图取悦你,伪装成一个正常人,却觉得与自己疏远了。那双脏兮兮的运动鞋反映了他内在的身份。"父亲很震惊,然后问:"我能做些什么来减轻我给他造成的痛苦呢?""是的",临床工作者回答说,"你可以向他道歉,分享你对他脏兮兮的运动鞋的理解,然后再请他吃饭"。两周后,他再次邀请儿子去餐厅吃饭,这次没有提任何要求。他的儿子穿着同样的蓝色西装,但却穿着一双崭新的运动鞋。这次谈话使父子之间产生了感人的互动。

5. 主张、攻击和对权力和控制的争斗

　　精神分裂症患者有时有他难以承受的敌意和愤怒的感受。当这些敌意的感受出现和他被允许去摧毁他人时,患者是焦虑的。他通常会抑制他那些健康的能力和他的暴怒。在评估他潜在的破坏性和他的控制能力方面,他的判断力通常很差。虽然过度抑制是通常的结果,但有时他的恐惧似乎是有根据的,他可能变得暴力。治疗试图发展他的觉知以及整合他内在的敌意和控制,而不是强迫他采取不成熟的和恐惧的行动。一位患者因为无法忍受排队等候所致的挫折和愤怒,而无法考取驾照,他害怕没有能力控制自己的反应。几个月后,他故意开他父母的车撞了超市外停着的几辆车,创造了一个类似灾难性的情境。

6. 自杀和暴力

　　对精神病性患者来说,自杀是一种永远存在的风险。自杀是精神分裂症和精神病性双相患者过早死亡的主要原因。仔细地询问自杀意念在访谈中是至关重要的,因为自杀意念的存在已经被证明是预测性的。大多数精神病性患者不会自发地报告自杀意念,临床工作者必须积极主动地询问它的存在,以及在患者的精神生活中的普遍性。这可以策略性地询问:"你看起来很难过;我想知道是否你有时候觉得不值得再生活下去了?"如果患者回应说:"我有时候确实觉得,如果我不在了会更好",或者一些类似的委婉的表达——例如,"我是一个负担"或"生活是这样的痛苦"——这应该促使临床工作者更直接地询问是否会自杀。如果患者透露了一个深思熟虑的计划,则是提醒临床工作者,事实上,自杀是一种立即的风险。同时存在的抑郁症状——"世界是空虚的""我真是个失败者""没有什么是有意义的""我没有生活的乐趣""这一切都毫无价值"或者"我的情况没有希望了"——这些对临床工作者来说也是一个危险的信号,确实有自杀的可能性。

　　在精神分裂症患者中,杀死自己或伤害他人的指令性幻觉是潜在的自杀或暴力的重要指征。尽管只有一小部分的精神分裂症患者有暴力倾向,但精神分裂症与攻击性行为的风险增加有关。一些精神分裂症患者可能会对他们的偏执型妄想付诸行动,临床工作者不仅应该共情地探索患者妄想的性质,还应该询问他是否倾向于针对那些他觉得在阴谋地调查他或迫害他的人付诸行动。

(三) 共病

精神分裂症最常见的共病是物质使用障碍。精神分裂症患者发展出物质使用障碍的风险是正常人的 6 倍。基于控制和改变精神分裂症患者常有的痛苦状态的愿望,可以预测他们对能够改变精神的物质的吸引力。然而,使用这些物质可以使该障碍加重,临床工作者应该仔细调查患者使用毒品和酒精的情况,当它们被频繁滥用时,表明需要特定的治疗。

酒精中毒和药物滥用都是双相障碍的常见共病。药物滥用可能夸大心境状态或诱发急性发作,临床工作者应仔细询问双相障碍患者使用这些药物的情况。酒精或毒品的使用与双相障碍的结合可能是致死性的,临床工作者必须非常小心地监测这一问题。当双相障碍患者变成该障碍的抑郁相时,使用酒精或镇静剂作为自我治疗,很容易导致过量服用和死亡。

二、访谈管理

与精神病性患者很难建立情感上的融洽关系,但是和其他患者一样,这是临床工作者的首要任务。患者对排斥的极度敏感可能会导致他通过隔离和退缩来保护自己。在大多数精神医学访谈中,都鼓励患者透露他的冲突和问题,而临床工作者尽可能少地干预。临床工作者作为能够认识到患者需求的中立的共情者,但不直接满足他们,并且避免参与患者治疗之外的生活。与精神病性患者的访谈需要变化。如果临床工作者仅仅意识到患者的需求,那么患者会感到被排斥。非常必要的是,临床工作者通过表达自己的情绪反应,或者对患者的需求提供象征性或形式上的满足,来更积极地表达自己的理解。

如果精神病性患者请临床工作者推荐靠近办公室附近的咖啡店,临床工作者应该直接回答,提供信息而不作进一步的诠释。与神经症患者的访谈,临床工作者可能要提供上述信息,并且记录和诠释患者的需求中所整合的无意识的愿望,例如,依赖性满足的愿望或为了回避更有意义的信息。在与精神病性患者早期阶段的工作中,临床工作者应该尽可能接受有限的情感接触。患者只是根据他自己的情况来接受来自临床工作者的满足。临床工作者应该接受这些条件作为初始关系的基础,只要它们在现实的范围内。

先前的精神科住院、药物治疗和其他病史,是一个需要询问的重要方面。这包括住院的日期、时长以及药物的名称和剂量。副作用的病史也是至关重要的,因为这些是患者不遵守治疗计划的主要原因。几年前,当一位同事因一位慢性精神分裂症患者似乎再次出现精神病性症状而向我们作者中的一位咨询时,下述病程记录就说明了这种情况:

作者听了这个故事,认为他本人是个不恰当的会诊者,患者应该去咨询药理学家。同事坚持说："你是最合适的人选。"作者接受了这个请求,当在访谈进行到 15 分钟时,了解到患者已经因为不愉快的副作用而私自停药了。会诊临床工作者用温暖的语气对患者说："你喜欢 A 医生,是吗?"患者回答说："非常喜欢"。临床工作者接着说："你不想让他失望,是吗?"患者显得很悲伤,彻底承认她停药了。会诊临床工作者征求她的同意,以肯定不会伤害 A 临床工作者感情的方式向 A 临床工作者报告他的发现,并告诉她,A 临床工作者会在这方面进一步帮助他。她对她的精神科医生撒谎,是因为"他很和蔼,我知道他关心我,想帮助我,但是我不想因为拒绝他的药物而伤害他的感情。"这一暴露为心理治疗的探索和诠释开辟了一个重要的领域。会诊临床工作者以开玩笑的方式向他的同事报告说:"我告诉过你,听起来你的患者好像有药物问题。"同事回答说:"我告诉过你,你是恰当的会诊临床工作者。"对于治疗双相障碍或精神分裂症患者来说,这并不是独特甚至不寻常的经历。

(一) 急性精神病性患者

尽管急性精神病性患者有时会在预约后出现在临床工作者的诊室,但许多人会在急诊室接受治疗,他们通常是由家人、朋友或社会机构带来的。

患者的激越和急性焦虑,往往是最严重的临床特征,需要躯体和心理两方面的干预。在急性期,临床工作者最重要的心理治疗性干预是提供心理支持以及对破坏性影响提供一个"容器"——相当于患者外在的自我。患者的现实感测试往往是碎片化的,临床工作者通过采取冷静的、有度的、共情的方式可以提供一种外在的心理结构,帮助减轻患者内在的混乱感。临床工作者必须自我监测被患者强烈的焦虑"传染"的风险。他必须冷静地评估患者的暴力或自我破坏性行为的潜在可能性。在极端的案例中,外部约束可能是必要的,以防止患者暴力发作、逃跑或企图自杀。

当急性的激越阶段消失后,临床工作者可以探索触发事件。什么因素、内在的心理结构还是背景,触发了疾病的发作? 如果可能的话,应该通过患者或家人或其他朋友,仔细询问毒品的使用情况,因为许多毒品——如可卡因、甲基苯丙胺和苯环利定都可以诱发急性精神病性症状。临床工作者必须通过理解患者急性精神病性症状的混乱来区分事件和冲突的顺序和角色,以及那些可能导致该疾病的象征性的或真正的丧失。精神病性患者可能有该疾病的生物学因素,但环境因素通常也参与了起病或急性加重。例如,一位急性精神病性的年轻男性说:"我 2 个月后就要结婚了。也许这让我发狂。婚姻让我害怕,虽然我爱我的未婚妻。"这个患者确实被这个发展阶段吓坏了。每一个发展转折点都涉及丧失和获益。在这个案例中,丧失的是,他曾是一个被无所不能的父母保护着的讨人喜欢的儿童。他在成为儿童的欲望与被未婚妻的吸引以及希望长大的愿望之间纠结。这种冲突,加上基因的易患性确实会使他"疯狂"。

仔细探究患者妄想的性质,有助于理解急性和慢性精神分裂症患者。妄想为理解患者提供了特殊的帮助，因为它体现了他的核心愿望和担心。妄想是一种特殊的创造，就像梦，用弗洛伊德的话说就是"通往潜意识的可靠之路"。对于患者来说，妄想能够解释所有的事情。它不是一个错误的信念，而是正常人心理中的一个普遍的现象，但是作为一种防御，是固定的信念系统，尽管证据与之相反，仍然坚持这种信念。临床工作者不应该与患者争论妄想的不合理性，而应该探索它的内容和对患者来说更大的含义。它是一个有着巨大个人意义的创造。

急性精神病性患者退化的、古怪的行为有着令大多数临床工作者不安的影响。患者可能坐在房间角落的地板上，用他的外套盖着头，或者不停地打断临床工作者和第三个不存在的人交谈。临床工作者可能帮助患者控制这样的行为，通过表明他希望得到一些不同的信息来改善关系。如果该行为没有惹恼临床工作者，他可能会说："你是在告诉我，有人认为你疯了吗？"也有的临床工作者可能会和患者一起坐在角落的地板上。这表明，临床工作者对患者的行为既不认为不同寻常也不感到害怕。如果临床工作者很恼火，最好先试探一下患者行为的敌意或挑衅的方面。精神健康专业工作者表达出他期待的影响，可以通过下述例子来说明，临床工作者被叫到急诊室去看一位急性精神病性患者，患者正站在一个角落里，对着工作人员大喊："忏悔你的罪吧……耶稣可以拯救你！"临床工作者打断患者说："你得在这儿坐下来，停止喊叫几分钟，如果我们需要谈谈的话。"关于临床工作者对正常社交行为的期待，患者迅速做出了反应。

患者的行为可能包括对临床工作者不恰当的要求。患者可能进入办公室，没有脱下他的大衣和两件毛衣，而要求临床工作者关掉暖气、打开窗户，因为他可能感到很热，然后他出门时可能会感冒。临床工作者最好不要遵从这些不切实际的要求。在探讨妄想系统的内容时，临床工作者可能会问一些与妄想有关的具体问题，好像妄想是真实的。对患者妄想内容要真诚地感兴趣，但非常重要的是，临床工作者不要表明他相信它们。在上述案例中，临床工作者可以询问患者，是否他的母亲曾经提醒他，在过热的状态下出门时要当心感冒。如果询问是有效的，临床工作者可以询问伴随该经历的感受。

如果患者表现出破坏性行为，临床工作者应该防止患者毁坏临床工作者的或医院的财物，因为允许患者侵犯他人的利益是没有帮助的。被允许继续这种行为的患者在他的精神病性症状较少时，通常会感到羞愧和内疚，他会合理地对没有提供必要的控制的临床工作者表示愤怒。

（二）治疗同盟的发展

访谈精神病性患者时最常遇到的问题是由患者内在紊乱造成的。而且，精神病性患者难以组织自己的思维，被用来防御性地避免与他人交流。例如，一位精神病性患者可以从访谈一开始就自由交谈，很少表现出焦虑或犹豫；然而，临床工作者很快就会在对话中遇到困难。患者开始回答问题，然后偏离主题。临床工作者可能反应为混沌、无聊或易激惹。他经常没有意识到患者已经改变了话题，直到患者开始一个新的话题。在有的情况下，患者似乎能坚持讨论的话题；他的词汇甚至他的句子都能被理解，但合在一起时就无法理解了。这种紊乱会阻碍了有效的交流，考验临床工作者的兴趣和注意力。临床工作者必须透露他难以理解患者，而不是像在大多数社交场合中那样，假装理解和隐藏无聊以及期待社交的结束。他可以通过避免倾向于指责的言语来支持患者，或者表明自己对缺乏理解负有责任。临床工作者可以说："我难以理解你刚才说的话"，而不是说"你没有说清楚"。类似地，"我不明白我们是如何讨论这个话题的"优于"你为什么总是改变话题呢"。

尽管可以理解紊乱的患者交流的内容，但重要的是，应对紊乱的过程及其对发展临床工作者和患者之间关系的影响。治疗的长期目标包括帮助患者更好地与他生活中的其他人和临床工作者进行沟通。

在访谈最初的几分钟内，紊乱有时是显而易见的。患者可能无法描述主诉。他可能会说："我最近感觉不太好"，或者表明他的一个亲属认为他应该来看临床工作者。一位年轻男性晚上来到医院的急诊室要求看精神科医生，但无法概念化任何特定的问题，只是说他很沮丧。他蜡样的面部和空洞的凝视表明是精神病性障碍。当临床工作者直接问起他目前的生活时，他说他刚出差回来，发现妻子已经带着他们的孩子离开了。他感到恐慌和无助，但在他自己的脑海里，他无法把这些感觉和他刚刚经历的创伤性事件联系起来。

当患者模糊地回答临床工作者的初始询问时，询问是否是患者本人决定来看临床工作者，是有帮助的。如果患者表明那不是他自己的想法，临床工作者可以探索为什么另一个人感到需要这样的会诊。而且，临床工作者可以询问患者是否觉得"违背了自己的意愿"或被强迫而来。同情患者对这一过程的抱怨可以促进早期的治疗关系。

然后，临床工作者可能会问患者，这是否是第一次来看面临床工作者。如果不是，那么需要仔细地探索先前的就诊情况。在讨论先前的精神科会诊时，明确询问过去的精神科住院史是重要的。精神病性患者通常表明，先前住过院，但似乎不能描述是什么导致了住院。临床工作者可以询问住院的情况以及症状。询问先前的继发性症状的病史，对每一位精神病性患者来说都是恰当的。在进行这些询问时，临床工作者表达出他对理解患者而不是做出诊断感兴趣。例如，临床工作者不能仅仅询问患者是否听到声音，而是可以询问他们说了什么，患者怎样诠释，是什么引起了这种体验。如果患者确实描述了先前精神病性发作的症状，临床工作者可以询问目前的复发状况。对于妄想来说，临床工作者可以询问其信念是什么，妄想有多系统和详细，患者如何看待他人对他的信念的看法，他对自己的妄想性信念有多确定。

临床工作者要积极地帮助精神病性患者确定和聚焦问题。对于没有严重思维紊乱的患者来说也是如此。尽管有这样的努力，但一些患者仍然无法确定访谈的主题。临床工作者可以帮助患者寻找需要会诊的特定的触发因素。例如："什么是最后一击"或"你为什么今天而不是上周来"，可能是有帮助的。了解患者对访谈的期待，也是很有价值的。例如，如果他说他难以找到工作，临床工作者可以试图确定他遇到的特定的困难。临床工作者可以逐渐把焦点从外在的环境问题转移到内在的心理问题上。这经常涉及对患者目前生活中触发性压力的诠释性评价。例如,临床工作者可以说:"你工作上的困扰看起来是从你妻子生病开始的。也许这在某种程度上让你感到沮丧?"

精神病性患者的适应技能很容易被忽视。在进行访谈时,临床工作者应该关注患者目前的优势和健康功能的部分以及他的病理。访谈的重点就从暴露患者的缺陷,转移到支持他应对生活中各种压力和他内心的冲突的尝试上。这还涉及对患者的日常生活情况的评估。他和谁住在一起?他们是什么关系?患者能自己照顾自己吗,能支付房租、做饭、吃药吗?他最近做了哪些感到愉快的事情?他的兴趣是什么?

尽管临床工作者试图提供结构,但访谈可能看起来是漫无目的或缺乏目标的,在这种情况下,临床工作者要寻找话题和最近重复出现的主题,即使它们可能不会在访谈中按照顺序出现。因此,临床工作者可以这样说:"你最近反复说你与你的老板之间的问题。我猜这就是你的想法。"即使这个诠释不准确,这样的言语表明,对寻找患者思想的含义感兴趣,而不是把它们当作没有逻辑的产物。准确性,只是任何诠释的效果的一个决定因素。时机、机智以及诠释活动的移情性含义,都是影响对患者的作用的重要因素。患者通过观察临床工作者如何判断正在发生的事情,无论这种尝试是否成功,都可以得到帮助。此外,临床工作者还要试图表明,他更感兴趣的是理解而不是评判或谴责。当患者学会信任临床工作者,并使用他在治疗中获得的自知力时,准确性则变得越来越重要。这个过程在精神病性患者中是缓慢的,因此,在治疗的早期避免诠释性活动,对于临床工作者来说是错误的,因为他不确定发生了什么。如果他对自己的不确定性开诚布公,并邀请患者加入他一起寻找其含义,治疗同盟将被发展起来,即使他的诠释是错误的。例如,"我不太确定,我是否完全理解这里发生了什么,但对我来说看起来……"或"我确定这只是一部分,它也可能是……"这样的语句是有帮助的。

随着患者对临床工作者了解的加深,他可能会透露他紊乱的思维过程、社交意义的惊人的洞察力。例如,一位年轻女性解释,当另一个人点头表示同意时,她知道那个人并没有真正理解她,她的交流会变得更加分散和没有逻辑。

一些患者表现出与他们思维过程的紊乱有关的急性的情绪混乱。临床工作者首先需要处理患者的感受。他利用任何似乎与患者的整体感觉基调有关的交流,并将其与患者表现出来的情绪波动联系起来。例如,一个激越、紊乱的年轻女性出现在医院的急诊室,喃喃自语着一些没有逻辑的话。临床工作者共情地询问她在说什么,表示如果他能听清楚她的话,也许他能明白她发生了什么。她变得更有逻辑性,透露说她的丈夫刚刚抛弃了她,而她正躺在床上"诅咒"他,使他因为对她和孩子的残忍行为而不得好死。她透露了这些之后变得平静下来。

三、临床工作者的角色

患者的情感紊乱导致临床工作者传统角色的延伸。患者也许能更好地表达自己的情感，以回应临床工作者一些类似的表达。因此，临床工作者可能跟随患者的情感线索，利用它们形成访谈的情感基调。这些线索可能很难被发现，临床工作者可能需要积极地帮助患者体验和表达自己的感受。他可能直接询问患者是否有特殊的感受，例如，问"你现在感到愤怒吗？"患者对这种干预的反应，经常是完全否认任何与临床工作者的建议类似的感受。在承认他可能是错的之后，临床工作者可以讨论他在确定患者感受方面的困难。这将导致检查患者针对感受的防御动机方面，而不是争论谁更了解患者的内在精神状态。如果这样的探索是不成熟的，临床工作者可以暂时停止讨论这个主题。精神病性患者极力否认临床工作者建议的反应是很常见的，然后，数周或数月后，提到这些发作时，他可能完全同意。

有些时候，当临床工作者根本不知道患者的感受时，访谈就变得非常枯燥乏味。平淡和缺乏互动会增加患者的孤独、隔离和陌生感。在这种情境下，临床工作者可能会利用自己的情感反应作为进一步访谈的指南。例如，临床工作者可能会说："我听到你对你的生活的描述，会有一种无聊和孤独的感觉。也许你有类似的感觉？"或者"听起来你的生活似乎没有目标，充满了毫无意义的细节。曾经有时会不同吗？"

当治疗进展充分时，临床工作者可能用其他方式调整他的角色。例如，一位患者可能进入办公室说："外面天气很好。"与患者发展了稳定的积极的关系的临床工作者可能同意并补充说："我们出去散步，好吗？"对于日常规范自发的改变的建议，可能会使机械的患者变得开放，暴露那些获得被禁止的快乐的焦虑，或者发起一场关于他对临床工作者的真实感受的讨论。如果患者能够接受与临床工作者这样的接触，那么就提供了一个分享新经验的机会。在提出这样的建议之前，临床工作者必须感到舒适，否则患者可能会察觉到他的不适，用以表明临床工作者羞于被人看见在公众场合与患者在一起。在上述情况下，患者对于临床工作者的建议可能是："你可能在附近有同事。他们中有人会看见你和我一起散步吗？"临床工作者回答说："是的，那又怎么样呢？""他们可能会好奇为什么你和我这种流浪的女人在一起。"当他们一起散步时，这些互动会导致富有成效的讨论。

（一）防御模式的诠释

随着自我逐渐减弱的退化能力，精神病性患者可能会在初始访谈中暴露出一些无意识的信息，这些信息可能需要数月才能在神经症患者中发现。当听到患者用教科书上相同的术语讨论无意识的冲突时，初级临床工作者经常感到好奇。然而，患者智力上对潜意识的洞察并不被鼓励，因为这是基本的精神病理的表现。精神病性患者可能会感觉到临床工作者是好奇的，可能会继续提供这样的信息来维持他的兴趣。临床工作者对这些信息最好的回应是，询问患者是否因他试图理解"俄狄浦斯情结"或患者可能用过的其他术语而得到了帮助。如果患者表明他没有得到帮助，临床工作者可以问，为什么患者对这个话题感兴趣，或者建议他们把注意力放在其他方面可能更有帮助，同时认识到患者正努力配合治疗。

探索精神病性患者日常生活中的细节是很有价值的,因为他生活中这些方面的困难可能使他防御性地退缩到一个他自己的世界里。例如,一位年轻的精神病性的女性患者在一次使她相当抑郁的快速购物后来就诊。她先沉默了 10 分钟,随后在临床工作者的鼓励下,她讲述了自己与销售的对话,显然,她被强迫买了一些她并不想要的东西,因为她对于浪费了那个销售的时间而感到内疚。她完全没有意识到自己的反应或是她随后的愤怒和退缩,她只有一种忧郁的感觉。然而,她能够报告事件的细节,在临床工作者的帮助下,她重构并重新体验了她的情感反应。这样的模式需要多次类似性质的新体验,然后患者才能够获得消除旧方式所需要的心理模板。

在一些情况下,临床工作者成功地理解患者隐私的幻想生活的某些方面,可能会加剧患者对被他人读心和失去身份的恐惧。患者可能退缩到防御的状态,他的交流可能变得更加模糊。临床工作者承认他没有能力理解,是很重要的,因为这会让患者确信他能够建立一个独立的身份,他不会与临床工作者融合成一个人。

一位严重精神紊乱的年轻女性经过几年的治疗后,她和她的临床工作者建立了良好的关系。有一天,她报告了一个梦,在治疗中是一件不寻常的事情,涉及她对她的小学老师的愤怒,那位老师对她的关注比对其他同学少一些。她没有特征性地联想到什么。临床工作者一听到这个梦就直觉地理解了它,意识到移情的含义,并将其与一位患者前一天曾在候诊室见过的有魅力的女性联系起来。他告诉患者他的联想,她沉默了几分钟。然后,她说她认为梦是毫无意义的,这就是她很少讨论梦的原因。在接下来的几个月里,她变得越来越小心翼翼,躲躲闪闪,直到最后放弃了治疗。当然,这一事件并不是唯一的原因,但它象征着她的恐惧,认为心理治疗是对她个人的诚信的一种威胁,只要她是患者,她就不能维持她的界限。

如果临床工作者尝试透过患者眼睛看世界,那么他会更成功。为了完成这个目标,他必须准备好分担患者的孤独、隔离和绝望。精神病性患者可能激发出临床工作者的混沌和挫折感。如果临床工作者向患者承认他正在经历这样的情绪,以及询问患者是否有类似的感觉,通常是有帮助的。

(二)辅助治疗和持续治疗

虽然临床研究已经反驳了精神病性症状起源于病理性养育的有害观点,但有证据表明同时进行家庭干预是有用的。精神健康教育家庭治疗努力强调对患者的情感和共情式支持,同时承认家庭成员在应对患者的过程中可能经历的挫折、愤怒和内疚,这些可能帮助精神病性患者的家庭处理致残性的疾病。同时,临床工作者在培育和在治疗中维持治疗同盟方面,也起着至关重要的作用。这样的同盟有助于维持药物的依从性,在识别那些需要积极的精神药理学干预的疾病的早期加重方面,使患者成为合作者。帮助患者发展对他们的疾病、现实感、意义以及理解他们自己的价值和他们的冲突方面的自知力,可能是高度治疗性的。对于那些有慢性精神病性症状的患者来说,哪怕是日常功能的微小的改善都应该得到临床工作者的认同和表扬。

四、结论

临床工作者对精神病性患者在心理治疗上的支持、一致和情感上持续的个人参与——一种对精神动力学和精神病性症状所导致的对自尊的严重影响都很敏感的方法——可以产生至关重要的疗愈作用。一位精神分裂症患者在一份书面报告中充分表达了这一点：

我能忘记我是精神分裂症患者吗？我是隔离的、孤独的。我从来都不是真实的。我的生活像演戏，触摸和感受到的只有阴影。我的心和灵魂都被触动了，但感受仍然在很远的地方，我的内心在溃烂，因为它们无法表达……对我来说，最难处理的问题就是信任。我的思想创造了如此多的理由，让我害怕现实世界和其中的人们，相信一个新的人或与一个熟悉的人达到一个新的信任水平，这是一场可怕的冲突，必须反复地尝试，直到我找到一种方法来克服我的恐惧，或在一些情况下放弃努力，即使只是暂时的。这种冲突的激烈程度导致难以建立关系。家人也很难帮忙。让他们理解疾病的性质，是非常困难的。精神分裂症的治疗需要持续数年，才能与患者建立起足够的信任，让他将临床工作者当作连接他所面对的两个世界的桥梁。对于我来说，每一次新的信任经历都给我的生活增添了新的维度，让我离现实生活更近了一步。

第十五章　身心疾病患者

每个人的情感生活都可能有身心方面的问题。诸如愤怒、内疚、恐惧和爱等情感都可能改变神经内分泌系统可调节的生理成分,而神经内分泌系统能直接影响情感和认知的主观方面。大脑、思想、肌肉、免疫系统、情绪、认知和知觉之间的关系,即使不考虑年龄、合法药物与非法药物、动机、心理冲突以及防御模式等因素,也是极其复杂的。

评估躯体症状的心理成分是复杂的。在做出诊断之前,需要回答下述传统问题:

① 患者的症状是否符合已知的某种器质性疾病的模式?

② 躯体的症状可以用患者的情感冲突来解释吗?

③ 在疾病起始时,患者生活中的情绪或人际关系压力是明显的吗,或者与缓解和加重有关吗?

④ 患者是否赋予了他的症状不寻常的心理含义?

⑤ 能否诊断为精神疾病,这些躯体症状与该诊断相符吗?

⑥ 患者从他的疾病中有继发性获益吗?

这些心理因素在多大程度上导致了躯体不适,往往是不确定的。这种不确定性会使所有相关的人感到挫折,包括精神科医生、其他临床工作者和患者。本章概述了治疗身心疾病患者的方法,它们强调建立同盟以及能够帮助判断心理因素在多大程度上导致躯体不适的技术。

一、精神病理与精神动力学

(一)精神病理学的范围

身心疾病有多种类型。首先,患者可能对躯体疾病产生心理反应。例如,患上一种严重疾病的消息,可能会使原本健康的个体变得悲伤,或有灾难性的心理反应伴有明显的否认和扭曲。这类疾病包括长期人格障碍或轴Ⅰ障碍的加重。其次,患者可能患有躯体疾病,从生理上诱发了精神疾病的综合征。例如,某些肿瘤会激发白细胞介素反应,从而导致抑郁和易激惹,事实上这可能是恶性综合征的第一个标志。最后,身心疾病的患者可能有明确的躯体疾病,会被心理困扰加重。例如,肠道易激惹综合征、银屑病和哮喘。这还包括一系列不完全明确的疾病,如纤维肌痛、慢性疲劳综合征和多种化学物质敏感。

两组额外的身心疾病患者倾向于引起临床工作者的特别担忧。躯体症状障碍患者有躯体不适,缺乏器质性的解释,被认为有心理方面的病因。例如,转换障碍,其主诉是神经性的。患者可能表现为抽搐,但是这种运动并不典型,脑电图是阴性的。像所有躯体疾病一样,躯体问题并非是故意的结果,而是反映了无意识的冲突和焦虑。另一组患者有意识地假装症状。患者可能为了明显的获益而装病如诈病,或者患者可能有做作性障碍,他有意识地装病,因为对他自己来说不明显的某种原因,但是和患者想获得患者的角色有关。一种严重的做作性障碍是孟乔森综合征(*Munchausen's syndrome*),在追求获得患者角色的过程中,可能导致患者长期住院、反复手术甚至死亡。

在实践中很难做出这些临床鉴别。对任何身心疾病来说,都没有明确的诊断性检测。一些诊断性鉴别依赖于对无意识过程的假设,临床工作者和患者一致同意躯体症状障碍、做作性障碍或诈病是不寻常的。最后,个别患者往往会跨越诊断性界限。对于任何一位患者来说,肿瘤都可能导致悲伤的心理反应和白细胞介素导致的抑郁反应。同一位患者的焦虑可能会降低他的疼痛阈值,导致纤维肌痛休眠的案例突然发作,导致多种不确定的疼痛,超出了肿瘤医生的预期。同一位患者可能通过有意识地戏剧化他的疼痛症状来寻求镇痛药,同时通过夸大自己的病情来寻求患者的角色。因此,初级保健临床工作者会惊恐地看待身心疾病患者就不足为奇了。

(二) 精神动力学问题

许多精神动力学理论,适用于身心疾病患者。例如,躯体疾病往往会引起退化。根据患者的基本人格结构,患者可能会进入一种无助和依赖的状态,或者可能会变得悲伤和焦虑,而有的患者可能从中获得极大的满足和依赖。在那些无意识地体验疾病的患者中,疾病可以导致特定的痛苦,作为对先前不良行为的一种惩罚。有的患者可以通过投射把这种痛苦转化为对他所爱的人的惩罚,而在他看起来是正常的。

否认是身心疾病患者的一种常见的防御机制。即使承认情感上的冲突是不可避免的,患者也可能否认冲突与他的症状有任何关系。例如,躯体症状常常带有神经症的主诉,建立在最小程度的器质性病理的基础上。临床工作者有时觉得只要轻微的躯体疾病得到澄清和治疗,这些症状就会很快消失。相反,很多患者最终感到被临床工作者误解了,会更加坚持他们的抱怨。

特定的精神动力学理论已经被提出来解释诸如哮喘、消化性溃疡、高血压和炎症性肠病等疾病的病因。这些从精神动力学的角度来预测症状的尝试,通常是不成功的。心理冲突不仅是非特异性的,而且它们在每种疾病中的重要性也是未知的,而且可能有很大的变异。

许多患者用他们的身体作为防御。在躯体症状障碍中,痛苦的情感感受可以被转移到所担忧的任何躯体部位上。这可以让心理治疗受挫,因为这样的患者不能用语言来描述感受的状态。转换障碍特征性地表现为心理冲突在躯体上的表现,通常有象征性的意义。例如,一个年轻男性有冲动想要打某人,导致他的手臂精神源性麻痹。他这样做,就将一个无法接受的愿望转变成了运动的象征,并加以发展为转换障碍。

　　然而,无意识的过程影响着每一个人,它们这样做,更可能与个体有关而不是与特定的躯体不适有关。因此,身心疾病患者的访谈应该聚焦于理解患者,而不是应用精神动力学的理论到症状群上。

(三) 鉴别诊断

　　许多患者有继发于原发性轴Ⅰ障碍的躯体不适,这些虽然是身心问题,但并没有在本章中被讨论。例如,许多有重性抑郁表现的患者只有躯体不适。同样,焦虑也会增加聚焦于躯体感觉的倾向,而惊恐障碍经常类似心脏病发作。酒精和物质滥用经常导致失眠、酸痛和疼痛,以及许多戒断效应可能被患者错误地诠释或报告。一些精神病性患者表现为躯体性妄想。例如,寄生虫病妄想是指患者相信自己被感染。这是一种非常具体的妄想,患者的其他方面是理性的和具备功能的。相对于精神分裂症患者可能有的躯体妄想而言,这显然是一系列古怪的症状群的一部分。在访谈有明显的躯体不适的患者时,筛选这些原发性精神疾病的诊断是非常重要的,因为访谈和治疗将相当不同。

二、访谈管理

(一) 开始阶段

　　有身心问题的患者可能特别不愿意看精神科医生。他不认为精神科医生能够帮助他,这样的患者害怕被转介,因为患者担心转介意味着他的主治医生认为他的不适是虚构的,或者认为他可能疯了。因此,如果临床工作者在初始访谈中花一些时间使患者感到放心,是有帮助的。例如,询问患者:"X 医生告诉你转介的原因是什么了吗?"发展治疗同盟是至关重要的,首先询问一系列躯体模式的问题是有帮助的。特定的问题应该是个体化的,不仅仅基于患者的表现,也基于先前从转介医生那里搜集到的信息,以及仔细考虑现有的病历。躯体不适的性质应该在初始访谈中就加以讨论,应该避免过早的心理化。替代地,从患者的角度出发,了解他对会诊的看法并澄清一些误解。

　　如果不知道这样做会有什么帮助,许多患者在开始时会非常犹豫。通常的回答可能是:"我不确定这是否会有帮助,这是你和我共同决定的。听起来你的躯体问题对你来说是有困扰的。许多有类似困扰的人发现讨论它,是有帮助的。"

　　躯体不适的患者通常对精神科会诊持怀疑的态度,担心他们的躯体问题会被忽略。这种担忧可以通过多种方式来解决,包括对他的问题表现出兴趣,并且主动帮助解决这些问题。例如,下述互动发生在一位有不寻常的神经系统问题的女性身上。

　　患者(愤怒地):我的医生什么也没帮到我。他们不理解也不在乎我怎么样。

临床工作者：你觉得他们不关心你，但你也强调了他们主动帮你做检查和开药。

患者：他们是很主动。他们已经厌烦我了。我想我是一个有趣的诊断难题，但现在即使是医学生们都觉得我无聊。

临床工作者：你认为这是他们给我打电话的原因吗？

患者：是的，因为他们不再关心我了。

临床工作者：也许他们把我当成是另一种检查或治疗。我可以给他们一些如何帮助你的线索。

患者（停顿了一下，心境产生了显著变化）：你认为你真的可以帮助我吗？

（二）探索呈现的症状

躯体模式对焦虑的临床工作者尤其有帮助。询问最困扰的症状："感觉怎么样？什么时候开始的？有规律吗？有多严重？失能吗？什么是有帮助的，什么是让它加重的？"以完成一个聚焦于当前的焦虑以及先前的治疗和住院情况的病史。简要的家庭和个人史以及对患者生活情境的描述，经常会在访谈的早期获得。大多数患者能够接受这种结构性的问题，只要它们符合他们对医疗访谈的期待。长时间的沉默会增加患者的不适并破坏刚刚建立的同盟关系，所以临床工作者应该保持人际交往的活跃和支持患者特征性的防御。告诉患者："想起什么就说什么"，是没有帮助的。

除了纵向的病史以外，获得患者发病时详细的平行病史也是有用的。"当疼痛开始时，你的生活发生了什么"，询问诸如这样的问题，很少有效。许多这样的患者并不能自动地将冲突和症状联系起来。而且，这种方法可能告诉患者，临床工作者相对不感兴趣患者的躯体问题，而是更倾向于聚焦于假设的心理病因。

收集平行病史，通常更有帮助。首先，使用医疗模式来记录躯体不适。其次，询问患者的生活，特别是要注意与心理社会应激有关的线索，它可能与患者的不适相关。临床工作者可能很快就会发现患者没有觉察到的连接。我们经常有理由认为，某些情感反应可能与躯体症状在时间上是相关的，然后评估患者的反应。就像在其他的访谈中一样，如果患者变得不信任和有所隐瞒，先退一步并讨论患者的不信任以及使他担忧的事情，经常是有用的。临床工作者可以解释（或再解释）访谈的目标是将患者作为一个人来了解，这样的努力在类似的案例中是有用的，非常重要的是理解这种疾病如何影响了患者的生活及其症状的生理学。

询问患者是否知道患有与他类似疾病的任何人，通常是有用的。答案可能揭示关于他的疾病的无意识的态度，以及关于疾病起源的线索。虽然身心疾病的患者经常抵制将症状与特定的心理情境联系起来的尝试，但他们往往会表明自己的症状会在紧张的时候出现。此时，临床工作者可以询问："什么样的情况会让你紧张？"其他问题包括："你首先注意到了什么？""这一切是怎么开始的？"或者"你最后一次感觉很好是什么时候？"在某些情况下，要求患者详细描述典型的一天，或描述过去一周的所有事件,可以成功地绕过患者的防御。

随着访谈的进行,临床工作者可能会有这样的感觉,心理因素在患者的不适中起着重要作用。即便如此,许多患者仍不愿将躯体症状和情感联系起来。某些技术可以帮助患者发展出更好的意识和对他感受的敏感性。患者可能否认焦虑、恐惧或愤怒在他的躯体症状产生过程中的角色,但可能轻易承认心理症状,如紧张、抑郁、失眠、厌食、疲劳、梦魇或性紊乱。他经常解释说他的躯体疾病使得他紧张或沮丧。临床工作者不应该挑战这样的患者,或那些在访谈早期完全否认紧张的患者。我们的目标不是强迫患者同意某种联系,而是激起患者对他自己的好奇心。例如,临床工作者可能要等到患者在访谈中表现出焦虑、脸红或出汗,然后询问是否患者将这样的行为与紧张联系起来。

一种常见的身心疾病的会诊是针对疼痛的,疼痛是一个复杂的主观现象。所有的疼痛都是"真实的"。表明疼痛是有意识地假装的或夸张的,几乎总是无效的或不准确的。相反,临床工作者可以获得对疼痛的详细描述,它是什么时候开始的,是什么使它发生,什么是有帮助的,以及患者对其病因和意义的理解。那些伴有疼痛的不适或有躯体症状先占观念等抑郁表现的患者,最初可能会否认抑郁的感觉。然而,如果临床工作者提到疼痛和其他的症状时这样对患者说:"遭受这样的痛苦一定令人感到抑郁",患者可能很容易就会承认自己的抑郁是对疼痛的反应。这对患者来说,可能更难接受抑郁加剧了这种疼痛。就像许多精神动力学的可能性一样,建议将两者联系起来,然后等待患者的反应,是更有帮助的。甚至没有必要更进一步地深入了解。如果疼痛可以通过诸如药物、支持性心理治疗、瑜伽和针灸的组合来治疗,那么患者的抑郁症状可能会减少,而与他的自知力水平无关。针对这些问题的处理在第七章"抑郁型患者"中已有进一步的讨论。第八章"焦虑型患者"中讨论了针对急性焦虑症状患者的处理。

为了更好地理解症状的精神动力学意义和可能的继发性获益,精神科医生可能会问:"你的病让你不能做什么?"或者"如果你现在是健康的,你会做什么你现在不能做的事情呢?"询问患者的家庭成员和临床工作者如何看待患者的不适,以及患者如何看待临床工作者,也是有用的。这可以打开一扇通向患者的主观关系、心理成熟度和信任的能力的窗户。它还可以通过允许临床工作者指出患者的失望和未实现的期待来促进同盟。

在探索症状的核心意义和继发性获益的同时,非常重要的是探索在家庭成员中,谁会受到它们的影响。失能的症状可能导致家庭动力的改变,患者可能变得很满足。患者无意识的犒赏可能使治疗变得困难。如一位患者可能会说:"我的丈夫不知道这些可怕的背痛让我有多痛苦。"临床工作者可以这样回答:"他是怎么想的呢?"当患者继续讨论她丈夫对疾病的感受和他缺乏同情的理解时,她症状的意义和他否定、排斥的态度之间的联系会逐渐出现。

临床工作者经常无法在患者的生活中发现任何特定的触发性压力,疾病似乎作为一种生活压力的累积效应的结果而出现。对于那些生活在强迫型人格的持续性压力下的患者来说尤为如此。临床工作者应该避免主动提出善意的建议,例如:

"不用担心"或"放松一下"。相反,他应该解释说,长期的压力似乎会加重躯体症状。这可能引发对长期担忧和紧张关系以及减少或解决这些问题的方法的讨论。

(三)心理问题的探索

许多身心疾病的患者是非常具体的。反复询问以"为什么"开头的问题可能会使他们受挫,破坏早期的同盟。临床工作者应该允许患者描述他对症状的情感反应,而不是暗示因果关系。一些有不明原因的躯体不适的患者是内省的和心理导向的,可能期盼分享他们的理论的机会。有时,这些理论看起来像精神分析,例如,患者相信她的腹痛继发于无意识地认同她母亲分娩自己的时候。精神科医生可以问:"你妈妈生你的时候很痛吗?"如果患者肯定地回答,临床工作者可以继续,"她曾经暗示过,你继续给她带来疼痛吗?"

无论自知力或假性自知力的水平如何,它都有助于探索患者对自己病情的理解和感受。评估症状造成的限制,以及患者对这些症状病因的理论和预后的想法,也很有帮助。患者可以自由地承认他们的症状在压力下加重。这种承认创造了一个自然的机会来讨论那些导致压力和焦虑的情境。

应该询问患者他是如何帮助自己的;例如,他是否尝试过节食、冥想、锻炼或按摩? 通过提及这些治疗的类型,临床工作者不仅认同了它们的合理性,还表明了一种信念,即非语言的行为也是有帮助的。类似地,让患者知道阈下症候群的知识也是有用的。例如,临床工作者可以询问一位疑病的患者,是否他的注意力主要聚焦在他的躯体、恐惧疾病或确信有疾病方面。这种自发的细节的讨论,不仅有助于治疗策略,而且有助于发展治疗同盟。类似地,临床工作者也可以指出患者的优势,如疑病的患者能够专注于小细节,或受到严重虐待伴有躯体症状障碍的女性能够在压力下维持家庭生活。临床工作者应该努力避免加重那些经常使身心疾病患者难以承受的羞耻感。

其中一些患者已经遭受各种各样的疾病多年,他们的躯体不适和失能已经逐渐地影响了他们的自我概念、他们的社交情境和人际关系。这些患者中很少有人想要或能够认识到他们无意识的妥协。尽管临床工作者可能想把患者的症状和生活状况联系起来,但患者可能会做出防御性的回应。基于临床工作者对于该问题的精神动力学理解的安慰和支持治疗,可能更有效。有技巧地引入这样的治疗,患者最终可能会对自己感到好奇,从而发展出看待冲突的更加心理化的方法。早期的对质不太可能完成任何任务,而只是破坏同盟关系的建立和减少患者对自己疾病的好奇。如果安慰有效,患者大概就不会去就诊了。

每一位这样的患者都需要进行生物心理社会的评估。特别是那些试图定义内在心理的病因和心理影响的尝试,应该与了解患者的社交情境、理解生物性疾病模式和患者特定的躯体情境相结合。换言之,运用精神动力学模式来充分解释躯体症状的尝试,就像依赖躯体检查、试验室化验和 CT 扫描或完全依赖调查该疾病的继发性获益一样,通常是不成功的。

（四）患者对就诊的期待

身心疾病患者期待询问精神科会诊临床工作者问题并得到答案。患者经常询问临床工作者："谈话对我有什么帮助？"临床工作者可能解释情感对躯体有重要的影响，并简要解释情绪因素是如何产生或加强症状的。冗长而复杂的解释会使访谈变成讲座，最好避免。

有时，患者可能问："医生，你认为我疯了吗？"或"这一切都在我的脑海里吗？"临床工作者可以安慰患者他的症状是真实的，他没有发疯。精神科医生可能通过讨论心理因素加重患者的躯体不适的可能性来跟踪这些问题，但这并不意味着患者疯了。

在另一种情况下，患者可能会使临床工作者惊讶，问："医生，我的诊断是什么？"或者"我到底怎么了？"这是一个很好的探索患者的恐惧和关于疾病的幻想的机会。安慰会更有效，如果它对患者的情境是特异的。例如，患者可能有一些模糊的腹痛，不能做出诊断，但患者相信这是由艾滋病（AIDS）引起的。例如，他可能对自己感到羞耻的性行为产生了轻微的报复幻想。在患者的思想中，腹痛就表明是艾滋病，代表着痛苦的死亡。这种想法使他非常焦虑，让他只关注一个问题：死于艾滋病。在注意到他最近的 HIV 检测呈阴性和他对性行为感到羞耻之后，临床工作者巧妙地指出这种联系。然后，医生可以向患者表明，焦虑将持续下去，长期的治疗可能有助于解决更大的问题，如焦虑和羞耻感。

另一位有模糊腹痛的患者在被确诊为结肠癌后极度焦虑。经过长时间的犹豫，他可能会问临床工作者，他多久后会像他的母亲一样痛苦地死去，他的母亲也有同样痛苦的疾病。在这种情况下，安慰并澄清一个现实，对于癌症和疼痛的治疗在他母亲去世后都有了显著的改善。有技巧的诚实仍然是目标，但重要的是理解特定的情境。患者问："医生，我有癌症吗？"然后补充说："如果我有，我就会自杀。"那么可能需要延迟告之事实，同时探索他的心理状态。

（五）反移情

就像在其他临床情况下一样，临床工作者对身心疾病患者的访谈应该结合机智、时机、诚实和好奇心。诊断和治疗可以同时进行。觉察到移情和反移情有助于指导访谈。然而，与通常的访谈有着重要的区别，因为其呈现的不适的性质可能导致临床工作者不遵守上述原则。这种不遵守经常源于没有针对疑难患者分析反移情，也可能是因为临床工作者对于未知的或早就被遗忘的医疗领域的焦虑。

临床工作者可能与患者一起通过进行一项不敏感的发现事实的行动，以避免痛苦的感受。替代地，临床工作者可能会追求充满情感的个人和精神动力学的信息，努力去发现躯体不适的隐藏的起源，同时避免躯体的现实问题。临床工作者可能认为把症状和它们的心理意义联系起来是不客观的，但是这个患者可能会意识到这样的观点并不是他自己的想法。患者倾向于不相信心理因素在他的症状中起作用,那种只聚焦于感受和内在心理冲突的初始访谈,将被体验为侵入性的、不共情的和竞争性的。

身心症状不完全的特征性和不确定性倾向于引发医疗界的怀疑。患者经常是模糊的或不可靠的叙述者,如果不是的话,他也倾向于仔细地和过分地关注那些看起来夸大的症状。随着临床工作者变得受挫,躯体症状障碍经常被考虑,导致对患者的实际体验不感兴趣而聚焦于患者的行为管理。随着患者感觉越来越不被理解和被批评,他可能会变得愤怒或受伤害,这往往证实了临床工作者对心理病因的诊断。当患者放弃治疗寻找其他临床工作者时,临床工作者既确定了诊断,又感到放松。

精神科医生可能认为患者和转介临床工作者都期待一种奇迹般的缓解。这种压力会导致各种类型的错误,包括试图在第一次访谈中迅速解决患者的心理问题。回顾那些一生中发展出来的症状以及有效的生物心理社会干预,可能需要现诊临床工作者、转介临床工作者、家庭成员和社会机构做出相当大的努力。

当面对患者和主诊医生意见不一致的情况时,临床工作者会发现探索这种情况比偏袒任何一方都有用。早期的诠释往往是无效的,无论是针对患者(例如,"你对医生的愤怒实际上是你自己原始愤怒的投射"),还是针对转介临床工作者(例如,"你过早的诊断是对焦虑的一种防御")。这样的言语不太可能产生影响,除非把敌意集中在医生自己身上。

临床工作者最基本的态度应该是尊重、对所有的信息都应该有技巧地怀疑。例如,维持对患者体验的具体兴趣时,临床工作者应该寻找明显的继发性获益和触发性的心理压力。类似地,临床工作者也应该注意一个事实,疑难患者可能导致非典型的不完全的医疗评估,访谈是另一个探索这些能够治疗的器质性基本的机会。如果精神科医生得出结论,心理问题在躯体不适中起着重要的作用,那么他应该帮助医疗团队发展出一个可靠的、良好的、安全的治疗系统,同时尽量减少侵入性操作。

(六) 结束阶段

许多身心不适的不确定性不一定导致临床工作者的不确定性。在可能的情况下,精神科医生应该做出符合轴 I 诊断标准的诊断如重性抑郁障碍和惊恐障碍。临床工作者可能能够做出躯体症状障碍、做作性障碍或诈病的鉴别诊断。大多数其他身心疾病能够做出概念化而不是做出诊断,但临床工作者要尽可能地澄清心理因素在多大程度上导致了躯体疾病。

随着访谈接近尾声,临床工作者向患者解释他是如何理解的,可能是有帮助的。一开始应该密切地结合患者的报告。以一种暗示心理概念化的方式重新组织信息,可能是有用的。通过这种方式,临床工作者不仅有机会澄清误解,同时也能获得一定程度的患者对其疾病的心理洞察力的接受度。例如,在访谈一位年轻的反复胃痛的男性患者时,没有发现躯体方面的问题,精神科医生可能会说:"好像每天早上你都会感到疼痛,这种痛苦让你无法去工作,但你在周末和节假日却没有疼痛。"临床工作者可以等待和观察一下患者的反应,然后再更详细地从理论上解释患者的工作和胃痛之间特定的联系。

在回顾临床情境时,用对躯体感觉特别敏感这类的描述来构建患者的担忧,有时是非常有用的。临床工作者可以说,患者似乎对轻微的躯体不适有特别的感受能力,然后提醒患者,大多数患者每周都有躯体疼痛但没有任何可证明的器质性理学。通过使疼痛正常化并创造一个框架来体验躯体的感觉,临床工作者可以帮助患者减少"灾难化"的倾向。

在结束访谈之前,临床工作者应该给患者足够的时间来提问。如果患者的问题和评论仍然聚焦在躯体症状上,患者就不太可能接受以内省力为导向的心理治疗的建议。另一方面,如果患者开始询问与他的情感生活有关的事情,他可能会对心理治疗更有反应。

对不适特别敏感的人通常对所有药物的副作用都非常敏感,包括抗抑郁药。应该允许有充足的时间来解释药物治疗的合理性、剂量、预期的效果和可能的副作用。类似地,许多患者对心理治疗也很敏感。在身心疾病患者对治疗的可能性产生兴趣之前,往往需要解释和安慰。

三、结论

身心疾病患者通常难以访谈,但大多数疑难的患者会无意识地使他们自己不感到崩溃。虐待他人、否认、投射强烈的情感以及在理想化和诋毁之间的快速波动,都会让临床工作者感到不舒服,但这是应对患者的重要策略。对许多这样的患者来说,症状具有有用的目的。临床工作者的部分责任是表现出好奇心和同情心。临床工作者应该努力个体化地理解患者,而不是创造一个统一的关于病因或反应的理论。几个世纪以来,身心不适的患者使最伟大的临床工作者产生兴趣和感到受挫,它提供了一个机会,即用传统医学的努力去理解每一位患者,并坚持希波克拉底(Hippocratic)"不伤害"的誓言。

第十六章 认知损害的患者

认知损害影响了数百万人,随着人类寿命的延长,以及能够从严重的疾病中幸存下来的人越多,导致这个数字仍然在增长。精密的影像学和实验室检查能够使得我们更深入地了解痴呆和谵妄等综合征,但是这些仍然是基于访谈做出的临床诊断。虽然诊断可能是明显的,但许多症状是轻微的,可能被家庭成员和临床工作者忽略。而且,很少有患者会自发地报告痴呆所致的认知能力逐渐减退或谵妄的急性混沌。这些因素会使典型的阿尔茨海默病患者被延迟 3 年诊断,大多数以住院为主的谵妄患者从来没有被治疗团队发现。

认知损害能够摧毁我们如何定义自己的核心。记忆丧失、注意力不集中、失定向、对环境的错误感知,行为失控和心境不稳定往往伴随着认知损害,这些症状会引起强烈的难以承受的感受。这些相同的症状能够影响患者有效地参与社交和健康相关的活动,导致所有照顾患者的人的心理和经济负担。对认知损害的患者的有效干预不仅需要诊断和治疗的能力,还需要熟悉访谈的技术,这些技巧不同于对大多数其他患者的访谈技术。这种干预不仅对患者而且对家庭成员和医务人员都特别有效。在这一章中,会探索两种主要类型的认知损害:谵妄和痴呆。

一、精神病理与精神动力学

(一)谵妄

谵妄是一种急性的混沌状态,可表现为任何水平的活动,从剧烈的激越到安静的缄默。仔细地评估谵妄的患者会发现觉知、注意力、定向、认知功能和心境的问题,但大多数谵妄的案例都可以通过患者混沌的眼神和非特征性的难以理解的言语来发现。患者的意识模糊倾向于在一天内波动,经常在夜间加重。虽然在典型的精神科门诊的并不常见,但谵妄状态在住院成人中的患病率是 15%。

一些谵妄的患者表现为活动增加。这种活动通常与物质戒断或中毒有关,这种过度活动的患者往往很快就会被识别。还有很多患者表现为活动过少的谵妄,或混合状态,即在谵妄的病程中活动水平波动。安静的混沌经常出现在最近做过手术或在重症监护病房或患有绝症或任何程度的痴呆的患者中。在这些情况下,活动过少的谵妄通常不被识别。当医务人员和亲属确实注意到患者看起来"不在状态",有一种倾向认为这种神经系统功能失调是对严重的生物心理社会应激反应的"心理问题"。在这种情况下,患者经常被诊断为抑郁、冷漠或对灾难性坏消息的反应。在其他时候,患者没有收到正式诊断,而被给予了一种委婉的说法。例如,术语日落现象源于频繁地出现谵妄和痴呆的患者中的行为失控在夜间恶化。类似地,术语ICU精神病性症状被使用,是因为谵妄经常发生在重症监护病房的重病患者中。通过"正常化""谵妄",这两个术语都可削弱了因研究病的动力。

寻找病因是非常重要的,因为谵妄的起因经常是严重的躯体疾病的第一个迹象。例如,谵妄可能被感染、药物、肿瘤、创伤或代谢性异常促发。毒品和酒精的中毒以及戒断经常引起谵妄。在痴呆患者中,叠加的谵妄可以被发烧、贫血、长期卧床等简单的事情所诱发。在精神疾病患者中,抗精神病性药物可以引起谵妄,被称为神经阻滞剂恶性综合征,而选择性5-羟色胺再摄取抑制剂类抗抑郁药也可能引起5-羟色胺综合征。对这些一元性疾病最好的治疗,是迅速停用这些致病性的精神活性药物。尽管谵妄通常被认为是急性的和自限的,但只要基础病因没有被治疗,这样的谵妄状态很可能持续。漏诊可能导致合并症,如吸入性肺炎、跌倒、褥疮,也可能加重患者及其家庭成员的情感痛苦。

谵妄的诊断方面有许多困难。虽然典型的是急性发作,但病史可能难以获得,特别是如果患者没有一个细心的照料者陪伴的话。谵妄通常是自限的,但它也可以持续很长时间,特别是在绝症共病痴呆以及复杂的毒品和酒精戒断的患者中。因为波动的症状是谵妄的核心表现,这些症状往往在夜间加重,因此白天的症状可能会被访谈低估。谵妄的漏诊往往源于安静的混沌没有进行详细的访谈,直到家庭成员变得担忧或患者无法签署知情同意书时。

谵妄虽然有躯体病因,但它也是一种心理障碍。社交孤立和感觉缺失会在易患人群中增加谵妄的风险,以医院为基础的心理社会干预已被证明可以减少老年人谵妄的发生率。因此,干预可以减少诊断和治疗的延迟,躯体合并症和住院时间。

同样重要的是,谵妄的体验对患者、每一个参与照顾的人来说,都是令人沮丧的。当谵妄在数周后被回忆时,患者经常被这些记忆所困扰。除了可能的躯体干预,谵妄的鉴别和解释也能显著减少这种体验的焦虑。

1. 临床表现

谵妄的阈下症状经常首先被护士或那些能够在明显的认知缺陷发生之前理解轻微的人格改变和睡眠问题的家庭成员识别。例如,通常家庭成员能够注意到他们的亲人在变得更明显的谵妄之前"看起来不正常"。类似地,家庭成员也经常注意到,尽管患者有足够的改善能够出院,但在他完全康复之前往往需要数周或数月。

当发生谵妄时,患者可能在一段时间内看起来相当正常,只是反复地复发到一种激越、混沌或木僵的状态。这不一定伴有困倦,事实上,谵妄的患者经常对环境过度敏感。他识别他人的速度变慢,倾向于是困惑的或混沌的。当临床工作者注视着谵妄的患者时,经常好像"没有人存在一样"。情感改变经常是明显的,易激惹的烦躁是常见的。这些人格改变经常引发家庭成员的巨大担忧。

认知能力的丧失反映在需要更多努力才能完成日常的智力性活动。患者特别难以进行抽象思维,但具体思维较好。轻度的持续性反映为缓慢和不能轻易地从一个话题转移到另一个话题。关于注意力不集中和失定向,患者首先会失去对时间的觉知,也不能识别地点或情境。相当常见的是,一个安静的谵妄的患者,看起来很迷茫,尽管医院里有穿着白大褂的临床工作者和发出声响的呼吸机,但他仍然相信他在家里，当时是 1996 年。

许多谵妄的患者有知觉异常。这些可能被报告为噪音太大或感觉的刺激太令人懊恼。许多谵妄的患者喜欢闭上眼睛或在昏暗的房间里与人交谈。这反映了他们难以处理额外的环境线索，好像世界对他们来说信息太多了。这就导致了对噪音、谈话或阴影的错误觉知。谵妄的患者能够看到虫子爬在他们的床上或关掉的电视上，或对那些吊死在医院的窗帘上的人很困惑。有时，这可能带有明显的偏执的色彩，但许多谵妄的患者会平静地描述那些一般情况下被认为是可怕的事件。例如，一位患者非常平静地描述他被护士约束后被邻居绑架。一些临床工作者这样来进行鉴别，谵妄的患者的错误觉知是使不熟悉的事情变得熟悉，而精神分裂症的幻觉则使陌生感更加严重。谵妄的患者经常认为医院的工作人员是他的亲属，而精神分裂症患者更有可能把他们视为恐怖分子。与精神分裂症患者相比，谵妄的患者更有可能有视幻觉和触幻觉。听幻觉也可能发生，可能伴随着不系统的妄想。通常很难把一个混沌的患有躯体疾病的患者的幻觉，与对真实经历的错觉区分开来。然而，这种区分远没有识别患者的谵妄重要。

（二）痴呆

随着人口的老龄化，痴呆对家庭成员和每天照顾痴呆患者的健康专业工作者的影响越来越大。

痴呆是一种整体的智力衰退的慢性综合征，伴有情感和人格改变。痴呆干扰日常的生活活动，但伴有清醒的意识。痴呆有许多基础的病因，几乎所有这些病因都是脑疾病，是不可逆的和进展性的。本章的重点是最常见的由于阿尔茨海默病所致的痴呆，但基本原则是广泛适用的。

大脑具有一种非凡的能力来发展代偿机制，通常早期阿尔茨海默病患者的功能良好，足以避免数年的痴呆诊断。相反，患者和他的亲属认为，这些缺陷是正常衰老过程中出现的轻度认知损害。尽管有数月或数年的预警信号，许多家庭仍然觉得痴呆的诊断是一个突然的、严重的打击。同时，大多数痴呆患者在被诊断时表现得镇定甚至淡漠。

痴呆的定义通常与其他疾病不同。例如，谵妄患者的意识是模糊的，而痴呆患者通常是清醒的。智力障碍和创伤性脑损伤的认知缺陷是稳定的，而痴呆是不可逆的、进展性的。在实践中，这些对比往往是模糊的。认知和行为问题可能会在压力期间和夜间突然恶化，因此痴呆对照料者来说可能不是"稳定"的。而且，痴呆的患者非常容易受到代谢和心理压力的影响，这些压力会导致谵妄。当谵妄缓解后，痴呆的患者可能恢复到先前的功能水平，也可能下降到较低的基线功能水平。这些能够区分急性的混沌和慢性的脑综合征。

1. 临床表现

痴呆的认知损害的范围很广，包括学习新信息、物体命名和计算能力。抽象思维、计算和视觉空间构建逐渐衰退，影响患者独立发挥功能的能力。

　　痴呆的患者经常试图用描述性短语代替遗忘的名字来弥补记忆的缺陷。这可能导致患者病理性地赘述，而不是说出它的名字。一位患者可能四处查看医院的病房，并假设他在一家酒店里。对患者来说常见的是，坚持说工作人员是亲属或他的亲属是工作人员。患者经常试图通过声称疲劳来停止访谈。事实上，他们也许真的累了，但这样的坚持常常是为了回避暴露自己能力减退的窘境。

　　虽然认知能力减退是痴呆诊断的核心，但其他神经精神症状往往会威胁到痴呆患者的自主性和健康。缺乏洞察力和冷漠是频繁的，就像消极地漠视自己和亲人。虽然一些痴呆的患者可能会有短暂的性活动过度，但大多数患者会对性、睡眠和食物失去兴趣。患者言语变得贫乏，倾向于依赖刻板的措辞而不是自动的互动，似乎失去了所有独特的生命力。这种冷漠需要与抑郁相鉴别，它在痴呆患者中也很常见。抑郁似乎是由于觉知的衰退——特别是在早期阶段——但大多数痴呆患者并不担心他们的病情。相反，许多与痴呆相关的抑郁似乎与神经系统的改变相关，它是基础疾病过程的一部分。

　　多达半数的痴呆患者会产生妄想，聚焦于例如偷窃、被害和配偶不忠，疑病也是常见的。漫游、坐立不安、囤积甚至攻击，也是常见的。视幻觉和错觉可能出现，但听幻觉并不常见。许多痴呆的患者变得失抑制和阻抗。痴呆可能会改变人格，使以前和蔼可亲、温文尔雅的老年人在语言上变得粗鲁、不讲道理和不稳定。有的时候，正常的人格特质会变得夸大。在一个案例中，一位轻度痴呆的女性随着痴呆的进展，变得极其机械、讲究秩序。在另一个案例中，一位外向的男性变得令人尴尬地露阴和粗鲁无礼。认知能力减退对家庭成员来说是痛苦的，但这些情绪和行为问题往往会导致家庭成员筋疲力尽和机构治疗。

二、访谈管理

　　认知能力减退对访谈有显著的影响。例如，很少有痴呆或谵妄的患者报告智力问题。他们很少要求看精神科医生。他们往往缺乏认知和情感的弹性。在悲惨的生活情境中，认知损害的患者倾向于讨论那些不存在的平凡的丧失。尽管临床工作者应该努力营造一个可预测的、安静的访谈环境，以便让容易分心的患者平静下来，但医院的环境可能是不可预测的混乱的和公开的。虽然初始访谈通常是诊断性的，但直到建立一个同盟才能获得最佳的澄清，如果临床工作者过快地寻求正式评估认知，那么这种同盟可能会被破坏。与其他类型的访谈一样，言语仍然很重要，但需要观察患者的一些情况才能正确地看待言语。

　　有效的访谈必须考虑到这些内在的阻碍，同时也要利用这个群体的优势。例如，通常患者和他的亲属没有预先存在的精神障碍的诊断，因此治疗的努力可以针对致残的神经性过程以及轻度的神经症问题。冲突和自我挫败的行为——在患者和亲属身上都可以发现——往往可以被警觉的临床工作者很容易和成功地解决。

　　最后，临床工作者应该注意访谈的原因。如果另一位临床工作者愿意帮助处理急性激越和混沌，那么只收集与家庭动力学有关的信息则是错误的。相反，如果两个兄弟姐妹带着患有与痴呆相关的行为失控的父母来就诊,那么只关注患者的衰退是不明智的。基于这些原因,认知损害的患者需要一个有弹性的、支持性的访谈,并根据损害的程度和类型进行改变。

(一) 开始阶段

访谈的最初几分钟应该聚焦于一些常规的任务。友好的态度很重要。患者和亲属喜欢热情的握手和简短的介绍。在打招呼时,临床工作者要观察患者和周围的环境,寻找健康和不安的迹象。仪容仪表和姿势不仅是患者认知损害程度的关键信息,也是家庭成员是否有条件、是否关注患者的关键。此外,精神科医生应该寻找任何个人史的标志,可以用来获得同盟或更好地理解患者。对孙子、孙女的照片或一项旧棒球帽的认真欣赏,可以成为建立同盟的起点。在这些开场白中,临床工作者必须做出一些重要的决定,这些决定是基于即时可用的信息。一位衣着光鲜、认知能力轻度下降的患者可能想要谈论衰老和丧失,并且最好私下谈论。精神科医生通常会请亲属或照料者离开办公室。患有痴呆或谵妄的中度受损的患者可能受益于他人的安慰和在亲人面前的倾诉。重度受损的患者往往无法与临床工作者进行言语交流,所以访谈主要是通过照料者进行。在许多情况下,家庭成员的存在与否将由家庭成员和患者来决定。侵犯隐私的风险,经常超过善意的朋友或亲属所提供的安慰和澄清。此外,对家庭成员来说,看到有效的互动方式,然后让临床工作者直接回答他们的问题,往往是有帮助的。

大多数对谵妄患者的访谈是应其他医生的要求在医院进行的(参见第十八章"住院患者")。在决定家庭成员是否应该在场或观察患者的情况之后,临床工作者可以先介绍自己的身份,仔细地读出自己的名字。通过拉上窗帘和关掉电视来减少干扰和增强私密性之后,精神科医生应该试着让自己与患者处于对视的位置上,并探索患者对会诊原因的理解。"我是 X 医生。你的医生说过我要来吗?"临床工作者通过患者对这段介绍的回答来指导他的下一步反应。如果患者知道他正在接受精神科医生的访谈,那么临床工作者可以继续。如果不是这样的话,临床工作者应该巧妙地解释为什么他来会诊。例如,他可能会说:"我知道你很难过"或"琼斯医生告诉我,你有过一段时间的困扰"或"你的医生认为我可以对你的梦魇有所帮助。"轻度受损的患者将开始讨论他的问题,临床工作者可以跟随患者的线索。如果躯体不适是患者最关心的问题,临床工作者应该花些时间讨论他的主诉。严重谵妄的患者在临床工作者进入病房时,就有可能被诊断出来。除了追求诊断之外,对这类患者的访谈还可以通过提供结构性访谈和安慰的语调来进行治疗。

对痴呆患者的访谈都以类似的方式开始,除非患者的躯体疾病不太严重。同样,除了患者之外,通常还有其他人会请求帮助。患者通常是老年人,由亲属或朋友陪同。

(二) 与患者的关系

1. 临床工作者的态度

　　一些临床工作者可能会怀疑精神动力学访谈对谵妄或痴呆患者的治疗价值。与这些"不在状态"的患者交谈时,临床工作者可能想要专注于对认知功能的正式评估。然而,即使是有严重混沌或痴呆的患者,也能像其他人一样,觉察到临床工作者的个人兴趣水平,并对临床工作者的尊重做出反应,通过感到安慰变得更加合作。痴呆和谵妄的患者需要相当大的支持,不会对那些冷漠的、疏远的或过度中立的临床工作者做出积极的反应。虽然一般来说,热情、感兴趣和友好的态度是可取的,但临床工作者有时可能需要坚定地指导患者采取更能被社会接受或更安全的行为。

2. 移情

　　轻度器质性损伤的患者发展出的移情,主要由其基本的人格类型决定。患有更严重疾病的患者与临床工作者的关系,可能更多地与他们的神经精神疾病有关,而不是与他们的终生的人格特质有关。这些患者的移情态度不需要被诠释或贯彻他们的治疗。而且,对患者态度的识别能使临床工作者将自己与移情的正性部分结合起来。例如,临床工作者以父母的方式对待依赖型患者,这可能是有用的,尽管年轻的临床工作者以父母的方式对待年长的患者而不是听起来是不确定的或居高临下的,可能是一个挑战。一个常见的例子是,用老年患者的名字来称呼他。其他谵妄的患者和痴呆的患者是不信任的和害怕的。要记住,这样的态度往往会受到混沌的影响,临床工作者应该是简洁的、安慰的和思路清晰的。

(三) 具体的技术

1. 使用简短访谈

　　如果患者容易疲劳,简短的访谈是有帮助的。在一天之内访谈患者数次,或者连续数天进行每次 15 分钟的访谈,是很有可能的。

2. 将患者作为一个人

　　在患者最初的自发性发言后,临床工作者要确定主诉和现病史,然后可以直接关注患者的个人背景和目前的生活状况。痴呆的患者特别依赖于对过去成就和能力的回忆以维持自尊。因此,回顾患者的早期生活不仅可以为临床工作者提供信息,而且对患者也有治疗作用。

3. 给予患者时间

　　患者的记忆丧失、病理性赘述、持续言语和缺乏自发性会让临床工作者感到挫折。应该给患者机会,以自己的方式讲述他的故事。如果患者的组织太混乱而没有结构,临床工作者可以通过询问一些直接的、具体的问题来帮助他们。不耐心和过快的提问会增加患者的紊乱。

4. 刺激记忆链

临床工作者可以通过刺激有关的模式来改善患者的记忆力。例如，临床工作者可以准确地总结患者说过的话，并在患者不知道自己说到哪时，帮助他保持连贯性，往往是有用的。当患者在思考中停下来问："我刚才说什么了？"此时，临床工作者应该重复患者的话，从而帮助他集中注意力和聚焦。关于"总是不知道自己说到哪，是多么令人感到挫折"的共情式言语，将会得到赞赏。

5. 清晰地发言

患者的记忆会因一次专注于一个主题的简单的陈述性语句而增强。幽默作为一种治疗手段通常是不恰当的，但是它可以作为一种诊断手段：谵妄和痴呆的患者更可能对任何形式的直接的言语做出反应。

6. 协助现实检测

通常，当临床工作者发现患者失定向或混沌时，他会允许患者给出错误的答案，而不会试图提供正确的信息。相反，通过提供日期、地点和临床工作者的姓名巧妙地再定向患者，是有帮助的。

7. 对躯体不适感兴趣

当临床工作者对最困扰患者的问题感兴趣时，同盟关系就会加强。在讨论了这些主诉后，许多患者将更愿意讨论心理和认知问题。

8. 评估自我破坏

谵妄和痴呆的患者会以不同的方式伤害自己。他们摔倒和其他意外损伤的风险会大大增加。由于他们进行日常生活活动的能力受损，他们可能会营养不良、脱水和对药物治疗不依从。对抑郁和自杀倾向的评估会因几个因素而变得复杂。老年患者的抑郁通常是非典型的，这些患者可能主要表现为执行功能障碍或躯体感觉异常，而不是悲伤、昼夜节律变化或自我批评。此外，谵妄的患者有时会冲动地自杀，而此前从来没有提到过自杀或抑郁。

（四）精神状态检查

精神状态检查是诊断认知功能减退的重要工具。对临床工作者来说，精神状态检查可能过于朦胧，以至于整个评估都变成了一个简单的认知检查。这样的检查可能产生大量的资料，但几乎没有信息。例如，一位临床工作者在访谈中花了大量的时间进行简易精神状态检查。一位 80 岁的患者表现得很好，只是偶尔漏掉一些问题。由于患者完全清醒，在 30 分的测试中得了 26 分，临床工作者得出结论，既没有谵妄也没有痴呆。然而，由于低头看他的表格而没有观察患者，临床工作者没有注意到患者目光呆滞和困惑，也没有注意到患者长时间的停顿和回答问题的努力。在这种情况下，患者非常高的基线认知功能水平使她得到了一个相当高的检查分数，事实上，她有明显的谵妄。除了诊断错误以外，临床工作者也没有意识到这种不断的提问让患者感到疏远、威胁、无聊和懊恼。

对患者的观察是精神状态检查的核心，这种观察从进入房间开始。患者是否是觉醒的、困倦的、警觉的、敌对的、木僵的、抑郁的？患者的外貌、努力程度和互动水平有助于理解精神状态检查的其余部分。言语是了解患者的认知和情感世界的一个特别的窗口。患者是否缺乏流畅性、节奏性和自发性？是否有语法或选词错误？这些可能是潜在的谵妄或轻微痴呆的线索，在访谈过程中很容易评估。

认知能力减退的患者往往对情绪状态缺乏自知力。观察情感是至关重要的，从亲属和亲人那里获得侧面信息也是如此。当悲伤伴随着明显的内疚感、无望感或自杀倾向时，应该仔细评估患者是否有应治疗的重度抑郁。如果直接询问患者，幻觉和妄想会被否认。相反，在访谈中，临床工作者应该注意患者正在体验这些现象的线索。患者是在抠自己的皮肤，还是伸手在空气中乱摸？患者是在奇怪地看电视还是窗帘？患者是否对临床工作者或临床工作者要求联系患者的亲属过于担忧？当被问及是否有自杀倾向时，有些患者可能会自由地回答，但所有的患者都应该被问及。然而，当患者被问及是否已经变得不值得活下去，或者他是否曾经感到如此沮丧或恐惧以至于他觉得自己可能不得不结束自己的生命时，效果会更好。类似地，许多患者否认自己有伤害他人的欲望，他们认为必须有人来保护自己。这样的问题不仅仅是为了简单地确定自杀和伤人的倾向，而是为了有技巧地引出偏执和抑郁。

在精神状态检查中，最常用的"检查"是对时间、人物和地点的定向力。这些最好通过询问临床情境开始，这是定向力评估的第四个问题。例如，临床工作者可以询问患者为什么来医院或精神科医生的诊室。如果患者对这个问题或其他相对简单的问题感到迷茫，那么临床工作者可以说："你可能在记忆方面有困难。"如果患者回答："你为什么这么说？"临床工作者可以说："每当我问一个让你感到厌烦的问题时，你就转换话题。看来你的记忆力有问题。"这样的评论表明，临床工作者理解患者的情况，这既可以增进同盟，也可以评估患者的自知力。然后，临床工作者可以说，他想问几个关于记忆的问题。时间对于定向力来说是一种敏感的方法，可以通过询问日期来评估。一位患者不知道日期和月份，当询问她季节时，她看向窗外，想从天气中寻找线索。临床工作者意识到患者是在从天气中寻找线索，并进一步澄清了她混沌的程度。患者可能会试图通过说他没有注意到这些事情来转移问题，但是技巧地坚持可能会帮助临床工作者判断患者缺乏这一知识，是由于认知能力减退还是由于抑郁或对立违抗。然而，定向力的用处有限。许多认知能力减退的人有完全的定向力。此外，由于注意力不集中、记忆力、思维内容和语言等方面的一系列困难，都可能导致失定向力。

简洁的神经精神测评经常聚焦于记忆力、关注度和注意力。回忆和短时记忆可以通过要求患者立即重复三个物体，几分钟后再次重复来有效地测评。关注度和注意力的测评受到教育水平的显著影响。例如，系列的 7 对许多患有躯体疾病的人和老年人来说是困难的，所以临床工作者应该迅速转向询问系列的 3，或者倒数月份。福尔斯坦简易精神状态检查(Folstein Mini-Mental State Exam)在引出一系列认知缺陷方面很有用，而时钟绘图测评则可以提供对执行功能和构建失用的快速评估。如果将这些检查作为对风险患者的常规评估的一部分，那么这些测评比简单地询问他们的定向力水平更加快速和有效。这些在预测潜在的康复能力或跟踪患者的临床病程方面，也是有用的。访谈和侧面的病史，特别是关于家庭功能的，有助于为这些测评提供背景。

认知测评具有心理学意义。例如，当被要求倒过来拼写"world"时，一位老年女性很快写成"rawdlrow"。这个特定的患者住院后变得偏执和不依从，医疗团队担心她是谵妄或痴呆。此时，临床工作者意识到患者在拼写"World War"，这导致了对患者在集中营的经历的讨论。患者完全没有认知损害，相反，她被机构场所、自己的躯体疾病和失去控制吓坏了。

大部分的精神状态检查可以在患者几乎什么都不说的情况下进行。例如，临床工作者走近一位因肺炎住院的老年患者的病床。她发现他以45°角躺着，头上盖着一张床单。临床工作者一开始就说："看起来你有些困扰。你愿意告诉我吗?"患者拉下床单，但仍然保持安静和恐惧，眼睛紧闭着。临床工作者接着说："在我看来，你可能觉得不安全。"患者回答说："我很好。"临床工作者说，他看起来有些混沌。患者一动不动。然后，临床工作者假设他一直闭着眼睛，因为灯光和动作都让他很难集中注意力。患者点点头。临床工作者问他在那里做什么，患者说他不知道。当被问及他在哪里时，患者回答说他在家里。临床工作者看到这位老年患者斜躺在床上，就初步诊断为谵妄。患者的失定向、恐惧、无法处理外界的刺激和明显的意识模糊支持了这一诊断。临床工作者在结束访谈时告诉患者，他似乎因为感染而变得混沌，医疗团队会努力让他恢复到正常状态。她继续说，她会给他开一些药物，帮助他晚上入睡和理清思绪。这些话似乎使患者感到安慰。如果没有其他的个体和病史，没有回顾病历，没有与主诊医疗团队讨论，那么这种简短的交流将是不完整的，但是通过对患者的观察，通常可以迅速得到合理的印象诊断。

(五) 躯体评估

谵妄或痴呆的诊断需要进行全面的躯体评估，包括躯体和神经系统检查、实验室检测和神经影像学。这些综合征比任何其他精神疾病的诊断都更需要寻找基础病因。

(六) 治疗计划

获得信任和合作的努力对于这样的患者来说，可能在下次预约时就被忘记了，似乎是徒劳的。然而，患者和他们的家庭成员能够识别热情、尊重和关注。在连接和安慰方面，简单的解释和努力常常是治疗性的。

成功地解决谵妄，需要维持安全和治疗基础的躯体问题。低剂量的抗精神病性药物往往是必要的，特别是作为一种手段来保证患者的夜间睡眠。对患者和亲属来说，澄清是重要的。例如，在发现基础的躯体问题得到纠正后，谵妄通常会有一个良好的预后，这常常会让患者的亲属感到安慰。与此同时，谵妄也经常出现在绝症患者中，此时，临床工作者的工作还包括为患者和亲属提供咨询。如果临床工作者意识到他的工作是改善患者的病情而不是治愈患者,那么患者的残障或生活情境所造成的限制就不太可能让他感到难以承受。

轻度痴呆的患者经常受益于在家庭中承担角色,例如,做家务和担当一些家庭责任。需要探索其创造性的天赋,非职业的兴趣和爱好。临床工作者可以通过询问患者所做的工作中的实例来探索他的兴趣。患者可能想要讨论绝望和无助的感觉。承认和尊重患者发病前的成可以有实质性的治疗效果。通过仔细回顾患者的生活经历,临床工作者就使自己成为患者失去的内在的所爱的客体的替代品或补充。这可以给患者带来显著的益处。

一位15年前退休的80岁男性,在妻子去世后搬到女儿和女婿家。女儿注意到他父亲发作性的混沌、易激惹和记忆丧失,就带他来做评估。经过躯体检查和精神医学评估,患者被诊断为与年龄有关的认知能力减退。此外,患者退休后自尊的主要来源,似乎是控制他的妻子。他在新家也尝试了同样的方法,但总是遭到拒绝和失败。在一次就诊中,他报告说,他的女儿对他说:"爸爸,你能不能不要总是告诉我们该做什么?"临床工作者问:"你感觉如何?"患者回答说:"我只是想帮点忙。"临床工作者接着说:"这些使你感觉怎么样?"患者回答说:"有点被拒绝的感觉。也许我是个负担。"

临床工作者和患者一起回顾了几件他试图提供帮助的事情。事实证明,这位患者是在提醒他的家人需要做的家务。临床工作者问:"这些家务是你妻子活着的时候做的吗?"患者点点头说:"是的,既然你提到了。"临床工作者补充说:"也许他们觉得你在挑剔或唠叨。"患者看起来有些悲伤。临床工作者问:"你愿意做两个星期的实验吗?"患者同意了。临床工作者接着说:"告诉你的女儿和女婿,你想在家务方面多做点贡献,做些家务。"患者说他会考虑一下,然后继续说他是多么想念他的妻子。临床工作者问:"你和家人讨论过你的感受吗?"患者说没有。临床工作者回答说:"你剥夺了他们安慰你的机会。"

临床工作者的干预来自于他认为,患者在轻度认知能力减退和失去妻子的情况下出现了退化。患者没有帮忙,而是无所事事地坐在一旁,期待着其他人像他的妻子那样照顾他。虽然他的妻子愿意接受他易激惹的控制,但他的女儿和女婿却对重新创造这种特定的家庭动力学不感兴趣。相反,他们三人都已经认识到了紧张的关系,但不知道如何确认和解决这些问题。在患者的要求下,临床工作者把这些想法转述给了每周就诊后都来接他的女儿。在接下来的几周里,患者和女儿报告说,患者的心境和家庭轻松、亲密的程度都有了显著的改善。

(七) 患者的家庭

认知损害的患者比精神科医生更愿意与亲属互动。不仅有更多的交流,而且家庭成员可能最终会做出许多关于患者的重要决定,有时与患者表达的愿望相冲突。让临床工作者在评估的早期就接触这些相关的人是很有帮助的。一些亲属难以认识和接受他们所爱的人的损害程度,并对机构治疗感到内疚和害怕。有时可以公开讨论内疚。其他时候则表现为对医疗工作者的敌意。其他家庭可能怨恨患者，并寻找一切机会让他离开家。很大比例的阿尔茨海默病患者的照料者会变得抑郁。一位精神科医生发现，他对家庭成员最有用的干预是提醒他们经常出去，有规律地享受生活。为了获得这样的自由，精神科医生可能不仅要关注家庭的内疚感，还要关注许多可用于痴呆患者的行为干预措施。

三、反移情

认知损害的患者会在临床工作者中诱发回避的悲观态度。这些源于几个相关的问题。首先，谵妄和痴呆会影响自知力、认知和记忆，而这些对临床工作者来说都是非常重要的特质。临床工作者通常希望他们的患者得到改善，而这些患者中的许多人永远无法康复。无论是轻微的还是戏剧性的，通常都能发现人格改变，它们可能与历史事件或当前的压力源没有太大的相关性。这可能会让临床工作者感到不安，因为他们接受的培训是，人格是相对稳定的，人格和心境的改变往往与内在的或外部的事件有某种联系。最后，与认知损害患者的访谈可能需要神经病学的专业知识，这是典型的临床工作者所不具备的。当评估一个有认知损害的患者时，当试图回忆几十种痴呆疾病和数百种可以引起谵妄的基础病因时，临床工作者可能会感到恐惧。这种潜在的复杂性可能导致许多临床工作者回避人群中越来越多的这样的患者。面对这样的患者所引起的焦虑，即使是有经验的临床工作者也会感到能力不足。

其他临床工作者对这一人群的反应则非常不同。他们经常会对自己或自己的父母的衰老感到担忧，因此可能会更积极地与这样的患者互动。这会导致职业满足感和焦虑性的疲劳。

四、结论

对于年轻的健康的临床工作者来说，可能难以对谵妄的或痴呆的患者共情，因为这样的患者的认知能力减退，他们的未来暗淡而孤独。临床工作者治疗这样的患者的不确定感可能与患者的朋友和亲属的不确定感是一样的，他们应该被鼓励去探视、打电话，给患者带来报纸、照片和其他能提醒他生活仍在继续的东西。除了家庭的参与，让这样的患者感到临床工作者是关注的、同情的，通常也是非常有用的。对患者的问题和生活轨迹的清晰的概念化，可以让患者感到被爱和被保护，从而满足他的依赖性需求，同时也为他的亲属提供一种支持。

第三篇　特殊的临床情境

第十七章　急诊患者

当患者的焦虑上升到需要紧急援助时,精神科的问题就成为一个紧急事件。短语"精神科急诊"并不仅仅定义单一的临床情境,因为有许多不同类型的患者会在急诊的状况下被访谈。患者可能自己体验到焦虑并寻求帮助,或者他可能引起同伴的焦虑,同伴并将此情境定义为急诊并寻求对患者的帮助。

上述章节已经强调了在初始诊断和后续访谈之间的人为的界限。在急诊的情境下尤其如此,因为治疗都是从患者觉察到能够得到的治疗开始的。

在所有的紧急情境下——精神疾病的、民事的、军事的以及其他的——人们不知道该做什么时。临床工作者最重要的功能是传递出他知道他能做什么,帮助患者以及那些陪伴患者的人,使其知道他们能做什么。这些角色的定义将急诊转化为一个系统,并允许所有参与的人员都用他们自己的适应能力来调动周围环境的资源。患者并不总是这一系统的同盟军,有时他确信自己是无助的,没有能力处理他的问题,事实上,他可能会隐藏自己的资源,试图让临床工作者照顾他。紧急情况缓解后,患者没有提及亲属、经济问题或者如果临床工作者不能帮助他时的应急计划,这些都是常见的情况。

贯穿每个紧急情境的紧迫感与其他情况下的病理性焦虑是类似的:它损害了人们有效的适应行为和高效的资源利用。临床工作者的任务就是避免被这种紧迫感干扰,由此来减少对患者的影响。他最重要的工具就是在访谈中维持对自己能够胜任(这份工作)的自信。临床工作者应当传递出他很感兴趣并有能力帮助患者解决问题的感觉。这种专业方法以及先前提到的角色定义,能够减少危机带来的影响,为治疗建立坚实的基础。

一、精神病理与精神动力学

精神科急诊,如果根据三个最主要的主诉症状的类别进行分类,也容易理解:心理、躯体的和人际关系的。最初基于这三种表现的分类系统比传统的诊断类别更加有用,因为急诊经常需要在完成诊断性评估之前就要做出决定。

对任何危机的精神动力学评估的中心问题是:为什么它现在发生了? 或者是什么扰乱了患者先前的功能?理解那些改变了患者心理平衡的压力源和导致现在主诉的症状,在处理急诊中至关重要。加重的压力源可能直接激活心理冲突,或在生理层面产生作用,削弱自我的自动和执行功能。在这两种情境下,个体特征性的反应模式取决于他基本的人格结构。一些个体容易发生危机,经常用急诊综合征来应对压力源;而另一些个体能够有效地处理他们的焦虑,很少体验危机。

患者到来不仅有主诉症状和加重的压力源,对于自己将接受的治疗也有一定的期待。这三个因素决定了临床工作者进行急诊访谈的方法。

（一）心理问题

精神科急诊最常见的心理问题是抑郁、焦虑和混沌。

1. 抑郁

患者的抑郁可以刺激自身的或朋友、亲属的焦虑。抑郁的精神动力学已经在第七章"抑郁型患者"中讨论过。抑郁通常来自于真实的或想象中失去爱，降低的自信和自尊。抑郁在急诊方面通常是由于自杀的可能。对每一位抑郁的患者都应该探索其危险性，无论患者本人是否提及这一主题。关于自杀的想法和感受的讨论是增进理解抑郁患者的途径，这也已经在第七章中讨论过。

一种剧烈的悲伤反应，是所爱的人去世时的正常反应，可能与抑郁表现得非常相似。忧伤和悲痛，以及难以控制的哭泣和失眠，会使人们主动寻求精神科急诊的帮助。极度忧伤的患者应当得到支持并有机会发泄他的感受。他应该被鼓励去接受别人的帮助，如果难以入睡就服用药物，以及依靠朋友和亲属。首要的是，临床工作者应当明确指出患者的反应是正常的和健康的，抑郁将会很快结束，到那时患者将会重新开始他平时的角色。在急性发作期，退缩的欲望和依靠的需求应该得到支持和满足，通过在悲痛期允许患者讨论他的丧失并表达他的忧伤而使他得到帮助。

2. 焦虑

焦虑——对危险的情绪反应，是任何精神科急诊的核心特征。当焦虑在患者中出现时，它可能是主诉症状。在急诊的情境中，焦虑通常在下述情况下出现：① 发生在患者现实生活中的事件激活了他无意识中蛰伏的恐惧。② 患者感觉到他控制性冲动或攻击性冲动的能力受到了威胁，他害怕产生的种种后果。他很少能够觉察到特定的恐惧已经被唤醒，取而代之的是，患者感受到一种难以承受的害怕或惊恐。常见的临床例子就是少年离开家去上大学，人生中第一次被要求和另一位男性住在同一个间房间。同性恋的感觉变得越来越难以抑制，当他在酒精的作用下，防御更进一步被削弱时，他就开始恐慌。另一个典型的急诊室问题是一些女性逐渐变得憎恶照顾自己的新生婴儿。她害怕自己会无意地伤害婴儿，用大头针扎或在浴池里失手淹死他。一些患者会觉察到这种恐惧性冲动，但更常见的是这些冲动被否认，就像产后的女性那样，或者像我们所预测的，一些男性大学生通过害怕舍友攻击他来回应自己无意识的同性恋的感觉。在所有这些情境中，患者的驱动力和自我防御之间的平衡已经被扰乱，导致焦虑急剧增加，同时伴随着新的防御产生。

由于可能的失控而导致的焦虑会扰乱患者或其环境中重要的人，这取决于：① 涉及的冲动是否违反了患者的内在标准或违反了社会的道德观念；② 患者本人或其他人认为患者是否可能有所行动。之前列出的两个例子都是患者害怕他们会将自己厌恶的冲动付诸行动。那些因为年轻的女儿威胁要跟男朋友离家出走而把她们带到医院的父母，或者因为害怕酗酒的丈夫在醉酒的愤怒下伤害孩子而把丈夫带到医院的妻子,都是出现的冲动扰乱了患者的父母或同伴而非患者本人的例子。

外科手术以及其他对身体的生理性威胁是常见的焦虑激发源,因为它们象征性地激发了对身体伤害的原始恐惧。学业考试代表着更抽象的类似危险的象征。临床工作者必须理解焦虑和无意识想象出的危险之间的关系,因为患者总是会聚焦在对他的安全构成真实威胁的事情上,尽管针对这一目的的简单确认几乎没有作用。

焦虑能导致神经症症状的形成。患者会出现急性惊恐发作、社交恐怖、转换反应或过度通气综合征。这些患者通常需要自己寻求帮助,尽管在他们找到临床工作者之前其他人就已经参与了。精神病性患者由于害怕自我的分解和严重的紊乱而产生焦虑反应。这类患者通常无法自己寻求帮助,他会引发其他人将这种情况视为为需要去精神科急诊。

3. 混沌

混沌的患者不知道他在哪里,也不知道怎么到这儿的。他很难与他人清楚明白地沟通,他的思想过程非常碎片化,非常紊乱。他认为他的感觉不可靠,并用奇怪的方式错误地理解所见所闻。焦虑和抑郁通常由威胁自我的心理防御的压力所致。表明患者在解决冲突、控制冲动和维持依赖性满足感方面存在困难。混沌与那些通常免于心理冲突的自我功能有关。这些自主的或没有矛盾的自我功能包括记忆、感知和学习。这些功能在脑综合征和一些急性功能性精神病中可能受损。患者是混沌的、不知所措的。他表现得非常恐惧或无助,让他人开始担心他,他通常会按顺序经历这两个阶段。更详细的讨论参见第十六章"认知损害的患者"。

需要急诊的急性加重因素可能是那些并不直接损害自动的自我功能的事件,但它们将新的或增加的要求施加于已经受损的自我上。当老年有轻微脑损伤的患者搬进一间新公寓时面临一些适应性的任务,会促发他出现急性的精神疾病危机。他找不到洗手间,记不住电话的位置,想念熟悉的邻居,变得激越和恐惧。他衰退的记忆力和损害的空间思维在熟悉的环境中是充足的,但在新环境中则是不充足的。为了评估患者仍然具备的技能,以及何种类型的帮助能最有效地利用他剩下的能力,临床工作者必须寻找与患者现实生活中的实用信息。一位独居的老人是否知道现在是哪年哪月或总统的名字,这并不是非常重要,重要的是他能否记住关掉燃气或能否找到杂货店。

患者通常是由另一个人带到临床工作者面前的,此人十分焦急地想防止患者不理智或伤害自己的行为。尽管精神病理学是心理的,但急诊的定义和治疗计划都涉及人际关系。常见的错误是准确诊断出基础疾病(通常是痴呆),然后给予恰当的建议,但治疗计划却失败了,因为急诊患者的同伴的需求和期待被忽略了。

(二)躯体问题

基于心理原因的躯体问题变得容易治疗,当患者觉察到它们之间的关系或至少觉察到他有同时存在的心理问题时。不幸的是,在急诊的情境下中,很少是这种情况。临床工作者可能快速决定，躯体主诉仅仅是惊恐发作的表现，因此只关注关于患者情绪冲突方面的访谈。然而，在临床工作者认为很成功的访谈即将结束时，他可能会非常惊讶地听到患者询问："我的胸痛应该怎么办？"这种情况表明，躯体问题必须像任何其他心理症状一样认真地对待，详细地探索。一般来说，患者的躯体检查和诊断已经表明，当精神科医生来会诊时他并没有躯体危机。

带有躯体表现的焦虑或抑郁的患者，更可能承认存在情绪问题。有的主诉有躯体症状的精神疾病患者会抵抗临床工作者对其心理冲突的建议。疑病、躯体妄想、转换反应、躯体症状的表演型表现和心身反应通常不被患者自己认为来自于心理冲突。当其他人感觉到问题很紧急并将其定义为精神疾病时，才将患者需要精神科急诊（参见第四章"表演型患者"、第十四章"精神病性患者"和第十五章"身心疾病患者"）。

躯体症状通常与大量的对情绪问题的否认有关，因此，患者拒绝去看精神科医生。患者害怕临床工作者告诉他，问题只在他的思想中而忽略他严重的躯体症状。如果转介的个体或急诊患者的同伴是一位医生或健康专业工作者，那么情况会变得更加复杂。必须严肃对待躯体症状，详细讨论，与患者一起探索。仅仅从医院的病历中确定转介的医生进行了完整的躯体检查，是不充分的。通常，如果这样的检查就能够使患者放心，那么他就不会被转介给精神科医生。此外，躯体症状的精确细节以及它们的病程是关于心理问题的非常重要的信息源。

（三）人际关系问题

人际关系问题通常涉及一个个体抱怨另一个体的行为——酗酒的丈夫的妻子，威胁离家出走的少年，或是被警察带来的精神病性激越的男性。这些情境都偏离了传统的医患关系，因此，对于初学者来说是很困难的。非常重要的是寻找恰当的精神动力学干预点，而不是变成一个法官或裁判。当患者是精神病性的，处理起来会更容易，但是当大部分病理是人格障碍时，就需要花时间识别出精神疾病的问题是什么，以及哪个人（或哪些人）应该被视为患者。

一位患者可能被其他人带到临床工作者这里，因为他不能识别自己的问题。最明显的例子就是非常年轻或非常年老的患者——孩子难以控制攻击性的脾气爆发，父母焦急地寻找指导；神志不清的老人因为漫无目的地在街上游荡而被家人带来看临床工作者。

不论何时，当一个人带来另一人——即涉及急诊患者的同伴——急诊情境中就会有人际关系问题，即使其精神病理是心理性的。

（四）聚焦现在

精神动力学的概念化很大程度上基于发展的信息，通过追溯患者早期的经历以及习惯性的应对机制和与人相处的模式来理解患者的冲突。在急诊中，患者的注意力聚焦于他目前的危机中，时间通常也受到限制。因此，非常必要的是聚焦于患者应对这一压力源、他的感受和现在的冲突的方式。临床工作者必须构建急性危机而不是患者一生的人格模式。危机过后,可以获得更多的发展的信息,可以尝试做出更详细的精神动力学的诠释。对于一个有惊恐障碍的个体,聚焦于获得儿童期的病史信息是一个错误——访谈必须总是聚焦于对患者来说有立即的情绪意义的方面。

在访谈中非常重要的是在访谈早期判定哪些症状是急性的,哪些已经存在了相当长的一段时间。新近的症状更容易被理解,并且为那些涉及从慢性症状或生活方式转化为急性危机的问题和冲突提供一些线索。

二、访谈管理

急诊很少发生在方便的时间或地点。尽管如此,还是应该尽可能地保持访谈传统的舒适度的要求。这包括安静、舒适的座位,没有紧迫感和尽可能少的打扰。

急诊访谈需要的时间总是比初学者预期的更长。初学者应该意识到即使是最有经验的临床工作者,在这种情况下经常要花好几个小时。否则,他会对自己的表现感到不满,对患者感到懊恼。此外,这类患者通常并不会对临床工作者的努力表示感谢,所以临床工作者不必依赖于患者的感激来获得满足感。

探索患者的问题要遵循在非急诊情境下已经讨论过的大纲。不同之处是特别需要强调促发压力和所有关心患者的人的期望。此外,临床工作者必须使访谈包括那些做出立即治疗决定的非常重要的方面。

(一) 决定谁在何时被访谈

如果有人陪伴着患者,那么临床工作者必须决定谁先进咨询室。通常的顺序是与患者单独交谈来开始访谈。也有一些情况下,与患者及其同伴一起开始访谈是更可取的。当患者或同伴通过语言或非语言表达出共同的访谈愿望时,应该决定将陪同的人纳入访谈。如果患者看上去很不情愿离开同伴,那么也应该邀请两人同时进入办公室。这种反应通常意味着陪伴患者的人在情感上参与了患者的急诊,因此应该将其纳入访谈的管理。如果在共同访谈的初期显示出同伴的存在阻碍了与患者的沟通,那么同伴应当离开访谈。相反,如果患者离开候诊室里的同伴就不能描述他的问题,那么可以邀请同伴加入访谈。

有时,陪伴患者的人会要求首先单独与临床工作者谈话。通常,允许这种情况发生是一个错误,因为这样患者就不再认为临床工作者是他的同盟。临床工作者可以表示自己对同伴提供的情况很感兴趣,但是他首先要与两人一起访谈。如果患者反对这么做,临床工作者应当只见患者一个人。如果同伴坚持要求私下访谈,临床工作者仍然应该先见患者。在访谈的后期,患者通常会同意与其同伴分开访谈。

在家庭或团体危机中,实际上存在着多名患者。应该访谈整个家庭并给予急诊治疗。某一个体经常成为家庭中病理式互动的焦点,也就是家庭矛盾的替罪羊。

非常重要的是要拓宽对这个家庭的认知,谁是有困扰的,以便为其他人提供恰当的帮助。

选择初始访谈的团体是重要的,但是这并不会限制临床工作者的自由,可随着访谈的进展来变更访谈团体的成员。通常的做法是在患者的同伴表达了他对问题的看法后,要求他在咨询室外等候。在访谈期间要求不同的有关人员进入或离开咨询室,是非常有用的。这样能让临床工作者获得新的信息,同时调动起其他人的兴趣和参与感。与焦虑的家庭成员建立直接的关系,对于治疗计划的有效性是非常重要的。

如果没有将患者的同伴纳入初始访谈,那么应该要求他留在近处以防临床工作者在晚些时候与他谈话。这样也可以利于患者回家,甚至在必要时去医院。如果临床工作者未能清楚地做出要求,就会导致他花费一小时或两小时试图联系患者的丈夫,此时他已经回到了临床工作者不知道位置的工厂上夜班;或是临床工作者勉强做出实际安排,而原本患者的同伴不费力气就能处理。

(二) 开始阶段

更加正式的访谈部分总是开始于讨论患者最为关心的问题——他的主诉。在探索这些表现出来的问题时,临床工作者试图判定以下几方面的问题: ① 谁觉得需要帮助? ② 这些问题是如何被确认为精神疾病的? ③ 促发压力是什么? 前两个问题在评估患者觉知他的问题是精神疾病方面是非常重要的;除非患者至少部分地接受这个想法,否则他很难遵循临床工作者的治疗计划。

1. 谁觉得需要帮助?

也许是患者、他的家人、朋友、社会工作者、临床工作者或其他人感觉到需要帮助。临床工作者更容易接受自我转介的患者,因为他们更可能有心理上的症状,并能用心理学术语表达情绪的痛苦。初学者认为这种患者更容易参与心理治疗,普遍喜欢这类患者。有躯体症状的患者可能被其初级保健医生转介,但是如果患者的症状没有器质性基础,患者的主诉没有因临床工作者的努力治疗而缓解,那么患者就会变得气馁。这种患者通常用执着的依赖性对抗转介的医生,转介到精神科可能是试图推卸问题而不是解决问题。有着人际关系问题的患者可能是自我转介的,但更多时候是家人陪伴而来或是由社会服务机构转介。这些患者能很快感觉到临床工作者更喜欢自我转介和寻求心理治疗的患者。为了取悦临床工作者,患者可能改变他的病史。因此,探索患者寻求帮助的细节是必要的,以便确认实际的转介来源。

有时,临床工作者被要求见一位患者,但并不能有效确定精神科转介的来源。例如,外科医生在修复了一位年轻男性参与酒吧打架造成的撕裂伤之后,要求精神科会诊。患者向临床工作者抗议,表示他"只是打了场架",他不需要看临床工作者。如果临床工作者依然坚持,询问患者这类事件之前是否发生过,他会回答:"发生过,这又怎么了?"缺乏经验的临床工作者试图让患者相信他有情绪方面的问题。然而,真正困扰临床工作者的是他自己并不是十分确定,他不愿意在未完成正式检查前让患者出院,也不情愿地告诉他的外科同事不需要会诊,因为患者没有觉察到他的精神科问题,也不会从访谈中受益。应该告诉患者:"如果你不愿意,可以不与我交谈",并且应当给予患者机会对这种说法做出回应。临床工作者愿意结束访谈可能刺激患者想要继续。如果不是这样的话,临床工作者可以仅仅建议患者,如果他改变主意,未来还可以寻求精神科的帮助。对这一问题的深入讨论,可参见第十八章"住院患者"。

2. 这个问题是如何被确认为精神疾病的?

患者可能确定他的问题是精神疾病,也可能会暂时考虑这种可能性,或者他会确定问题不是精神疾病。通常,患者会在访谈之前做出努力获得帮助,咨询临床工作者、心理学家、牧师、教师或社工。他可能会研读心理学的书或开始祷告。他对于这些尝试和它们的意义的描述,可以表现出他对自己问题的初始观点以及他的问题被确认为精神疾病的方式。

如果患者本身不将问题定义为精神疾病,他可能会因为不同的原因被转介给精神科医生。转介医生可能没有找到躯体主诉属于哪类临床综合征,或他感到患者有基础的情绪问题。有时,急诊的外在因素,如过去的情绪疾病的病史,会决定精神科的转介。理解转介的原因以及患者如何看待它,将会帮助临床工作者评估患者对于精神疾病和治疗的态度。

家庭医生将一位大学生转介给精神科医生,这位医生也是患者父母的比较亲近的朋友。患者的家长都是虔诚的教徒,但是因为儿子排斥教会及他们的宣教而非常懊恼。他们将其视作疾病的症状,向同一所教会成员的家庭医生寻求帮助,企图唤醒儿子的信仰。这个年轻人非常了解他们的感受,并将精神科医生视作另一个父母一样控制的角色。事实上,他确实有困扰但并不是因为宗教的因素。他的女朋友最近告诉他,她怀孕了。他因此变得十分恐慌、抑郁、想要自杀。他认为无法与家人谈论这件事,由于宗教的原因让他们情感疏离。在临床工作者澄清了自己的角色之后,这位年轻人才讲述了自己的故事,临床工作者还解释了自己并没有预想问题是什么,该如何解决,但是愿意讨论任何使他感到困扰的想法,看他是否需要帮助。

3. 促发压力是什么?

"为什么是现在?"这个问题要考虑患者生活中发生了什么事情,扰乱了他先前运作的防御系统。这种改变可能是心理的、生理的、人际关系的或外部环境的。这类信息通常不是患者自愿提供的,通常也不是有意识的,但是在初始访谈的早期,引出并理解这些信息是很必要的。

直接提问"今天你为什么来这儿?"通常会收到这样的回答:"事情对我来说不堪重负"或者"我再也承受不了了"。临床工作者应该进一步探究事件,可以问:"你怎么选择了这家医院?""你向其他人寻求帮助了吗?"或"什么事情是压倒你的最后一根稻草?"

对于上周的事情,尤其是过去 24 小时发生的事情的详细描述通常是非常有启发性的。患者生活中重要的事件或角色的改变都应纳入考虑。纪念日和假期会基于它们的象征意义引起情绪反应——例如,抑郁可能会规律性地出现在患者失去爱人的纪念日里,主要的节日也是出现严重抑郁反应的常见时期。

　　临床工作者以涉及特定症候群的精神动力学知识为基础来询问问题。例如,如果一位抑郁的患者没有主动提到他的一个丧失,那么临床工作者要主动地询问这个方面。类似地,如果患者担心他的精神病性症状,那么临床工作者应该研究患者最近害怕失控的经历。本书作者中有一位对大学生进行了几次会诊,这些学生没有明显的原因就担心出现精神病性症状。大学生在回应特定的询问时说到,最近服用的致幻剂或大麻引发了他们的惊恐发作。这类事件会导致患者寻求帮助,但是他的羞耻感或对这件事的恐惧都使他不愿暴露病史中的关键特征。他寻求确认但又想避免暴露自己。临床工作者的直接问题不仅能引出特定的信息,还能向患者保证临床工作者对于这类问题非常熟悉,并且了解如何处理,从而减少患者的焦虑。

(三) 特定综合征

　　在本章中,只讨论特定综合征的急诊问题。对这些访谈更深入的讨论,读者可以参考相应的章节。

1. 抑郁和自杀

　　当访谈急诊情境中的抑郁患者时,结构性询问中最明显的部分就是探索患者自杀的风险。应该直接地询问患者。如果临床工作者对这个话题感到焦虑或使用委婉的表达,如"你要对自己做什么吗",患者会感觉非常受抑制。临床工作者应确定患者的想法、冲动、患者对于它们的态度及其导致的行动。例如,如果临床工作者问:"你想过自杀吗?"或"你希望死去吗?"患者会说:"是的,我认为我应该结束自己的生命。"临床工作者的合理回应是:"你已经到了计划如何做这一步了吗?"如果患者回答说:"没有,这种想法太令人沮丧了",进一步的询问显示患者过去从未有过自杀企图,因此其自杀风险看似很小。另一位患者可能这样回复最初的问题:"我上周有一些自杀的念头,但是今天没有。"警觉的临床工作者进一步询问:"你想过要怎么结束生命吗?""我准备用枪;实际上,几天前我买了把枪和一些弹药",这种回复意味着很严重的风险。如果临床工作者问:"你害怕吗?"患者回答:"噢,我不知道;我觉得如果我死了每个人都会好过一些",这意味着应当立刻采取保护措施。

　　与自杀冲动有关的沟通经常是非语言的、间接的。如果一位抑郁的患者带着准备好的背包到达急诊室并要求住院;如果患者没锁家里的门,花了最后几十美元吃了一顿美餐或是给一个远方的朋友打电话,或是不关心下次就诊的时间和地点,他可能并不期待活得很久。这些信息都传递出患者对于生或死的不确定性。如果有人足够地关心患者,这个人可能会成功地让患者的犹豫偏向于活下去。先前有过自杀企图病史的患者,和那些近亲或朋友自杀的患者一样,显示出更大的风险。

如果患者最近立了遗嘱或公布了他的财产状况,他可能计划自杀。相信来生或幻想与去世的爱人团聚是另一个重要信息。许多人口学、种族和社会因素已经被证明与自杀风险有关。

临床工作者会询问如果患者自杀了,还有谁留在世上。这会使患者相信自己的自杀会给患者所爱的人带来悲伤和痛苦,从而挽救患者的生命。面对躯体疾病、衰老、没有亲属也没有财产的自杀患者,临床工作者可以说:"我能理解你的感受,也能理解几乎没有什么值得你活下去的东西,但是我也见过其他和你一样感受的人,他们经过治疗的帮助最终痊愈。给自己一次机会好起来,你不会失去什么。"初学者通常试图用这种言语来安慰患者,例如:"不要担心——我们不会让你自杀的。"这种话使患者放弃自我控制,依靠临床工作者制止他自我毁灭的冲动,但临床工作者很难兑现这种承诺。相反,临床工作者可以问有自杀可能的患者是否愿意住院,在医院里临床工作者更有能力对抗他的自杀冲动,直到病情好转。如果不需要住院治疗,他应当确切地让患者知道无论白天或黑夜在哪里能找到他,以及当临床工作者不在的时候,患者应该给谁打电话。很明显,患者能够打电话的那个人必须事先知道患者的情况。

2. 焦虑发作

患有急性惊恐发作和过度换气综合征的患者,对他的症状的直接解释可能会出现戏剧性的反应。当然,这就必须调整到他能理解的范围。可以这样告知一个不复杂的患者:"当一个人害怕时,他会剧烈地喘气,但自己却不知道。快速呼吸会导致你出现很多症状。"临床工作者先要求患者故意过度换气,然后告诉他如何用规律的呼吸频率来控制他的症状,患者就会更加信服。

(四) 临床情境

1. 焦虑的患者

过度焦虑的患者已经被许多人告知要放松。如果这样管用的话,患者也不会寻求进一步的帮助了。临床工作者应该避免重复这类意见,应该让患者相信他的问题最终会被理解而不是压制。

对于害怕发疯的患者来说,简单的安慰几乎没有意义。临床工作者不应该告诉患者他是不会发疯的,而是要发掘"疯"这个字对他来说意味着什么。这个问题能揭示出他的恐惧的意义,可以探索出他焦虑的根源。临床工作者可以问:"你说的'疯'是什么意思?"或"你觉得发疯是什么样的?"可以询问患者是否见过他认为发疯的人,以及那时他观察到了什么。最后,临床工作者要发现患者认为人们对他的疯狂会如何反应。通常,患有惊恐发作的患者表达出对攻击性冲动或性冲动的恐惧。当临床工作者揭露出患者特定的恐惧时,他的安慰就会有更大的影响。

2. 混沌的患者

有时,临床工作者被要求去看那种看起来与周围环境完全没联系的患者。这种情境发生在综合医院的急诊室;患者躺在担架上,难以唤醒,外表很不整洁。患者不能回应任何问题,也不看检查者,只是不连贯地含糊地说话。这种第一印象暗示着有严重的神经系统疾病。混沌综合征的患者需要不断的感觉刺激和定向的信息输入,用来维持他们的注意力以及同外部世界的联系。临床工作者应该介绍自己,简略地评估情况。他可以鼓励患者坐起来,如果可能,还可以对坐在椅子上的患者进行访谈。通过将患者的注意力聚焦在他现在的生活情况上,临床工作者可以开始组织讨论。得到的回复可能很有戏剧性;偶尔可能获得一段病史和对患者问题的细致的评估。

3. 中毒的患者

脑综合征中最严重的问题之一是,在酗酒的患者中出现急性中毒。这一状况有许多潜在的合并症,其中一些有较高的致死率。除了谵妄、幻觉、病理性中毒等躯体合并症,患者的情绪控制减弱并经常感到抑郁。自杀或其他冲动行为也是个问题。临床工作者必须确定患者为什么喝酒,以及这次发作是否与先前不同。当患者急性中毒时,临床工作者几乎不可能成功地进行访谈,因为酒精造成的化学屏障阻碍了有效的沟通。患者经常失去情绪控制,变得好斗、不合作或非常孤僻、抑郁。如果可以观察患者几个小时,就会发现令人疑惑的临床情况会变得相当清晰,可以做出更加精确的评估。

4. "假性冠心病"的患者

确信自己有心脏病发作的患者是一种常见的急诊问题。任何有躯体症状的患者都需要详细的躯体病史。临床工作者利用提问来证明症状和情绪之间的关系。"你觉不觉得胸口疼可能是因为你害怕",对这样的问题感到恼火的患者,会比较喜欢回答这样的问题,"你一定对胸口疼非常担心"。临床工作者亲自进行躯体检查通常是很有帮助的;它为之后与患者讨论躯体疾病提供了真实性。如果患者提出为他受到影响的部位做检查,那么检查一定要做。患者想呈现出他的问题,如果临床工作者看起来不感兴趣,他就会去寻求其他临床工作者的帮助。

当患者的躯体症状是疼痛时,临床工作者一定不能怀疑疼痛的真实性。疼痛是一种主观的感觉,只有正在体验它的人才能知道它是否存在。然而,这不意味着临床工作者要接受患者对于成因的解释,因为成因是一个医学问题。临床工作者要刻意说:"你所描述的状况确实很疼,但是我们需要更多的信息来判断问题的成因。"

5. 物质滥用的患者

在急诊精神医学中,最困难的鉴别诊断问题之一是怀疑患者通过诈病试图来得到麻醉药品。尽管大多数疼痛的患者需要对他们的基础疾病进行药物治疗,但是严重疼痛的患者最初只想缓解他们的症状。这样的患者很少会指明应该得到多少药物,而诈病的物质滥用患者有想要的特定药物和剂量。

6. 人际关系危机的患者

陷入人际关系危机的患者开始时倾向于因为自己的困扰而责备其他人,可能表明他只想掌控环境。正如临床工作者并不能告诉患者的心理疼痛发生在他的思想里,也不能大量地攻击这种防御模式。临床工作者问:"为什么你总是不断地陷入这样糟糕的情境?"他认为自己只是在搜寻心理问题的起源,但是患者会认为这是一种指责。考虑到一位少女因为吞食十片阿司匹林试图自杀之后,被她悲痛欲绝的父母送到急诊室。她一直在和母亲抗争着她的晚归时间和她现任男友。母亲在问她女儿怎么样的时候明显控制着愤怒。随后她又说:"我们试图让她健康地成长,但是我们拿她一点办法也没有。"

临床工作者发现他在对患者的同情、独立和母亲绝望的挫折之间摇摆。他试图诠释这是由于强烈的操纵或过度控制,因此要选择一方或另一方。取而代之的是,他还可以探索触发这次急诊的事件。讨论的过程可以为这个家庭的那些特征性的互动所致的戏剧化情境和爆发模式提供替代的解释。

7. 攻击型患者

对攻击型患者的访谈管理总是一个问题。如果场景是医院的急诊室,临床工作者到达时,就会看见患者躺在地上,受到几个看护强力地控制。通常这表明帮助患者重新控制其攻击性的冲动的控制力是足够的。临床工作者可以跪在患者身边询问他:"所有这些混乱都是因为什么?"当看护松开手以后,临床工作者可以迅速确认患者是否打算继续挣扎。如果不是(通常都是这样),临床工作者可以问:"你愿不愿坐在椅子上和我交谈?"随后,可以帮助患者坐好,其他人员就可以离开了。临床工作者应该立即询问:"发生了什么",然后讨论患者的失控问题。在一些情况下,通常患者是器质性精神病,当临床工作者使用肌注镇静剂时,患者必须一直受到约束。当药物起效时,访谈应该像在其他情境中一样进行。

初学者担心如果自己问错了事情,患者会再次变得暴力。通常,患者甚至比临床工作者更担心这点,如果患者的攻击性冲动重新出现,应该要求他告诉临床工作者。

一些患者实际上并未攻击任何人,但是他们已经濒于这种边缘。这类患者看上去完全不受临床工作者冷静举止的影响,经常在激越的情况下继续踱步。这类患者在继续访谈前都被给予药物。当药物起效时,临床工作者可以和患者待在一起,但不能位于患者和门之间挡住门,从而增加患者"被困住"的恐惧。这种恐惧可能会激发患者进行攻击或逃跑。

如果临床工作者去见严重激越的患者时晚了几分钟到达,那么他可能会发现他要访谈的人正要从前门离开。临床工作者应该坚定而温柔地说:"等一下",如果患者停下来了,无论他们在哪里临床工作者都应该继续访谈,即使是在室外的人行道上。探索患者急于离开的原因可以建立起治疗关系。这一步一旦完成,临床工作者可以建议让访谈在一个更为舒适的环境中像其他案例一样继续进行。

有攻击性的患者会因有经验的临床工作者的感受和展示出的信心而消除疑虑。同样的,患者也可以很快发现临床工作者为了掩盖恐惧而伪装出来的信心,他可能对临床工作者的恐惧做出攻击性行为。如果缺少经验的临床工作者一直害怕患者,他应该使用药物或辅助人员来控制患者,以便他更舒适地进行访谈。

(五) 患者的期待

患者来看临床工作者是期待访谈的结果。这类期待是有意识的和无意识的,是正性的和负性的。临床工作者必须在访谈开始时考虑这些期待，并在结束时重新评估。通常，在患者认识到自己的期待以后，临床工作者在访谈过程中帮助他修改期待是可能的。临床工作者可以指出某些期待的不合理之处，同时可以强化并支持那些他可以合理地满足的其他期待。如果患者不能形成任何现实的期待，临床工作者必须为患者这么做。如果临床工作者没能这样做，患者会对访谈感到不满意，并在他处寻求帮助。

在访谈中，临床工作者不应该太早询问患者想得到哪种帮助。患者可能将其解读为临床工作者拒绝为探知他的难处承担责任，或将其视为敌意的回绝。而且，一旦两人建立起治疗关系，这个问题就能够传达出更多信息。临床工作者询问患者之前寻求帮助的企图也是有用的。在到达急诊室之前寻找过警察的患者，通常期待着有人实施控制。对于向宗教顾问寻求帮助的患者，临床工作者应该询问他们需要哪种类型的帮助。寻找精神科医生的患者和通过祷告寻求帮助的患者的期待是不一样的。通过祈祷获得应对情境的力量的患者，与通过无所不能的干预来解决问题的患者也是不一样的。

当患者生活中有人很明显能为他提供帮助但是患者却回避了，对于回避的提问会揭露患者对访谈带有恐惧的期待。临床工作者也可能会直接询问患者关于负性期待的问题。这种询问并不总是成功的，但是患者的感受可能间接地通过家人和朋友与精神健康专业工作者打交道的经历，关于医院的轶事和笑话等显露出来。如果患者以开玩笑开始访谈："那些穿着白大褂把人送进疯人院的男人在哪呢？"这显示出患者既有保持幽默感的能力，又有被视为疯子的恐惧，还有很多无意识的含义。

急诊患者的同伴也会有一些期待，这些期待可以与患者的相同或不同。如果同伴也提出了获得帮助的要求，那么临床工作者也应将他的期待纳入考虑；否则，临床工作者不管与患者访谈的有效性如何，他们都会继续寻求帮助。

1. 无意识的期待

患者的无意识的期待与促发压力的精神动力学紧密相关。患者最常见的无意识的期待就是期望临床工作者直接解决自己的冲突。例如，抑郁的患者希望他的丧失被替换掉，那么重要的早期任务就是：将这种想法转变为自己的痛苦会缓解以及降低的自尊会复原的希望。在一位因为失去工作而抑郁的男性患者的案例中，临床工作者询问患者为什么责备他自己。临床工作者通过指出患者对待他自己的严苛的态度和他在生活其他领域中的成功之间的差异，就可以聚焦于他现在的适应能力和找到新工作的欲望，而不是他逝去的希望和幻想临床工作者帮助他回到旧工作岗位上。

另一个案例是抑郁的妻子对自己的丈夫感到愤怒，但又害怕他因为自己发泄愤怒而离开。她觉得自己是个不敢反抗的殉道者。当她问临床工作者："你觉得我不得不这么活着，公平吗？"这实际上是在寻求行动的许可。如果临床工作者不允许她采取行动，患者会变得抑郁，但是如果临床工作者许可了，她可能会更加恐慌。首先建立信任的同盟，然后再去寻找行为模式的替代选择，是非常重要的。这种替代行为模式能够为她的冲动提供一些满足但又不会造成严重的后果。

2. 有意识的期待

急诊患者的有意识的预期包括期待住院、治疗、药物、环境控制、心理治疗、安慰、没有任何效果以及实际的生理上的或心理上的伤害。

人们认为住院能保护患者免受内在冲动的威胁或影响环境的方法。例如，一位女性在分娩后几个星期内来寻求帮助，因为她过度害怕自己会失手摔了婴儿或用其他方式伤害他。当临床工作者进一步询问时，她说："我希望你让我住院或在我杀死孩子之前把他带走。"这表明她在寻求控制。寻求控制这一行为本身就暗示着患者一些内在的控制在起作用，临床工作者需要发现并加强这些控制。患者本身就是临床工作者最好的同盟。

如果患者将治疗视为控制其他人的方式，他起初会要求住院，然后在入院一天或两天以后，同样坚定地要求出院。强烈抗议住院的患者，表现得很疯狂，实际上是在要求住院，但是却拒绝承担责任。他的期待就是人们违背他的意愿，强制他住院。如果他的期待没有得到满足，他就会变得更加沮丧。

患者会害怕临床工作者在治疗冲动问题时选择了错误的替代方式。因此，一个有宗教背景的患者会担心他在性方面的感受，希望能去除或压抑这些感受，因此他害怕临床工作者鼓励他进行性活动。如果患者清楚地表达出自己的希望和恐惧，他就能得到帮助。临床工作者可能会说："我感觉到你想消除你的性欲，你害怕我会鼓励它让事情变得更糟。"

心理成熟度较低的患者和有躯体症状的患者都会要求药物治疗。这些患者在访谈初期就会要求服用药物，而初学者通常太快就同意了患者的要求。在访谈结束时，问题可能看起来变得不同，关于药物的使用可以等到那个时候，即使是临床工作者认为使用药物是有帮助的。如果患者认为临床工作者能做的就是开药，一旦他收到处方就会对访谈失去兴趣，随后发生的就是访谈效果骤减。在急诊情境中，处方药物应该仅供维持到下次就诊。如果临床工作者安慰患者情况很快就会变好，然后提供 3 个月的药量，患者可能就不会相信临床工作者的话。患者服用的初始剂量的药物由临床工作者提供，甚至是在临床工作者面前服用，这是有着特殊价值的。这样做能够具有临床工作者个人治疗工具的神奇魔力。如果临床工作者还没有彻底熟悉患者，那么他不应该给予患者可能造成危险的药量。即使患者没有自杀倾向，他可能会认为这样做临床工作者很粗心或很不关心他的安危。

临床工作者通常会建议控制患者的环境。他也许会提议找一个家庭的帮手或患者暂时从学校或工作中离开。这样做，临床工作者就能区分出两类患者，一类患者必须鼓励他放弃他病态的责任感，另一类患者的自尊是基于他持续的功能。例如，找个家庭帮手的建议可能会惹怒一位妈妈，尽管她十分抑郁，但仍为自己具备继续照顾她的孩子的能力感到骄傲。在这种情况下，临床工作者应该承认患者对她的家庭的付出，治疗她的抑郁，并询问她："有没有一个家庭成员可以在我们治疗你的抑郁时，帮助你分担一些责任吗？"如果患者没有可以帮忙的亲属或朋友，但她有暂时接受帮助的想法，那么临床工作者可以建议找一个"个人帮手"。

有着人际关系问题的患者通常希望临床工作者能改变环境,以此来移除他的问题。因此,一位女性可能会抱怨她的丈夫打她,希望临床工作者能将他赶出家门。临床工作者可能会这样回复:"只有警察才能这么做,你也说已经找了很多次警察。但是,我也许能帮助解决他喝酒的问题,或者帮你分析离开他的不确定感,如果你也受到这些问题困扰的话。"患者也许已经考虑到了这些情况,所以有时可以使用这样的言语,例如:"如果你只想找个人修理你丈夫,那你完全不必来看精神科医生。"以这种方式,临床工作者就能增强患者更加现实的期待。

接受良好教育的或位于更高社会阶层的、症状本质是心理问题的患者可能更期待心理治疗。然而,患者对于心理问题的认知并不意味着他不需要药物,不需要直接的指导或住院。这类患者的痛苦,就像有躯体症状的患者一样,可能也需要药物。确实,患者对于内在冲突的强烈觉知通常表明其防御的快速崩溃。

3. 负性的期待和不情愿的患者

有着负性期待的患者不期待帮助,反而很可能期待更进一步的伤害和羞辱。当患者感到抑郁时,他可能会自杀;当他感到偏执妄想时,也许会变得非常易怒和好斗。他不接受对精神疾病的干预。临床工作者一定要开诚布公地讨论这些负性的期待,如果有任何希望,患者可以合作式的参与治疗计划。当讨论患者无意识的期待时,临床工作者将自己与患者无意识的希望保持一致,而不是与患者无意识的恐惧一致,是至关重要的。

为了保护患者或他周围的人,违背患者的意愿强制进行治疗也许是必要的。这种强制必须公开实施。临床工作者最好告诉患者:"即使你不同意,我也不得不送你去医院",而不是掩饰着说:"我们不得不在街对面的楼里给你安排另一场会诊"。患者最终会感激临床工作者的诚实和直率,这也会积极他对其他临床工作者的态度。

在强制患者住院之前,临床工作者应该竭尽可能让患者自愿住院。这个过程开始于解释此时住院在治疗上的合理性——通常是告诉患者使用外部的帮助来控制他自杀或攻击性冲动。如果患者不想抑制这些冲动,他不会允许自己接受访谈,并且会将它们的存在保密直到他能付诸行动。临床工作者应该详细地向患者指出这一事实。

除非患者犯罪,否则很少有法官会违背患者亲属的意愿强制他接受治疗。反复住院的患者会在住院第二天由亲属登记出院,虽然这么做违反了临床工作者的建议。因此,当临床工作者建议患者住院治疗时,获得其亲属的支持是十分重要的。通常患者的亲属、朋友、牧师或患者信任的其他人,在帮助他接受住院治疗时能比临床工作者产生更大的影响。

谨慎地讨论患者对住院的恐惧是必不可少的。患者认为当他感觉不再需要住院时他不能让自己出院,或患者先前有过和精神病医院不愉快的经历。临床工作者应该和患者讨论能够帮助控制他的冲动的替代计划。有时,这么做会使临床工作者相信住院并不是应对急诊的唯一方式。临床工作者可以自由地改变他的建议。最后,当患者表示不愿住院时,在临床工作者提及这一话题后,患者应该一直受到监管，特别是在临床工作者做出正性的决定之后。

（六）治疗计划

访谈即将结束时，临床工作者应该开始概念化自己的建议和进一步的治疗计划。这些建议和计划必须以患者能接受的方式传递给患者。应该首先探索患者自己的治疗计划。患者在过去是如何处理类似的问题，结果又如何？如果患者的计划与临床工作者的计划大相径庭，那么他考虑过替代方案吗？如果患者表明已经拒绝了临床工作者的计划，那么患者可以阐明自己的想法，或至少将其作为一种可能。临床工作者需要认识到患者赞成和反对计划的原因，应该与患者讨论其观点而不是自己的观点。如果患者没有考虑临床工作者想出的特定的替代方案，那么临床工作者应该提出计划，要求患者在访谈中考虑一下。如果患者和临床工作者想出的计划相同，那么相较于简单地被告知临床工作者的想法，患者更可能遵循计划。

例如，一位极度抑郁的大学生在期末考试周寻求帮助。他过去从未经历过类似的发作。他描述他的问题，临床工作者询问了他的计划。他回复说希望去考试，但是以他现在的状态，他一定会考不及格。临床工作者问道："你想过其他替代方案吗？"患者说："是的，我想过不参加考试，但是教授不一定会同意，不管怎么说，那是不公平的。"临床工作者问："你能不能告诉教授你感觉不舒服，问他能不能等到你好转以后补考？"患者没有考虑过这个问题，因为他像大部分抑郁的人一样，认为自己不会好转。他回答道："好吧，我不知道，我不想让教授知道我在看精神科医生。他永远不会理解的。"这时，临床工作者探索患者的反应并且指出他的恐惧在现实中是没有根据的，而是由于他降低的自尊和自尊降低之后错误地假设其他人无法忍受他。这类讨论能够帮助患者接受临床工作者的建议，尽管一开始他是拒绝的。

如果急诊患者的同伴发起了会诊，那么临床工作者一定要将他纳入治疗计划。如果临床工作者没有减少他的焦虑，他会考虑追寻其他能获得帮助的途径。如果急诊患者的同伴没有参与到概念化治疗计划中，仅仅将治疗计划介绍给他是不够的。同伴的期待必须具体化，这些期待和实际计划之间的矛盾都必须加以讨论。

（七）结束访谈

因为急诊患者不知道就诊的时长，所以临床工作者应该在访谈还剩下几分钟的时候，表明访谈即将结束。临床工作者可以说："我们几分钟以后就要结束访谈了。"或"我们的访谈马上要到时间了。"这会使患者有机会补充更多的内容，更重要的是，他们能有时间提出问题。临床工作者可以询问："还有我们没谈到的事情吗？"或者"还有没有你想告诉我的其他事情，或你想问我的事情？"患者的选择将暴露出他认为重要的问题或主要的焦虑。有时候他会回答说："没什么事情了。"这个回复并不意味着患者对访谈满意。临床工作者不应该在这时停止，而是要继续探讨之前没有全面讨论的方面。尽管这些话题充满了情感但因为与急诊没有直接关系所以没有被讨论。对于那些没有问题要问的患者,临床工作者可以提供一个机会通过他的联想显露出额外的信息。

　　结束访谈时,临床工作者最好给急诊患者安排特定的就诊时间,而不是模糊地建议之后再来。如果患者的问题严重到需要急诊,那么应该在第二次访谈中重新评估。如果患者没有特定的就诊时间,他为了再来可能不得不"制造"出另一个急诊。

三、结论

　　急诊行为的精神动力学包含了所有特定的临床综合征,但是急诊的情境又增加了需要特殊考虑的因素。理解这些额外的精神动力学问题能使临床工作者能最有效地利用已有的知识。临床工作者系统性解决问题的方法会减轻自身的焦虑,也能够保护他免受患者和同伴制造出的危机氛围的影响。最终,临床工作者能够减轻患者的焦虑,作为结果,患者可以运用自身的适应能力来处理自己的问题。

第十八章　住院患者

医院里的患者为那些接受过精神动力学训练的临床工作者提供了独特的机会。生理和心理的压力源会影响患者日常的感受，导致即使心理最健康的患者也会感到不舒适。在医院工作的临床工作者会遇到许多从来没看过精神科的或从未接受过精神疾病诊断的患者。一些患者的症状来自对疾病的心理反应，另一些患者的症状继发于生理改变。先前存在精神疾病的患者对主观的痛苦更加敏感，其应对机制能够干扰躯体治疗。这样的患者中有一些已经接受了精神科的服务，他会欢迎精神科医生作为他在陌生环境中的潜在同盟。另一些也许患有分裂型人格障碍或严重的场所恐怖症的患者会回避精神科数十年的时间，接受医院访谈也许是他们第一次也是唯一一次接受评估。

医院内部的精神医学访谈通常是在患者的主诊医师的要求下开始的。尽管患者的心理反应对医生来说至关重要，但是主诊医师通常有特定的现实考量，对患者的精神动力学理解或精神科医生获取信息的过程都不感兴趣。会诊的需求通常涉及患者的依从性不良或与躯体主诉有关的问题。医院内的临床工作者要留意医疗人员的诊断和治疗目标，同时要最大限度地了解患者潜在的治疗体验。住院患者的临床工作者必须要关注许多神经精神疾病和精神疾病综合征、会诊医生的需求，以及与患病的疲倦的注意力不集中的患者建立治疗同盟。

基于医院的临床工作者不能有和门诊临床工作者一样的独立性。作为会诊的临床工作者，将会是社交网络中的参与者，这个网络包括患者、转介医生、其他顾问医生、社工、护士、其他工作人员、其他患者及其亲属和朋友。每一位对结果的兴趣可能是不同的和矛盾的。这个复杂的现实是，尽管许多住院的患者病情很重，以至于不能受益于临床工作者对他们无意识的愿望或恐惧的诠释，他们疾病的灾难性性质可能使他们从短程、聚焦的精神动力学干预中获益。

一、精神动力学

（一）患者的精神动力学因素

患者对于疾病和住院表现出一系列主观的行为反应。对于大部分患者来说，住院会引起患者的退行，但又有信任性依赖，使患者接受并参与他们的医疗服务。中度的悲伤和焦虑是常见的，它们通常继发于患者失去了自己不会生病的感觉以及失去了日常生活中增加自我的活动所导致的自恋性损伤。而且，大部分疾病都会降低人的能量、注意力和热情。患者痊愈之后，大部分都会很快恢复到住院之前的人格，重新获得他们通常的自主感。然而，一些患者经历了更加严重的退行、悲伤、混沌、睡眠不足以及疾病所致的疲劳的混合感觉。心理残障的程度与病前的心理功能或疾病的严重性或慢性或与它们两者都有关，通常不可能预测某个人对疾病和住院的反应。

许多典型的特征可以在一位 55 岁的商人身上看到，他患有心肌梗死，做了心脏搭桥手术后出现了一些合并症：

在住院的第二周，医生要求进行精神科会诊。心脏病治疗团队认为患者很抑郁，他们非常担忧，因为患者拒绝重要的治疗步骤。理疗师报告说患者没有动力影响了康复；护士提到他经常自我贬低、不屑一顾。患者频繁地威胁要违背医疗建议出院。当精神科医生访谈患者时，怀疑会诊的原因可能是这些行为本身而不是抑郁。

尽管患者之前从未看过精神科医生，但他很渴望交谈，他觉得自己快要疯了。他将自己描述为一家机构的证券销售员："我比华尔街的任何一个人都更能赚钱"，离了两次婚，有一个成年的女儿。他立即诉说了一系列对医院、员工、他的朋友和家人的抱怨。护士反应太慢，食物太难吃，他最好的朋友去打高尔夫球了，这些日子他的女儿根本不给他打电话。精神科医生说："在医院里做患者是一段谦逊的体验。对像你这样的成功人士来说尤其困难。在这儿，你的尊严和权威都被剥夺了，你要依靠你的照料者。"这段话让患者产生了共鸣。患者说自己不像某些"无用的失败者"，接着又形容他如何习惯了每天晚上和客户共进晚餐，每个周末都和朋友在一起做运动；然后他又自然地补充说他没意识到自己那么孤独。在看心脏病医生之前他已有数月感觉到胸口疼痛，但是在他的一生中，"忍耐"的能力一直被证明是有价值的。他担心会失去工作，虽然他有一些积蓄，但他的整个人生都会改变。他感到一种从未体验过的易怒的烦躁。

当精神科医生问患者之前是否住过院，他说自己一直像马一样健康。随后他想起 20 岁时，他的父亲死于心衰。当临床工作者让他多说些时，患者描述了他因为父亲在生意上的失败很看不起他的父亲。他说母亲在他 11 岁时与父亲离婚后就去世了。他一直认为母亲是伤心致死，也认为他的父母都很脆弱。他认为他的坚强让他成为"职场上的赢家"，但是他现在害怕失去一切。他对所有人都感到愤怒，特别是对自己的无力。

这个简短的会诊说明了许多经常出现在住院患者中的问题。这个患者长期倾向于否认他的情感，对忧伤有着轻躁狂的防御。尽管这些防御对他的家庭生活影响巨大，但是也带来了经济上的成功和一定程度的个人满足。对情绪和自己躯体症状的否认是他拖延治疗的根源，这也使他的恢复更加困难。许多患者对疾病——或幻想出的疾病——的压力源采取否认的方式，当患者面临逆境仍能正常工作时，那么患者是可以适应的；但是当它导致损害的个人生活、拒绝必要的医疗程序或威胁过早出院时，患者就不能适应它。

这位患者还描述了严重的自我批评、烦躁、无望和无助，这些都意味着抑郁。在躯体疾病的患者中诊断重性抑郁是复杂的，因为许多抑郁的症状与躯体疾病的躯体症状是重叠的。此外，许多躯体疾病——包括心脏疾病——能够预先在生理上使患者表现出抑郁综合征。然而，患者的抑郁症状看上去主要是对躯体疾病的心理反应。像许多患者一样,他的疾病引起了有意识的恐惧,他变成了一个失能的人,再也不能工作,以及担心最小的发作也可能导致突然的死亡,这也能解释为什么他在躯体治疗上不付出努力。他的疾病也唤起了他长期存在的关于在男性中的依赖的冲突,在母亲去世后他经历了种种丧失并被剥夺了许多机会。患者对父亲的"厌恶"一直似乎是无意识地防御他对失去和需求的痛苦的感觉。他的自我厌恶反射出他对父亲的软弱的厌恶。

会诊医生告诉患者:"医院使你抑郁。你不能做任何曾经使你感觉良好的事情,例如工作、运动和性生活。你一生中都是一个成功、坚强和独立的男性,但现在你甚至不能靠自己下楼梯了。这些对一个父亲死于心衰、母亲伤心致死的人来说尤其恐怖。"患者笑了,他说:"我不知道哪一点更糟,是做心脏手术还是被人心理分析。"医生也笑了,患者接着说:"现在别停下,记住,我是个坚强的男人。"医生继续说:"好吧,我在想为什么他们让你来见我,你没有跟着治疗项目走。你感觉到虚弱,然后发泄在周围的人身上。讽刺的是你越拒绝躯体治疗,困在医院的时间就越久。"患者受到鼓舞,更重要的是,他的行为从此改善了。

(二)员工的精神动力学因素

会诊临床工作者的角色不是工作人员的临床工作者,但是理解要求会诊的人通常是有用的。与慢性疾病、痛苦和死亡所致的压力相比,医疗科学的复杂性对于许多临床工作者来说是较小的挑战。这种日常问题经常会引发精神科会诊的需求,尽管官方的理由可能是患者的抑郁或焦虑。意识到会诊可能有多种促成因素,临床工作者可以更有效地工作。

与对患者的会诊一样,导致会诊的问题经常来自于主诊团队。例如,如果在安排好出院之前几个小时,有人要求精神科医生"快来一下,在病历上写一点记录",那么这个会诊可能涉及行政或医疗法律方面的问题,而不是出于临床治疗指导的需求。这种情境完全不同于内科医生要求精神科医生评估一个因胸痛住院的患者患有惊恐障碍的可能性。尽管后者也会在几个小时之后出院,但在这种情境中,这位转介医生很有可能对临床建议感兴趣。

转介医生可能会询问,如何让患者做好准备来进行精神科会诊。这个担心可能与患者的易激惹或感到的易患性有关,这也是为什么许多患者从未被告知会进行精神科会诊。如果患者有心理顾虑,有效的建议是转介医生可以将精神科会诊描述为一种帮助患者解决困扰的尝试,无论是抑郁的困扰还是关于安置问题与医院员工发生冲突的困扰。

一些患者会与医院员工发生激烈的冲突。这类冲突可以反映出患者的人格病理。例如,一位患者理想化她的主诊医生,同时贬低住院医生。这导致住院医生因此不喜欢她,她的主诊医生却很享受她的恭维。住院医生要求精神科会诊,因为他们认为患者是易激惹和困难的。会诊显示出患者延续一生的不稳定的关系模式,害怕被抛弃,心境不稳定,所有这些都在压力下恶化。精神科医生推理出患者正在将医务人员分为正性的和负性的两种。一些人员短暂地无意识地接受了这些角色,导致一些人感到被爱慕,而另一些人感到被误解和愤怒。医务人员内部争吵时,患者会放松地"欣赏这些举动"。挑拨离间的防御机制将在第九章"边缘型患者"中讨论。在医院的场所中,会诊临床工作者的焦点是解决患者的焦虑,同时将所有"被挑拨离间的员工"召集到一起,指出该行为模式。这样做,可以让员工认识到正常的工作关系被破坏,实际上是患者特定的精神病理的表现。

在其他情况下,员工可能对精神科会诊的要求有不同的意见。偶尔,矛盾的是,医务人员的偏见可能使不受欢迎的患者受益,负性地影响受到喜欢的那些患者。例如,被要求的会诊是为了让一个吵闹、好辩的患者尽快出院。会诊诊断出患者酒精戒断,那么出院会被延迟以治疗患者即将出现的戒断性谵妄。在另一个案例中,内科医生反对精神科对一位和善的老年女性进行会诊,她患有乳腺癌且中度抑郁。医生随后承认他不愿意将这位女性病理化,因为这位女性患者让他想起了自己最近刚被确诊为癌症的母亲。类似的反移情作用会导致临床工作者对有严重的自杀倾向的患者进行精神科会诊犹豫不决。主诊医生经常否认精神病理,认为谵妄在急诊室是正常的,自杀在濒死的患者中也是正常的。在这两个案例中,会诊临床工作者应该提醒他的医生同事,谵妄和自杀也许是对严重疾病的反应,但是它们是可以治疗的,应该进行精神科的干预。有技巧地、直接地与临床工作者同道讨论可能取得更恰当、更及时的会诊以及更有效的治疗。

当医疗团队和护士团队发现精神科医生很少使用的精神医学术语,而他们外向的性格和专业特征很像其他临床工作者时,会感到如释重负。例如,许多基于医院的临床工作者都穿着白大褂来"融入"医疗团队。

二、访谈管理

医院里会诊的主要目标是增强患者整个医疗服务的质量。相关的目标包括精神障碍的诊断和治疗,发展治疗同盟,但是基于医院的精神科医生必须回应主诊医疗团队提出的问题和担忧。临床工作者的建议应该反映出对患者精神医学方面的责任,而不干扰那些医学和外科同事擅长的领域。会诊临床工作者被期待提出该案例精神医学方面的方法,其建议的价值将很快被主诊医疗团队、患者及亲属进行评估。

弹性在医院的访谈中是必需的。每一个变量——患者、会诊的问题、访谈的框架、医疗团队——都不是临床工作者能够控制的。如果精神科医生不够有创造力,不够实用的话,这种不确定性和外部强制的要求组合起来会让许多精神科会诊临床工作者感到挫折。

(一) 会见患者之前

准备工作能显著提高医院会诊的效率。临床工作者应该阐明要求会诊的原因,通过仔细阅读病历尽可能多地获取信息。护士的记录通常特别有用,因为他们倾向于聚焦患者的心理社会和行为问题。与主诊医疗团队的成员进行简短的讨论也是很重要的。获得这些信息能增加成功干预的可能性,而不会让临床工作者漫无目标地在复杂的情况中奔波。很多转介问题都是不完整的或被误导的,但是这些"错误"让会诊临床工作者给那些重心和专长不在精神科领域的同事们提供了特定的帮助。例如,老年人的"抑郁"通常是谵妄,易激惹的不依从经常反映出患者的心境或人格障碍。精神科会诊临床工作者应该既明确又含蓄地保持对诊断线索和转介医生的注意。例如,一个过度服用止痛药的患者被转介到精神科会诊。与主诊医生交谈时,精神科医生发现患者真正的问题不是过量使用镇静剂,而是使涉及患者的每个人都心烦的绝症。这导致了患者的镇痛药使用量不足,以及患者和治疗团队都感到绝望。这种暂时的概念化可能在访谈患者之前就做出。

(二) 会见患者

在临床工作者和主诊医疗团队沟通和回顾病历后,他就可以向患者介绍自己了。许多问题就在这一刻出现。通常,隐私是不能够完全保证的。可能有必要要求亲属离开房间。如果病房的室友可能会在场,可以将访谈挪到一个私密的环境中进行,或要求患者的室友离开。但访谈通常会在一些清醒的好奇的陌生人可能听见的范围内进行。在这种情况下,临床工作者应该使用帘子来创造视觉上的隐私感。临床工作者应该挨着患者坐下,最好保持平视的高度,尽可能柔和地说话。此时关掉电视会有帮助,尽管电视或广播开着可以转移室友的注意力。如果患者看起来不愿意说话,临床工作者可以提到会诊缺乏隐私度,并指出私人的话题可以推后到更合适的时间讨论。然而,在许多案例中,临床工作者因为缺乏隐私而感到不适。

尽管基于医院的会诊需要得到更多的信息,但是建立与患者的同盟也同样重要。与其他精神科情境相比,临床工作者应该在更大程度上准备好积极地、有个人风格地使患者和主诊医疗团队都容易接近自己。谨慎地暴露个人的生活经历、幽默和反移情的感受都可能帮助临床工作者与患者形成同盟。

(三) 反移情

医院的会诊对临床工作者来说,既极其有挑战性又非常有回报。许多问题都来源于访谈的结构。例如,隐私受到妨碍,因为访谈通常在其他患者听力所及的范围内进行。会诊可能在任何时候被打断。通常患者病重,不能参加过长时间的讨论。患者的亲属也许会打扰访谈和治疗方案,而在其他情况下,亲属会避免参与,尽管临床工作者迫切地需要他们。缺失的病历和缺席的患者都会影响临床工作者的效率。非常重要的是,通读病历和护士的记录,与主诊团队形成同盟,有意义地同患者的亲属互动,所有这些都需要相当的努力和弹性。

此外,住院患者的病情都比较严重。他们躯体问题的复杂性可能需要许多精神医学以外的医学知识。对于初学者来说,需要考虑自己专业之外的新领域,可能会挑战他们正在发展中的职业身份,而试图扮演医疗顾问的诱惑可能会削弱他们作为精神科医生的角色。初学者会对与自己同龄的重病患者感到沮丧,而老年的患者有移情性期待,希望临床工作者承担起父母的角色。

医院的精神科医生应该对自己的局限性有清晰的认知。许多患者都面临着有限的未来。如果临床工作者将自我价值和患者的治疗结果联系起来,这会让临床工作者产生一种无力感。精神科医生通常被医疗同行带着怀疑、诋毁和恐惧来对待。对于想得到尊重的精神科医生来说,在医院中的会诊是很困难的。

最后,精神动力学的诠释在治疗住院患者时通常是不恰当的。因为住院和严重的疾病扰乱了患者通常的生活轨迹。一些精神科医生不满意治疗患者不能获益于"深度"的诠释,但是他们需要不同类型的访谈。医疗团队更不感兴趣诠释,特别是他们无意识的问题可能触发了没有完全考虑周全的会诊或一场医患纠纷。结果是临床工作者的精神动力学的理解是至关重要的,但它通常用来指导治疗计划而不是作为心理治疗讨论的主题。

(四) 互动和同盟

在介绍完自己并最大限度地安排好隐私保护之后,精神科医生可以询问患者是否期待精神科医生以及他是如何理解这次会诊的原因。如果患者能够完整清晰地说出会诊的原因,临床工作者可以继续访谈。如果不能,精神科医生应该向患者说出会诊的原因并等待其反应。

随后,临床工作者应聚焦于患者的现在的疾病。如果患者对这种讨论不感兴趣或有敌意,临床工作者应该将话题转移到患者有热情或感兴趣的方面。这种焦点的转换是为了加强患者的自尊,让患者更容易在后续的访谈中探索不太舒服的想法和感觉。例如,谈论患者床头的照片、鲜花或卡片是有帮助的。临床工作者还可以询问患者孙子的年龄或结婚的年头,然后自然地询问工作或退休等问题。

一位精神科医生被请来评估一位脆弱的老年女性,她拒绝了推荐的家政服务。她最近摔倒导致上肢骨折,医院员工担心如果她回到杂乱的家中会进一步地伤害自己。临床工作者被要求评估是否要将她强制性地安置到医疗养老院。内科医生记录这位患者非常孤僻、固执,经常对医院员工大喊大叫。

当临床工作者走进房间,他注意到患者个人卫生良好,病房内唯一的个人物品就是一位年轻男子的旧照片。临床工作者介绍了自己,患者立刻问自己是否能喝些冰水。精神科医生去制冰机取冰回来后递给她一杯水,然后说,"我听说你对出院有些困惑。"患者回应道:"他们没告诉你吗?我们彼此讨厌。"精神科医生笑了,说:"他们跟我说有一些冲突,但是他们没说你来自南方。"患者也笑了,并问道:"你怎么知道我来自南方?"临床工作者回答道:"嗯,你说话拉长调子。"临床工作者继续问:"你来纽约做什么呢?"患者看着他笑了,说自己结婚之后搬到了北方来。精神科医生指着那张照片,问照片上的人是不是她的丈夫。她点了点头,说自己的丈夫去年去世了,但她很快又说:"很多年都没有人听出我的口音。你是从哪里来的?"临床工作者告诉她自己的家乡,患者说她是来自一个相邻的州。临床工作者问:"你的丈夫怎么去世的?"这引出了关于她丈夫的讨论,丈夫的疾病让亲属"像秃鹫一样围着他,试图得到那些还没有得到的东西。他们就像这家医院的临床工作者和护士一样,想从医疗保险里面赚钱。"临床工作者说听起来她非常想念丈夫,患者点头表示承认。然后,临床工作者指出患者似乎想尽力保全自己的公寓和对丈夫的记忆,所以她不接受家政服务。临床工作者接着说:"但是,如果你不让别人打扫干净房子,你可能都不被允许回去了。"患者紧张起来,改变了话题,但是他们的谈话仍继续着。之后,患者在访谈中问:"你会怎么做呢?"精神科医生停下来,让患者想想她的丈夫会怎么建议。患者微笑着说她的丈夫会让她别再那么偏执了。两人都笑了起来,患者在出院之后接受了家政服务。

医院的临床工作者通过递水、不责怪任何一方来回避医患矛盾,以及通过认出患者的口音而建立了关系。临床工作者也透露了个人的信息——他的家乡是哪个州——他可能不会透露给门诊患者,之后临床工作者通过讨论患者丈夫的疾病、死亡如何影响了患者并导致如今的困境而加深了访谈的内容。两人这样的互动可以加强患者的希望,提高自我功能。幽默和轶事在加深同盟中也很有效。精神科医生没有挑衅患者可能的偏执和投射,而是强调了她失去爱人的感受。这种加强的同盟让患者能弹性地去想象丈夫的观点,甚至能拿自己开玩笑。

(五)典型防御的探索

尽管大部分人能够很好地应对疾病和住院的压力,但是一定程度的退行是常见的,它经常隐藏在完整和瓦解以及埃里克森(Erikson)用来描述生命最后一个阶段的绝望的冲突之中。感到自己要崩溃的患者经常表现出退缩的、茫然的凝视,情感麻木、行为拘束以及不能讨论自己的想法。这一系列表现让躯体患病的患者感到痛苦不堪,不能参与他的医疗服务。在这种情况下,积极的、关心的临床工作者可能通过让患者讲述他的生活来和他建立联系。"你回头看自己的人生,什么事情让你特别地骄傲? 你的失望和后悔是什么?"临床工作者可以鼓励患者讲故事,并且利用照片或信件来进行。之后,临床工作者会试图构建一个自我协调的生活故事。一个典型的例子就是一位 40 岁的女性,她最近被诊断出乳腺癌,临床工作者说:"我认为你是因为一系列原因拒绝化疗的,但是最大的原因应该是你的责任感。你想尽可能长时间地保持健康,这样你可以在孩子身边,你已经看到过化疗让人多么虚弱。更糟的是,你曾向自己保证决不能像当年母亲离婚时抛弃你那样抛弃自己的孩子。你害怕自己病得太重不能照顾孩子,但是现在最好的和你的孩子一直在一起的机会就是做化疗,解决副作用,试着战胜病魔。"

除了退行以外,患病的患者通常变得萎靡不振。一些患者间接地表达出他们的气馁,例如表达出对临床工作者的同情,认为他们工作得那么努力却换不回好的结果。这种患者通常用否认来保护自己免受疾病的心理影响。主诊医生会因为患者疾病的无望和徒劳以及死亡的威胁而感到不堪重负。精神科医生会诊不应增加他们共同的无望,而是应该努力了解患者的处境,找出可以解决的家庭纠纷或主要的精神疾病。即使患者已经没有希望能长期存活下来,精神科会诊也会对濒死的患者、他活着的亲属和医院的员工有着独特的深远意义。例如,一位会诊临床工作者被要求为患有转移性胰腺癌的患者评估他的抑郁。内科医生描述这位患者是脆弱的,如果他知道自己疾病真实的预后可能会想要自杀。在临床工作者进入房间之前,患者的妻子坚持说患者不能知道他的病情已经到了晚期。在见了患者两次并发展出友好的同盟之后,会诊临床工作者询问患者是否了解他的预后情况。他说他知道自己只能活几个月,但是要求内科医生不要告诉他的妻子和孩子,因为他想逐步地告诉他们这个消息。精神科医生问:"如果你的妻子已经知道了呢?"患者泪流满面,这是他生病之后第一次哭泣。患者说他突然意识到他和妻子已经通过避免谈论他的死亡而达成共识,但现在他们必须共同面对。

精神科会诊医生应该找到方法为现在这种让患者和主诊团队陷入困境的情况注入希望。有时,初学者很难理解在这种情境下短暂干预所具有的潜在力量。

住院患者中有两种特别常见的阻抗。患者可能带着愤怒或讽刺来见精神科医生,开始访谈时说:"我觉得琼斯医生认为问题全在我脑子里"或者"我猜琼斯医生认为我只是想象出了这些头疼。"这些言语表明患者没有接受会诊,但这并不意味着转介医生忽略了它们。这种患者特别害怕精神医学,即使付出了额外的努力来准备也是不成功的。在这种情况下,突出的偏执型人格特质导致患者预期受到批评和排斥。对于患者来说,这种转介意味着他的主诊医生不认可他并已经放弃了他。直接针对这些问题的确认是最有效的。会诊临床工作者可以回应:"实际上,当琼斯医生给我打电话的时候,我感觉他很担心你,他希望我能以另一种方式来帮助你。"

存在第二种阻抗的患者表面上很顺从,却没有动力。这类患者被动的顺从通常伴随着防御式的否认和缺乏内省力,这些特征倾向于使会诊临床工作者感到挫折。如果精神科医生能够理解这种态度在住院患者中是常见的,那么他就可能更少地感到懊恼或失去耐心。

医院的精神科医生经常被患者或其亲属问到关于躯体疾病的问题。尽管临床工作者可能提供一般的信息,但是,大部分涉及特定问题的疑问应该询问主诊医生。临床工作者可以用这种方式表明对患者最感兴趣的事情的好奇心,但是不能偏离访谈的目的和临床工作者的专业。临床工作者可以通过促进患者和医疗团队之间的沟通而起到作用。

另一种不同的情况是医院的精神科医生被要求去见一位做护士的患者,她在故意服用抗凝药物后继发离奇的出血病。当精神科医生介绍自己时,患者迅速地关注自己的躯体疾病,充满愤恨地抗议她的内科医生暗示她也许是她自己造成了疾病。事实上,实验室的证据也证实了事实就是如此。精神科医生回复说:"听起来你和琼斯医生有冲突,她让我来帮助解决这种情况。我的理解是实验室检查表明你的疾病来自于服用抗凝剂。"应该避免与患者冲突和批评患者,她看起来患有做作性障碍,精神科医生继续说:"你用这种方式对待自己的事实说明你的生活中有些严重的困难,我们现在不讨论细节而是试着理解是什么在困扰着你。"精神科医生强调患者有权利生病,但是也指出该疾病是为了解决患者生活中的问题。这些声明应该用直接而不是指责的语气说出,目的在于让精神科医生和患者一起理性地观察这些功能失常的行为。然而,正如在第十九章中描述的那样,不论临床工作者的技能和策略如何,这类患者都不会轻易同意检查潜在的心理压力源。

一些会诊是因为患者有先前的精神疾病病史。如果患者的症状长期稳定并且正在配合治疗计划,那么精神科医生需要安抚患者和医务人员而不需要建议额外的治疗。如果患者的精神障碍处于活动期,但是并不妨碍对躯体疾病的治疗,在这种情况下,精神科医生可以和患者一起讨论治疗的可能性。少部分患者为长期存在的抑郁或焦虑得到转介而感到安心。人格障碍的患者通常对治疗较少感兴趣。住院治疗阶段并不是强制治疗这些疾病的时机。临床工作者的努力不仅有可能没有成果,而且还有可能导致患者不服从治疗和较早出院。

(六) 特殊情境

1. 能力评估

在评估患者同意或拒绝治疗的能力时,访谈应该包括直接评估患者理解医疗程序或安置选择、风险/收益比例以及访谈对患者的适用性的认知能力。如果患者满足这些条件,并能做出明确的决定,那么他就具备能力。然而,精神医学访谈通常会超越这种基本的结构。通过探索疾病和精神医学访谈的意义、患者的生活、住院的目标、亲属的重要性或不重要性,"能力的会诊"可以变得具有治疗作用。患者可能会由于焦虑或人格障碍的加重而拒绝重要的医疗程序。不加评判地发现建议的医疗程序的个人含义是有用的。例如,一位患者因为害怕噪声而拒绝做磁共振成像扫描。临床工作者提出预备镇静剂并允许她的丈夫在场才让该患者接受扫描。另一位患者拒绝做活检,因为她的母亲死于癌症,她害怕患上同样的癌症。不顺从的、认知完整的患者更可能接受建议的干预,如果他认为临床工作者能够倾听、理解他,能够解决他的担忧的话。

2. 混合的忠诚

医院内的访谈通常涉及双重角色,精神科医生既要忠诚于患者,也要对他人或机构忠诚。例如,访谈一位潜在的器官受赠人(患者)时,临床工作者认为患者的物质滥用或可能的治疗不依从使他的风险较大。尽管移植可能对这个患者来说是有价值的,但是临床工作者在系统内的角色可能会更趋向于由另一位潜在的受赠人接受移植。作为医院员工的临床工作者对缩短住院时间,降低医疗事故的风险或没有保险的患者的住院时间而倍感压力。在每一个案例中,临床工作者应该让自己清楚,在必要的时候要对患者表明自己是代表医院还是作为临床工作者。当精神医学访谈是评估患者被安置在医疗养老院的能力时,将会出现略有不同的难题。在这样的案例中,患者的愿望可能与他个人的安全相冲突。会诊的临床工作者可能完全理解利益和自主性之间不可避免的理念上的冲突,但是从临床的角度来看,让一位老年人从居住多年的家中搬出来,是很困难的。

3. 物质滥用

相当多的住院患者使用心境改变的物质,而且通常并没有告知医疗人员。临床工作者应该在患者入院之前询问他是否服用过处方药、酒精和其他非法药物,烟草、咖啡因、草药或其他替代治疗。询问患者他们的药柜里有什么药,他们会服用什么药物来增强健康或减少痛苦,通常这是很有用的。

不像更典型的精神医学访谈,很多患者因为神经质的原因而行骗,物质滥用者通常通过欺骗来得到药物。作为一个原则,精神科医生并不特别适合揭露这种谎言。由于药物中毒和危及生命的戒断的高风险,医院的临床工作者应该经常让患者做药物筛查。

由于物质使用障碍者通常患有心境障碍,医疗人员经常认为他们善于操纵又不顺从,因此这些患者会接受频繁的精神科会诊。访谈给患者提供了反思自己疾病的机会。药物在患者的生活中扮演着什么样的角色?药物提供了什么?使用药物的好处和坏处是什么?使用药物的触发点是什么?为了停药患者做出了什么样的努力?患者如何看待"十二步骤项目"?这些问题可以帮助临床工作者决定可行的治疗建议。直率、友好的方法使临床工作者避免破坏患者的士气,鼓励患者更加客观地观察自己的行为。这种方法也鼓励患者诚实,这是康复的第一步。

4. 医院内其他常见的诊断

本章聚焦于那些因为躯体疾病住院的患者。此外,许多这类患者的主诉似乎都明显有心理问题。第十五章"身心疾病患者"中已经讨论过这类患者。所有基于医院的精神医学访谈都应该检查患者认知的减退和精神状态的改变。对于痴呆和躁狂的更一步的讨论参见第十六章"认知损害的患者"。总之,住院患者可能患有任何类型的精神障碍,对于这类患者,读者可以参考相应的章节。

(七) 结束访谈

在医院会诊中不适合进行较大程序的人格重建的工作,但是精神动力学导向的访谈不仅能够提供医学管理,而且还能为患者带来一些安慰。在初始访谈即将结束时,精神科医生通常会和患者沟通他学到了什么。精神科医生可以安排额外的访谈,特别是如果会诊由于患者的疾病或疲劳而是短暂的。精神科医生也可能建议门诊的复诊。如果需要,精神科医生应该获得患者的授权,与其亲属或配偶沟通以获得侧面的信息。

住院患者通常很乐意找到一个可以讨论个人问题的人。患者这种对交谈的渴望有时会和出院之后追求心理治疗的动机混淆。初学者会惊讶地发现自己的"动力十足的"患者在出院后不希望再看精神科医生。

有时,基于医院的精神医学访谈会导致强制的精神科住院或机构安置。医疗养老院、康复中心和精神病院会引起患者的焦虑,特别是对于那些生活正在发生重大变化的患者。那些针对患者的能力或危险性做出决定的精神科医生,可以通过花费一些额外的时间,对患者及其亲属的恐惧表现出敏感性,来使强制治疗对患者少一些创伤性。

直到精神科医生写完病程记录,同转介医生讨论过自己的发现之后,会诊才算完成。对于主诊团队、保险公司和律师需要提供同一份病程记录;多种受众的现实让临床工作者很难写好病程记录。转介医生聚焦于病程记录的评估和建议部分,他们更喜欢简短、没有专业术语和有特定建议的病程记录。社工和护士阅读病程记录是为了帮助患者管理疾病和出院。保险公司特别重视覆盖了一系列基础内容的病程记录。如果遇到不良事件,医疗事故的诉讼律师会寻找不一致、错误以及表明医疗团队没有考虑到风险的迹象。详尽的精神动力学的概念化通常不属于这样的病历记录,但是基于感兴趣的程度,可以口头向主诊团队的成员传递。

三、结论

基于医院的访谈的目标通常受到患者的心理和生理状态以及大多数住院的短暂性的限制。这些相同的结构性问题可以导致医院的会诊对患者及其亲属的极端重要性。当帮助患者成功地完成这样一段危险的"旅程"之后,精神科医生应在患者出院之前向他道别,希望他在下一阶段的生活中一切顺利,这通常对患者是有帮助的。

第十九章　不同背景的患者

　　患者的人格结构、精神病理以及访谈的场所和目的是决定访谈过程的三个主要决定因素。访谈的社会和文化背景——尤其是临床工作者和患者之间的社会-文化差异——是第四个决定因素。语言、民族、社会阶层、亚文化、教育、心理成熟度、年龄、残障、性取向和住院情况等因素都对访谈有着巨大的影响。临床工作者对这些问题的认识和理解，特别是他如何使用这些理解将决定其体验的成败。

　　临床工作者的基础问题是为了理解与他的社会和文化背景不同的患者而获得必要的背景、熟悉程度和舒适感。对于临床工作者来说，访谈的基本目的就是同患者建立治疗关系，让患者知道如何看待自己以及周围的人如何看待他。每个人在很多方面都是独特的，每个人也会在与背景不同于自己的人相处时感到不舒服。经验丰富的临床工作者以某种方式和患者进行接触，允许患者分享关于自己的"不同"所产生的焦虑，而不仅仅是在访谈中重新体验这种焦虑。精神医学访谈的社会意义经常使这个过程变得更加困难，就像与精神病学有关的社会偏见那样。本章阐明了增加这种难度的因素，以及减少难度的策略，进而临床工作者可以积极地使用这些策略。

　　文化人类学将研究不同的文化背景作为主题，为访谈和理解不同背景的患者提供了一些洞察力。人类学家从事的工作领域沉浸在长期观察和研究另一种文化中。然而，与临床工作者不同，人类学家作为实地考察者和被观察的人群一起生活，参与被观察人群的生活和风俗。民族志学者伊万斯-普理查德（Evans-Prit-chard）建议，所有的人类学家必须有能力"毫无保留地抛弃自己"，试图像他研究的对象一样思考和感受。

　　柯睿格（Kracke），一位擅长精神分析的人类学家，叙述了他在巴西卡格瓦（Kagwahiv）印第安人中实地考察时的个人心理体验。最初，他记录了自己体验到的激动的感觉："当我迅速地学习了卡格瓦社会文化中基本而重要的事实时，我感受到发现带来的激动。"逐渐地他变得越来越易激惹，因为卡格瓦人不能完全理解他，这使他想起他与自己的妹妹之间的互动模式，他们之间有着强烈的兄弟姐妹的竞争关系。他的梦充斥着对家乡和家庭成员的记忆。柯睿格推断自己有了一种退行的趋势，这是由试图理解一种不同文化而导致的挫折和迷茫诱发。更重要的是他意识到作为对学习另一种文化的情境反应，他依赖性的童年经验逐渐再次唤醒。

　　临床工作者在试图理解不同背景的患者时，会以同样的方式面临同样的心理问题。柯睿格意识到，试图理解一个文化、社会道德和态度截然不同甚至难以理解的人时，会有一种退行的压力。当成人世界的某些因素对孩子来说很难理解、很神秘时，他重新体验到了儿童期的一些方面。对于他们来说，这会导致可意识的挫败、无望和无能的感受。如果他最初不能理解具有不同背景的患者的世界，临床工作者会无意识地出现这种相似的感觉。临床工作者保持开放的心态和智力上好奇的态度，同时在对试图理解这类患者时可能出现的困难、挫折和退行保持自我监测的觉知，是至关重要的。

一、民族、文化和种族

　　每个人都属于一个或几个民族群体。在美国和其他许多国家，人口中逐渐增加的是少数民族群体。这就导致患者和临床工作者经常来自不同的民族。许多在一个民族中常见而不言自明的行为或习惯在另一个民族中可能看起来是离经叛道且值得探索的，在这种基础上，临床工作者和患者之间的差异会导致误解。例如，严肃的、年轻的犹太临床工作者坚持质问一位具有英国背景的中年女性为什么要把她 10 岁的儿子送到寄宿学校，其实这样做在患者的家庭中只是一个寻常的决定。另一位来自北欧的临床工作者询问一位年近 30 岁的单身女性为什么还和她从希腊移民来的父母住在一起——这在患者的文化中是很常见的安排。这两种情境中的问题都是临床工作者假设自己对世界的看法就是标准和规范，患者的不同自然是不正常的，他并没有对患者的人生安排保持中立的态度和好奇心。临床工作者了解患者的文化通常是有帮助的，更重要的是，临床工作者是以尊敬的方式询问患者的文化，要将患者作为老师和指导而不是在患者身上附加带着偏见的假设。

　　非常重要的是要区分开文化、种族和民族的差异，因为它们经常被错误地交替使用。文化包括一组概念，它决定了人的人生体验，包括一系列的含义、组织、日常行动、社会方面行为模式的传递、艺术和信仰等。一般种族这一术语适用于由相同的后代或起源、有时是由相同的躯体特征所联系起来的显著的群体。民族是指属于有着独特身份的同一群体，其特点是传承着共同的国家的、宗教的、语言的或文化的遗产。因此，民族包括文化和种族的部分。

（一）文化

　　文化有内在的复杂性。例如，西班牙有许多不同的和文化差异的社区，亚洲文化包括中国、日本、韩国和越南等，它们彼此也都非常不同。在非洲、加勒比海域和美国的非裔也都有不同的文化。一位自认为是"波多黎各人"的患者，如果临床工作者向他表达出好奇，问他什么时候来到美国大陆，他在波多黎各居住在哪里，是城市还是农村，当地的文化是什么样的，这位患者会非常积极地回应。这种讨论不仅能收集有用的信息，而且还能将波多黎各从"其他地方"变为一个独特的、有趣的"这个地方"。

　　还有一点也很重要，要认识到所有的差异并不是只能通过文化来解释。我们中的一位作者在大学的健康中心工作时发现，员工经常将来自其他文化的国际学生的不正常行为"解释为文化差异"，只有当精神健康专业工作者来自于学生自己的文化时，他才会发现学生有严重的困扰。

　　文化对于心理和情绪问题有独特的表达方式，认识到这一点在访谈中是有帮助的。例如,美国的主流文化比世界上大部分其他文化更有心理和医学方面的导向。在美国,抑郁被广泛地认为是一种心理障碍;在世界的有的地区,抑郁被体验为躯体的而非心理的问题。在美国,人们可能与精神健康专业工作者讨论无望或绝望的感受。在有的国家,人们更有可能寻找宗教的或精神的帮助,这些帮助有时也被用来应对幻觉或意识紊乱。

临床工作者应该总是假设患者先前已经在其他地方寻找过帮助。患者频繁寻求帮助可能反映出他们的文化对问题的态度,这些反应被认为是有帮助的。探索患者去看主诊医生类似于探索来自于不同文化中的患者寻求巫师或僧人的帮助,在这样的治疗中助人者的参与,也许与第一种治疗中主诊医生的参与同样有帮助。这种认识需要临床工作者有开放的心智、灵活性和适应性以及消除文化间隔阂的态度。

(二) 种族歧视

种族偏见是常见的。蓄意的、有意识的种族歧视对受害者有着破坏性的心理影响。无意识的种族歧视也很常见,经常反映在专业人员的实践和卫生系统的服务模式中。例如,研究表明非裔美国人与白人相比较少接受心理治疗,更有可能在健康门诊中只接受药物治疗。

临床工作者要努力检视自己的偏见和对自己亚文化的优越感,并以中立的角度对待不同背景的患者。每个人都有偏见,既有正性的也有负性的。正性的偏见是基于对于熟悉的文化和民族背景的过分认同,结果是临床工作者倾向于忽略患者的精神病理。这类偏见表现出临床工作者自己的问题,导致失去临床会诊中的中立性。同时,必要的是认识到弱势民族群体中大部分成员从童年到成年都经历过一种或另一种形式的偏见,已经发展出他们自己的反向偏见。处于主流文化的临床工作者在探索这一问题时会感到尴尬,就像讨论患者的性生活或性幻想时所产生的不适。然而,如同敏感地检视患者的性生活一样,理解患者的种族经历或民族偏见是很重要的。是什么时候发生的? 他是如何反应的? 他是如何应对的? 是否存在遗留的影响? 与少数民族患者这方面的人生经历的共情式的连接,会帮助临床工作者发展和患者的关系,并加强访谈的心理治疗的作用。相反,弱势的少数民族文化背景的临床工作者应该对患者的偏见或令他不适的暗示保持警醒,不带防御和报复地同他们访谈。

二、语言和翻译

(一) 语言

访谈是语言的互动,如果临床工作者和患者不说同一种语言,问题就不可避免地出现。当然,这不仅是患者的问题,而是患者和临床工作者之间的问题,尤其当临床工作者对患者的反应负性地回应时。临床工作者寻求最合适的对话方式,应该尽可能地表明交流的欲望是有帮助的。这可能包括找到替代的语言(书写或说双方都会的语言,或使用手势或画画),或在可能的情况下使用翻译。

(二) 使用翻译

1. 选择翻译

理想的翻译是独特的沟通工具,既能将一种语言转化为另一种,也能捕捉字句的含义并立即翻译出来,包括细微的差别、临床工作者和患者的感受。当然,这是不可能的。通常,精细的翻译涉及失去语气和幽默。翻译必须对两种文化都非常了解,才能在这种情况下做出大致的翻译。快速并顺畅地翻译是一项极其困难的任务。最好的这种类型的翻译能够在联合国找到,那里的发言都是同步翻译的。

理想的情况下,临床工作者选择一位专业的翻译。在实践中,这通常是不可能的,但是应该试着获得双语同事的服务。很多时候没有这样的人员,临床工作者不得不利用陪伴患者的家庭成员或朋友。如果可以,应该允许患者选择最能让他感到舒服的家庭成员或朋友。临床工作者要确保所选的人员有很好的英语技能,并能遵循指导。通常,患者会选择一位同性成年人。如果他要求利用一位儿童或相反性别的人作为翻译,他可能试图从访谈的某些方面来保护自己。有时,患者会要求配备不止一位翻译,但是这并不是一个好主意,因为两位翻译通常会因为某个句子的精确含义而产生分歧,从而打断访谈。

2. 给翻译的指导

如果临床工作者在访谈开始前对翻译进行指导,那么翻译会更有帮助。翻译最好翻译患者和临床工作者的话,而不是解释对他们的话的含义的理解。他既不能夸大其词,也不能探索自己的观点。翻译最好是逐句的而不是对段落大意进行总结,这样临床工作者可以更好地保持同患者的和谐的关系。翻译仅仅翻译字词而没有伴随的感受,这是不可取的。他的表达和声音应该反映出每一次互动的情感语调。如果患者直接在访谈中与翻译交谈,很有可能是因为翻译触及到了患者的防御机制。患者可能在访谈之后找到翻译继续讨论。这种行为反映出患者的感受,他需要一个来自他自己文化的人来提供直接和实用的帮助。但这也可能意味着他对翻译比对临床工作者感觉更亲近,或是认为翻译比临床工作者能更好地理解他。临床工作者应该支持患者尝试改进他的社交和适应技能。然而,患者和翻译的关系也可以用来作为对临床工作者的阻抗。临床工作者试图了解并督导这些额外的对话,这样可以让翻译成为辅助的临床工作者。

如果翻译是患者的一位近亲,那么让他坚持翻译的角色就更为困难。事实上,临床工作者会发现自己正在进行一场家庭访谈。这并不一定是不可取的;但是,临床工作者应该记住家庭成员特别是在初始的团体访谈中,他们通常倾向于保护彼此,对临床工作者保密一些相关信息。

3. 移情和反移情

临床工作者应该面对患者,让翻译在患者身旁。临床工作者应该像患者能够理解他一样说话,而不是对着翻译说,"问问他是否这样或那样。"如果临床工作者这样对翻译说话,那么患者就会这样回复:"告诉临床工作者……"临床工作者如果不能理解患者就会感到焦虑,他作为临床工作者的角色就会受到威胁。临床工作者会依赖翻译来回复,而不是将翻译作为他的助手。患者对翻译的感受在社交上比临床工作者更亲近,这会让患者更进一步被翻译吸引。房间里的第三人会约束患者和临床工作者;然而,随着访谈的进行,这种影响会减少。临床工作者可能会因为翻译所需的额外的时间和翻译的存在感到不耐烦。

当一个人试图和不说同一种语言的人交谈时,通常说话会更大声,好像这样能使另一人理解。临床工作者应该抵抗这种倾向,以平常的声音说话,而不是像和耳聋的人交谈一样。临床工作者缓缓地说话,能让自己通过声音的音调、手势和面部表情来表达感受。这能帮助建立治疗关系,尽管患者不能直接理解临床工作者的话。如果在讨论中的某个时刻,患者明显地表现出沮丧或没有做出临床工作者预期的反应,临床工作者应该回到刚才的对话中,找出是翻译的错误还是临床工作者缺乏对患者文化的理解,导致他做出不妥当的评论或提问。

大部分情况下,患者会对临床工作者产生移情,如同翻译不在场一样。有时,患者会将翻译作为防御手段避免和临床工作者产生关系。临床工作者一定要避免感到被拒绝、愤怒或抑郁。此外,对翻译的竞争心态也会妨碍临床工作者的工作。

(三) 访谈的调整

为了抑制偏见,临床工作者经常忽略所有与患者的种族和民族背景有关的信息。然而,患者可能将这些忽略作为临床工作者存在偏见的直接证据。因此,临床工作者在访谈早期深入了解患者的家庭背景,在这个国家待了多长时间,目前的居住条件和在新的文化中的体验都是很重要的。对于一位来自弱势群体的患者,临床工作者可能在了解到主流人群如何不公正地对待患者的信息时会感到不适。然而,与患者讨论他在新的文化中的居住状况、经济条件以及快乐和不快乐的体验,都会让临床工作者对问题产生更深入的理解,并且让患者感到其他人在关心他。

如果翻译偏离了指导,没有翻译患者的每一句话,那么临床工作者应该提醒他任务的性质。翻译不要尝试解释患者的行为。临床工作者将注意力聚焦在患者身上,能让翻译感到更舒适。这会减少翻译在访谈中产生不良情绪反应的体验的可能性。

患者期待临床工作者较少地依赖过去的发展信息,而是更多地关注当下的情况。判断出患者是如何被转介到精神科的,谁认为患者的问题是精神病性的,总是有帮助的。当翻译是家庭成员或朋友时,临床工作者应该较少触及患者不希望在翻译面前讨论的话题,例如性、金钱、宗教和政治。然而,每一个案例的评论都是个性化的。有时,患者可能来自于对这些话题不是很忌讳的文化背景。

不论何时,临床工作者难以理解患者提供的信息的文化意义时,他应该坦诚地承认自己不了解患者的文化。随后,他可以直接询问患者这种行为在患者自己的文化背景中是否正常或是否有意义。这种方式可以显著地减少知识局限性的障碍,能够以临床工作者真诚的兴趣给予患者信心。如果临床工作者已经积累了一些对患者文化的知识,他可以通过表明这种理解来促进信任关系的快速发展。

临床工作者经常会发现患者能比最初表现出的说出更多的英文。这种暴露是患者更加信任临床工作者的证据,临床工作者不需要做出任何诠释或评论,这样只会让患者感到早期的行为受到了批评。

患者需要时间在访谈结束时问问题。安排第二次访谈时,必须为翻译的存在做出安排。正如所有新的体验一样,随着临床工作者利用翻译进行访谈的经验的积累,他的舒适度和效率会大幅提升。

三、社会阶层和亚文化

(一)社会阶层

社会经济地位与民族有关但不同于民族。临床工作者通常都是中产阶级。他们的教育、事业取向、收入和家庭背景决定了这一点。患者可以是任何社会阶层,尽管较严重的精神障碍倾向于与较低的社会阶层有关。社会阶层可以通过个体的语言、着装、举止、职业、习惯、期待和关心的事情及其父母的阶层显露出来。临床工作者想要了解患者,同时也要避免在访谈中冒犯或羞辱患者。访谈情境的社会阶层的不对称性方面类似于社会阶层的不对称,临床工作者必须觉知这一点,否则他们会无意识地造成自恋性创伤,或在访谈过程中影响他们的基本目标。

尽管没有办法避免阶层的差异,但临床工作者要避免看起来将这些差异等同于对个人价值的态度的不同。例如,临床工作者应该总是对患者日常生活的安排所具有的个人心理学含义感兴趣。敏感的临床工作者对蓝领工人如何用打猎、钓鱼度过闲暇时间,和富有的患者如何骑马、航海或赞助慈善事业一样感兴趣。看电视已经成为一项超越社会阶层的娱乐活动。通过询问患者最喜欢的节目和频道、每周花多长时间看电视、是否和别人一起看电视,能够更多地了解患者。这样做的目标是了解患者如何看待并组织他的闲暇时间,显示出临床工作者感兴趣的是他如何利用生活中的资源而不是他的资源本身。这样还能传递出临床工作者并不嫉妒或蔑视这些活动,尽管他对患者可能预期他有这些体验保持敏感。

(二)亚文化

患者属于某一种文化,却生活在另一种不同的主流文化中,例如移民的亚洲家庭生活在美国的大城市。然而,患者通常也会是特定的亚文化的成员,例如大学校园社团、极端的宗教组织或城市里的帮派。访谈拥有亚文化重要身份的患者,要求临床工作者了解这个团体以及患者在其中的地位。临床工作者表明自己不了解或想要了解患者的文化,比夸张自己仅有的知识更有用。总是保持尊重的态度是重要的。

当一位极端正统的哈西德派（Hassidic）女性对临床工作者在会面时握手的礼仪感到畏缩时，这位男性临床工作者感到吃惊，他并不知道握手对患者来说是种禁忌。随后临床工作者请她选择访谈的座位，希望避免再次失态。随着访谈的进行，临床工作者再次惊讶地发现患者的世俗、自主以及处理困难的婚姻和有虐待行为的丈夫的能力。她向临床工作者解释说，堕胎和离婚在她的社区里都是可行的，但是和陌生男性握手却是禁忌的。"临床工作者接着说，"虽然他可能不能告诉她做什么，但是他可以帮助患者学会识别和确认。

一位年轻的反主流文化的男性患者来会诊，他的头发很长、很乱，胡子也非常散乱，穿着扎染的 T 恤，戴着耳环和手镯。起初他看起来很难将注意力集中到对话上，就像吸了毒一样欣快，但是随着访谈的进行，他"集中了注意力"。临床工作者像保守的职业女性一样修饰和着装，她邀请患者讲讲自己的生活。当患者使用了一些她不确定含义的词语时——"兴奋剂"（crank）、"麻醉剂"（dope）、"老女人"（old lady）之类——临床工作者问他每个词的意思是什么。这种信息传递出临床工作者是患者生活的世界中感兴趣的游客，患者欢迎临床工作者来做他的向导。当患者提到自己对警察的愤怒和对当权派的蔑视时，临床工作者既不赞成也不反对，而是探索患者的感受和他对其他人想法的理解。患者对访谈感到越来越舒服，不仅告诉临床工作者他的亚文化，还有他的个人问题，最终提到他的孤独，因为他对自己亚文化的成员像对局外人一样不信任，他感觉到同他们疏远了，正如他疏远了更大的社会一样。他透露说，实际上，他的女朋友并不像一个"老女人"（old lady），就像他的老母亲并不像一位母亲一样。最终，他意识到他应该找个临床工作者，希望临床工作者或许能为他扮演母亲的角色。

四、心理成熟度

一些患者看上去在心理上受到了限制，对自己不感兴趣。许多临床工作者喜欢内省的患者，这类患者能从动机和感受上描述自己和他人，展示自己的洞察力。受到约束的患者思考得很具体，但是无话可说，如果有也只是说行为或事件。当他们形容一个人的时候，主要说躯体的或直接的特征。否认、投射、外化、缺乏主见和好奇心是患者主要的防御方式。

在一些患者中，人格真正受限是个体精神病理的表现。即使在患者的社会文化背景的框架下，他们也是抑制的。对于其他患者，明显的人格受限是患者和临床工作者的社交距离的产物。这类患者以他们自己的文化标准来看是不受限的。

（一）问题的描述

临床工作者区分真正受到限制的患者与文化背景使其难以使用临床工作者熟悉的方式进行交流的患者，这是很重要的。真正受限的患者很难对任何话题产生沟通或表达，包括那些他自己非常熟悉的事情。他很少有兴趣，也很少产生热情。临床工作者会诊断这位患者抑郁，或者患有慢性精神病性症状或像亚斯伯格障碍

（Asperger's disorder）那样的综合征。

文化上受限的患者在讨论他熟悉并感到舒适的话题时会较少受限。他会在个人感兴趣的领域表现出热情，尽管这对临床工作者来说很陌生。这种背景上的差异会使患者产生出受限的错觉。来自较低的社会经济阶层的患者会对自己弱势的文化背景和个人的精神动力感到受限。

临床工作者通常对不成熟的患者表现出感到无聊或不感兴趣。一个对人感兴趣并有机会向不同的人学习的临床工作者有这种反应，是继发于临床工作者和患者之间的社交距离的防御型退缩。这种反应随着临床工作者精神动力学的知识和访谈技能的增加而改变。患者缺乏内省力通常给临床工作者提供了一个独一无二的机会，在（患者）没有受到心理概念化教育的影响下检测精神动力的假设。可能出现对特定诠释所伴有的症状的戏剧化反应。正常发展的精神动力的衍生物——例如，依赖性冲突、手足之争、阉割焦虑和俄狄浦斯情结——经常在访谈中清晰地显露出来。

观察显示，来自较低的社会经济阶层的患者通常在一次或两次的精神动力学治疗后脱落。有时，这是患者对传统的精神医学访谈的不满意的反应。不仅因为传统的精神医学访谈的模式不适合这样的患者，而且还因为缺乏经验的临床工作者不熟悉背景迥异的患者。有的患者认为自己的困难已经在一次或两次访谈后缓解，尽管临床工作者认为这些仅仅是诊断性访谈。宣泄自己感受的机会能够提供戏剧性的缓解。

导致需要精神医学干预的精神病理的常见形式包括精神紊乱、身心疾病、物质滥用和性功能紊乱。尽管精神神经症的反应是常见的，但是这些反应很少能推动患者去寻求精神科的帮助。对于那些贫穷的人来说，不快乐也许直接来源于贫穷带给他的苦难。通常，在一个人变得更加富有之后，他才发现自身的问题并不能通过获得更多的物质财富来解决。

这样的患者的经历不同于那些来自中产阶级的患者。一些情况导致了其思维风格的发展。有些患者不强调智力化或智力的成就，这会导致临床工作者错误地判断患者的智力。这样的患者不会自省，并不认为精致的情感生活是重要的。他们不认为谈话有助于解决问题，他们更关心行动。因此，他们需要直接的应该怎么做的建议。他们避免哲学式的讨论，只对有实用价值的想法感兴趣。他们不习惯描述对他人的感受，尤其是对陌生人，也不愿意过多地暴露自己的个人信息。

这类患者通常为自己的不幸和不快乐而责怪外部世界，而不是他们自己。这种外化责任的倾向，通常让临床工作者认为对于内省力取向的心理治疗来说，他们并不是好的适用人。

（二）访谈管理

心理不成熟的患者不是单独的临床实体。这里讨论的访谈方法可以运用于许多患者但不是所有的患者。如果临床工作者对处于较低社会经济地位的患者使用刻板的方法,那么他就会在很大程度上对受过教育的、接受中产阶级价值观和态度的患者也难以做好访谈。受过高等教育、社会经济地位较高的患者也许不能讨论他的主观体验。来自中等或更高社会经济地位的患者可能表现出心理不成熟的患者的临床问题。以下提出的建议也适用于这类患者。

1. 开始阶段

　　就像对大多数访谈一样,首先开始于探索患者的主诉;然而,这类患者常常会说他没有主诉,或者他来看临床工作者是因为有人送他来的。临床工作者可以回应患者谁送他来的,为什么这个人认为他需要精神科的帮助。访谈应该随着患者提供的任何信息进行讨论,不管它看上去是否直接关系到患者的主要问题。例如,患者可能提到先前情感困难的事件,或是表明他最近辞职了、辍学了、和同伴分离或在生活模式中有其他的改变。在一个恰当的时间点,临床工作者应该询问患者这些经历是否让他感到紧张。"紧张"一词特别有用,因为它回避了患者对情感问题的否认。

　　这类访谈以它的少言寡语为特征。患者很少自愿表现,他对临床工作者问题的回答也都非常简短。临床工作者认为自己在独立进行访谈,很快就会因为患者不能打开心扉而感到厌烦。随着访谈的进行,临床工作者变得对患者不那么感兴趣,表达出了自己的厌恶,也倾向于让患者早点离开。此外,过分的表现温情或过多的个人兴趣会让患者终止治疗。

　　患者不习惯和任何人讨论对于朋友和亲属的感觉,特别是和陌生人。因此,访谈的最初阶段,询问具体的问题通常比询问开放式的问题能得到更多的信息。例如,临床工作者不应说"描述一下你的父母",而应该问"你父亲做什么工作?"随后,临床工作者可能会询问患者的母亲是否在外工作。他可以问实际关系到患者的兴趣和习惯的问题,问患者休闲时做什么,而不是问"你喜欢什么?"当临床工作者同患者发展出治疗关系以后,可以询问更开放式的问题。

　　在访谈早期,临床工作者应该对患者的知识和教育程度做出恰当的判断。临床工作者应该谨慎,不要用低于或高于患者理解能力的方式说话。患者的那些强调患者和临床工作者之间社会地位不同的任何言论,都应该立即以开放的方式进行讨论。

2. 反移情

　　当患者不能说出含有心理洞察力的信息时,缺乏经验的临床工作者会错误地假设自己的访谈进行得不顺利。他会变得很有挫折感,对患者感到沮丧,好像患者故意干扰访谈的进行。如果临床工作者意识到他正与一位受约束的、不能参与有内省力的讨论的患者进行访谈,那么这种反应会更少产生。过长的沉默会显得尴尬,拉大了患者和临床工作者之间的距离。应该尽量回避这种沉默,特别是在初始访谈中,尽管在患者或临床工作者思考时可以有短暂的停顿。

　　在短暂的沉默后,临床工作者问患者在想什么,患者说:"我在等你的下一个问题。"如果临床工作者等待患者自愿说一些事情,患者通常会回答:"你能再问我一些问题吗?"一个典型的最近咨询我们的这样的患者例子如下:

　　临床工作者问："是什么让你来看临床工作者?"患者回答:"你真的应该和我妻子聊聊,她才是那个有不满的人。"临床工作者问:"她的不满是什么?"患者忠实地列举了妻子的不满,他不倾听妻子,他总是说完妻子的话,他从来不带妻子出去玩,他根本不爱妻子。临床工作者问他如何感受到这些不满,患者说:"我爱她,但是她说的其他方面确实有些道理。我试着不这么做但是我控制不了自己。"他以冷漠的语气说着,没有证据显示患者是痛苦的。他否认对妻子感到愤怒。当临床工作者问及他的童年时,患者说:"我的童年很正常。我的父母很爱我。我是独生子。我觉得童年很快乐。"临床工作者问及患者父母的简要介绍,他说:"天呢,这个很难。他们都是很好的人,有朋友。我不是很擅长这样说。"临床工作者很快意识到他必须从患者身上挤出信息。患者正以对待妻子的方式对待临床工作者——看上去在倾听,使用合作的语气,但是不产生任何效果。所有关系到童年的问题都以真诚的语气回答,但答案是"天呢,我不记得了"。试图进入这位患者的思想就像试图进入一个没有门和窗户的房子一样。

　　这位患者在临床工作者的脑海中被标记为"没有病史的男人"。为了让这样的患者打开心扉,临床工作者需要做出相应的调整。这是一个典型的案例,因为患者受过教育,成熟而世故。当他透露过去已经看了几位精神科医生但是认为没有什么改善时,临床工作者问道:"你来这是不是只是为了摆脱你妻子?"患者回答:"我想是的。"临床工作者继续问:"你告诉过她吗?"患者回答说:"没有",这样就开始建立了治疗同盟。

3. 访谈的调整

　　患者和临床工作者互相的期待是决定访谈成败的关键因素。当临床工作者将讨论导向患者的期待时,患者经常通过用外部现实的术语来讨论他痛苦的根源。例如,他可能告诉临床工作者他来到诊所是为了寻求专业的帮助,以便他可能通过社会服务机构得到一间更大的公寓。因为患者对治疗的期待不同于临床工作者的期待,所以临床工作者在进行初始访谈时采取灵活、主动的方式是非常重要的。

　　为了解决患者的期待,临床工作者必须调整治疗计划。对患者问题的直接回答,对环境问题的实际帮助和药物都能促进信任关系的建立。临床工作者可以逐渐解释他期待患者以怎样的方式参与治疗,同时定义他自己的角色。临床工作者应该指出,患者能够得到帮助,但是这需要时间,临床工作者并没有神奇的疗法。他可以介绍谈话在心理治疗中的作用,特别是伴随着患者情绪表达的谈话,随着时间的推移会导致患者行为的改变。临床工作者要帮助患者缓解因为挑剔家人而产生的内疚感。随着治疗的进行,患者能够接受结构性较少的访谈。

　　如果临床工作者将他的理论框架调整成为患者的框架,那么他会避免使用对患者的经验来说陌生的类比或比喻。如果临床工作者在第一次访谈中不是聚焦于过去发展的信息,而是仅仅简单地洞察与患者目前生活有关的状况,那么临床工作者对患者的需求更能够产生回应。

　　如果患者一开始就表示不想成为患者,临床工作者可能在这样的访谈中感到不适。然而,这样的患者可能很愿意得到帮助。临床工作者倾向于回避受限制的患者,临床工作者会太过热情以至于不能接受患者口头对动机的否认。对于不熟悉内省思维、不习惯亲密的人际关系、被许多现实问题所困扰的人,抗拒心理治疗是很自然的。患者最初的要求可能是药物或环境控制。临床工作者可以在这些方面提供适当的帮助,这样做能做出实质性的贡献。临床工作者必须承担指导的角色,必须给出实际的建议。在治疗早期,对患者过去精神动力重建的智力性诠释几乎没有帮助,它们通常导致临床工作者的挫折和患者的疏远。

4. 结束阶段

结束访谈之前,临床工作者应该为下次会诊定好具体的计划,而不是问患者什么时候需要再来,或是说他会联系患者。到目前为止,患者已经透露了他对治疗有意识的怀疑和保留;患者已经讨论了他的预期,他如何看待自己的问题,以及他希望得到的帮助。临床工作者应该预留几分钟允许患者提出额外的问题。最后,临床工作者可以向患者做一个简短的陈述,依照自己的理解用简单的术语概念化问题,同时概括出治疗的实际方法。

对于不成熟的患者,临床工作者应该承担起主动的角色,这样不管患者的理解能力是什么水平,双方都能理解对方。这并不意味着临床工作者应该限制他给出建议、确认、诱导、教育等干预。对于这类患者,临床工作者在概念化这些症状的无意识的过程中,关于这些角色的知识与运用到其他患者身上的知识是同样的。最终,在精神动力学的心理治疗过程中,为了解决患者的症状,同样的无意识的冲突必须要解决。初步的积极干预加强了患者的自我和应对机制,使他能够接受对内在冲突的诠释。

五、忠诚的冲突

临床工作者与患者建立关系时不可避免地会与临床工作者的其他关系以及忠诚产生潜在的冲突。精神健康专业工作者经常被要求访谈机构内的患者,例如住院的患者、军人、在学生或大学生、被监禁的因犯。患者看待临床工作者与访谈机构的关系的角度,以及这种关系的现实情况,是访谈中有力的决定因素。

临床工作者真正在为谁工作?是保密的吗?有哪些限制?访谈对于机构对待患者的态度有什么潜在影响?如果患者的利益和临床工作者的利益一致,那么访谈更有可能成功。例如,一位负责学生健康的精神科医生正在评估有自杀企图后的大学一年级新生,同时他也是健康服务系统的重要成员,也要评估学生在校继续学习的潜在危险。通常,在访谈早期,最好的情况就是临床工作者询问患者对于访谈安排的理解并澄清现实。患者通常与那些能够非常直率地考虑到传统临床界限存在机构局限性的临床工作者相处更为舒服,例如报告、保密的局限性或访谈可能的负性结果,甚至强调这些局限性,而不是那些试图减少、否认或回避这些问题的临床工作者。

六、残障

残障是身份的另一个重要方面,残障患者是独特的亚文化的一部分。听力障碍影响语言和交流;使用轮椅影响访谈的环境或卫生间设施的使用。临床工作者识别并考虑这些实际问题是很重要的,否则患者会认为临床工作者觉得他的利益不相关或不重要。临床工作者也要注意到残障患者抱怨他人将他的残障当作他的主要身份。残障患者只是一个失明的或耳聋的或坐在轮椅中的人,而不是那些"盲人""聋子""残障人"中的一员。偶尔,残障患者也抱怨使用"有生理缺陷"这类强调他的差异性的术语,而更喜欢强调描述他们的适应能力。残障患者"为活动而使用轮椅"而不是"他被限制在轮椅中",他是"有不同能力的人"而不是"失能的"。类似地,临床工作者应该探索患者如何适应他的残障,而不是探索残障如何影响了他的生活。例如,临床工作者应该询问:"你对旅行做出了什么样的安排?"而不是说:"残障一定妨碍了你的旅行。"重点强调患者应对逆境的身份,而不是一个被残障定义了生活的人。一位有着成功的学术生涯的男士在晚年时期变成了严重的失能——四肢瘫痪。这位患者描述了他的同事如何主动联系他,并带他参加他们的社交活动。然而,他非常痛苦地知道,每次在鸡尾酒会上有人过来同他交谈,他就会"被困住"不能离开,直到其他人来替换。患者讨厌自己成了一个"困住别人的人",他会让同事离开,以至于其他人感到他很傲慢。临床工作者认识到这是一个残障的问题也是一个人格的问题,他建议患者带去一个学生,学生会很荣幸地参加这种场合,可以作为社交缓冲为他服务,这样就能减少同事的压力,他们就不会再"被困住"。

七、年龄

相比于临床工作者,患者可能非常年轻或非常年老。尽管这通常不意味着任何特殊的问题,但是这也会导致困难,特别是在年龄范围的两端时。青少年通常认为他们属于代际的亚文化,这种亚文化和主流的成人文化相冲突,而临床工作者就属于成人文化。临床工作者应该识别这种不同,对它表现出兴趣,而不是试图作为一个假青少年"越过"它,或表明他不赞同青少年所认为的与成人有关的价值和态度。如果一位青少年患者提到他崇拜的当红摇滚明星,那么了解患者为什么觉得这位明星的音乐如此有吸引力,这与他对自己的看法有什么关系,他的朋友是否也有同样的看法等问题,是有帮助的。

在年龄范围的另一端的问题是不同的。老年患者更有阅历,会认为临床工作者缺乏生活经验。退休、衰老、依赖自己的孩子、配偶或关系密切的朋友的离世代替了他的上进心、养育孩子以及对增加的权利和责任的适应能力。再次强调的是,临床工作者要对患者亲历的生活以及患者的人格在塑造个人命运中所扮演的角色表现出兴趣。

老年患者可能会诱发临床工作者对自己的衰老和死亡的反移情的恐惧,以及探索患者对这些问题的感受的阻抗,尽管这些感受通常与表面的问题关系并不遥远。临床工作者对老年患者的另一个常见的反移情问题是将其视为父母的角色,通常无意识地在心理上像对待自己的父母那样对待患者,特别是那些能够在访谈中唤醒临床工作者在成长过程中的冲突的患者。

　　许多关于访谈残障患者时需要注意的观点同样适用于老年的患者,尽管他们不喜欢被这样分类。"老年"对大多数人来说都是挑战,但是在生命周期中的很长时间段内相当不同。对于青少年来说,"老年"是指任何与他父母年纪一样或年长于父母的人。我们每个人都有自己关于老年的定义。随着我们自己变老,这个术语更可能意味着虚弱或我们不能再照顾他人。

　　最常见的反移情问题之一是临床工作者没能理解并承认健康的老年人持续的性需求。老年患者确实有性生活。性表现有时可能受到损害,这对老年患者会产生困扰,他们通常不愿意讨论这种话题,尽管这可能会困扰他们。敏感地探索老年患者的性生活应该是访谈的核心部分。许多老年人有着活跃的性生活,这对他们来说是一个持续的满足感的来源。一个常见的反移情问题就是临床工作者错误地认为性对老年患者来说不再重要。性欲、性幻想和其他性活动在人的整个生命周期中是持续存在的。

　　对于来自不同文化、社会阶层或教育背景的患者来说,临床工作者不必提前了解老年患者的生活环境,而是要了解如何帮助患者谈论它们,这样做可以支持患者对自己身份的自尊。关于退休更是如此。

　　退休会表现出复杂的社会的、躯体的和心理的问题,这对于临床工作者来说是个挑战。老年的妻子们有一个玩笑:"婚姻可以同甘共苦但不能当饭吃。"以下是一个典型的例子:

　　患者是一位最近从一家知名公司退休、曾是资深合伙人的男士的妻子。他们的婚姻从总体上说是成功的;他们养育了已经成亲的儿女和受人喜爱的孙辈。丈夫在工作上善于细节管理,他退休之后把注意力转向了他之前完全忽视的家里的洗碗机。患者立即建议丈夫,厨房是她的领地,他应该"留在外面"。这很快就导致了一场权力冲突,因为丈夫不能再给任何人当老板了。

　　经过几次记录病史的咨询,临床工作者解释说,对于这样一个成功的男士来说发现自己再也不能当领导是一件很让人悲伤的事情。患者回复说:"我不这样认为。我希望你不是在说他应该领导我。""完全不是",临床工作者说,"你所做的只是把这个工作交给他;然后你就不会感觉到他是在批评你如何使用洗碗机了"。患者同意这可以作为情境模版,她可以让丈夫觉得自己有用,给他正性的鼓励。丈夫向她求助,想填满退休带来的空虚感,临床工作者建议患者和她的丈夫一起合作找到一种愉悦的方式来填满生活中空虚的部分。

　　另一位患者来咨询我们,因为他由于迅速退化的记忆被强迫提前退休。精神科医生详细查看了患者的病史,包括患者服用过的所有药物。患者说他6个月之前开始服用心脏病药物天诺敏(Tenormin)。精神科医生当着患者的面查阅了临床工作者案头参考书,了解到这个药物可能导致痴呆样的状态。他将这一部分内容读给患者听,获得他的允许后给患者的妻子打电话解释了这种情况,包括突然停用药物的风险和尽快与他的心脏病医生会面的重要性。幸运的是诊断结果是正确的,事情的结局也很好。

　　成功退休的最好的预测因素包括可以共度时光的爱人、良好的躯体健康、充足的财物安全和退休前存在的有益的爱好以及退休前额外的职业兴趣。临床工作者可以探索这些领域的每一个方面，询问一些例子来准确地记录患者通常所说的在退休方面一切都"很好"或"不错"。如果临床工作者的问题是对患者的新生活和与过去的连接真诚地感兴趣，那么这种询问最有成效。"你在闲暇时间会做什么？""请描述一下你通常的一周活动""你想念之前的工作吗？""你还和之前的同事联系吗？""你感到抑郁或无聊吗？""你看多长时间的电视？""你怎么锻炼身体？"类似这些问题都是有帮助的。询问孩子、孙辈、患者的配偶以及其他家庭成员也是有帮助的。

涉及患者对过去生活的满意度的问题是有启发性的。"如果你能再活一次，你会改变什么重大决定？"或"你对人生中的哪些方面感到最骄傲和满意？"这些问题为理解患者的情感生活提供了有价值的窗口。如果患者回复说没有仔细想过或不会改变什么，临床工作者可以安静地等待，观察患者随后会提到什么，因为它可能与临床工作者的问题所诱发的无意识的感觉有关。

最后，老年患者通常对心理治疗有反应，也经常能够有效地运用他的洞察力。

八、性取向

1980 年，精神医学专业正式将同性恋从精神病理中移除，因为这种标签是一种社会偏见。这种偏见在无数人身上的有害的心理作用是巨大的。它来自于对同性恋的恐惧，以及异性恋的道德优越感，这种想法被称为异性恋主义。许多负性的想法与其他偏见是并存的，如种族歧视。许多年来，同性恋患者隐藏自己的性取向，想到它就会感到耻辱或羞愧。此外，许多同性恋者都由于他们的核心性取向有着痛苦的童年。正如对经历过种族歧视的少数民族患者一样，临床工作者应该敏感地对待这种对同性恋患者明显的或隐蔽的偏见，温和地在访谈中探索这个问题。

（一）移情和反移情

多年的持续至今的歧视，以及精神健康团体在加强这种歧视中扮演的角色，使许多同性恋患者对精神健康访谈非常警觉。许多精神科医生以及其他精神健康专业工作者认为同性恋是病理性的，这种态度在同性恋群体中广为人知。作为结果，任何性取向的临床工作者都被建议，在最初与同性恋患者的访谈中，观察这种不舒服的感觉。男同性恋患者提出的，例如："你的专业背景和性取向是什么？"这类问题通常意味着患者潜在地担忧临床工作者对同性恋的态度。临床工作者可以共情地说："你想知道你能否舒服地和我一起解决你的问题。作为你担忧的一部分，我想知道你是否担心我对同性恋的态度？"男同性恋患者通常会承认他担心把自己交到一个认为同性恋天然就是病理的临床工作者手中。

在最初和同性恋患者的访谈中，确定患者的问题是否直接与他的同性恋倾向有关，是很重要的。对许多关系出现问题的患者来说，身为同性恋并没有冲突；但他们有关于婚姻、孩子和建立家庭的矛盾，或工作上的问题，这些问题与他们的性

取向无关。然而，一些同性恋患者最初来寻找帮助，是想改变他们的性取向或希望
将双性取向改为异性取向。一位从未与男性、却与数位女性陷入热恋的女性患者
在最初的访谈中，对自己的性身份感到困惑："我真不知道自己是不是同性恋。如
果我是，我也不知道自己想不想做同性恋。"很快明了的是，她对自己承认同性恋后
父母的反应感到恐惧。"他们可能再也不会跟我说话了。我承受不了这个。"临床
工作者向患者清晰地指出，他们一起合作的任务就是理解她的同性恋冲突的性质，
以便她能获得更多的心理上的自由，但是临床工作者不会强迫她选择一个方向或
另一个方向。一些同性恋患者将社会的反同性恋偏见内化，将它们指向自己，强化
了他们关于自己性取向的冲突。暴露并解决这个内部的"对同性恋的恐惧"通常能
解放同性恋患者。

同性恋患者的访谈问题与访谈其他社会或文化团体的成员一样。患者是自己
世界的专家；临床工作者的兴趣、好奇和没有偏见能够促进探索患者如何适应自己
的世界以及他经历过哪些特定的挑战。父母和兄弟姐妹对患者因为性取向而产生
的困境，"出柜"的矛盾，以及对偏见和歧视的经历都有可能是重要的。同性之间的
性和异性之间的性至少是同样复杂和多变的，性经历的历史包括的不只是伴侣的
性别，还包括谁对谁做什么，带有什么幻想，对性表现有什么焦虑，快感是什么，对
伴侣需要注意什么，什么涉及结果以及使用什么保护措施。不幸的是，同性恋团体
对艾滋病有易患性，大多数与同性恋的访谈都包括讨论这种疾病如何影响了他们
的生活。

（二）同性恋临床工作者和同性恋患者

同性恋临床工作者第一次见到同性恋患者会出现几种情境。首先，患者可能
已经被转介者或其他转介资源告知，临床工作者是同性恋。其次，患者要求过转介
者介绍一位同性恋临床工作者，但是不确定该临床工作者是否是。第三，转介者可
能将同性恋患者转介给一位同性恋临床工作者，但是没有透露该临床工作者的性
取向。最后，转介者可能告诉或者不告诉临床工作者他告诉了患者什么内容。因
此，就像其他临床情境一样，与同性恋患者进行的第一次诊疗首先应该探索患者为
什么寻求诊疗，他们需要临床工作者具备什么样的资质，转介者告诉了他关于临床
工作者的什么情况，以及如果他们有几种选择时，为什么选择了这一位而不是另一
位临床工作者。

如果患者已经被告知临床工作者是同性恋，可以询问："你是如何认为同性恋
临床工作者是有帮助的？"这样的询问可能减少患者的担心，也能强调同性恋临床
工作者对患者的意义中被设想的部分。例如这样的回答："我觉得这样我更容易
谈论我的性生活"，或"我觉得这样我就不用再解释关于同性恋的亚文化了"，或"我
认为你不会评判我"，这些答案应该被临床工作者认真地进行记录，因为早期表达
出对于这些方面有担忧或困难的患者来说，它们在后期的治疗中可能有帮助，或者
这是一个早期移情倾向的迹象。

　　例如,那些不愿意过多解释或与临床工作者有更多共同性的患者,在某些具体的方面是正确的,因为同性恋临床工作者了解同性恋的亚文化中关于地点或人物重要性的第一手资料。然而,患者经常做出一种错误但尽管是可以理解的假设,认为自己与同性恋临床工作者天然地比与异性恋临床工作者有更多的共同性。假设临床工作者知道或在同性恋团体中做相似的事情是很常见的,但在患者的角度来说并不一定总是准确的。例如,一位20岁的女同性恋患者,对她40岁的女同性恋临床工作者不知道新的女同性恋酒吧感到失望,而女同性恋临床工作者对患者关于她的想法感到困惑,患者把她想成一个爱调情、泡酒吧的女同性恋,然而她此时正忙于抚养孩子、偿付贷款。事实上,医患两人都是女同性恋似乎比代沟的影响更小。

　　患者的另一个关于相似性的常见假设是,同性恋临床工作者有着共同的成长困难或生活经历。一位认为自己女性化的消瘦的男同性恋患者,看到他的结实、练举重的男同性恋临床工作者时感到很失望,因为他突然意识到要求由一位男同性恋临床工作者来访谈是由于他想象临床工作者会有和他一样的受到欺负、被人嘲笑女性化的童年经历。讽刺的是,这位男同性恋临床工作者确实分享了这样一段历史,这解释了他成年后对健身感兴趣的部分原因,但患者基于他的外形认为不是这样。在治疗早期强调并开诚布公地讨论这种假设是一种开始探索患者的内心世界的有效方式。

　　即使患者要求一位同性恋临床工作者,他可能对实际上能否得到这样的临床工作者感到疑惑。患者内化的"恐同"让她担心她的女同性恋临床工作者在某种程度上受过伤或心理上并不那么健康。对于知道临床工作者是同性恋的患者来说,早期与患者探索这种可能性时可以询问:"你是否考虑过因为我也是同性恋,所以在某些事情上我不能很好地帮助到你?"对于另一些问题,临床工作者的性取向被认为是可取的。这种策略强调更普遍的平衡的方式,在访谈中要学会处理复杂的和充满冲突的信息。此外,这也强调了一种现实的可能性,临床工作者在某些方面有盲点,在一些方面他的冲突与患者的相重叠。

　　正如大多数临床情境那样,患者觉察到临床工作者一些重要的个人信息,了解临床工作者的性取向经常会导致更多的问题,例如是否在恋爱阶段,是否有孩子,是否经历过困难的"出柜"阶段等。就像任何其他个人信息一样,这些问题的含义也应该被分析,临床工作者必须谨慎地暴露关于办公室之外的与生活有关的个人信息。

　　事实上,患者开始治疗时知道临床工作者是同性恋,并不能排除一些可能性,患者可能会在治疗中的某个时候会幻想甚至认为临床工作者在治疗的后期变成了异性恋。一位男同性恋患者认为他的女同性恋临床工作者在她自己的治疗中已经被"治愈"了,症状是与一位男性恋爱。在看到他的临床工作者戴了结婚戒指并在不久之后怀孕时,他得出了这个结论。该患者同时感受到她走路不像之前那样沉重,她看上去也少了一些男性气息。这些感受同时让该患者觉得自己少了些女性化,临床工作者怀孕的事实也激起了关于抚养孩子的问题。这些问题从嫉妒她有生孩子的能力到挥之不去的内化的"恐同"的感觉,这些感受让该患者对临床工作者"强迫"孩子在一个同性恋家庭里长大是否公平感到不适。

当患者来会诊但不知道临床工作者的性取向时,他可能会直接询问:"你是同性恋吗?"在回答问题之前,临床工作者应该探索每一种答案对患者来说意味着什么。但是为了强化并维持治疗关系以及避免初始访谈中的权力争斗,临床工作者会选择直接回答"是"或"不是"。临床工作者可以选择中性地回答:"我不应该回答这个问题,但是先弄明白这对你来说意味着什么是比较有帮助的。"有的患者会感到好奇,但是对直接问这样的问题感到不舒服,就会尝试推断出答案。一位男同性恋患者在他最初的访谈中提到了一个同性恋度假圣地的受欢迎的俱乐部,以探试临床工作者是否熟悉这个俱乐部,然后推测出他是否是同性恋。这提供了一个机会,引导出患者想象的典型的同性恋的细节。发现患者在寻找什么信息,能够帮助他确定临床工作者是否是同性恋,这可以作为一个开始,来阐释患者如何看待自己为同性恋所代表的那些重要方面。再次说明,使用患者的早期行为将他带入自我探寻的过程,是治疗方法的重要的基石。

然而,其他患者可能需要在开始治疗并实践了一段时间之后,才能准备好接受临床工作者也是同性恋的可能。有时这是患者的一种企图,试图控制自己色情的感受,以及想要对临床工作者采取行动的希望和恐惧。其他时候,患者自己内化的反同性恋的偏见在治疗早期表现得非常强烈,以至于知道临床工作者是同性恋可能会让患者轻视临床工作者从而导致访谈无法进行。在这样的案例中,只有在探索这些问题以后,患者的感受才会减轻,才能考虑临床工作者是否是同性恋。在这些情境以及类似的情境中,患者这方面主动的力量使其不能思考或不想知道临床工作者的性取向,对于缺乏经验的同性恋临床工作者来说很难处理,这种临床工作者会由于自己的焦虑或兴趣,很想告诉患者自己的性取向,或攻击性地质问患者为什么没有提出这个问题。对于许多同性恋临床工作者来说,对患者保持匿名和未知的身份,可以重新创造早期未"出柜"前的、周围人没有看出来也并不知道的人生经历。然而,容忍和理解是什么让同性恋临床工作者有强烈的愿望要告诉患者自己的性取向的性质,这对同性恋临床工作者来说是反移情管理和自我分析的关键方面。

同性恋,就像美国其他许多少数团体的成员一样,生活在社会变革当中。他们可能是活跃的参与者,或完全回避参与,但是他们不能避免认知和选择。临床工作者的技能反映在他探索这些问题的能力上,同时如果他没有传递出评判、赞同、谴责或劝说,而只是感兴趣患者在生活的诸多替代选择中如何处理和做出选择。

九、结论

"不同"的体验是普遍的,临床访谈通过识别和探索它而变得丰富,要合理化它的存在和普遍性,理解患者如何应对。为此,临床工作者必须避免几个常见的错误:第一,假装它不存在——假装世界上没有偏见、歧视或社会文化压力,患者的体验是病理性的;第二,忽略它的存在——访谈患者却不询问他"不同"的体验;第三,强调它的排他性,将患者视为原型或刻板的少数群体,而不是作为这些群体中独立的个体。如果临床工作者成功了,他不仅能完成一个成功的访谈,而且还能额外地了解他没有机会体验到的那一部分世界。

第四篇　影响访谈的技术因素

第二十章　记笔记和精神医学访谈

本章讨论了初始精神医学评估和后续治疗性访谈的书面记录。这种书面记录对督导和教学非常有用，因为不同于以或多或少的标准模板组织的准备好的病史，这些笔记揭示了医患关系的发展过程。

当学生们了解到有经验的临床工作者在记录笔记的最佳质量和方法方面有很大的分歧时，他们常常感到困扰。给初学者的建议是多样的。笔记通常是由督导建议的，因此它代表了第三方对访谈情境的意见。这可能会干扰患者或临床工作者。因此，对记笔记的讨论需要考虑督导关系。某位督导可能会建议学生不要做任何笔记，而是要完全专注于患者在说什么，依靠记忆来重现这些信息。另一个极端是督导建议记"逐字的笔记"。学生总是对"逐字"的定义感到困惑，但本着合作的精神，他会努力地记录，试图把他自己和患者所说的一切都包括进去。同一位导师也可能看起来不一致，对不同的学生或同一位学生在面对不同的患者或不同的训练时间有不同的方法。为了理解这一复杂的问题，有必要建立一些基本原则。

所有的临床工作者在倾听患者说话的时候都会在心里记笔记。提高访谈技巧的基本功之一是，学习如何记录隐含信息而不仅仅是明确的内容。同时，临床工作者必须观察患者的行为和情感反应，以及他自己对患者的反应。而且，临床工作者还应指出特定的话题与特定的情感反应或躯体动作之间的相关性。督导建议临床工作者应该学会识别"红线"，或存在于患者联想中的无意识的连续性。临床工作者还应该报告访谈时他对患者说的每一句话，并且能够回忆起他自己的评论、问题、诠释、建议、忠告、语气等。然而这是不可能的，因此，结果将会受到影响。

临床工作者感受到的压力可以通过聚焦于上述一个或多个方面来减轻。有些人强调与患者有关的病史信息，而另一些人则关注临床工作者与患者之间正在进行的人际互动过程。那些强调病史信息的督导倾向于要求在访谈中记笔记，而且通常希望按照获得患者信息的顺序准确地记录有关患者的资料。那些更强调人际互动过程的督导，通常会鼓励临床工作者记录报告，不管这些笔记是在访谈中还是访谈后记录的。因此，做笔记是一个更广泛的问题的一部分：临床工作者和他的督导主要关注访谈的哪些方面？

本章集中讨论比较具体的问题，即应该做什么样的记录，以及相对于访谈来说，什么时候做。在健康专业领域中，对患者进行书面记录的需求是普遍存在的。对每个患者的诊断和治疗都有记录是法律和道德的责任。这种要求是相当广泛的；但是临床工作者受制于他们所在机构的政策。尽管这些政策无疑会影响人们的态度，但记笔记的准确方式通常由临床工作者自己决定。记笔记的另一个重要目的是有助于对每位患者的记忆。因此，每个人都必须决定自己最难以记录的信息类型，并在自己的记录系统中将它们作为指南。基本的身份信息，如患者的姓名和地址，其他家庭成员的姓名，孩子、配偶、兄弟姐妹和父母的年龄等，都应该被记录,因为这些信息不容易被回忆起来。详细描述患者和他在初始访谈中的行为以及初始的印象诊断,往往被证明对后续治疗是有帮助的。研究表明,准备书面的案例概念化的临床工作者比那些仅仅在头脑中组织信息的人更成功。

在访谈中记笔记的主要问题是在关注患者时可能会分心。随着经验的积累,越来越容易用最少的注意力来记笔记,并给予患者最大的关注。而且,人们可能更容易因为试图记住信息而分心,如果他知道关键的信息已经被记录下来并保存起来供将来参考,他就会更加自由地去倾听和照顾患者。许多临床工作者在前几次的访谈中都做了相当完整的笔记,同时收集病史信息。之后,临床工作者多是记录新的病史信息,患者生活中的重要事件,服用的药物,移情或反移情的倾向,梦境以及对患者进展的一般性评论。

焦虑或不安的临床工作者可能会发现记笔记可以很方便地躲避与患者的情感接触。这使他可以转移视线,把心思用在别的事情上。临床工作者的笔记可能落后于谈话一两句话。访谈渐渐变成了背景,让他焦虑的事情也就不那么令他不安了。当这种情况发生时,表明临床工作者应该把笔记放在一边并探索反移情的问题。例如,一位精神科住院医生告诉我们中的一位作者,他对读过的一篇文章印象深刻,文章将男性临床工作者和女性患者之间的互动比作谈恋爱或朋友间的互动。这位住院医生认为记笔记能够帮助他建立一种职业身份的感觉,使他以恰当的方式与患者交谈。在这里,记笔记的作用是加强职业认同,帮助他分散注意力,这样临床工作者就可以更多地参与到记笔记的过程中,而不是被患者吸引的感觉上。

任何笔记都有一种职业性质,可以用于治疗。临床工作者如果把笔和纸放在一边,就可以建立一种高度的亲密感。讨论患者的信息时应该谨慎——包括他的性生活,他的移情性评论,或他对前一位临床工作者的负性情绪。

在向督导提交资料的过程中,强迫型的受训者会带着大量的笔记。他不确定哪些信息是最重要的,如果让他自己判断,他担心自己可能带来错误的资料。因为他没有能力区分带来哪些信息的补偿,受训者试图带来所有的资料。不可避免地,受训者总是忽略最重要的事情,如那些发生在去办公室的路上或在访谈结束他已经放下笔记本时发生的事情。由于边说边写比边听边写更加困难,因此关于患者所说的话的笔记往往比临床工作者所说的话的笔记更完整、更准确。通常,当督导建议受训者在访谈的某一时刻应该这样说或那样问时,受训者会迅速告诉督导事实上他这样做了,只是没有机会把它写下来。

"逐字的"笔记实际上并不是逐字的。事实上,不会有一个完整的就诊记录。即使是录像也不能完全记录下访谈过程中发生的所有事情,因为它只包含可以观察到的外部行为。而且,许多微妙的语言暗示可能会被录音设备所掩盖,或者如果这些语言暗示与伴随它们的非语言暗示分开的话,就会被完全忽略。临床工作者的主观感受和反应的关键信息不能用任何方法直接记录下来。督导与被督导者之间关系的质量决定了,访谈的重要信息在督导的时间内是如何被复制的。如果受训者尊重并信任他的督导,并不认为他是故意伤害或弱化被督导者的人,则可能会有更多的沟通。如果被督导者感到害怕,即使有大量的笔记,督导也不太可能了解很多发生在访谈中的重要的事情。

现代技术产生的录音或录像类型的笔记逐渐变得流行。当使用这些方法时，必须考虑它们对患者和临床工作者的影响。临床工作者对患者的权利和特权的关注，是通过他向患者介绍这些程序的方式表现出来的。根据笔者的经验，患者反对录音并不是常见的，但是每位患者都应该事先被解释这些步骤并获得授权。只有在患者知道并给予授权，了解谁能接触到这些信息以及出于什么目的之后，设备才能被启动。患者更关心的是临床工作者对侵犯隐私的态度，而不是可能透露的内容。

此外，临床工作者往往很担心同事和督导的挑剔。这将抑制他的自发性，导致他进行"更安全"、更刻板、更认知式的访谈。此外，临床工作者对录音设备的反应经常会投射到患者身上，他可能会记录患者对录音的焦虑，即使患者实际上并不在意。我们中的一位作者在开始他第一次用录像设备的访谈时说："我想你会对电视设备很好奇"，结果他听到的回答是："哦，你不总是这样吗？"在某些情况下，临床工作者的表现欲会占主导，他会尝试一些戏剧性的动作。他是在回应一些看不见的观众，而不是他的患者。

到目前为止，我们主要从临床工作者的角度来考虑记笔记及其对他的影响。记笔记对患者也有影响。

偏执的患者很可能会因为记笔记而感到懊恼，尤其是录音或录像。他认为这些记录代表了破坏性的证据，以后可能会被用来针对他。临床工作者在与此类患者进行访谈时，明智的做法是当着患者的面，记录基本的病史信息。临床工作者应该回答多疑患者的问题，如谁有权查阅这些笔记。重要的是要探索这些患者所担心的问题，并向他们保证临床工作者会谨慎地做记录。在访谈结束时做笔记可以减少这些问题，但通常是不切实际的。

强迫型患者可能会觉得临床工作者会从他身上得到很多信息，但他更倾向于把记笔记看作是他所说内容的重要性的线索。患者也可以通过间歇性的暂停以方便记录，以此来表明他对做笔记的重要性的觉知。患者通常不愿意承认这种行为是由他怨恨临床工作者对笔记比对他更感兴趣而引起的。

在学术培训中心受训的临床工作者所治疗的患者往往对他们寻求帮助的特定机构的教学角色有一定的认识。他们通常不会直接询问督导或督导的过程，但他们会在记笔记的过程中表现出好奇。一个常见的问题是："你用这些笔记做什么？"受训者经常感觉到，询问实际上是针对督导过程的，这可能暴露了他缺乏经验的状况。因此，临床工作者可能会试图用轻微的不诚实来回答，例如："这些笔记是你的治疗记录的重要组成部分"或"诊所要求保留治疗记录"。在这样的询问中，临床工作者明显隐藏了患者害怕临床工作者破坏他的信任。初级临床工作者的逃避可能来自于在会诊时向督导透露患者的信息而感到内疚或不适。通过询问患者是否对记笔记的目的有一些具体的想法来回答这样的问题是有帮助的。临床工作者可能会发现一些患者隐藏的想法。询问这些想法时，可能会导致关于临床工作者的督导的直接问题。这样的问题可能会对初学者造成威胁，但他惊讶地发现，当患者意识到自己缺乏经验的临床工作者正得到更有经验的督导的帮助时，他们会感到放心。在其他时候，患者已经知道了这些问题的答案，关于身份问题，他的临床工作者对他是开放的和诚实的，这让他感到放心。

有时患者可能会问："你刚才写了什么？"或"你为什么把我刚才说的话写下来？"这些问题表明患者在寻找某种奇迹的答案来解决他的问题，或者表明他对临床工作者的恐惧和不信任。临床工作者会更直接地理解访谈的过程，如果他不直接回答问题，而是问："你认为我写的是什么？"或者"你担心什么？"揭示该问题隐含的意义将使患者的注意力从笔记转移到自己的焦虑上。其他类型的情境出现在临床工作者记笔记时，患者试图倒着读笔记的时候。这种行为可能伴随着患者的评论，表明他刚刚读了一些内容。这时，临床工作者可能会放下笔，像先前一样，探索患者的兴趣的含义。

强迫型患者和精神分裂症患者经常会担心笔记的所有权。常见的申明是："那些笔记是关于我的，所以它们一定是属于我的。"临床工作者询问患者的担忧，可能会指出，这些笔记实际上是他们一起工作的结果。患者有时会问他们是否可以阅读笔记，或者是否可以复印笔记。他们可能觉得这些笔记包含了奇迹的答案，只要临床工作者愿意与他们分享，就能立即解决他们的问题。临床工作者应该确定患者对笔记的哪一部分是有反应的，而不是把笔记提供给患者。一旦临床工作者探索了患者兴趣的基础，对笔记的担心就会被遗忘。

对于有冲动控制障碍的患者来说，笔记的所有权也可能成为一个问题。患者通常会问："如果我跑过去拿走那些笔记，你会怎么做？"诠释患者对失去控制的担心，是很重要的。对于那些思维机械的患者来说，这样的诠释可能是失败的。临床工作者有必要告诉患者，笔记属于他而不是患者，患者不能阅读笔记，他也不允许患者夺走他的笔记。

表演型障碍和抑郁的患者往往不喜欢记笔记。这些患者希望临床工作者全神贯注，任何的干扰都会激起他们的愤怒，让他们感到自己被忽略了。通常，在他们在访谈期间公开抱怨之前，他们对笔记的不满会在他们的梦境中透露出来。就像其他抱怨记笔记的患者一样，可以通过在访谈结束后记笔记来避免这个问题。然而，笔记的质量可能会有所下降。与此类患者的其他移情性苛求一样，重要的问题不在于临床工作者是否同意患者的欲望，而在于这种欲望是否得到了完整的表达和探索，以及这种诠释是否有助于患者的自我理解。

和其他改变访谈结构的现象一样，记笔记也会反映出移情和反移情的问题。当检查这些影响时，记笔记可以有效地示范临床和督导的情况。

督导对受训者笔记的管理，包括探索受训者对督导的移情，它会反映在这些笔记中，这经常成为一种重要的教育经验，督导会为受训者提供一个"平行的过程"。

第二十一章　电话、电子邮件、其他数字媒体和精神医学访谈

　　电子通信,从电话开始到近年来的电子邮件,在现代临床实践中扮演着重要的角色。乍看起来,这个主题似乎过于简单或直接,不值得注意。然而,它涉及与患者的临床工作的一个重要领域,因此应该进行研究。由于在精神健康专业工作者的训练中通常不会讨论这个问题,因此,这是每个临床工作者的个人风格的领域,临床工作者很少进行自我审视,而反移情的问题经常出现且可以被识别出来。

　　大多数患者通过电话与临床工作者进行初次接触,许多患者随后还会打电话。电话可能会打断访谈,从而产生问题。有些专业工作者通常在与患者进行访谈时接电话,而有些人则从不接电话,还有一些人偶尔会接电话,对于该决定的标准各不相同。此外,电话可用于在急诊情况下的和持续的临床访谈。患者也会通过电子邮件联系他们的临床工作者。虽然在很多方面,这类似于在电话答录机上留言,常常收到电子邮件的回复,但几乎不可能与收件人进行直接的互动。

　　其他数字媒体,如脸书(Facebook),给临床工作者和患者带来了复杂的问题。如果临床工作者在脸书上发布信息,基于可以得到多少个人信息,那么可以访问这些信息的患者会带着许多先期形成的关于临床工作者的移情和窥视进入初始访谈。然而,就像患者能够直接观察的临床工作者的任何其他"真正的"方面,如外貌、诊疗室陈设等,需要探索这种间接知识的影响及其对患者的意义。相反的危险——通过患者脸书的信息来调查患者的临床工作者——如下所述:

　　临床工作者在早期与患者的访谈中发现,他在获得患者过去连贯的病史和信息方面有相当大的困难。他在一个社交网站上查看了这位患者的信息,发现他在十几岁的时候就已经是一位国际象棋冠军了。考虑到加强治疗同盟,患者会因此感到更加被理解,从而更自在地暴露自己,临床工作者与患者分享了这一发现。"我再也不想见到你了。"患者回答说,然后气冲冲地离开了。这至少建立了诊断——偏执型患者,感到自己被监控了。

一、患者给临床工作者打电话

(一) 初始电话

　　每个临床工作者都有自己的方法来处理未来患者的初始电话。大多数人在第一次访谈前,都希望得到一些关于患者的信息。有时,这可以由转介者提供,但许多临床工作者并不知道打电话预约的患者是谁。

　　打电话的患者会询问临床工作者的名字,表明自己的身份,并就打电话的目的做出一些解释性的评论。给临床工作者打电话的将来的患者并不总是遵循这些习

惯的社社交期待，因此可能会提供有关他的人格模式和疾病严重程度的线索。

即使临床工作者接电话时说"你好"而不是叫出他的名字，精神病性患者也可能立即开始讨论他的问题。临床工作者可以这样打断："我在和谁说话？"患者的反应通常是表明自己的身份，并表明他希望预约。如果患者只是表明身份，然后继续讨论他的问题，临床工作者可以打断他，问："你打电话是为了预约吗？"在正式预约之前，临床工作者通常可以询问："请问你是怎么知道我的名字的？"如果患者通过恰当的转介获得了临床工作者的名字，如同事或其他社会服务机构，那么可以询问未来的患者，他想讨论的是否是他自己的问题。打电话者可能会回答："不，患者是我的妻子。"或"事实上，我想让你评估一下我的儿子。"在这个案例中，临床工作者回应说："你儿子多大了？"患者回答说："他 37 岁。"打电话者继续说："他有一个我们不赞成的女朋友，他没有工作，仍然住在家里。"在这种情况下，就诊前需要再进行电话讨论，从而避免不恰当的就诊，以及避免浪费时间和金钱。刚才引用的片段表明，打电话者自己也很难应对在电话中讨论的人，所以临床工作者安排一次与打电话者的诊疗可能更恰当。然而，例如，如果打电话者想让临床工作者假扮成客人到他家里去，强制一位精神病性的亲属住院，则临床工作者需要澄清精神科医生的角色。简短的电话访谈也有助于避免与销售人员、保险公司代理人和其他人的不必要的预约。如果患者表明他是从分类电话簿上获得了临床工作者的姓名，则应该确定他是需要初级保健临床工作者还是精神健康专业工作者，以避免产生误解。

强迫型或偏执型患者在透露自己的任何信息之前，可能会特别注意他们是在和临床工作者本人进行交谈。这些患者通常对传统的社交期待不敏感，可能会在电话中就他们的问题展开冗长的讨论。当这种情况发生时，临床工作者可以说："当你来看我时，我们可以更详细地讨论这个问题。"强迫型患者往往试图通过建议他第一次就诊的时间来控制临床工作者。与其在电话里诠释这种行为，临床工作者不如给患者一个小时的时间面谈。强迫型患者经常会在就诊前询问费用。这样的问题最好直接告诉患者费用。患者可能会问："这可以商量吗？"当患者第一次打电话时提出这个问题，往往表明他对治疗犹豫不决的心理。由于立即的探索是不现实的，临床工作者必须直接对质这种犹豫不决而不是同意它。通常的回答是，初次访谈的费用是不能讨价还价的。然后，患者可能在安排预约时更加犹豫不决。然后，临床工作者可以建议，如果费用过高，可以将患者转介给另一位收费较低的专业人士，如果恰当的话，患者还可以去门诊就医。

第一次预约的患者可能向临床工作者询问去办公室的路，以及询问附近有关停车的信息。对于这类问题，临床工作者最好给出简短的、真实的答案。患者可能请求临床工作者允许带其他人一起去办公室。如果这个人涉及困扰患者问题，或者是患者的近亲，临床工作者应该毫不犹豫地同意。如果关系不明确，临床工作者在表示同意之前应该询问患者的动机。

在第一次通话和第一次就诊之间，患者可能会打第二次电话。这可能意味着他就诊要迟到了，或者如果他已经迟到了，他可能会问："既然只剩几分钟了，我还应该来吗?"如果患者还能在诊疗室待 15 分钟左右,那么就应该建议他来;否则,应该安排一个新的预约。另一位患者可能会在就诊的早晨打电话说:"我感冒了,体温大约是 99 华氏度;我今天下午还要来吗?"临床工作者可能会问:"除了感冒,你还有其他的对这次访谈感到犹豫的原因吗?"或者"如果你把决定权留给我,这是否意味着你觉得身体很好,足以来就诊?"这样的评论表明,如果临床工作者期待在指定的时间见到患者,谈话可能会立即终止。在最初的几次访谈之后,当临床工作者熟悉了所涉及的特定的动力学时,其他技术可能更恰当。对这些问题的全面讨论已经超出了本章的范围。

(二)初始访谈后的电话

当患者第一次就诊后打电话可以包括不同的问题。在访谈过程中讨论的一些事情可能会使患者感到沮丧,如果不加以探索,患者可能会害怕进一步的接触。在其他情况下,患者打电话是因为他觉得他在治疗过程中"漏掉了"一些重要的事情。患者可能会说:"哦,我忘了告诉你"或"我告诉你这个或那个是错误的"或"我想在我的报告中加上这些内容"。这样的评论表明,患者不满意他表达自己的方式或他给临床工作者留下的印象,或者他可能觉得临床工作者没有理解他或不接受患者对自己的看法。临床工作者可以对此做出评价,然后建议在下次访谈时进一步探索这个问题。另一位患者可能会用电话"坦白"一些他无法在访谈中透露的令人尴尬或羞辱的信息。

恐怖型患者经常在初始访谈的第一个小时后打电话,描述他们的症状,并表示希望得到安慰。临床工作者可以对这样的患者说:"访谈期间可能有什么事让你感到沮丧,这很正常,我们可以在下次访谈时再讨论。"为了帮助建立有效的治疗关系,在治疗的初始阶段临床工作者向恐怖型患者提供这种安慰是非常必要的。

一个对临床工作者含蓄的敌意反应的例子是,第一次访谈结束后,有位患者打电话来说:"我是伊丽莎白·史密斯,你周四上午 10 点看的那个患者。"这句话暗示他们几乎没有情感上的接触,以至于临床工作者可能不记得患者,或者患者的自尊心很低,以至于患者认为没有人会记得她。临床工作者可能会选择在下次访谈前不做出回应。然而,有时,临床工作者可能会回答:"是的,当然了,我记得你。"

在第一次访谈结束时,焦虑型患者可能会问临床工作者家里的电话号码。临床工作者可以问患者,他是否预计会发生紧急情况,因为这通常是提出这种要求的原因。临床工作者可以探索患者害怕哪种类型的紧急情况,以及他过去是如何应对这种情况的。第八章"焦虑型患者"中曾指出,恐怖症患者在建立治疗关系之前,往往需要与临床工作者进行各种各样的神经症式的商讨。至关重要的是,临床工作者要告诉患者在紧急情况下如何与他取得联系。

我们赞成少数人的观点,即允许大多数患者获得临床工作者的家庭电话号码。这意味着临床工作者并不害怕患者的依赖性需求,如果患者有紧急情况,他也不会感到过分的困扰或烦恼。我们的经验是,患者很少滥用临床工作者在家里的隐私。

快速联系临床工作者的能力可以减轻患者的焦虑,实际上减少了他打电话的频率。

严重抑郁或有自杀倾向的患者通常非常害怕自己成为负担,因此他们需要得到授权才能寻求临床工作者的帮助。临床工作者可以象征性地提供这种授权,直接把他的家庭电话号码给患者,而不是表明患者可以从值班服务中获得。然而,如果患者相信临床工作者给他家庭电话号码是出于他自己的不安和焦虑,这实际上可能会引发一场危机。

偶尔,临床工作者会在访谈一个小时后给患者打电话,更改下一次预约的时间。这种要求临床工作者不需要向患者做出解释。患者可能会问:"为什么要这样做?"或者说:"我希望没有什么问题。"临床工作者只要这样回答:"发生了一些事情,有必要改变时间。"在接下来的访谈中,如果有必要的话,临床工作者可以探索患者对更改时间的反应,以及他的好奇心的含义。

有时,患者可能会故意用来电打断临床工作者,表现出他人格中的傲慢、敌意或轻率。临床工作者对这个患者不应该感到愤怒或唐突;最好还是对他表示关心,尽管可能不会得到相应的回报。这有助于患者接受他人作为新的理想的自我。临床工作者可以用礼貌和友好的语气说:"我现在很忙。我过一会儿再打给你好吗?"

在另一种情况下,来自新患者的信息,会难以决定是否应该回患者的电话。信息经常是混乱的,在最初的几次访谈之后,临床工作者对他的患者并不十分了解,因此他无法确定患者的情况。因此,在临床工作者完全了解他的患者之前,应该回复所有的电话。这将预防许多潜在的严重的误解。被迫取消预约的患者会感谢临床工作者打电话询问他的问题。

有时,临床工作者必须决定是否给那些没有通知就错过预约的患者打电话。在初始访谈中,在这种情况下给患者打电话是个好主意。患者的这种行为通常表明移情方面存在问题,需要立即进行治疗性干预。如果患者没有在尽可能早的时间打电话来重新预约时间,通常是存在移情的问题。

当患者在两次访谈之间打电话,在下次访谈时讨论打电话的事情,是有帮助的。然后,患者有机会讨论他对电话交谈的反应,并在恰当的时候探索电话交谈对他而言的更深层次的意义。临床工作者可以根据患者发展内省力的能力,对打电话的无意识的意义进行分析。对于病情较重的患者,这种发现的尝试应推迟到治疗后期。

二、来自他人的电话

(一) 访谈时的电话干扰

临床工作者有时会在与患者谈话时接听电话。"值班的"住院医生就是一个例子。其他例子包括:临床工作者一直在等待一个很难联系到的人的电话,迫切需要和这个人交谈。临床工作者可能是一位生病的孩子的母亲,她正在等孩子的临床工作者给她回电话。当临床工作者预料到会有这样的潜在干扰时,最好的建议是:"我可能要接一个必须接的电话。"患者通常会接受这种说法并可能询问:"如果电话来了,你希望我到外面去吗?"临床工作者要评估实际情况,并用他最好的判断来回答:"是的,请出去一会"或"不需要"。不管患者是否在场,临床工作者都必须警惕患者对这种干扰的反应。如果患者听到了真实的对话,当他接触到有关临床工作者本人的新信息时,出现特定反应的可能性就会增加。

电话干扰要考虑到它对正在进行的访谈,以及对临床工作者和打电话者之间关系的影响。许多人试图绕过这个问题,当临床工作者与患者在一起时,从不接电话。这既有优点也有缺点。访谈从不被干扰;患者和临床工作者从来不会被无关紧要的谈话分心。然而,访谈时不接电话,会加重患者婴儿式的依赖性,强化他关于他是临床工作者唯一关心的人的幻想。一些遵循这一原则的临床工作者会允许患者听到他们的电话铃声,直到秘书或接听服务人员接听电话。此外,他们可以继续访谈,忽略铃声,好像它没有发生一样。患者较少评论电话分散注意力的影响,即使临床工作者试图忽略电话的话,但是患者还是会注意到。

其他安排包括,他们可以关掉铃声,只让指示灯闪烁。通常的做法是把指示灯放在临床工作者看得见但患者看不见的地方。然后,临床工作者就可以根据患者的情况和他自己的心情来决定接或不接电话。如果临床工作者在访谈时不接电话,最好不让患者觉察到来电了。在实践中,我们在任何访谈中都不会接一个以上的电话。

在治疗更严重的紊乱的患者时,临床工作者的电话交谈可以帮助患者提高他的现实感和他对情绪的识别能力。例如,精神病性患者可能严重误解电话的性质。如果临床工作者重构对话并试图确定患者是如何得出结论的,那么电话干扰是有用的。临床工作者可以指出严重的扭曲,有时还能揭示通话的真实性质。这有助于患者通过提高沟通和诠释他人的能力来应对现实。随着患者症状的改善,临床工作者的推论会变得更加敏锐和准确。患者持续误解的情境,表明需要进一步的治疗工作。这些原则与治疗小组中其他成员处理患者反应时所用的原则类似。

在最初的几次治疗性访谈中,患者通常对电话干扰没有反应。在治疗的深入阶段,患者对电话的反应变得明显。这些反应是移情的表现,因此需要分析性研究和诠释。旁听临床工作者与另一个人在电话中交谈,让患者有机会体验临床工作者的人格不同于由患者所诱发的那一面。这可能会导致一个发现,临床工作者能够表达柔情、温暖、愤怒等情感,在治疗的后期阶段,这可能会帮助患者实现对他的临床工作者更现实的形象。例如,一位患者放弃了他的教师工作,他觉得这是一个被动的、女性化的、因而有失身份的职业。一天,他无意中听到了他的临床工作者简短的电话交谈,并推断出他也是一位教师,他作为一个男人能够这样有效地工作。这有助于患者克服他神经症性的矛盾。

电话干扰对任何一次访谈的影响取决于患者的问题、临床工作者的人格以及电话干扰发生时的具体事件。那些完全了解所有这些因素的临床工作者能够预测患者对电话干扰的反应。当临床工作者认为这种干扰会对治疗产生不利影响时,他会关掉电话。

（二）患者对干扰的反应

患者可能对于访谈被电话干扰而产生各种各样的反应。

1. 放松

患者在电话干扰后可能会因为几个原因而感到放松。一是发现其他人也有和他们一样的问题，可能会让患者感到放松。二来临床工作者愿意接听别人打来的紧急电话，这等于允许这位患者在需要的时候给临床工作者打电话。放松的第三个原因是患者描述"被铃声拯救了"。这种情况通常发生在患者正要讨论困难的信息时。

在第一个例子中，临床工作者可能会探索患者在意识到其他人也有问题时惊讶的感受。同样的，当患者得知可以在需要的时候打电话给临床工作者而感到宽慰时，也需要进行探索。然而，感觉"被铃声拯救了"的患者需要不同的方法。他利用干扰来支持他的阻抗。有时，临床工作者可以简单地等待患者回复他在电话铃声响时所做的评论。在其他情况下，更有用的是探索患者在干扰发生期间放松的感受，作为一种使患者意识到他的阻抗的方式。如果患者继续以这种方式反应，临床工作者可以关掉电话，特别是当患者讨论困难的信息时。恐怖症的患者通常会有这种反应。

2. 注意力分散

典型的注意力分散的反应是这样的："电话铃响的时候我说到哪里了？"或者"我刚才说什么了？"这样的反应也表明了阻抗，尽管是在无意识的程度上，因此这个患者不太可能接受这样的诠释。这种干扰可能使患者意识到他的紊乱的想法。在电话之后，患者可能试图通过恢复先前阻抗的讨论来重建他的防御。询问患者在电话交谈过程中想了些什么，而不是直接探索阻抗性行为，可能是有用的。对这样的询问的反应，往往会发现一些有用的信息。

通常情况下，在被干扰之后，临床工作者最好什么也不说，这样患者就有机会继续自己的联想。在初始访谈中，临床工作者可以完全忽视这种干扰，而只是帮助患者继续他刚才说的事情。临床工作者必须小心避免后一种做法，因为它可能促使患者回避隐藏的愤怒或对电话交谈的好奇。一旦临床工作者认识到这一点，他就能应对更深层的感受。

3. 愤怒

对电话干扰的愤怒反应包括直接的愤怒和间接的讽刺，例如："你付不起秘书费吗？"或者"你欠我 3 分钟。"对临床工作者来说，重要的是，不要以愤怒或防御性的行为进行回应。解释性的言语会影响对重要问题的治疗。临床工作者在患者宣泄他的愤怒时倾听，然后继续他的访谈，或者诠释患者被欺骗或被剥夺了临床工作者的关注的感受。这样的言语会支持患者的愤怒，会让他觉得临床工作者真的理解他。如果通话时间超过一分钟，临床工作者可以询问患者是否可以在访谈结束时多待几分钟。强迫型患者或偏执型患者在受到干扰时，更容易感到明显的愤怒。

4. 否认

否认的典型例子是忽视电话的患者，似乎一直处于暂停的状态，直到临床工作者结束他的谈话。然后，患者会结束他的假装，好像没有人干扰过他一样。这种反应可以隐藏患者的愤怒或他对电话对话的每一个细节的强烈兴趣以及与电话有关的幻想，或反映了他尽管被干扰但努力保持自己的思维。有些患者会用幻想的形式来避免无意中听到谈话。这种否认是对禁止冲动表达的一种防御。否认的患者也明显没有注意力分散，这样的评价："你似乎没有被电话分心"，对临床工作者来说是有用的。如果患者否认自己有注意力分散的想法，临床工作者可以不再讨论这件事。这种类型的反应可能发生在表演型患者中，就像他在排练戏剧的过程中被干扰；或强迫型患者，他可能忙于跟踪他自己的精神活动。如果临床工作者成功地揭露了患者的怨恨，访谈的焦点就会转移到这个问题上。

5. 内疚或不足感

内疚或不足感的反应表明患者仔细地倾听了对话。他通常的回答是："你有这么重要的责任"或者"当别人比我更需要你的时候，你为什么还要处理我的问题？"当临床工作者正在打电话时，患者甚至可能主动提出到外面去。这些反应基本上来自于无意识的愤怒，患者把这种愤怒向内针对自己。患者的自尊心很低，他觉得没有资格在生活中要求太多。在内心深处，患者憎恨与他人分享临床工作者的时间，他认为这些人的问题比他自己的问题更重要。患者有强烈的不足感，觉得自己没有权利抱怨。临床工作者经常倾向于诠释患者基础的怨恨，通常会让患者感觉更糟。相反，这样对患者说，即使是在他生病的时候，他似乎也觉得自己是个失败者——他的症状很无趣，或者他的故事不像其他人的那么吸引人，会更有帮助。

以这种方式反应的患者隐藏着强烈的竞争感。他对电话干扰的反应为讨论这种感受提供了一个公开的机会。起初，患者可能只接受这样一种观点，即他不断地拿自己和他人作不恰当的比较。后来，患者可能会意识到一种怨恨的感觉，他总是处于失败的位置。如果临床工作者不立即把怨恨的感觉聚焦在自己身上，患者可能更愿意接受这一点。当敌对的情绪被指向不在场的人时，更容易被接受。临床工作者作为权威人士和潜在的支持性照顾的资源，抑制了这样的患者产生敌对情绪。内疚或不足感是抑郁型患者或有受虐型人格的患者的特征。

6. 嫉妒或竞争

公开的嫉妒或竞争反应是明显的愤怒反应的类型。听了电话对话之后，患者可能会问："你为什么不能这样对我呢？"临床工作者对打电话者的热情或友好引起了患者的竞争和嫉妒。患者觉得临床工作者对他不够关心。这种感觉患者可以用以下这句评论更微妙地表达出来："那一定不是患者！"当被问及为什么或如何做出这样的决定时，患者的回答是，临床工作者听起来"这么友好"。回应公开的愤怒反应时，临床工作者不应该提供防御，也不应该试图让患者相信他没有被忽视。相反，临床工作者可能会鼓励患者进一步表达他被忽视的感觉。

7. 偏执的反应

典型的偏执反应是："你在说我吗？"或"是我的电话吗？"如果患者的症状不是

太紊乱,如果临床工作者不是很快地纠正患者的误解,那么临床工作者会了解到更多的信息。首先,他可能会探索患者的幻想,然后确定患者做出决定的过程。这样做可以避免激怒患者,让他为自己的诠释进行愤怒的防御。探索幻想的内容将阐明重要的移情感受,并且准确地指出思维过程中的扭曲,可能有助于帮助患者改善现实感。偏执型患者并不知道该信任谁。他要么不加区别地相信所有人,要么不相信任何人,以此来代偿这种失能。临床工作者可能会问:"你认为我在跟谁说话?""你认为我们在讨论什么呢?"患者所展现的幻想会提供有关患者情感障碍的精神动力学方面的有用信息。在临床工作者充分了解了患者的想法后,告诉他事实并和他一起追溯导致他产生误解的过程,是很有用的。

有时,电话可能真的与办公室里的患者有关。在这种情况下,临床工作者一旦确定打电话者是谁,就应该立刻向患者表明打电话者的身份。这可以通过称呼打电话者的名字,然后再继续谈话来实现。这种态度能够帮助患者认识到,临床工作者并没有对他进行秘密的讨论。

8. 好奇

好奇和否认一样,是一种患者通常没有意识到任何有意识的情感反应的反应类型。患者旁听了对话,但他仅仅觉察到自己对临床工作者和打电话者之间发生的事情感兴趣。通常的评论包括:"是你妻子打来的吗?""家里的事情都好吗?"或者"我希望这不是坏消息"。好奇通常是患者对更深层次的情感反应的一种防御,例如,对父母活动的儿童期残留的好奇。患者表现出好奇的言语,给临床工作者提供了一个评论的机会:"让我们来看看你的好奇心。"与其回答这些问题,不如让患者确信他对这些信息确实有好奇心。另一种方法是探索患者好奇的意义,并追溯到他的儿童期。

9. 同情

当打电话者明显是在紧急情况下时,就会引起同情的反应。办公室里的患者可能会说:"我希望那个人没什么问题。"或者他可能会主动放弃自己的就诊,以便让临床工作者能访谈其他人。这种反应通常是对愤怒、嫉妒或内疚感的一种防御。诠释基础的情感是困难的;除了继续访谈,临床工作者能做的事情很有限。也许,他会感谢患者的好意。同情的反应在抑郁或受虐型患者中更为常见。

10. 恐惧

有时,当临床工作者恰当地向打电话者表达愤怒时,办公室里的患者可能会做出恐惧的反应。例如,当一位保险代理人第三次打断临床工作者,似乎不愿意接受他现在没有时间讲话的声明时。相反,这位保险代理人坚持要完成他的演讲。当临床工作者生气地突然挂断电话时,患者显得很震惊,他说:"你看起来对那个人不太友好!"患者担心他也会引起临床工作者的愤怒反应。那些抑制自己攻击性的患者常常担心,作为治疗的结果,他们可能会失去对压抑已久的愤怒的控制,并对他人造成伤害。任何表明临床工作者会愤怒的迹象都会增加这种恐惧。

这种反应的一种变异,可能表现为患者对临床工作者的失望。当临床工作者人格的某些不吸引人的方面第一次在患者面前表现出来的时候,这种反应就可能出现。临床工作者可能会用不同的方式来应对这种反应,例如,诠释患者的失望,指出临床工作者的不完美,或者帮助患者回忆他对所钦佩的人感到失望的体验。

11. 愉悦

患者有时对临床工作者接电话的方式表现出愉悦。例如,患者可能通过听到一种无法模仿的表达愤怒的方式来体验愉悦。在这种情境下,临床工作者可以将访谈引向患者特征性地表达愤怒的方式上,并试图发现那些阻止患者以更公开的方式表达情感的恐惧。

患者可能感到高兴的另一种情况是,临床工作者显然收到了好消息。只有它看起来是无意识的嫉妒或竞争时,这种反应需要进一步的讨论。

(三) 临床工作者对被干扰的反应

重要的是,临床工作者要意识到自己对电话干扰的情绪反应。如果患者一直表现出敌意,临床工作者可能会从无聊中感到放松。临床工作者可能会分心,然后为失去了访谈的连续性而感到内疚。临床工作者也可能对好消息感到高兴对或坏消息感到悲伤。他可能因为几个原因而愤怒:作为与打电话者互动的结果,仅仅因为被干扰,或者因为干扰发生在特定的时间。临床工作者能在一些反应中识别出反移情,例如,当他为了提高自己在办公室里的患者眼中的地位而打电话时。

通常,在接电话时,临床工作者会说他现在没有时间交谈。然而,如果一个简短的对话是不可避免的,临床工作者可以找到有用的治疗机会,如果他不引人注意地观察患者在打电话期间的行为。

在极少数情况下,当临床工作者接到电话时,可能会要求患者离开诊室。例如,电话涉及临床工作者个人生活中的紧急事件。在这种情况下,临床工作者会因为不必要地透露个人的问题而给患者增加负担。

有时,有人可能打电话到临床工作者的诊室找患者。如果患者当时在办公室,临床工作者可以直接把电话递给患者。如果患者不在,临床工作者可以记录这个信息并传达给患者。如果事情没有紧急到需要打断访谈,临床工作者可以分析患者鼓励他的朋友或亲戚这样做的动机。

因为大多数人都有手机,所以患者很少会要求使用临床工作者的电话。如果这个请求是在就诊结束时提出的,会导致临床工作者的不便,那么临床工作者可以建议患者去其他地方打电话。如果要求是在访谈开始时提出的,临床工作者可以允许患者打电话,但随后要引导患者关注他在就诊前没有找地方打电话的原因。然而,患者使用临床工作者的电话可能具有治疗价值。在一个案例中,患者要求使用电话,然后给她的股票经纪人打电话,以傲慢的方式下了几个"买进卖出"的订单。在临床工作者对这种不寻常的行为发表评论之前,她主动说道:"你已经观察到了我人格中令我感到羞愧的一部分——我希望你能帮助我。"

三、来自患者的亲属的电话

患者的亲属可能给临床工作者打电话,询问就诊时间或有关患者的其他信息。

亲属可能这样说:"我告诉约翰,你来过电话,对他的问题表示了关心",而没有透露任何消息。有时,亲属可能要求临床工作者不要透露这次通话。如果临床工作者同意这样的要求,他就会被置于一种不利的位置,治疗则不可避免地受到影响。

临床工作者可能怀疑打电话者希望干扰治疗。我们相信,如果打电话者与患者关系密切,那么拒绝与他交谈往往是错误的。他经常对患者的生活施加重要的影响,或者患者依赖于他。疏远这样的人可能会伤害患者。如果患者同意,可以安排在患者在场或不在场的情况下与亲属进行访谈。

反之,临床工作者可能需要联系患者的亲属或机构,如学校或大学。另一种情况是,患者表达了自杀或杀人的意愿或意图。如果患者表达了伤害自己或他人的意图,临床工作者既要考虑被威胁的个体的安全,也要考虑对患者可能造成的影响。临床工作者有伦理和法律上的责任来保护患者和其他人,这些都应该通知患者。如果患者有严重的自杀意图,可能必须与亲属取得联系,以便使患者住院。

四、通过电话进行会诊

(一)电话紧急情况

由于严重抑郁或急性焦虑造成紧急情况的患者可能给临床工作者打电话。很明显,通过电话来治疗患者使临床工作者处于一种不利的地位。他的检查仅限于听到的信息,无法观察患者的其他方面以形成对患者的印象。一些临床工作者坚持要求患者亲自来做检查,否则会拒绝帮助患者,而不是在这样困难情况的下工作。其他临床工作者依赖于他们对患者的了解和微妙的交流,这些比言语的内容更有意义的。语调、语速和对临床工作者评论的反应时间都能传递有用的信息。

临床工作者的机械性会严重限制他的有用性。当然,患者也知道面对面访谈优于电话访谈。然而,在紧急情况下,即使是短暂的正性接触也可能挽救患者的生命。因此,对这样的患者,我们必须像在面对面访谈中一样,给予同样程度的尊重和尊严。临床工作者可能会以恼怒和怨恨的态度对电话访谈的请求做出反应,这些情绪很快就会传递给患者。通常,打电话是患者的测试,以确定临床工作者是一个接纳的还是排斥的个体。有些临床工作者对电话访谈存有偏见,总是有阻抗的表现。我们不这样认为。

如果患者没有表明自己的身份,临床工作者可以从获得患者的姓名、地址和电话号码开始。患者可能不愿意提供这些信息。在这种情况下,临床工作者可以询问患者为什么他认为有必要隐瞒这些信息。患者通常已经采取措施避免显示自己的来电号码。

根据我们的经验,打电话的患者通常先前与精神健康专业工作者有过接触。因此,在访谈的早期就询问这样的接触是有用的。对于拒绝透露自己身份的患者来说,特别如此。

在获得对目前症状的简要描述之后,询问患者是否考虑安排一次面对面访谈是有用的。如果患者明显有精神病性症状，临床工作者可以询问患者是否担心面对面访谈可能导致住院治疗。如果患者确实害怕这样，临床工作者可能要调查患者需要住院治疗的特定症状。经过这样的讨论后，通常可以向患者保证，这些症状不需要住院治疗。这样的患者可以被告知，为了成功的治疗，需要患者的合作，强迫患者接受治疗可能不会有帮助。临床工作者可以进一步向患者保证，他确实有获得帮助的动机，这一点可以从他打来电话被证明。

（二）电话访谈

患者出于各种原因求助于电话访谈。地理距离的问题使一些患者不能亲自来访谈。电话访谈的另一个常见动机是患者害怕与精神治疗有关的额外费用，或者害怕由于面对面讨论令人尴尬的信息而感到羞辱。有些患者有强烈的自杀欲望，他们担心自己可能活不到访谈的时间，因此把电话作为真正绝望时的联系方法。

在罕见的情况下，当电话访谈结束时，临床工作者意识到，拒绝面对面访谈的患者需要真正的帮助。然后，预约第二次电话访谈可能是有用的。经过这样的访谈后，患者通常愿意亲自前来就诊。

如果是患者以外的其他人打来电话，有必要确定打电话者与患者的关系。在最近的一个例子中，我们中的一位接到了一个非常心烦意乱的同事的电话。经过15分钟的临床访谈才发现，患者是同事的妻子，而不是他的患者。这不是一个简单的误解。这是由于这位同事强烈地需要把自己从这种人际关系中抽离出来，把他的妻子仅仅描述成他所关心的一位患者。

重要的是，临床工作者要在电话中询问对方的年龄。临床工作者在医院里与患者见面可以提供有关他年龄的直观线索。如果临床工作者根据患者的声音来估计他的年龄，则很容易犯错。临床工作者在与患者面对面交谈时经常获得的其他基本的人口学信息，在电话访谈中经常被漏掉。

一个明显但经常被忽视的方法是临床工作者让患者描述自己的躯体信息。尽管没有人能客观地回答这样的问题，但某些患者往往比其他人更容易歪曲事实。这种倾向是基于他们对自己的感觉。临床工作者可能通过询问患者，他给出的答案是否更多地反映了他在别人眼中的形象或者他对自己的感觉，来减少这种扭曲。

对于有严重自杀或杀人意念的患者，他即将失去控制且不能来医院，临床工作者可能会决定报警。这应该公开进行，并告知患者该行动。如果患者反对的话，临床工作者应该增加患者对这一决定的责任感，指出通过他对问题的描述，做出这样的行动是必要的。

例如，患者可能给临床工作者打电话，说他刚刚吃了一整瓶安眠药。显然，临床工作者会立刻询问患者的姓名、地址和电话号码，然后询问药物的名称和吞食的大致数量。如果患者服用了危险剂量的药物，临床工作者可以告诉他警察很快会来，患者应该打开门让他们进去，一旦临床工作者给警察打完电话，他会马上再给患者打电话。如果警察不能马上到达时，可以询问患者最近的邻居的名字和电话号码。

　　如果患者拒绝透露他的姓名和地址,临床工作者可以说:"你一定对自己的自杀想法有些不确定,否则你就不会给我打电话了。你只有几分钟的时间就可以改变主意。你已经服用了致命的剂量,现在可能已经来不及挽救你的生命了,但是我们仍然可以试一试。"意识到结果的不确定性,患者可能会同意"命运"的干预,并提供人口学信息。类似的情况可能发生在那些有杀人意图的患者身上。在这种情况下,一个特定的受害者处于危险之中,临床工作者应该立即采取措施,通过打电话给他、警察或恰当的第三方帮助患者住院来保护他。在电话访谈的后半部分,临床工作者可以询问是否有其他人可以和他交谈;通过获得另一个人对患者问题的看法,临床工作者可能获得有助于他评估临床情境的信息。

　　电话访谈的一个特殊问题是沉默,就像在传统工作情境中一样。对于电话临床工作者来说,在对话中允许这些沉默发展,同时仍然聚焦在患者身上,往往是很困难的。这反映为临床工作者的不安、不满或不耐烦。只有积累经验,临床工作者才能在电话访谈时放松下来,并有职业上的舒适感。

(三) 电话治疗

　　治疗也可以通过电话进行,这种情况并不罕见。例如,患者可能会因为搬家而被迫中断正在进行的治疗,或者可能搬到某个无法进行心理治疗的地方。商务旅行、外地会议等可能会导致患者错过许多面对面的治疗。在这种情况下,治疗可以通过电话进行。

　　下述三个案例的片段将说明一些要点。在第一个案例中,一位接受了数年治疗的中年抑郁的女性需要前往另一个州6周的时间办理离婚事宜。她的婚姻导致了她的抑郁,如果没有心理治疗的支持,她将无法面对离婚。她连续6周通过电话来接受每周两次的治疗。

　　第二个案例是一位30岁的抑郁的女性,她有偏执和疑病的倾向。经过一年的治疗,她怀孕了,但似乎很可能流产。她的产科医生要求她卧床3个月。她的家庭状况令人无法忍受,而且她住得太远,临床工作者无法到她家里去看她。在此期间,临床工作者每周给她电话治疗两次。

　　第三个案例涉及的情况在某些方面更不同寻常。患者是一位30岁的有恐怖症的家庭主妇,经过几年的治疗后搬到了郊区。有一天,一场严重的暴风雪迫使她取消了预约。患者一直等到就诊时间才打电话,因为她希望能找到交通工具。临床工作者意识到她急于挂断电话,并就此发表了评论。患者透露了她对临床工作者的一些紊乱的想法,她在办公室里时能够成功地抑制住这些想法。因为如果把这件事留到下次预约时再谈,患者会把她的感觉隔离开来,所以当时就讨论了这件事。随后,患者故意寻求另一次电话治疗,并且出现了更困难的信息。那一次,临床工作者拒绝了,因为很明显,患者的要求是一种阻抗。

　　上述这些都是特殊的情况,但它们并不是独一无二的。安排患者继续通过电话进行治疗,意味着患者对临床工作者的依赖是现实的。在临床工作者不希望出现这种情况的情境下，不应该进行电话治疗。

正如读者可能猜到的，患者在电话治疗中提出了许多具有挑战性和困难的问题。在这种情况下，已经具备了技能和弹性的临床工作者能够与许多患者更有效地开展工作。

(四) 手机

手机，包括智能手机，是普遍存在的，许多患者会把手机带进诊室。当临床工作者问候他、带他到办公室时，患者可能打电话、发信息或上网。访谈时，他可能关掉手机或一直开着。如果是后者，手机可能会发出铃声或短信通知，从而干扰访谈。患者可能会关掉手机、接电话，或者看一下短信，然后再做出决定。在罕见的情况下，患者甚至可能在访谈期间打电话。

最基本的原则是，所有这些行为都是访谈的一部分——交流和动作都是有意义的，可以被探索和理解并在恰当的时候与患者进行讨论。就像所有这些行为一样，特定类型的行为和特定的意义之间没有简单的关系。它取决于背景、患者的人格、主要的移情和反移情的主题，以及被归因于（或未被归因于）过去类似的行为。

也许最简单的情况是，当临床工作者来到候诊室时，患者正在打电话或发短信。大多数时候临床工作者可以不做评价，但患者对结束电话或发送邮件或信息的反应方式，体现了双方关系的信息，就像当临床工作者走进的时候，患者继续阅读杂志或开始脱掉他的外套。"抱歉，让你久等了""这件事比和你多待几秒钟更重要""你不如我其他的工作那样重要"，或"你没看见我有多忙吗"，这些反应都是可能的。临床工作者要注意这些行为，但不太可能在访谈早期对其做出评论。

在治疗过程中，患者决定一直开着手机或接听电话或回复短信，更可能是为了引发评论。这里的基本原则是，临床工作者感兴趣的是理解患者这样的行为，并邀请患者参与其中而不是结束或禁止它。例如，"你决定把手机开着""告诉我你接的那个电话的情况"或者"你在看是谁打的电话。你是怎么想的？"这样的评论可能会有帮助。患者可能回答："我的孩子一个人在家""如果我丈夫联系不上我，他会生气的"或者"我的女朋友总是改变我们晚上的计划"，总是能够提供进一步讨论的内容。

有些患者可能不太在意某个特定的电话，但他们知道，如果他们与外界联系的手机被关掉，他们会变得焦虑。通常情况下，患者会给出一个合理的解释，但这会隐藏他的恐怖性焦虑——专业人士解释自己在"值班"，需要接电话；关心孩子的父母知道这种关心是神经质的而不是现实的。对这一行为的探索，患者对它的看法，以及临床工作者的反应，都可以作为在治疗中探索其他"现实"问题的模板。手机是一个来自外部世界的大使，患者将其带入访谈，从而为探索患者如何应对现实世界的挑战提供了一个机会。

一位富有的职业女性提供了一个不寻常的例子，她在访谈开始时就道歉，解释说她必须在一小时内打一个重要电话。在访谈的时间，她拿出手机这样做了。很明显,这个电话是打给她的代理人的,她的代理人正在竞拍一件艺术品。临床工作者询问女患者在他面前做这件事的感觉如何。接下来的讨论开启了对她的冲突的探索,关于她如何炫耀自己的财富,如何收集贵重的物品,如何引起他人的嫉妒,以及如何试图用这些策略来弥补她在人际关系中的挫败感和绝望感但都没有成功。她成功地完成了自己的竞拍,但更重要的是,她明白了为什么这对她如此重要。

五、电子邮件

　　如果临床工作者给患者提供了他的手机号码,患者和临床工作者之间可以通过电子邮件或短信进行交流,这对临床工作者来说是一个有趣的挑战。发送电子邮件或短信本身就是一种交流,因为临床工作者可以决定是否通过电子邮件或短信来回应或不回应。回应是一种行动,通过非言语的方式向患者传达关于临床工作者对这种行为的态度的信息。时间是非常珍贵的,当患者想要问临床工作者:"我在服用第一剂新药一小时后,出现了以下症状。你要我继续服用吗?"这可以被看作是恰当使用了电子邮件,临床工作者需要以电子邮件的方式做出回应。患者可能因为临床工作者很忙而找不到他,或者临床工作者有空时患者正在开会,但患者的笔记本电脑随时开着,他可以收到电子邮件。如果有更深层次的含义,可以在下次访谈时探索。

　　电子邮件与电话的不同之处在于语音语调,谈话的节奏、开始和停止、意味深长的停顿等都是缺乏的。电子邮件传递的唯一信息是字词。在电话里,患者可能会说:"我很好,我不知道为什么我的妻子会有不同的想法。"但是他的犹豫、声调和语句可能传达出一些完全不同的内容。同样的信息通过电子邮件,就只包含字词,许多信息都会丢失。而且,就像任何文字一样,电子邮件很容易通过措辞的选择,讽刺的或敌意的评论来传达情感。患者可以使用书面语言来注释冲突或矛盾心理。在电子邮件中,交流的即时性及其互动性都被削弱了。电子邮件的往来可能像心理的象棋游戏,每个参与者在下一步棋之前都要仔细考虑,互动正在进行,但通常在现实世界中是减速的。临床工作者可能发现自己正在通过电子邮件进行治疗。

　　也许电子邮件最常见的用途是"管理性的"——取消或更改预约,索取保险报销表格等。然而,对于一个临床工作者来说,没有什么是纯粹的管理性的,管理的意义,尤其是那些患者在正常访谈之外进行的行动,可能有很重要的意义。临床工作者和患者之间的互动,包括电子邮件,可能有无意识的意义。临床工作者在阅读这类电子邮件时,要牢记这一点,决定是否、如何回复以及是否在下次治疗中提起这些邮件。一般来说,如果不需要在下次就诊前回应,则临床工作者不用立即回复,而是可以在下次就诊时提起,从而使这些问题属于治疗成为一种预期。如果需要更即时的回应,临床工作者可以记录是否在先前的访谈中讨论过,如果这样的话,可以在下次访谈时讨论这个问题。患者可能会附带一些伴随的评论,带有移情的信号——"很抱歉打扰你""我知道你很忙""我忘了问你""发生了一件很重要的事",甚至是"如果我必须取消的话,你会收费吗?"最简单的规则是,这类评论是关于治疗的,临床工作者可以把患者试图排除在治疗之外的内容带入治疗。经常通过电子邮件与家人和朋友交流,也是许多人生活中常见的一部分。由于这种移情的作用,临床工作者很容易被带入这样的群体中,并被电子邮件淹没。临床工作者关于沟通的原则应该在一开始就告知患者。在可能的情况下,临床互动应该局限在临床工作者的诊室内,尽管可以通过电话或电子邮件进行紧急的沟通。

不太常见但更难管理的是,试图通过电子邮件终止治疗的患者。

一位患有边缘型人格障碍的 30 岁女性突然愤怒了。其中一次出现在会诊结束时,临床工作者对她的痛苦没有做出同情式的反应,然后打断她,在通常的时间结束了治疗。几个小时后,他收到一封电子邮件:"我恨你。我再也不想见到你了。"他知道她过去的行为模式,认为把这种行为纳入治疗是至关重要的,同时感到患者必须经历某种成功的报复,他回答说:"我不知道你这么生气。我们可以在下周四通常的时间再进一步讨论吗?"他故意含糊其辞,是通过电话还是面对面治疗。她来就诊了,又开始了艰难的治疗过程。

有些患者会通过电子邮件给临床工作者发送笑话、漫画、报纸上的文章或他们从别人那里收到的信息。这些问题很少需要临床工作者任何直接的回答,但同样重要的是要在下次就诊时讨论。

一位男性患者因不对称的治疗关系感到不适,给他的临床工作者发送了一幅漫画,画中的患者刚从沙发上下来,掏出一把枪,向他的临床工作者开了枪。标题是:"你帮了我很多,但你知道的太多了。"患者在下次就诊时没有提到这件事,临床工作者说:"我收到了你的邮件,你对于告诉了我很多你的秘密而感到不舒服。"患者立即否认了这一点,说"这只是个玩笑",但随后承认,他讨厌这样的想法,即临床工作者对他了解得如此之多,而他对临床工作者却一无所知。临床工作者询问:"你对我掌握了你的个人信息有什么担心吗?"患者回答说:"你可以用它来对付我。"这开启了对先前未被暴露的偏执的探索,作为患者的一个方面,他认为揭露他的恐惧和冲突可能是有害的,因为他怀疑临床工作者对治疗的保密原则。

一位患有间歇性精神病的两个孩子的母亲,她会定期给她的男性临床工作者发电子邮件,把孩子们的成绩单发给他。孩子们学习很好,潜在的信息是她是一个好母亲,但潜台词是临床工作者被无意识地视为他们的父亲。是好母亲的问题,是特别重要的,因为患者正处于离婚的过程中,临床工作者担心她的精神状况会在决定抚养权时对她不利。临床工作者对孩子们的表现发表了评价,还补充说患者一定很自豪,并询问她是否担心她即将成为前夫的丈夫会质疑她抚养孩子们的能力。

因此,使用电子邮件的方式有许多种,而且大多数人发现它是他们日常生活的一部分。电子邮件有一个优势,因为它远离独立的情感参与,让更受限的患者表达他在临床工作者的诊室里不舒服的感觉,因为他害怕自己的攻击性或临床工作者的反应。这些隐藏的问题现在是公开的,可以在办公室里进行有效的检查。临床工作者必须牢记,尽管是文字交流,它允许很大程度的隐瞒,也阻止了对于治疗来说非常重要的即时的互动。然而,患者使用它的方式以及临床工作者的反应和理解,为增强治疗过程提供了另一种途径。

参考文献

Preface

American Psychiatric Association: Diagnostic and Statistical Manual of Mental Disorders, 5th Edition. Arlington, VA, American Psychiatric Association, 2013

Buckley PJ, Michels R, Mackinnon RA: Changes in the psychiatric landscape. Am J Psychiatry 163:757–760, 2006

Freud A: The widening scope of indications for psychoanalysis: discussion. J Am Psychoanal Assoc 2:607–620, 1954

Gabbard GO: Mind, brain, and personality disorders. Am J Psychiatry 162:648–655, 2005

Shedler J, Beck A, Fonagy P, et al: Personality disorders in DSM-5. Am J Psychiatry 167:1025–1028, 2010

Chapter 1

American Psychiatric Association: Diagnostic and Statistical Manual of Mental Disorders, 4th Edition, Text Revision. Washington, DC, American Psychiatric Association, 2000

Brenner C: The Mind in Conflict. New York, International Universities Press, 1982

Buckley PJ (ed): Essential Papers on Object Relations. New York, New York University Press, 1986

Cooper AM: Changes in psychoanalytic ideas: transference interpretation. J Am Psychoanal Assoc 35:77–98, 1987

Fenichel O: The Psychoanalytic Theory of Neurosis, 50th Anniversary Edition. New York, WW Norton, 1996

Gabbard GO: Psychodynamic Psychiatry in Clinical Practice, 5th Edition. Washington, DC, American Psychiatric Publishing, 2014

Gill M, Newman R, Redlich F: The Initial Interview in Psychiatric Practice. New York, International Universities Press, 1954

Gill MM: Psychoanalysis in Transition: A Personal View. Hillsdale, NJ, Analytic Press, 1994

Greenson RR: The Technique and Practice of Psychoanalysis. New York, International Universities Press, 1967

Kohut H: The Analysis of the Self. New York, International Universities Press, 1971

Kohut H: The Restoration of the Self. New York, International Universities Press, 1977

Loewald HW: On the therapeutic action of psychoanalysis, in Papers on Psychoanalysis. New Haven, CT, Yale University Press, 1980, pp 221–256

MacKinnon RA, Yudofsky SC: Principles of the Psychiatric Evaluation. Baltimore, MD, Lippincott Williams & Wilkins, 1991

Margulies A, Havens LL: The initial encounter: what to do first? Am J Psychiatry 138:421–428, 1981

Michels R, Abensour L, Eizirik C, et al (eds): Key Papers on Countertransference. London, Karnac, 2002

Perry S, Cooper AM, Michels R: The psychodynamic formulation: its purpose, structure and clinical application. Am J Psychiatry 144:543–550, 1987

Person ES, Cooper AM, Gabbard GO (eds): The American Psychiatric Publishing Textbook of Psychoanalysis. Washington, DC, American Psychiatric Publishing, 2005

Rado S: Adaptational Psychodynamics. New York, Science House, 1969

Sandler J, Dare C, Holder A: The Patient and the Analyst: The Basis of the Psychoanalytic Process, 2nd Edition. Revised and expanded by Sandler J, Dreher AU. Madison, CT, International Universities Press, 1992

Schwaber E (ed): The Transference in Psychotherapy: Clinical Management. New York, International Universities Press, 1985

Sullivan HS: The Psychiatric Interview. New York, WW Norton, 1954

Wallerstein RS: The growth and transformation of American ego psychology. J Am Psychoanal Assoc 50:135–169, 2001

Chapter 2

Arlow JA: Unconscious fantasy and disturbances of mental experiences. Psychoanal Q 38:1–27, 1969

Arlow JA, Brenner C: Psychoanalytic Concepts and the Structural Theory. New York, International Universities Press, 1964

Brenner C: The Mind in Conflict. New York, International Universities Press, 1982

Buckley PJ (ed): Essential Papers on Object Relations. New York, New York University Press, 1986

Cooper AM: Changes in psychoanalytic ideas: transference interpretation. J Am Psychoanal Assoc 35:77–98, 1987

Erikson E: Childhood and Society. New York, WW Norton, 1950

Fenichel O: The Psychoanalytic Theory of Neurosis, 50th Anniversary Edition. New York, WW Norton, 1996

Freud A: The ego and the mechanisms of defense (1936), in The Writings of Anna Freud, Vol 2. New York, International Universities Press, 1966

Gabbard GO: Psychodynamic Psychiatry in Clinical Practice, 5th Edition. Washington, DC, American Psychiatric Publishing, 2014

Gill MM: Psychoanalysis in Transition: A Personal View. Hillsdale, NJ, Analytic Press, 1994

Greenberg J, Mitchell SA: Object Relations in Psychoanalytic Theory. Cambridge, MA, Harvard University Press, 1983

Greenson RR: The Technique and Practice of Psychoanalysis. New York, International Universities Press, 1967

Kernberg OF: Object Relations Theory and Clinical Psychoanalysis. New York, Jason Aronson, 1976

Kernberg OF: Internal World and External Reality: Object Relations Theory Applied. New York, Jason Aronson, 1980

Kohut H: The Analysis of the Self. New York, International Universities Press, 1971

Kohut H: The Restoration of the Self. New York, International Universities Press, 1977

Loewald HW: On the therapeutic action of psychoanalysis, in Papers on Psychoanalysis. New Haven, CT, Yale University Press, 1980, pp 221–256

Mahler MS, Pine F, Bergman A: The Psychological Birth of the Human Infant: Symbiosis and Individuation. New York, Basic Books, 1975

Michels R, Abensour L, Eizirik C, et al (eds): Key Papers on Countertransference. London, Karnac, 2002

Perry S, Cooper AM, Michels R: The psychodynamic formulation: its purpose, structure, and clinical application. Am J Psychiatry 144:543–550, 1987

Person ES, Cooper AM, Gabbard GO: The American Psychiatric Publishing Textbook of Psychoanalysis. Washington, DC, American Psychiatric Publishing, 2005

Pine F: Drive, Ego, Object, and Self: A Synthesis for Clinical Work. New York, Basic Books, 1990

Rado S: Adaptational Psychodynamics. New York, Science House, 1969

Sandler J, Dare C, Holder A: The Patient and the Analyst: The Basis of the Psychoanalytic Process, 2nd Edition. Revised and expanded by Sandler J, Dreher AU. Madison, CT, International Universities Press, 1992

Schwaber E (ed): The Transference in Psychotherapy: Clinical Management. New York, International Universities Press, 1985

Stern DN: The Interpersonal World of the Infant: A View from Psychoanalysis and Developmental Psychology. New York, Basic Books, 1985

Thomä H, Kächele H: Psychoanalytic Practice, Vol 1: Principles. Translated by Wilson M, Roseveare D. New York, Springer-Verlag, 1987

Wallerstein RS: Self psychology and "classical" psychoanalytic psychology: the nature of their relationship, in The Future of Psychoanalysis: Essays in Honor of Heinz Kohut. Edited by Goldberg A. New York, International Universities Press, 1983

Wallerstein RS: The growth and transformation of American ego psychology. J Am Psychoanal Assoc 50:135–169, 2001

Winnicott DW: The Child, the Family and the Outside World. Reading, MA, Addison-Wesley, 1987

Chapter 3

Abraham K: Contributions to the theory of anal character (1921), in Selected Papers of Karl Abraham. London, Hogarth Press, 1942, pp 370–392

American Psychiatric Association: Diagnostic and Statistical Manual of Mental Disorders, 4th Edition, Text Revision. Washington, DC, American Psychiatric Association, 2000

Diaferia G, Bianchi I, Bianchi ML, et al: Relationship between obsessive-compulsive personality disorder and obsessive-compulsive disorder. Compr Psychiatry 38:38–42, 1997

Esman AH: Psychoanalysis and general psychiatry: obsessive-compulsive disorder as paradigm. J Am Psychoanal Assoc 37:319–336, 1989

Freud S: Notes upon a case of obsessional neurosis (1909), in The Standard Edition of the Complete Psychological Works of Sigmund Freud, Vol 10. Translated and edited by Strachey J. London, Hogarth Press, 1955, pp 151–318

McCullough PK, Maltsberger JT: Obsessive-compulsive personality disorder, in Treatments of Psychiatric Disorders, 2nd Edition, Vol 2. Edited by Gabbard GO. Washington, DC, American Psychiatric Press, 1995, pp 2367–2376

Chapter 4

American Psychiatric Association: Diagnostic and Statistical Manual of Mental Disorders, 2nd Edition. Washington, DC, American Psychiatric Association, 1968

American Psychiatric Association: Diagnostic and Statistical Manual of Mental Disorders, 3rd Edition. Washington, DC, American Psychiatric Association, 1980

American Psychiatric Association: Diagnostic and Statistical Manual of Mental Disorders, 4th Edition, Text Revision. Washington, DC, American Psychiatric Association, 2000

Breuer J, Freud S: Studies on hysteria (1893–1895), in The Standard Edition of the Complete Psychological Works of Sigmund Freud, Vol 2. Translated and edited by Strachey J. London, Hogarth Press, 1955, pp 1–319

Chodoff P: The diagnosis of hysteria: an overview. Am J Psychiatry 131:1073–1078, 1974

Chodoff P, Lyons H: Hysteria, the hysterical personality and "hysterical" conversion. Am J Psychiatry 114:734–740, 1958

Easser BR, Lesser SR: Hysterical personality: a re-evaluation. Psychoanal Q 34:390–405, 1965

Freud S: Fragment of an analysis of a case of hysteria (1905 [1901]), in The Standard Edition of the Complete Psychological Works of Sigmund Freud, Vol 7. Translated and edited by Strachey J. London, Hogarth Press, 1953, pp 1–122

Gabbard GO: Hysterical and histrionic personality disorders, in Psychodynamic Psychiatry in Clinical Practice, 5th Edition. Washington, DC, American Psychiatric Publishing, 2014, pp 545–576

Gunderson JG, Gabbard GO (eds): Psychotherapy for Personality Disorders (Review of Psychiatry Series, Vol 19, No 3; Oldham JO and Riba MB, series eds). Washington, DC, American Psychiatric Press, 2000

Kernberg OF: Borderline Conditions and Pathological Narcissism. New York, Jason Aronson, 1975

Veith I: Hysteria: The History of a Disease. Chicago, IL, University of Chicago Press, 1965

Zetzel ER: The so-called good hysteric. Int J Psychoanal 49:256–260, 1968

Chapter 5

Adler G: Psychotherapy of the narcissistic personality disorder patient: two contrasting approaches. Am J Psychiatry 143:430–436, 1986

Akhtar S: The shy narcissist. Paper presented at the 150th American Psychiatric Association Annual Meeting, San Diego, CA, May 1997

Akhtar S, Thompson JA: Overview: narcissistic personality disorder. Am J Psychiatry 139:12–19, 1982

American Psychiatric Association: Diagnostic and Statistical Manual of Mental Disorders, 2nd Edition. Washington, DC, American Psychiatric Association, 1968

American Psychiatric Association: Diagnostic and Statistical Manual of Mental Disorders, 4th Edition, Text Revision. Washington, DC, American Psychiatric Association, 2000

Bach S: Narcissistic States and the Therapeutic Process. New York, Jason Aronson, 1985

Cooper AM: Further developments of the diagnosis of narcissistic personality disorder, in Disorders of Narcissism: Diagnostic, Clinical, and Empirical Implications. Edited by Ronningstam EF. Washington, DC, American Psychiatric Press, 1998, pp 53–74

Gabbard GO: Two subtypes of narcissistic personality disorder. Bull Menninger Clin 53:527–532, 1989

Graves R: Narcissus, in The Greek Myths. New York, Penguin Books, 1957, pp 286–288

Gunderson J, Ronningstam EF, Bodkin A: The diagnostic interview for narcissistic patients. Arch Gen Psychiatry 47:676–680, 1990

Gunderson J, Ronningstam EF, Smith L: Narcissistic personality disorder, in DSM-IV Sourcebook, Vol 2. Edited by Widiger TA, Frances AJ, Pincus HA, et al. Washington, DC, American Psychiatric Association, 1996, pp 745–756

Hibbard S: Narcissism, shame, masochism, and object relations: an exploratory correlational study. Psychoanal Psychol 9:489–508, 1992

Kernberg OF: Borderline Conditions and Pathological Narcissism. New York, Jason Aronson, 1975

Kernberg OF: The narcissistic personality disorder and the differential diagnosis of antisocial behavior. Psychiatr Clin North Am 12:553–570, 1989

Kernberg OF: Pathological narcissism and narcissistic personality disorder: theoretical background and diagnostic classifications, in Disorders of Narcissism: Diagnostic, Clinical and Empirical Implications. Edited by Ronningstam EF. Washington, DC, American Psychiatric Press, 1998, pp 29–51

Kohut H: The Analysis of the Self. New York, International Universities Press, 1971

Kohut H: Thoughts on narcissism and narcissistic rage. Psychoanal Study Child 27:360–400, 1972

Kohut H: The Restoration of the Self. New York, International Universities Press, 1977

Kohut H, Wolf E: The disorders of the self and their treatment: an outline. Int J Psychoanal 59:413–425, 1978

Miller A: Depression and grandiosity as related forms of narcissistic disturbances, in Essential Papers on Narcissism. Edited by Morrison AP. New York, New York University Press, 1986, pp 323–347

Millon T: DSM narcissistic personality disorder: historical reflections and future directions, in Disorders of Narcissism: Diagnostic, Clinical and Empirical Implications. Edited by Ronningstam EF. Washington, DC, American Psychiatric Press, 1998, pp 75–101

Morrison AP: Shame, ideal self, and narcissism, in Essential Papers on Narcissism. Edited by Morrison AP. New York, New York University Press, 1986, pp 348–371

Pulver SE: Narcissism: the term and the concept. J Am Psychoanal Assoc 18:319–341, 1970

Reich A: Pathological forms of self-esteem regulation. Psychoanal Study Child 15:215–232, 1960

Ronningstam EF: Pathological narcissism and narcissistic personality disorder in Axis I disorders. Harv Rev Psychiatry 3:326–340, 1996

Ronningstam EF (ed): Disorders of Narcissism: Diagnostic, Clinical and Empirical Implications. Washington, DC, American Psychiatric Press, 1998

Ronningstam EF, Gunderson J: Identifying criteria for narcissistic personality disorder. Am J Psychiatry 147:918–922, 1990

Ronningstam EF, Gunderson J: Differentiating borderline personality disorder from narcissistic personality disorder. J Personal Disord 5:225–232, 1991

Ronningstam EF, Gunderson J: Descriptive studies on narcissistic personality disorder. Psychiatr Clin North Am 12:585–601, 1998

Stern DN: The Interpersonal World of the Infant. New York, Basic Books, 1985

Chapter 6

American Psychiatric Association: Diagnostic and Statistical Manual of Mental Disorders, 4th Edition, Text Revision. Washington, DC, American Psychiatric Association, 2000

Bach S: The Language of Perversion and the Language of Love. Northvale, NJ, Jason Aronson, 1994

Bach S, Schwartz L: A dream of the Marquis de Sade. J Am Psychoanal Assoc 20:451–475, 1972

Broucek F: Shame and the Self. New York, Guilford, 1991

Cooper AM: Narcissism and masochism: the narcissistic--masochistic character. Psychiatr Clin North Am 12:541–552, 1989

Cooper AM: Psychotherapeutic approaches to masochism. J Psychother Pract Res 2:51–63, 1993

Chused JF: The evocative power of enactments. J Am Psychoanal Assoc 39:615–639, 1991

Deleuze G: Sacher-Masoch: An Interpretation. Translated by McNeil JM. London, Faber & Faber, 1971

Fairbairn WRD: The repression and return of bad objects. British Journal of Medical Psychology 19:327–341, 1943

Freud S: The economic problem of masochism (1924), in The Standard Edition of the Complete Psychological Works of Sigmund Freud, Vol 19. Translated and edited by Strachey J. London, Hogarth Press, 1961, pp 155–170

Khan MM: Alienation in Perversions. New York, International Universities Press, 1979

Krafft-Ebing RF: Psychopathia Sexualis, With Special Reference to Contrary Sexual Instinct: A Medico-Legal Study. London, FA Davis, 1886

McLaughlin J: Clinical and theoretical aspects of enactment. J Am Psychoanal Assoc 39:595–614, 1991

Novick KK: The essence of masochism. Psychoanal Study Child 42:353–384, 1987

Novick KK, Novick J: Some comments on masochism and the delusion of omnipotence from a developmental perspective. J Am Psychoanal Assoc 39:307–331, 1991

Sade DAF: The Marquis de Sade: The 120 Days of Sodom and Other Writings. Compiled and translated by Seaver R, Wainhouse A. New York, Grove Press, 1986

Chapter 7

American Psychiatric Association: Diagnostic and Statistical Manual of Mental Disorders, 4th Edition, Text Revision. Washington, DC, American Psychiatric Association, 2000

American Psychiatric Association: Practice Guideline for the Treatment of Patients With Major Depressive Disorder, 2nd Edition. Washington, DC, American Psychiatric Press, 2000

Busch FN, Rudden M, Shapiro T: Psychodynamic Treatment of Depression. Washington, DC, American Psychiatric Publishing, 2004

Freud S: Mourning and melancholia (1917 [1915]), in The Standard Edition of the Complete Psychological Works of Sigmund Freud, Vol 14. Translated and edited by Strachey J. London, Hogarth Press, 1957, pp 237–260

Havens L: Recognition of suicidal risks through the psychological examination. N Engl J Med 276:210–215, 1967

Hirschfeld RMA, Russell JM: Assessment and treatment of suicidal patients. N Engl J Med 337:910–995, 1997

Kendler KS, Kessler RC, Walters EE, et al: Stressful life events, genetic liability and onset of an episode of major depression in women. Am J Psychiatry 150:833–842, 1999

Nemeroff CB: The neurobiology of depression. Sci Am 278:42–49, 1998

Parker G, Fink M, Shorter E, et al: Issues for DSM-5: whither melancholia? The case for its classification as a distinct mood disorder. Am J Psychiatry 167(7):745–747, 2010

Schatzberg AF, Nemeroff CB (eds): The American Psychiatric Publishing Textbook of Psychopharmacology, 3rd Edition. Washington, DC, American Psychiatric Publishing, 2004

Solomon A: The Noonday Demon: An Atlas of Depression. New York, Scribners, 2001

Chapter 8

American Psychiatric Association: Practice guideline for the treatment of patients with panic disorder. Work Group on Panic Disorder. Am J Psychiatry 155 (5, suppl):1–34, 1998

American Psychiatric Association: Diagnostic and Statistical Manual of Mental Disorders, 4th Edition, Text Revision. Washington, DC, American Psychiatric Association, 2000

Breuer J, Freud S: Studies on hysteria (1893–1895), in The Standard Edition of the Complete Psychological Works of Sigmund Freud, Vol 2. Translated and edited by Strachey J. London, Hogarth Press, 1955, pp 125–134

Brown TA, Barlow DH: Comorbidity among anxiety disorders: implications for treatment and DSM-IV. J Consult Clin Psychol 60:835–844, 1992

Freud S: Inhibitions, symptoms and anxiety (1926), in The Standard Edition of the Complete Psychological Works of Sigmund Freud, Vol 20. Translated and edited by Strachey J. London, Hogarth Press, 1959, pp 75–175

Fricchione G: Generalized anxiety disorder. N Engl J Med 351:675–682, 2004

Kagan J, Snidman N: The Long Shadow of Temperament. Cambridge, MA, Harvard University Press, 2004

Klein DF: Delineation of two drug-responsive anxiety syndromes. Psychopharmacology 5:397–408, 1964

Shear MK: Psychotherapeutic issues in long-term treatment of anxiety disorder patients. Psychiatr Clin North Am 18:885–894, 1995

Shear MK, Cooper AM, Klerman GL, et al: A psychodynamic model of panic disorder. Am J Psychiatry 150:859–866, 1993

Stein DJ (ed): Clinical Manual of Anxiety Disorders. Washington, DC, American Psychiatric Publishing, 2004

Stein DJ, Hollander E (eds): Textbook of Anxiety Disorders. Washington, DC, American Psychiatric Publishing, 2002

Chapter 9

American Psychiatric Association: Diagnostic and Statistical Manual of Mental Disorders, 3rd Edition. Washington, DC, American Psychiatric Association, 1980

American Psychiatric Association: Diagnostic and Statistical Manual of Mental Disorders, 4th Edition. Washington, DC, American Psychiatric Association, 1994

American Psychiatric Association: Diagnostic and Statistical Manual of Mental Disorders, 4th Edition, Text Revision. Washington, DC, American Psychiatric Association, 2000

Deutsch H: Some forms of emotional disturbance and their relationship to schizophrenia. Psychoanal Q 11:301–321, 1942

Falret J: Etudes Cliniques sur les Maladies Mentales. Paris, Bailliére, 1890

Frosch J: The psychotic character: clinical psychiatric considerations. Psychiatr Q 38:1–16, 1964

Gabbard GO: Mind, brain, and personality disorders. Am J Psychiatry 162:648–655, 2005

Gabbard GO, Wilkinson SM: Management of Countertransference With Borderline Patients. Washington, DC, American Psychiatric Press, 1994

Grinker RR Jr, Werble B, Drye RC: The Borderline Syndrome: A Behavioral Study of Ego Functions. New York, Basic Books, 1968

Gunderson JG: Borderline Personality Disorder: A Clinical Guide. Washington, DC, American Psychiatric Publishing, 2001

Hoch P, Polatin P: Pseudoneurotic forms of schizophrenia. Psychiatr Q 23:248–276, 1949

Kernberg OF: Borderline personality organization. J Am Psychoanal Assoc 15:641–685, 1967

Kernberg OF: Borderline Conditions and Pathological Narcissism. New York, Jason Aronson, 1975

Kernberg OF: Severe Personality Disorder. New Haven, CT, Yale University Press, 1984

Kernberg OF: The management of affect storms in the psychoanalytic psychotherapy of borderline patients. J Am Psychoanal Assoc 51:517–545, 2003

Knight RP: Borderline states. Bull Menninger Clin 17:1–12, 1953

Linehan MM: Cognitive-Behavioral Treatment of Borderline Personality Disorder. New York, Guilford, 1993

Practice guideline for the treatment of patients with borderline personality disorder. American Psychiatric Association. Am J Psychiatry 158 (10, suppl):1–52, 2001

Steiner J: Psychic Retreats: Pathological Organizations in Psychotic, Neurotic and Borderline Patients. London, Routledge, 1993

Stern A: Psychoanalytic investigation of and therapy in the borderline group of neuroses. Psychoanal Q 7:467–489, 1938

Stone MH: The borderline syndrome: evolution of the term, genetic aspects, and prognosis, in Essential Papers on Borderline Disorders. Edited by Stone MH. New York, New York University Press, 1986, pp 475–497

Stone MH (ed): Essential Papers on Borderline Disorders. New York, New York University Press, 1986

Zanarini MC, Frankenburg FR, Hennen J, et al: The longitudinal course of borderline psychopathology. Am J Psychiatry 160:274–283, 2003

Chapter 10

American Psychiatric Association: Diagnostic and Statistical Manual of Mental Disorders, 3rd Edition. Washington, DC, American Psychiatric Association, 1980

American Psychiatric Association: Diagnostic and Statistical Manual of Mental Disorders, 4th Edition, Text Revision. Washington, DC, American Psychiatric Association, 2000

American Psychiatric Association: Diagnostic and Statistical Manual of Mental Disorders, 5th Edition. Arlington, VA, American Psychiatric Association, 2013

Andreasen NC, Noyes R Jr, Hartford CE, et al: Management of emotional reactions in seriously burned adults. N Engl J Med 286:65–69, 1972

Bergmann MS, Jucovy ME (eds): Generations of the Holocaust. New York, Columbia University Press, 1982

Birmes P, Hatton L, Brunet A, et al: Early historical literature for post-traumatic symptomatology. Stress and Health 19:17–26, 2003

Breslau N, Davis GC, Andreski P: Risk factors for PTSD-related traumatic events: a prospective analysis. Am J Psychiatry 152:529–535, 1995

Breslau N, Peterson EL, Schultz LR: A second look at prior trauma and the posttraumatic stress disorder effects of subsequent trauma. Arch Gen Psychiatry 65:431–437, 2008

Breuer J, Freud S: Studies on hysteria (1893–1895), in Standard Edition of the Complete Psychological Works of Sigmund Freud, Vol 2. Translated and edited by Strachey J. London, Hogarth Press, 1955, pp 1–319

Brown PJ, Wolfe J: Substance abuse and post-traumatic stress disorder comorbidity. Drug Alcohol Depend 35:51–59, 1994

Burgess AW, Holstrom L: Rape trauma syndrome. Am J Psychiatry 131:981–986, 1974

Coleridge ST: The rime of the ancient mariner (1834), in Coleridge Poetry and Prose. New York, WW Norton, 2004

Freud A: Comments on psychic trauma, in The Writings of Anna Freud, Vol 5. New York, International Universities Press, 1967

Freud S: Beyond the pleasure principle (1920), in Standard Edition of the Complete Psychological Works of Sigmund Freud, Vol 18. Translated and edited by Strachey J. London, Hogarth Press, 1955, pp 1–64

Grinker RR, Spiegel JP: Men Under Stress. Philadelphia, PA, Blakiston, 1945

Herman JL (with Hirschman L): Father-Daughter Incest. Cambridge, MA, Harvard University Press, 1981

Herman JL: Trauma and Recovery. New York, Basic Books, 1997

Horowitz MJ: Stress Response Syndromes. New York, Jason Aronson, 1976

Kardiner A: The Traumatic Neurosis of War. New York, Hoeber, 1941

Kardiner A, Spiegel H: War Stress and Neurotic Illness. New York, Hoeber, 1947

Kempe RS, Kempe CH: Child Abuse. Cambridge, MA, Harvard University Press, 1978

Kessler RC, Berglund P, Demler O, et al: Lifetime prevalence and age of onset distribution of DSM IV disorders in the national comorbidity survey replication. Arch Gen Psychiatry 62:593–602, 2005

Krystal H (ed): Massive Psychic Trauma. New York, International University Press, 1968

Krystal H: Trauma and affect. Psychoanal Study Child 33:81–116, 1978

Krystal H: Trauma and the stimulus barrier. Psychoanalytic Inquiry 5:121–161, 1985

Lifton RJ: Death in Life: Survivors of Hiroshima. New York, Random House, 1967

Lifton RJ: Home From the War; Vietnam Veterans: Neither Victims nor Executioners. New York, Simon & Schuster, 1973

Myers CS: A contribution to the study of shell shock. Being an account of the cases of loss of memory, vision, smell, and taste admitted to the Duchess of Westminster's War Hospital, Le Touquet. Lancet 185:316–320, 1915

O'Donnell ML, Creamer M, Pattison P: Posttraumatic stress disorder and depression following trauma: understanding comorbidity. Am J Psychiatry 161:1390–1396, 2004

Putman FW: Pierre Janet and modern views on dissociation. J Trauma Stress 2:413–430, 1989

Rivers WHR: Instinct and the Unconscious: A Contribution to a Biological Theory of the Psychoneuroses. Cambridge, UK, Cambridge University Press, 1920

Roberts AL, Austin SB, Corliss HL, et al: Pervasive trauma exposure among US sexual orientation minority adults and risk of posttraumatic stress disorder. Am J Public Health 100:2433–2441, 2010

Roberts AL, Gilman SE, Breslau J, et al: Race/ethnic differences in exposure to traumatic events, development of posttraumatic stress disorder, and treatment seeking for posttraumatic stress disorder in the United States. Psychol Med 41:71–83, 2011

ShatanC: The Grief of Soldiers: Vietnam Combat Veterans' Self-Help Movement. Am J Orthopsychiatry 43:640–653, 1973

Solzhhenitsyn A: The Gulag Archipelago 1918–1956. London, Collins, 1974

Southwick SM, Charney DS: Resilience: The Science of Mastering Life's Greatest Challenges. Cambridge, UK, Cambridge University Press, 2012

van der Kolk BA, van der Hart O: Pierre Janet and the breakdown of adaptation in psychological trauma. Am J Psychiatry 146:1530–1540, 1989

Chapter 11

American Psychiatric Association: Diagnostic and Statistical Manual of Mental Disorders, 2nd Edition. Washington, DC, American Psychiatric Association, 1968

American Psychiatric Association: Diagnostic and Statistical Manual of Mental Disorders, 3rd Edition. Washington, DC, American Psychiatric Association, 1980

American Psychiatric Association: Diagnostic and Statistical Manual of Mental Disorders, Fifth Edition. Arlington, VA, American Psychiatric Association, 2013

Bentley GE: The Stranger From Paradise: A Biography of William Blake. New Haven, CT, Yale University Press, 2001

Bowlby J: Attachment and Loss, Vol 1: Attachment. London, Hogarth Press, 1969

Breuer J, Freud S: Studies on hysteria (1893–1895), in the Standard Edition of the Complete Psychological Works of Sigmund Freud, Vol. 2. Translated and edited by Strachey J. London, Hogarth Press, 1955, pp 1–319

Charcot J-M: Oeuvres Completes de J-M Charcot. Paris, Lecrosnier et Babe, 1980

Dell PF: Understanding dissociation, in Dissociation and the Dissociative Disorders: DSM-V and Beyond. Edited by Dell PF, O'Neil JA. New York, Routledge, 2009, pp 709–825

Dutra L, Bianchi I, Siegel D, et al: The relational context of dissociative phenomena, in Dissociation and the Dissociative Disorders: DSM-V and Beyond. Edited by Dell PF, O'Neil JA. New York, Routledge, 2009, pp 83–92

Ferenczi S: Confusion of tongues between adults and children: the language of tenderness and of passion (1933). Int J Psychoanal 30:225–230, 1949

Foote B: Dissociative identity disorder: epidemiology, pathogenesis, clinical manifestations, course, assessment, and diagnosis. UpToDate, May 2015. Available at: http://www.uptodate.com/contents/dissociative-identity-disorder-epidemiology-pathogenesis-clinical-manifestations-course-assessment-and-diagnosis. Accessed June 3, 2015.

Freud S: Five lectures on psycho-analysis (1910), in Standard Edition of the Complete Psychological Works of Sigmund Freud, Vol 11. Translated and edited by Strachey J. London, Hogarth Press, 1957, pp 9–55

Freud S: Observations on transference-love (1914), in Standard Edition of the Complete Psychological Works of Sigmund Freud, Vol 12. Translated and edited by Strachey J. London, Hogarth Press, 1958, pp 159–171

Greenberg J: Theoretical models and the analyst's neutrality. Contemp Psychoanal 22:87–106, 1986

Herman JL: Trauma and Recovery. New York, Basic Books, 1992

Jones E: The Life and Work of Sigmund Freud. New York, Basic Books, 1961

Kluft RP: Incest and subsequent revictimization: the case of therapist-patient sexual exploitation, with a description of the sitting duck syndrome, in Incest-Related Syndromes of Adult Psychopathology. Edited by Kluft RP. Washington, DC, American Psychiatric Press, 1990, pp 263–287

Kluft RP: Dealing with alters: a pragmatic clinical perspective. Psychiatr Clin North Am 29(1):281–304, xii, 2006 16530598

Knox RA: Enthusiasm: A Chapter in the History of Religion. New York, Oxford University Press, 1950

Kohut H: The two analyses of Mr. Z. Int J Psychoanal 60(1):3–27, 1979 457340

Kohut H: How Does Analysis Cure? Chicago, IL, University of Chicago Press, 1984

Lewis IM: Ecstatic Religion: A Study of Shamanism and Spirit Possession. New York, Routledge, 1989

Liotti G: Attachment and dissociation, in Dissociation and the Dissociative Disorders: DSM-V and Beyond. Edited by Dell PF, O'Neil JA. New York, Routledge, 2009, pp 53–66

Loewenstein RJ: Posttraumatic and dissociative aspects of transference and countertransference in the treatment of multiple personality disorder, in Clinical Perspectives on Multiple Personality Disorder. Edited by Kluft RP, Fine CG. Washington, DC, American Psychiatric Press, 1993, pp 51–85

Lyons-Ruth K, Dutra L, Schuder MR, et al: From infant attachment disorganization to adult dissociation: relational adaptations or traumatic experiences? Psychiatr Clin North Am 29(1):63–86, viii, 2006 16530587

O'Neil JA: Dissociative multiplicity and psychoanalysis, in Dissociation and the Dissociative Disorders: DSM-V and Beyond. Edited by Dell PF, O'Neil JA. New York, Routledge, 2009, pp 287–325

Putnam F: Diagnosis and Treatment of Multiple Personality Disorder. New York, Guilford, 1989

Shusta-Hochberg SR: Therapeutic hazards of treating child alters as real children in dissociative identity disorder. J Trauma Dissociation 5:13–27, 2004

Veith I: Hysteria: The History of a Disease. Chicago, IL, University of Chicago Press, 1965

Chapter 12

American Psychiatric Association: Diagnostic and Statistical Manual of Mental Disorders, 4th Edition, Text Revision. Washington, DC, American Psychiatric Association, 2000

Cleckley HM: The Mask of Sanity: An Attempt to Clarify Some Issues About the So-Called Psychopathic Personality, 5th Edition. St Louis, MO, CV Mosby, 1976

Gabbard GO, Coyne L: Predictors of response of antisocial patients to hospital treatment. Hosp Community Psychiatry 34:243–248, 1986

Galanter M, Kleber HD (eds): The American Psychiatric Publishing Textbook of Substance Abuse Treatment, 3rd Edition. Washington, DC, American Psychiatric Publishing, 2004

Hare RD: Diagnosis of antisocial personality disorder in two prison populations. Am J Psychiatry 140:887–890, 1983

Hare RD: Psychopathy: a clinical construct whose time has come. Crim Justice Behav 23:25–54, 1995

Kernberg OF: Severe Personality Disorders: Psychotherapeutic Strategies. New Haven, CT, Yale University Press, 1984

Kernberg OF: Pathological narcissism and narcissistic personality disorder: theoretical background and diagnostic classification, in Disorders of Narcissism. Edited by Ronningstam EF. Washington, DC, American Psychiatric Press, 1998, pp 29–51

Kraepelin E: Psychiatrie, 8th Edition. Leipzig, Barth, 1909

Luntz BX, Wisdom CS: Antisocial personality disorder in abused and neglected children grown up. Am J Psychiatry 151:493–498, 1994

Mannuzza S, Klein RG, Bessler A, et al: Adult psychiatric status of hyperactive boys grown up. Am J Psychiatry 155:493–498, 1998

Meloy JR: Antisocial personality disorder, in Treatments of Psychiatric Disorders, 2nd Edition, Vol 2. Edited by Gabbard GO. Washington, DC, American Psychiatric Press, 1995, pp 2273–2290

Stone MH: Gradations of antisociality and responsivity to psychosocial therapies, in Psychotherapy for Personality Disorders (Review of Psychiatry series Vol 19, No 3; Oldham JM and Riba MS, series eds). Edited by Gunderson JG, Gabbard GO. Washington, DC, American Psychiatric Press, 2000, pp 95–130

Chapter 13

Akhtar S: Paranoid personality disorder: a synthesis of developmental, dynamic and descriptive features. Am J Psychother 44:5–25, 1990

American Psychiatric Association: Diagnostic and Statistical Manual of Mental Disorders, 4th Edition, Text Revision. Washington, DC, American Psychiatric Association, 2000

Auchincloss EL, Weiss RW: Paranoid character and the intolerance of indifference. J Am Psychoanal Assoc 40:1013–1037, 1992

Bak R: Masochism in paranoia. Psychoanal Q 15:285–301, 1946

Blum HP: Object inconstancy and paranoid conspiracy. J Am Psychoanal Assoc 29:789–813, 1981

Cameron N: The development of paranoic thinking. Psychological Review 50:219–233, 1943

Freud S: Psycho-analytic notes on an autobiographical account of a case of paranoia (dementia paranoides) (1911), in The Standard Edition of the Complete Psychological Works of Sigmund Freud, Vol 12. Translated and edited by Strachey J. London, Hogarth Press, 1958, pp 1–82

Freud S: Some neurotic mechanisms in jealousy, paranoia and homosexuality (1922), in The Standard Edition of the Complete Psychological Works of Sigmund Freud, Vol 18. Translated and edited by Strachey J. London, Hogarth Press, 1955, pp 221–232

Klein M: Contributions to Psychoanalysis 1921–1945. London, Hogarth Press, 1948

Chapter 14

American Psychiatric Association: Diagnostic and Statistical Manual of Mental Disorders, 4th Edition, Text Revision. Washington, DC, American Psychiatric Association, 2000

American Psychiatric Association: Practice guideline for the treatment of patients with bipolar disorder (revision). Am J Psychiatry 159 (4, suppl):1–36, 2002

Bowers MB: Retreat From Sanity. Baltimore, MD, Penguin, 1974

Buckley PJ: Experiencing madness. Am J Psychother 68(3):273–276, 2014

Feinsilver D: Towards a Comprehensive Model of Schizophrenic Disorders. Hillsdale, NJ, Lawrence Erlbaum, 1986

Freud S: Psycho-analytic notes on an autobiographical account of a case of paranoia (dementia paranoides) (1911), in The Standard Edition of the Complete Psychological Works of Sigmund Freud, Vol 12. Translated and edited by Strachey J. London, Hogarth Press, 1958, pp 1–82

Fromm-Reichmann F: Psychoanalytic psychotherapy with psychotics. Psychiatry 6:277–279, 1943

Goodwin FK, Jamison KR: Manic-Depressive Illness. New York, Oxford University Press, 1990

Grotstein J: Deciphering the schizophrenic experience. Psychoanalytic Inquiry 3:37–69, 1983

Jamison KR: An Unquiet Mind. New York, Vintage Books, 1995

Lehman AF, Lieberman JA, Dixon LB, et al: Practice guideline for the treatment of patients with schizophrenia, 2nd edition. Am J Psychiatry 161 (2, suppl):1–56, 2004

Lewin BD: The Psychoanalysis of Elation. New York, WW Norton, 1950

Michels R: "The Relationship between Psychoanalysis and Schizophrenia" by R. Lucas: a commentary. Int J Psychoanal 84:9–12, 2003

Schatzberg AF, Nemeroff CB (eds): The American Psychiatric Publishing Textbook of Psychopharmacology, 3rd Edition. Washington, DC, American Psychiatric Publishing, 2004

Searles HF: Collected Papers on Schizophrenia and Related Subjects. London, Hogarth Press, 1965

Steiner J: Psychic Retreats: Pathological Organizations in Psychotic, Neurotic, and Borderline Patients. London, Routledge, 1993

Strauss JS, Carpenter WT Jr: Schizophrenia. New York, Plenum, 1981

Sullivan HS: Schizophrenia as a Human Process. New York, WW Norton, 1962

Volkan V: Identification with the therapist's functions and ego-building in the treatment of schizophrenia. Br J Psychiatry 23:77–82, 1994

Willick MS: Psychoanalytic concepts of the etiology of severe mental illness. J Am Psychoanal Assoc 38:1049–1081, 1990

Willick MS: Psychoanalysis and schizophrenia: a cautionary tale. J Am Psychoanal Assoc 49:27–56, 2001

Chapter 15

Asher R: Munchausen's syndrome. Lancet 1:339–341, 1951

Craig TJ, Boardman AP, Mills K, et al: The South London somatization study, I: longitudinal course and the influence of early life experiences. Br J Psychiatry 163:579–588, 1993

Dersh J, Polatin PB, Gatchel RJ: Chronic pain and psychopathology: research findings and theoretical considerations. Psychosom Med 64:773–786, 2002

Engel GL: "Psychogenic" pain and the pain-prone patient. Am J Med 26:899–918, 1959

Engel GL: The need for a new medical model: a challenge for biomedicine. Science 196:129–136, 1977

Feldman MD, Eisendrath SJ (eds): The Spectrum of Factitious Disorders. Washington, DC, American Psychiatric Press, 1996

Folks DG, Freeman AM 3rd: Munchausen's syndrome and other factitious illness. Psychiatr Clin North Am 8:263–278, 1985

Groves JE: Taking care of the hateful patient. N Engl J Med 298:883–887, 1978

Horowitz M: Stress Response Syndromes. New York, Jason Aronson, 1976

Massie MJ (ed): Pain: What Psychiatrists Need to Know. Washington, DC, American Psychiatric Press, 2000

Phillips KA (ed): Somatoform and Factitious Disorders (Review of Psychiatry Series, Vol 20, No 3; Oldham JO and Riba MB, series eds). Washington, DC, American Psychiatric Publishing, 2001

Pilowsky I: Dimensions of hypochondriasis. Br J Psychiatry 113:89–93, 1967

Stuart S, Noyes R: Attachment and interpersonal communication in somatization. Psychosomatics 40:34–43, 1999

Chapter 16

Alexopoulos GS, Borson S, Cuthbert BN, et al: Assessment of late life depression. Biol Psychiatry 52:164–174, 2002

Armstrong SC, Cozza KL, Watanabe KS: The misdiagnosis of delirium. Psychosomatics 38:433–439, 1997

Askin-Edgar S, White KE, Cummings JL: Neuropsychiatric aspects of Alzheimer's disease and other dementing illnesses, in The American Psychiatric Publishing Textbook of Neuropsychiatry and Clinical Neurosciences, 4th Edition. Edited by Yudofsky SC, Hales RE. Washington, DC, American Psychiatric Publishing, 2002, pp 953–988

Banerjee S, Smith SC, Lamping DL, et al: Quality of life in dementia: more than just cognition. An analysis of associations with quality of life in dementia. J Neurol Neurosurg Psychiatry 77:146–148, 2006

Breitbart W, Gibson C, Tremblay A: The delirium experience: delirium recall and delirium-related distress in hospitalized cancer patients. Psychosomatics 43:183–194, 2002

Cassem NH, Murray GB, Lafayette JM, et al: Delirious patients, in Massachusetts General Hospital Handbook of General Hospital Psychiatry. Edited by Stern TA, Fricchione GL, Cassem NH, et al. St Louis, MO, CV Mosby, 2004, pp 119–134

Cummings JL: Alzheimer's disease. N Engl J Med 351:56–67, 2004

Folstein MF, Folstein SE, McHugh PR: Mini-Mental State: A practical method for grading the cognitive state of patients for the clinician. J Psychiatr Res 12:189–195, 1975

Forrest DV: Psychotherapy for patients with neuropsychiatric disorders, in The American Psychiatric Publishing Textbook of Neuropsychiatry and Clinical Neurosciences, 4th Edition. Edited by Yudofsky SC, Hales RE. Washington, DC, American Psychiatric Publishing, 2002, pp 1199–1236

Inouye SK, Bogardus ST, Charpentier PA, et al: A multicomponent intervention to prevent delirium in hospitalized older patients. N Engl J Med 340:669–676, 1999

Levin M: Delirium: a gap in psychiatric teaching. Am J Psychiatry 107:689–694, 1951

Livingston G, Johnston K, Katona C, et al: Systematic review of psychological approaches to the management of neuropsychiatric symptoms of dementia. Old Age Task Force of the World Federation of Biological Psychiatry. Am J Psychiatry 162:1996–2021, 2005

Lockwood KA, Alexopoulos GS, van Gorp WG: Executive dysfunction in geriatric depression. Am J Psychiatry 159:1119–1126, 2002

Lyketsos CG, Olin J: Depression in Alzheimer's disease: overview and treatment. Biol Psychiatry 52:243–252, 2002

Lyketsos CG, Rosenblatt A, Rabins P: Forgotten frontal lobe syndrome or "executive dysfunction syndrome." Psychosomatics 45:247–255, 2004

Samton JB, Ferrando SJ, Sanelli P, et al: The Clock Drawing Test: diagnostic, functional, and neuroimaging correlates in older medically ill adults. J Neuropsychiatry Clin Neurosci 17:533–540, 2005

Trzepacz PT, Meagher DJ: Delirium, in The American Psychiatric Publishing Textbook of Psychosomatic Medicine. Edited by Levenson JL. Washington, DC, American Psychiatric Publishing, 2005, pp 91–130

Trzepacz PT, Baker RW, Greenhouse J: A symptom rating scale for delirium. Psychiatry Res 23:89–97, 1988

Chapter 17

Allen MH (ed): Emergency Psychiatry (Review of Psychiatry Series, Vol 21, No 3; Oldham JO and Riba MB, series eds). Washington, DC, American Psychiatric Publishing, 2002

Forster PL, Wu LH: Assessment and treatment of suicidal patients in an emergency setting, in Emergency Psychiatry. Edited by Allen MH. Washington, DC, American Psychiatric Publishing, 2002, pp 75–113

Lindenmayer JP, Crowner M, Cosgrove V: Emergency treatment of agitation and aggression, in Emergency Psychiatry. Edited by Allen MH. Washington, DC, American Psychiatric Publishing, 2002, pp 115–149

Chapter 18

Druss RG, Douglas CJ: Adaptive responses to illness and disability: healthy denial. Gen Hosp Psychiatry 10:163–168, 1988

Griffith JL, Gaby L: Brief psychotherapy at the bedside: countering demoralization from medical illness. Psychosomatics 46:109–116, 2005

Klausner EJ, Alexopoulos GS: The future of psychosocial treatments for elderly patients. Psychiatr Serv 50:1198–1204, 1999

Perry S, Cooper AM, Michels R: The psychodynamic formulation: its purpose, structure, and clinical application. Am J Psychiatry 144:543–550, 1987

Viederman M: Active engagement in the consultation process. Gen Hosp Psychiatry 24:93–100, 2002

Viederman M, Perry SW 3rd: Use of a psychodynamic life narrative in the treatment of depression in the physically ill. Gen Hosp Psychiatry 2:177–185, 1980

Chapter 19

Blazer DG: The psychiatric interview of older adults, in The American Psychiatric Publishing Textbook of Geriatric Psychiatry. Edited by Blazer DG, Steffens DC, Busse EW. Washington, DC, American Psychiatric Publishing, 2004, pp 165–177

Buckley PJ: Observing the other: reflections on anthropological fieldwork. J Am Psychoanal Assoc 42:613–634, 1994

Carter JH: Culture, race and ethnicity in psychiatric practice. Psychiatr Ann 34:500–504, 2004

Clifford J: The Predicament of Culture. Cambridge, MA, Harvard University Press, 1988

Evans-Pritchard EE: Social Anthropology and Other Essays. New York, Free Press, 1962

Fernando S: Mental Health, Race, and Culture. New York, St Martin's Press, 1991

Friedman RC, Downey JI: Homosexuality. N Engl J Med 331:923–930, 1994

Kleinman A: Culture and depression. N Engl J Med 351:951–953, 2004

Kracke W: Encounter with other cultures: psychological and epistemological aspects. Ethos 15:58–81, 1987

Ritter KY, Terndrup AI: Handbook of Affirmative Psychotherapy With Lesbians and Gay Men. New York, Guilford, 2002

Roughton RE: Four men in treatment: an evolving perspective on homosexuality and bisexuality, 1965 to 2000. J Am Psychoanal Assoc 49:1187–1217, 2001

Ruiz P: Addressing culture, race and ethnicity in psychiatric practice. Psychiatr Ann 34:527–532, 2004

Chapter 20

Arlow J: The supervisory situation. J Am Psychoanal Assoc 2:576–594, 1963

Jacobs D, David P, Meyer DJ: The Supervisory Encounter. New Haven, CT, Yale University Press, 1995

Perry S, Cooper AM, Michels R: The psychodynamic formulation: its purpose, structure, and clinical application. Am J Psychiatry 144:543–550, 1987

Chapter 21

Lester D (ed): Crisis Intervention and Counseling by Telephone. Springfield, IL, Charles C Thomas, 2002

MacKinnon R, Michels R: The role of the telephone in the psychiatric interview. Psychiatry 33:82–93, 1970

Peterson MR, Beck RL: E-mail as an adjunctive tool in psychotherapy: response and responsibility. Am J Psychother 57:167–181, 2003

Afterword

Shakespeare W: The Tragedy of Macbeth. The Pelican Shakespeare. Edited by Harbage A. Baltimore, MD, Penguin Books, 1956, Act 5, Scene 3

索 引

X